药学简明读本

编　著　余　瑜

编　委　(以姓氏笔画为序)

王　刚　刘　娅　刘颖菊　刘　新

刘　颜　余　瑜　张良珂　张景勋

林　於　胡湘南　唐娅兰　黄　华

蒋心惠　靳红卫

科学出版社

北　京

内 容 简 介

药学知识的普及是人类社会进步与经济发展的一个重要标志,同时也是提高人们健康水平与生活质量的需要,但目前绝大多数人对药物知识的了解还是比较匮乏。为了提高人们对药物的了解与认识,帮助人们学习和掌握一些药学知识,我们特意撰写了《药学简明读本》。

本书以药物的来源、研发、生产、流通、使用和管理等环节为主线,共三篇十八章,分别概述了药学基本入门知识、药学知识、中药学知识、生物制药知识和药事管理知识等。

本书内容丰富,条理清晰,力求通俗易懂、深入浅出,将药物分类予以介绍,尽可能较全面地反映药学各分支学科的知识与进展,以提高人们对药物知识的了解与认识,增加人们对药学的兴趣,开拓视野。

本书可作为广大读者的科普读物,特别适合于对药学及其相关知识感兴趣的人,也可作为药学类人员培训的教材与参考使用。

图书在版编目(CIP)数据

药学简明读本 / 余瑜编著 . —北京：科学出版社,2014.8
ISBN 978-7-03-041665-0

Ⅰ.①药… Ⅱ.①余… Ⅲ.①药物学-基本知识 Ⅳ.①R9

中国版本图书馆 CIP 数据核字(2014)第 191722 号

责任编辑：邹梦娜 / 责任校对：郭瑞芝
责任印制：徐晓晨 / 封面设计：范璧合

科 学 出 版 社 出版
北京东黄城根北街 16 号
邮政编码：100717
http://www.sciencep.com

北京凌奇印刷有限责任公司 印刷
科学出版社发行 各地新华书店经销

*

2014 年 8 月第 一 版 开本：787×1092 1/16
2020 年 8 月第八次印刷 印张：22 1/4
字数：529 000
定价：**99.00 元**
(如有印装质量问题,我社负责调换)

序　言

　　自从有了人类,在人与自然的斗争中,就有了伤痛和疾病,由于生存需要,人类逐渐学会了利用医药知识和技能这一武器同疾病展开斗争。随着神农尝百草传说等医药实践的深入,人类逐渐掌握了有毒与无毒的概念,积累了动植物对特定疾病治疗的经验,并逐步认识、发现和使用药物,可以说药物是人类社会智慧的结晶,药物的使用是社会向前发展的动力。特别是在社会发展与进步的历史长河中,人类对疾病的重视、对健康的关注、对生命的尊重程度越来越高。为此,伴随着药学知识普及,提高了人们的健康水平与生活质量,这也是人类社会进步与经济发展的一个重要标志,同时产生了一种最荣耀的职业——药师,作为健康与生命的卫士;产生了一类最特殊的物质——药物,作为与疾病斗争的利器,呵护着健康与生命。

　　本书的撰写,是基于编著者们多年从事药学工作的心愿,为了提高人们对药物的了解与认识,帮助人们快速学习和掌握一些药学知识,能在医师诊断与药师指导下正确地合理用药,而越来越多非药学人士涉足药学领域并迫切想了解药物知识则起到了催化剂的作用。为此,经过半年来的努力,在本书即将完稿之时,我们首先感谢大家的鼎力支持,其次谈谈与已有药学书不一样的本书编写,其基本思路系以药物为主线,将药物来源、研发、生产、流通、使用和管理等环节联系起来,展示药物、药学与医学的内涵关系,突出药学发展对疾病的作用,对健康与生命的呵护,以及对从业人员药学知识和能力的综合性要求。虽然编著者尽力追求完美,但由于药学学科的快速发展而又限于个人的水平,难免有疏漏、错误和不当之处,尤其是各章节之间的有机联系上有待完善与提高,诚请广大读者及同行给予斧正。

　　本书参加编著人员均在药学领域中具有多年丰富的科研和教学经验,其内容也在一定程度上展示了我们对药学学科的认识与理解。参加编著人员以重庆医科大学药学院为主,而中医药学院有林於、王刚、刘娅,各章依次为:第三章王刚、刘娅、刘颜、余瑜;第四章胡湘南;第五章刘新、王刚、林於;第六章张景勋;第七章黄华、张良珂、余瑜;第八章刘颖菊;第九章蒋心惠;第十一章靳红卫、唐娅兰;第十二章刘颜、刘娅、王刚;未列出的其余章节均由余瑜编著。

　　本书的编著得到科学出版社、太极集团和重庆医科大学的大力支持和帮助,特别是邹梦娜责任编辑对编写提出了有益的建议;我的几位同事、博士和硕士研究生在书稿编著过程中也付出了辛勤的劳动,在此深表感谢。

余　瑜

2014 年 3 月

目 录

上篇 基 础 篇

第一章

绪 论

第一节 药 学

一、基本概念

1. 药学的定义 药学(pharmacy, pharmaceutical science)是研究药物(发现、研究与开发)和药品(生产、流通、使用和管理)的科学。

2. 药学的任务 药学的任务主要是研究药物的来源、炮制、合成(包括寻找新药)、性状、作用、分析、鉴定、调配,以及药品的生产、流通、使用和保管等。

3. 药学的职责 药学的职责是确保药品生产的安全和药品使用的有效且合理。

二、药学的发展历史

根据有关药学方面的文献资料研究表明,药学的发展大致可划分为三个时期。

1. 中世纪前的药学 此期的药学发展可分为两个阶段:一是古典的药学阶段。因原始时期文化不发达,有文字单独记载药学知识的专著有限,因此,人们通常把现存用文字记载药物治疗的书称为古典书。例如,中国的《诗经》和《山海经》、印度的吠佗经(veda)、埃及的纸草书(papyrus)及巴比伦亚述的有关碑文(因其中记存有最早的药学知识)。在埃伯斯伯比书(Ebers Papyrus)中记载药物有700余种。二是罗马时期的药学阶段。此阶段有对古代医药学发展作出了巨大贡献的希波克拉底(公元前460~377年);有编著 *Demateria Medica* 一书的戴欧斯考利狄斯(Dioscorides),该书记载药物500余种,并被认为是数个世纪以来药物学的主要著作;还有被称为药剂学鼻祖的格林(Calen,公元130~200年),由于他创造性的研究工作对后世药学发展影响很大,尤其对植物制剂技术作出了巨大贡献,后人为纪念他,仍把用浸出方法生产出的药剂称为格林制剂(Calen cals)。

2. 中世纪的药学 中世纪(3~15世纪)欧洲正处于黑暗时期,由于战争的破坏,古罗马文化被摧毁,使医学的中心也随着社会的变动发生转移,阿拉伯人继承了古希腊罗马的医学遗产,博采兼收了中国、印度和波斯等国家的经验,塔吉克医生阿底森纳(Aricennna,980~1030年)编著的《医典》总结了当时亚洲、非洲和欧洲的大部分药物知识,对后世影响颇深,被奉为药物学的经典著作。伊尔·阿尔·拜塔尔(1197~1248年)是一位杰出的药用植物学家,他的《药用植物大全》也描写了 1400 余种药物。

3. 现代的药学 随着化学与现代医学兴起,极大促进了药学发展,其主要标志是学科分工越来越细,尤其 20 世纪以来,因生物和生命科学技术飞速发展,使药学发展成为了独立学科,特别是受体学说和基因工程的创立,学科互相渗透,使药学事业发展产生了一个新的飞跃。

三、药 学 学 科

1. 药学学科的体系 药学科学是研究药物的科学,从本质上来说,药学是一个整体,但是为了教学教育与科学研究的方便,人为地将其分为药学、中药学、生物药学、海洋药学、藏药学、蒙药学等不同学科。

在药学专业下,可分为药物化学、药剂学、生药学、药理学、药物分析学、微生物和生化制药学、临床药学和药事管理学等二级学科。

在中药学专业下,可分为中药制药、中药资源与开发、中草药栽培与鉴定、中药制药等二级学科。

在生物制药专业下,可分为生物化学、分子生物学、生物技术制药、生物制药工艺学、发酵工程、药品与生物制品检验等二级学科,还可包括基因工程、细胞工程、蛋白质工程、微生物工程等二级学科。

就实际而言,这些人为划分的学科之间是相互联系而又相互交叉的。为此,人们应打破学科间的藩篱,构建起一个整体、全面、清晰思维药学学科体系的框架(图 1-1)。

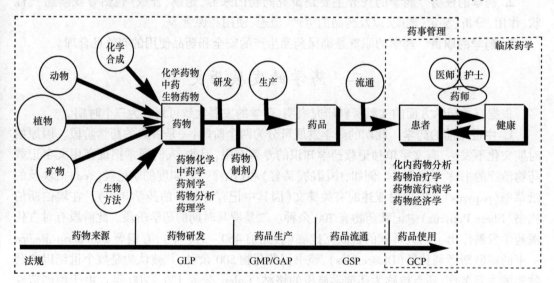

图 1-1 药学学科体系及其活动的主要环节示意图

2. 药学学科的特点 为实践性、整体性、创新性、系统性、复杂性、综合性、前沿性。

3. 药学学科的意义 药物是人类智慧的结晶。药物的发现与使用推动了药学学科的产生与发展,同时药学学科又促进了药物向药品的发展,这一切对于人类的健康、人类种族的繁衍及社会发展都有着巨大的贡献。

(1) 药学学科对人类健康的意义:随着社会的发展与文明的进步,以人为本,维护人类身心健康的重要性日益凸显,人类对健康更加高度关注,这从疾病的治疗用药正向维护健康的预防用药的转变得到很好的体现。为此,人类对维护身心健康的需求使药学学科的发展成为了社会的最基本需求之一,这种不断提高和增加的需求也促进药学学科的进步与发展。

据我国卫生状况基本指标统计显示,我国人均期望寿命已从 2000 年的 71.4 岁提高到 2010 年的 74.8 岁;孕产妇、婴儿和 5 岁以下儿童的病死率分别从 2002 年的 51.3/10 万、29.2% 和 34.9% 下降到 2011 年的 26.1/10 万、12.1% 和 15.6%。这与我国医疗卫生水平提高密切相关,同时也包含了药学学科的贡献。

随着工业化、城镇化和老龄化进程的加快,我国人口结构和疾病谱也在不断地变化。20 世纪初的主要疾病是急性和慢性传染疾病、营养不良性疾病和寄生虫疾病等;20 世纪八九十年代的主要疾病是恶性肿瘤、心脑血管等疾病;21 世纪的主要疾病是慢性疾病,即恶性肿瘤、心脑血管疾病、糖尿病和慢性呼吸系统疾病等。据统计,我国 2012 年确诊的慢性疾病患者已超过 2.6 亿人,因慢性疾病导致的死亡数占总死亡数的 85%;慢性疾病在疾病负担中占 70%。由此可见,慢性疾病严重地影响着患者的身体健康,给家庭与社会带来了沉重的负担,现已成为重大公共卫生问题和社会问题。严峻的现实提醒我们,我国已进入慢性疾病高负担期。由于慢性疾病具有人数多、病程长、医疗成本高及服务量大等特点,这就对药品的需求、对药物的治疗和预防提出了更高的要求,同时也促进了药学学科的进步与发展,反过来,通过药物的发展能更好地为人类健康服务。

随着生活水平与质量的提高,人们开始高度关注自身的健康。当患疾病时,经确诊,采用药物对治愈疾病有作用,但俗话说得好,"是药三分毒",目前临床出现的超药品说明书用药,或者患者滥用药物等现象,比比皆是。为此,了解药物的使用范围及不良反应、服用的药物受进食的影响,以及能否合理用药对人类的健康是非常重要的。

(2) 药学学科对社会经济发展的意义:在人类生存与发展的过程中,不断出现的疑难顽症,促进了医学的进步和药学学科的发展,也促使了医药行业不断进行科学技术研究,药学属于知识密集性和高技术性产业之一,并且医药行业系朝阳行业,其研制和生产出来的药品,可以创造出较高的经济效益,对社会经济的发展作出了积极的贡献且意义重大。

据统计,我国医药工业总产值和销售收入分别从 2002 年的 2419 亿和 2365 亿增长到 2011 年的 15707 亿和 15178 亿;销售收入超过 100 亿和 50 亿的医药企业由 2005 年的 1 家和 3 家增长到 2010 年的 10 家和 17 家。其中,维生素 C、青霉素等多个药品的产量位居世界第一。另外,《中国药品市场报告(2012)》显示,2012 年药品市场规模达到 9261 亿,预计 2013 年市场规模将突破 1 万亿,2019 年将突破 2 万亿。

随着人们对健康及医疗保健意识地不断增强,同时医药消费观念地不断更新,人们对药品的需求不断增长,使药品市场具有扩张的潜力。加之,人类寿命的延长、老年人数和新生人数的增长为医药工业的发展提供了药品市场的后盾;而人口的老龄化、医疗保障制度的完善和人们收入水平地提高是扩张药品市场的源泉。这一切都将可持续地推动医药工业的发展,促进社会经济的发展。

四、药 学 教 育

随着当代科学技术的迅猛发展,知识更新的速度加快,我国的药学教育(pharmaceutical education)模式正经历从单一的化学模式向化学-生物学-医学模式转变;培养人才向应用型-

实用型-创新型人才转变;教学主体从教师向学生转变。培养一定规模与数量的适应社会需求的药学服务型人才,既是国情的需要也是顺应国际药学教育动态发展趋势的需要。

1. 药学教育的产生及发展 药学教育的产生大约在9世纪,意大利的萨勒诺大学的医学教育中就附设有药学课程,当时的医师和药师是合一的,该校极其重视药物的剂量,并将其编成歌诀供学生背诵。13世纪西西里当局规定,药师必须经萨勒诺医学考试合格后才能配制和出售药品。

18世纪至19世纪初,在欧洲一些国家的药学行业协会组织自己设立药学学校和高等药学教育机构举办了药学教育,逐渐改变了传统的经过3~5年学徒、店员训练进入药学行业的办法。现代意义的高等药学教育发展则始于19世纪初的欧美国家,经过200多年的发展与变革,已形成较为完善的高等药学教育体系。19世纪意大利要求药剂师必须经过高等学校的学习和考试。随后,法国创办了6所药学高等学校(1803年)。英国药学会建立了药学教育组织(1841年)。美国于1821年在费城创办了药学院,到1865年已有83所不同类型的高等院校建立了药学院。1868年密西根州立大学药学院实行了一套正规完整的药学专业教学计划,成为美国药学教育史上一件具有突破性意义的重大事件。1900年全美国的药学院已普遍采用威士康星大学药学院4年制教学制度,1902年该校药学院实行对药学研究生授予PHD学位,而1950年南加州大学药学院第一次实行授予Pharm. D. 学位。1932年美国国会对药学教育成立了一个鉴定机构,它在药学教育标准和改进提高方面做了许多工作,另外美国药学院协会支持成立了一个药学研究委员会,研究药学教育的学制、专业教育范围、学位等问题。1960年后多数药学院实行5年制,教学内容越来越趋向临床药学方面,主要是培养药房的药师。欧洲药学教育情况与美国大体相同。

日本现有高等药学院校50余所,其中私立的占30多所。本科生一般学制为4年,研究生为5年,毕业为药学博士。为了适应社会需要,药学教育一般不分专业,讲授课程门数达40多门,主要培养药师。

原苏联等国的药学教育,根据计划经济方针分为高等药学院、系和中等药剂士学校,培养药师和药剂士;高等药学教育分药法、制药化学和抗生素等专业。学制为4~5年。

我国近代的高等药学教育萌芽于1840年以后,随着西方传教士来华创办医院和学校、编译药学书籍,以及派遣留学生,从而使西方药学传入中国。1904年1月,清政府颁布《大学堂章程》,规定医科大学可分医学和药学。我国现代的药学教育始于1906年(光绪三十二年)满清陆军医学堂的药科(于1945年更名为国防医学院药科),突破了我国几千年传统中药的"师承制"。辛亥革命后南京临时政府教育部制定的教育制度,对药学教育作了以下规定:确定药学教育分为大学教育和专科教育(当时称专门学校)两种;明确了两种教育的修业年限、课程设置、实验教学项目;制定了药学大学教育的四种专业化及教学课程和实验教学科目。

1911~1949年,全国先后创办的高等药学学校及系科共20余所,其中办学规模与影响较大的有:浙江公立医药专门学校药科(1913年)、私立中法大学药学专修科(1929年)、齐鲁大学理学院药学专修科(1929年,1941年改为药学系)、私立华西协和大学理学药学专修科(1936年)、北京大学医学药系(1943年)。另外还有苏州东吴大学药学专修科、满州医科大学药学专门部、浙江大学药学系、江西医学专门学校药科、贵阳医学院药学专修科、福建医学院药科、西北药学专科学校等。此外,在一些大城市还举办了一些中等药学职业学校以培养药剂士。据1949年的统计,我国20余所药学校系(科)培养的药师约2000人,取得执照的药师约 400 人。

新中国成立之初,我国药学教育基本上采取了欧美模式,未分专业。1952 年,我国高等药学教育实行分专业培养,这是最早的专业设置。同年 8 月,我国开始对 11 个药学院系(科)进行第一次调整,合并组建华东药学院;将中国医科大学药学院独立建院,恢复校名为东北药学院。1953 年,我国药学教育开始学习原苏联,统一为 1 个药学专业。1955 年,我国对医药院校进行第二次调整,形成了"两院三系"的格局,即南京药学院、沈阳药学院、北京医学院药学系、上海第一医学院药学系和华西医学院药学系。1953～1965 年,南京药学院和沈阳药学院两院招生人数达 6500 人,毕业生人数达 5900 人。1950～1985 年,专业设置时分时合,主要设置有药学、中药、药化等数种专业。

1977 年,我国恢复高考制度,药学专业得到相应调整,药学教育步入正轨。1987 年,国家教育委员会颁布《本科专业目录》,药学类专业 11 个,试办专业 3 个。1993 年,国家教育委员会新颁布的《本科专业目录》,有关药学类专业 16 个。1998 年,我国针对药学专业划分过细、专业范围过窄的状况,在"宽基础、广对口"的精神指导下,将药学类专业 16 个,调为 4 个专业即药学、中药、药物制剂和制药工程,其他相关专业设为 5 个方向即生物技术(生物制药)、生物工程(微生物制药)、工商管理(医药企业管理)、国际经济与贸易(国际医药贸易)和农学(药用植物)。

1999～2004 年,我国高等药学教育进行了一次大合并,许多药学院(系)并入了综合性大学,原"两院三系"中的"三系(北京医科大学药学院、上海医科大学药学院和华西医科大学药学院)"分别并入北京大学、复旦大学和四川大学。与此同时,许多综合性大学新建了自己的药学院(系)。到 1999 年底,全国有 96 所高校设置有药学类专业,已超过美国,居世界第一。据 2003 年统计,我国有 180 所高校开设了本科药学教育,比 1999 年增长了46.67%。其中,非独立药科大学(或药学院)和非医学院校所办药学院(系)占 65.55%。到 2004 年底,全国有高等药学院共 42 所,其中招收本科生的院校有 38 所,有 24 个专业、112 个专业点,共招收各专业本科生 12 957 名。同时,许多非医药类院校也纷纷开办药学相关专业,增至 347 所,比 1999 年增加了 361.46%。

2008 年,全国药学类本科专业从 1999 年的 4 个增至 11 个,即药学、药物制剂、中药学、中药资源与开发、应用药学、临床药学、药事管理、药物分析学、药物化学、海洋药学、藏药学、蒙药学、中药制药、中草药栽培与鉴定、制药工艺和生化制药专业。2012 年,全国本科专业从 2008 年的 11 个增至 15 个,增加的 4 个专业为药物分析学、药物化学、中药制药、制药工艺和生化制药专业。在 2012 年 9 月教育部颁布的《普通高等学校本科专业目录(2012年)》中,基本专业为 4 个,即药学、药物制剂、中药学和中药资源与开发;特色专业为 9 个,即临床药学、药事管理、药物分析学、药物化学、海洋药学、藏药学、蒙药学、中药制药和中草药栽培与鉴定。在药学类专业下设有制药工程(244 个)、药学(186 个)、药物制剂(101个)、中药学(95 个)、生物技术(38 个)和临床药学(17 个);在生物工程类专业下设有生物制药专业;在工科的化工与制药类下设有制药工程专业。

2. 药学教育的现状 自 1906 年创办药学教育至今,我国的药学教育已走过一个多世纪的路程。历经 100 多年的发展,高等药学教育的体系日趋完善,随着高等药学教育的蓬勃发展并取得了巨大的成就。但同时不断增加的新办药学类专业与招生规模、药学人才培养从学术学位向专业学位的转变、药学专业设置的细化,以及临床药学专业的创办都给我国药学教育带来了巨大的压力。面对我国药学教育的现状与发展,唯有不断进行药学教育的探索与创新,改革传统的药学教育模式,才能培养出满足社会需求的高质量药学人才。

(1)新办药学类专业与招生规模扩大:随着我国高等教育从精英教育向大众教育的转变,我国药学教育也呈现出向大众化发展的趋势,主要且突出表现在各类非医药院校纷纷新办药学类专业并扩大招生规模。据《中国药学年鉴(2012年)》报道,全国设置药学类及相关专业的普通高等学校达634所,其中本科院校359所、医药高等专科学校43所和高等职业技术学院232所。从359所本科院校的类型来看,药学院校3所、医学院校50所、中医学院校23所、军队医药院校4所、综合性院校116所、科技院校110所、师范院校33所、商业院校4所、民族院校12所,而邮电、计量、外事及经济院校各1所。其数量较1978年的35所增加了10倍,较2000年的159所增加了298.74%。从药学专业点来看,已从1999年的52个增加到2011年的186个(增长了257.69%)。另外,近年来新上的临床药学专业2009年有7所院校,招生约503人,而到2013年则高达22所院校,招生人数达1328人之多,增长了164.02%。

(2)药学人才培养从学术学位向专业学位的转变:在药学学科下硕士和博士的培养规模也在增加,据《中国药学年鉴(2012年)》报道,硕士和博士招生数量分别为9725人和2340人,较2000年的硕士1537人和博士599人分别增加了532.72%和290.65%,较2010年的硕士3760人和博士764人分别增加了158.64%和206.28%。

2010年,教育部在全国开始设置专业学位(professional degree),这是我国硕士研究生教育的一种形式,是相对于学术学位(academic degree)而言的,其目的是培养具有扎实理论基础,并能适应特定行业或职业实际工作需要的应用型高层次专门人才。二者处于同一层次,培养规格各有侧重,培养目标有明显差异。专业学位是为了培养理论与实践相结合的创新型人才。在药学类设置硕士专业学位,更加有利于突出药学类及相关专业的实践性特色,为此,2010年在全国开始设置药学、中药学和制药工程学硕士专业学位授予点分别为39个、43个和19个。

(3)临床药学专业的创办:自新中国成立以来,我国药学类专业的设置主要经历了5次大的结构调整,培养方向正逐渐走向成熟化和有序化。其中,从1950~1985年,药学类专业设置时合时分,主要设置有药学、中药学、药物化学等几种专业;1986年以后,药学类及相关专业发展到18~20种专业,并在一定程度上满足了社会对药学人才的需求,但也显示出药学类毕业生知识面过窄、社会适应能力较差等问题;1980年以后,药学硕士、博士研究生教育和博士后培养得到快速发展,使我国高等药学教育的层次设置日趋完善;1997年的药学类专业调整与合并是我国高等药学教育迈向成熟的重要一步。总体上而言,其药学教育仍以大药学专业为主。

随着我国医药卫生事业行政监督和法制管理体制的日益健全,我国逐步走向依法治药、依法促药的有序阶段,加之药品分类管理制度的实施和处方药管理的日渐完善,医院药房和社会药房将促进合理用药,以此推动提高我国医疗质量和水平。各类药房管理、临床药学人才的需求将大大增加。为此,我国近年来创办临床药学专业,加强药品的合理使用与管理,这不仅是国内医药卫生事业发展的需要,而且也是符合国际药学教育发展的趋势。与此同时,这也完善了我国高等药学教育的体系,即构建起了我国从药物的研究与开发、药品的生产到药品的合理使用等全过程的完整药学教育体系。

3. 药学教育的发展趋势　目前,世界各国高等药学教育正呈现向临床药学职业学位教育发展的趋势。在美国,专业偏向临床药学,学位以职业为导向,美国药学院协会(AACP)

于 1997 年制定的新的专业课程标准明确规定,到 2005 年各药学院全面推行 Pharm. D. 学位教育。在英国,于 1997 年以后设立了 4 年或 5 年制 M. Pharm. 第一学位。在日本,高等药学教育也在探讨向 6 年制职业学位的发展。为此,世界各国药学教育的课程结构比例已发生较大变化,其中临床医学(包括临床药学)课程及药学实践(包括药事管理)课程比重逐渐增加,而化学类课程大大削弱。显然,这一变化趋势不是向医学教育回归或向职业教育倒退,而是药学职业发展的必然需要。因此,各国对药学生的需求也将逐渐从制药工业、营销行业转向以医院药房和社会药房为主,但同时也应兼顾药学、制药工艺等的发展。

进入 21 世纪,我国高等药学教育的总体发展应从四个方面满足我国医药事业的发展,第一是扩大办学规模,我国所培养的学生远远不能满足医药事业发展对药师尤其是药房药师和临床药师的大量需求,为此应在保持现有高等药学院校的情况下,适当扩大招生规模和数量。第二是扩大专业设置面,我国仍然坚持以大药学为主的专业设置,但应根据国情,设立临床药学、药房管理、营销、制药等专业方向;为满足医院和社会药房对临床药学人员的需求,同时与国际药学教育接轨,应开设 6 年制临床药学专业,授予职业学位(Pharm. D.);在研究生层面上,应扩大药化、药理等新药研究方向的专业,以适应我国对新药研究人才的需求及药事部门高层次管理人员的需要。第三是拓展课程结构面,高等药学院校应以全国性核心课程设置标准为指导,根据专业自身特色和社会需求自主设置课程。一般基础课中应增加人文、计算机应用等选修课;药学基础课中应适当减少纯化学理论课,适当增加生物医学基础课;药学专业课应在原有基础上,增加《药物治疗学》、《非处方药》、《药品市场学》、《药房管理》和《药学文献评价》等必修课或选修课。第四是加强临床药学监护能力,我国的药学监护工作正处于理论探讨和实践探索的阶段,这是一项专业性很强的药学实践工作,是 21 世纪药学发展的主要趋势,其关键在于高素质药学人才的质量与数量,以及药学继续教育的正规化、制度化和法制化,它直接影响着受过药学教育的人员进行新理论、新知识、新技术、新方法的补充、更新、拓宽和提高,影响药学监护工作的实施。

五、药学活动环节

药学活动的目的是为人类健康服务,即以患者为中心,使患者延年益寿、提高生活质量。药学活动的环节主要涉及药物来源、药物研究、药物开发、药品生产、药品流通、药品使用和药品管理等相关的活动环节(图 1-1),其根本任务就是提供合格的药品与合理的使用药品,体现药学学科的科学价值,实现药学工作的社会价值。

六、药学职业

药学职业(pharmacy professions)系指经过药学学科系统学习培训合格、遵循药学伦理准则并依靠药学活动环节服务为生的相关职业,主要包括药师、执业药师和临床药师。他们应掌握药学的各种技术,并能运用药学知识与技术,为人类健康事业服务。就广义而言,人们对健康状况越来越重视,对药品质量与使用的要求越来越高,总体来看,药学已作为热门专业,毕业生供小于求(总体的供需比为 1:3 ~ 1:4;营销的供需比约为 1:7;药物制剂、天然药物化学等专业研究生的供需比达到 1:10),其发展前景更加广阔。现以药师为例,以我国 14 亿人口为基数,按美国每 1500 人配 1 名药师,我国需要药师约 93.3 万,若以每 5000 人配 1 名药师,也需要 28 万。目前我国有药品生产企业 6400 家、药品批发和零售 13

万家和医院药房 30 万家,以每家配 1 名药师,需要约 50 万,以每家配 2 名药师,需要约 100 万。现以临床药师为例,2007 年卫生部的 190 号文件中明确指出原则上三级医院不少于 5 名临床药师,二级医院不少于 3 名。据不完全统计,我国有 19712 家医院,其中三级医院为 1192 家,而二级和二级以下的医院高达 18520 家,占全国医院总数的 90% 以上。就此而言,我国的医疗水平和用药质量,亟待加强与提高。

第二节 药 物

药物(medicine)系指能影响机体生理、生化和病理过程,具有保健、预防、治疗、诊断疾病和某些特殊用途的化学物质。

1. 中药 又称汉方药,系指在中医药理论指导下应用的中国传统药物。其主要由植物药物(根、茎、叶、果)、动物药物(内脏、皮、骨、器官等)和矿物药物组成。因植物药物占中药的大多数,所以中药也可称中草药。中药在清朝以前称为本草、生药等。现代所称的生药与中药所指的范围虽有部分重叠但并不相同,不可混淆。

2. 西药(western medicine) 系指从天然产物(动物、植物和天然矿物)提制及采用化学合成或生物合成而制成的药物,又统称为化学药物。

3. 天然药物(natural medicine) 系指动物、植物和矿物等自然界中存在的有药理活性的天然产物。其主要包括植、动物、微生物、海洋生物和矿物等药物。我国天然药物种类繁多,总数达 5000 种之多。

4. 合成药物(synthetic drugs) 系指采用化学方法或生物方法等合成制得的药物。其包括天然产物半合成的和基于天然产物全合成的药物。

5. 原料药物(active pharmaceutical ingredient,API) 系指用于药品制造中的任何一种物质或物质的混合物。原料药物根据它的来源分为化学合成药物和天然化学药物两大类。其中,化学合成药物又可分为无机合成药物和有机合成药物;而天然化学药物按其来源,也可分为生物化学药物与植物化学药物两大类。

6. 生物药物(biological medicine,biological drug) 系指以微生物、寄生虫、动物毒素或生物组织为起始原料,采用生物技术制成的药物。

7. 生化药物(biochemical drugs) 系指从动物、植物及微生物体中分离、纯化所得的药物。其种类有氨基酸类药物、多肽类药物、蛋白类药物、酶类药物、核酸类药物、多糖类药物、脂类药物和生物胺类药物等。

8. 新药 严格意义上讲,新药(new drugs)系指新化学实体(NCE,new chemical entities)结构的药物。其化学结构和药理作用应为不同于现有药品的药物。

我国《药品管理法》规定"新药指我国未生产过的药品"。卫生部颁发的《新药审批办法》进一步明确规定"新药系指我国未生产的药品。已生产的药品,凡增加新的适应证,改变给药途径和改变剂型的,亦属新药管理范围"。这些规定指明新药管理范畴包括了:国内外均未产过的制品,国外已有生产或仅有资料报道的仿制药品,以及由一般药品配伍新组方药品;还有已生产的药品,凡增加新的适应证,改变给药途径和改变剂型的药品。

9. 仿制药物 系指与商品名药在剂量、安全性和效力(strength)(不管如何服用)、质量、作用(performance)及适应证(intended use)方面相同的一种仿制品(copy)。

10. 国家基本药物 系指由国家政府制定的《国家基本药物目录》中的药品。我国自

1992 年起结合医疗保险制度的改革,开展制订国家基本药物的工作。国家基本药物的遴选原则为:临床必需、安全有效、价格合理、使用方便、中西药并重,包括预防、诊断、治疗各种疾病的药物。随着药物的发展和防病治病的需要,一般每两年调整一次。

第三节 药 品

1. **药品**(medication) 系指(各国)国家食品药品监督管理部门审批允许其上市生产和销售的药物。其主要包括化学原料药及其制剂;药材、中药饮片、中成药;抗生素、生化药品、放射性药品、血清疫苗、血清制品和诊断药品等。按照我国《药品管理法》,药品系指用于预防、治疗、诊断人的疾病,有目的地调节人的生理功能并规定有适应证、用法和用量的物质。

2. **中药材**(chinese medicine) 系指在原产地以传统方式采收、加工的半成品或成品。传统的中药材讲究地道药材,系指在特定自然条件、生态环境地域内所产的药材,因其栽培技术、采收加工也都有一定的讲究,以致较同种药材在其他地区所产者的品质佳并且疗效好。从本质上而言,这是中药材具有的特有各种化学成分及其比例所致。

3. **中药饮片** 系指中药材经过加工炮制的中药药品,可以直接用于中医临床配方、煎制汤剂或生产的中成药。中药饮片属于中药材,二者之间没有绝对的界限,中药饮片主要包括部分经产地加工的中药切片(包括切段、块、瓣),原形药材饮片及经过切制(在产地加工的基础上)、炮炙的饮片。对于前两类,管理上应视为中药材,如很多种子类、花类药,只是根据中医药理论在配方、制剂时作饮片理解。

4. **中成药** 系指以中药为原料经批准依法生产的成方中药制剂,其主要有膏、丹、丸、散等各种剂型。它是我国历代医药学家经过千百年医疗实践创造并总结的有效方剂。

5. **化学药品**(chemicals) 系指通过合成或者半合成的方法制得的原料药及其制剂;天然物质中提取或者通过发酵提取的新的有效单体及其制剂;用拆分或者合成等方法制得的已知药物中的光学异构体及其制剂。

6. **生化药品**(biochemical drugs) 系指运用生物化学研究成果,由生物体中起重要生理生化作用的各种基本物质经过提取、分离、纯化等手段制造出的药品,或由上述这些已知药物加以结构改造或人工合成创造出的自然界所没有的新药品。

7. **抗生素**(antibiotics) 系指由微生物(包括细菌、真菌、放线菌属)或高等动植物在生活过程中所产生的具有抗病原体或其他活性的一类次级代谢产物,能干扰其他生活细胞发育功能的化学物质。现临床常用的抗生素有微生物培养液液中提取物,以及用化学方法合成或半合成的化合物。

8. **放射性药品**(radioactive drugs) 系指用于临床诊断或者治疗的放射性核素制剂或者其标记化合物。放射性药品与其他药品的不同之处在于,放射性药品含有的放射性核素能放射出射线。因此,凡在分子内或制剂内含有放射性核素的药品都称为放射性药品。

9. **生物制品**(biological products) 系指以生物为原料的药品,主要有细菌、病毒、立克次体及其产物、疫(菌)苗、毒素、类毒素、免疫血清、血液制品、免疫球蛋白、抗原、变态反应原、细胞因子、激素、酶、发酵产品、单克隆抗体、DNA 重组产品、体外免疫诊断试剂等,经过培养、化学及物理方法的减毒处理,使之预防、治疗和诊断某些疾病。它包括注射液、口服制剂等。例如,有预防疾病的疫苗,如卡介苗、乙型肝炎疫苗等。

10. 血清制品　系指那些专门用人或动物的血清经过精制、提纯加工处理后,并且能够成为预防、治疗和诊断疾病的药品,如血清白蛋白、免疫球蛋白、抗狂犬病血清、破伤风抗毒血清等。血清制品是生物制品的一部分。

11. 疫苗药品　系指由病毒、立克次体和螺旋体制成的药品。疫苗是药品,是一种特殊的药品! 它与普通药品的管理方法不同,零售药店是禁止销售的,没有接种疫苗资格的卫生室也是禁止使用的。

12. 血液制品(blood products)　系指各种人血浆蛋白的药品。

13. 诊断药品　系指用于造影(碘化油)、器官功能检查(组胺)及其他疾病诊断用的制剂(刚果红)。其包括体内使用的诊断药品和按药品管理的体外诊断试剂,如乙型肝炎表面抗原、丙型肝炎抗体、艾滋病(人体免疫缺陷)抗体、梅毒检测试剂和 ABO 血型分型检测试剂。

14. 处方药品　系指必须由执业医师(如内科医生、牙科医生或兽医)出具书面处方的药品,那些考虑到医疗安全只能在医疗监护下使用的药品。

15. 非处方药品　系指那些不需由执业医师出具书面处方的药品,也可称为柜台发售药品(over the counter drug),简称 OTC 药品。我国第一批非处方药西药为 23 类 165 个品种,中成药有 160 个品种,但每个品种的药品都含有不同的剂型。

16. 特殊药品　在狭义上系指麻醉药品、精神药品、毒性药品和放射性药品;在广义上除前面 4 类药品外还包括药品类易制毒化学品、兴奋剂、含特殊药品类复方制剂。

第四节　杂质与毒物

1. 杂质(foreign substance)　系指药品中存在的其他物质。

2. 毒物(poison,toxicant)　系指能通过化学或物理作用导致生物体组织器官功能或形态结构发生损害性变化的物质。

3. 假药品(bogus drug)　系指未经我国药品管理法批准生产、配制和销售的药品。

4. 劣药品　系指不符合国家药品标准的药品。

5. 毒品(drugs)　通常系指使人形成瘾癖的麻醉药品和精神药品。其主要是指鸦片、海洛因、冰毒及具有依赖性的天然植物等。

第二章

化学基础知识

第一节 化 学

一、基本概念

1. 化学（chemistry） 系指在原子、分子层次上研究物质性质、组成、结构与变化规律的科学。它是人类认识和改造物质世界的主要方法和手段之一,是一门历史悠久而又富有活力的学科。化学的研究成就是人类进步与社会文明的重要标志。

2. 有机化合物（organic compound） 系指碳氢化合物及其衍生物,简称有机物。

3. 有机化学（organic chemistry） 系研究碳氢化合物及其衍生物的化学。

4. 无机化合物（inorganic compound） 系指除有机化合物以外的所有元素及其化合物。

5. 无机化学（inorganic chemistry） 系研究无机物的化学,系化学最古老的分支学科。

6. 分析化学（analytical chemistry） 系指研究表征和量测物质的化学。

7. 物理化学（physical chemistry） 系指从物理学角度分析物质体系化学行为原理、规律和方法的学科,可谓近代化学的原理根基。

二、无机化学

1. 化学平衡 系指在一定条件下化学正逆反应速率相等时反应物和生成物各组分浓度不再改变的状态。其包括四大平衡:即氧化还原平衡、沉淀溶解平衡、配位平衡、酸碱平衡。

2. 酸碱电离平衡 系指在一定条件下弱酸碱的离子化速率(即电离速率)等于其分子化速率(即结合速率)的状态。

3. 沉淀溶解平衡 系指在一定温度下难溶电解质晶体与溶解在溶液中的离子之间存在溶解和结晶的平衡,也称为多项离子平衡。

4. 氧化还原反应 系指反应前后元素氧化数相应升降变化的化学反应。

5. 配位平衡 系指在水溶液中配离子或配合物的解离反应和生成反应之间的平衡状态。

6. 溶液浓度及其表示 有质量浓度（$g/L, g/ml, kg/m^3$）、质量分数（%）、物质的量浓度（mol/L）。

三、有机化学

1. 有机化合物的特点 与无机化合物相比,其特点是:分子组成与结构复杂、容易燃烧、熔点低、难溶于水、反应速度慢、产物复杂。

2. 有机化合物的结构特点　实质上就是碳原子的结构特点,主要有四点:一是碳原子基态的电子结构 为 $1s^2 2s^2 2p^2$。二是碳原子的杂化轨道有 sp^3、sp^2 和 sp 三种杂化轨道。三是碳原子为四价。四是碳与碳及其他元素之间以共价键相结合,构成有机化合物分子。

3. 碳原子的理论要点　其要点为 3 个二,1 个三,即两个条件为自旋相反、未成对电子;两个原则为饱和性、方向性;两种类型为 σ 键、π 键;三种形式为单键、双键、三键。

4. 非极性键　系指两个相同原子成键时正负电荷中心与重心重合的共价键。

5. 极性键　系指两个不同原子成键时正负电荷中心与重心未重合的共价键。

6. 键的极化　系指在外界电场作用下共价键电子云发生变化而改变了键极性的现象。

7. 有机化合物及其官能团或特征结构分类　见表 2-1。

表 2-1　有机化合物及其官能团或特征结构分类表

序号	类别	官能团	官能团名称	代表化合物名称	结构式
1	烯烃	C=C	烯键	乙烯	$CH_2\!=\!CH_2$
2	炔烃	C≡C	炔键	乙炔	$HC\!\equiv\!CH$
3	卤代烃	—X	卤原子	氯乙烷	CH_3CH_2Cl
4	醇	—OH	醇羟基	乙醇	CH_3CH_2OH
5	酚	—OH	酚羟基	苯酚	C_6H_5OH
6	醚	—O—	醚键	乙醚	$CH_3CH_2OCH_2CH_3$
7	醛	—CHO	醛基	乙醛	CH_3CHO
8	羧酸	—COOH	羧基	乙酸	CH_3COOH
9	酯	—COO—	酯键	乙酸乙酯	$CH_3COOCH_2CH_3$
10	酰胺	—CONH—	酰胺键	乙酰胺	CH_3CONH_2
11	硝基化合物	—NO₂	硝基	硝基苯	$C_6H_5NO_2$
12	胺类化合物	—NH₂	氨基	乙胺	$CH_3CH_2NH_2$

四、分 析 化 学

1. 分析化学的研究任务　主要任务有定性分析、定量分析和结构分析。

2. 分析化学的分类　可分为无机分析和有机分析。

3. 分析化学的方法　主要有化学分析和仪器分析,前者有重量分析法和滴定分析法(或称容量分析法),后者有电化学分析法、光学分析法、色谱分析法、质谱分析法、热分析法等。

4. 误差　系指测量值与真实值之间的偏差,可分为系统、偶然、绝对和相对等误差。

5. 准确度(accuracy)　系指一定条件下测定值与真实值之间的相符程度,以误差表示。

6. 精确度(precision)　系指在一定条件下同种样品重复测定所得结果之间的重现性。

7. 有效数字　系指测量结果中反映被测量大小并带有一位存疑数字的全部数字。

8. 朗伯-比尔定律(Lambert-Beer law)　系指某一波长平行单色光垂直通过均匀非散射吸光物质时该物质的吸光度与其溶液的浓度和吸收层厚度的乘积成正比。

五、物理化学

1. 热力学第一定律　系指系统在过程中能量的变化关系,即能量既不能凭空产生,也不能凭空消失,它只能从一种形式转化为另一种形式,或者从一个物体转移到另一个物体,在转移和转化的过程中,能量的总量不变,也就是能量守恒定律。其数学表达式为:$\Delta U = Q + W$。其系热力学的基本定律之一,是能量守恒和转换定律的一种表述方式。

2. 热力学第二定律　主要有三种表述方式:一是克劳修斯表述,热量可以自发地从温度高的物体传递到温度低的物体,但不可能自发地从温度低的物体传递到温度高的物体。二是开尔文-普朗克表述,不可能从单一热源吸取热量,并将这热量变为功,而不产生其他影响。三是熵表述,系指自然过程中一个孤立系统的总混乱度(即"熵")不会减小,又称"熵增定律"。其内容为不可能把热从低温物体传到高温物体而不产生其他影响;不可能从单一热源取热使之完全转换为有用的功而不产生其他影响;不可逆热力过程中熵的微增量总是大于零。

3. 相平衡　系指在一定条件下一个多相系统中各相性质和数量均不随时间变化时两相系统的平衡,有气液平衡、气固平衡、液液平衡、液固平衡和固固平衡。

4. 电化学(electronic chemistry)　系指研究电能和化学能相互关系的科学。

5. 化学动力学(chemical kinetics)　系指研究化学反应过程的速率和反应机制的物理化学的分支学科,它的研究对象是物质性质随时间变化的非平衡的动态体系。

第二节　醇、酚和硫醇

一、醇

1. 甲醇(methyl alcohol)　系最简单的醇,在燃烧时,生成二氧化碳和水,其反应式为:
$$2CH_3OH + 3O_2 \longrightarrow 2CO_2 + 4H_2O \text{ (甲醇的燃烧方程式)}$$

2. 乙醇(ethyl alcohol)　系最常用的醇,完全燃烧生成二氧化碳和水,其反应式为:
$$CH_3CH_2OH + 3O_2 \longrightarrow 2CO_2 + 3H_2O$$

乙醇不完全燃烧会生成一氧化碳、二氧化碳和水,其反应式为:
$$CH_3CH_2OH + O_2 \longrightarrow CO + CO_2 + H_2O$$

3. 甲醇和乙醇的体内代谢反应

(1) 甲醇在人体内代谢时,第一步生成甲醛,第二步生成甲酸,其反应式为:

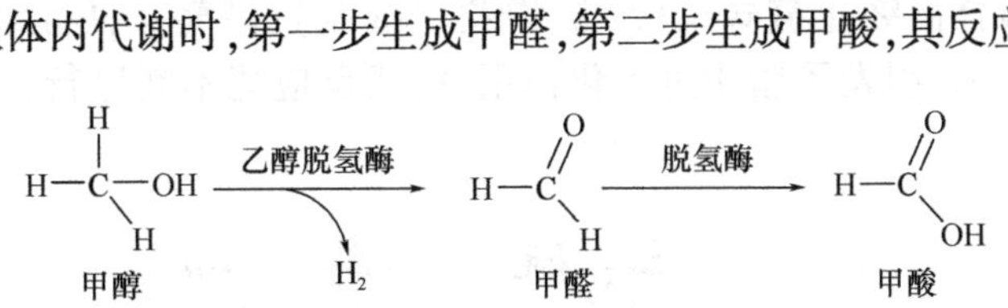

甲醛可破坏人视网膜上的感光蛋白质,造成眼睛失明。其进一步氧化产物为甲酸,因其不能被机体代谢而潴留于血中,使 pH 下降,轻者导致肾衰竭,而最严重者可导致死亡。

(2) 乙醇在人体内代谢时,第一步生成乙醛,第二步生成乙酰辅酶 A,其反应式为:

$$CH_3-\overset{\overset{\displaystyle H}{|}}{\underset{\underset{\displaystyle H}{|}}{C}}-OH \xrightarrow[H_2]{\text{乙醇脱氢酶}} CH_3-\overset{\displaystyle O}{\overset{\|}{C}}-H \xrightarrow[\text{(线粒体)}]{\text{乙醛脱氢酶}} CH_3-\overset{\displaystyle O}{\overset{\|}{C}}-SCoA$$

乙醇 　　　　　　　　　　　　乙醛 　　　　　　　　　　乙酰辅酶A

　　大量乙醇可扰乱神经系统的功能,对人体是有害的(表2-2)。当血液中乙醇浓度过高时,乙醇主要通过乙醇脱氢酶(ADH)代谢系统进行氧化,需借助过氧化氢氧化酶系统、线粒体乙醇氧化系统、膜结合离子转换系统进行代谢生成乙醛(具有让毛细血管扩张的功能,这是人喝酒脸红的原因),但很快又被乙醛脱氢酶转化为乙酰辅酶A,而被人体的细胞利用。

表2-2　血液中不同乙醇浓度的临床症状表

乙醇浓度*	临床症状	乙醇浓度*	临床症状
0.010	神志清醒,呼吸正常,口腔和喉黏膜有轻微刺痛	0.100	摇摇晃晃,站立不稳
0.020	头后部有轻微的阵阵抽痛,头昏眼花	0.300	昏迷不省人事
0.030	轻度的异常欣快,毫无愁闷感,自吹自擂	0.400	深度麻木,可致死
0.040	力气异常大,狂暴无礼	/	/

注:"*"表示血液中的乙醇体积分数。人饮入5~10ml乙醇,血液中的乙醇体积分数约为0.010%。

　　大部分白人有两种乙醛脱氢酶,大约50%的亚洲人只有一种乙醛脱氢酶(活性较差),体内生成的乙醛不能迅速地转化,而在体内积蓄下来,只能主要靠肝脏里的P450酶慢慢氧化。因此,亚洲人是最不会喝酒的人,这也是人喝酒能力较差的原因。而那些越喝脸越白的人,当到某一点就会突然不行,并烂醉如泥,其原因是这些人无高活性的乙醇脱氢酶和乙醛脱氢酶所致,他们主要靠体液稀释乙醇。在正常情况下,乙醇浓度要超过0.1%时才会昏迷,即对于我国大多数南方人来说是半斤白酒,而对于北方人(由于体型大)则是8两到1斤白酒。但不管什么人最好不要超过半斤白酒,不然有急性乙醇中毒的可能性。

二、酚

　　1. 苯酚(carbolic acid,俗称石炭酸)　系最简单的酚,即羟基与苯环直接连接。

　　2. 茶多酚(tea polyphenols,TP)　系多酚类化合物,具有清除自由基而起抗氧化的功能,且天然、安全无毒。其作用有二:一是作为螯合剂,可螯合金属离子(自由基链反应的引发剂),阻止或抑制自由基的产生;二是作为抗氧化剂(AO),它与多不饱和脂肪酸可竞争性地与自由基结合而终止链式反应(底物竞争抑制),减轻和防止过氧化脂质的形成(这是因为自由基一旦引发了脂质过氧化作用,链式反应能不断进行,不受人体内酶保护系统限制)。

三、硫　　醇

　　与醇相比,硫醇与水分子间形成氢键,以及硫醇分子间形成氢键的能力较醇弱,较难缔合,故硫醇难溶于水。低级硫醇为无色液体,具刺鼻气味,为此在天然气中加入少量叔丁硫醇,可作为泄漏时的自动报警。硫醇不仅可与碱金属生成水不溶性的硫醇盐,还与无机硫化物类似,可与汞、银、铝等重金属盐或氧化物生成不溶于水的硫醇盐。

　　所谓重金属中毒,即体内重要酶(如琥珀酸脱氢酶、乳酸脱氢酶等)的巯基与铅、汞等重金属发生成盐反应,使其变性失活而丧失正常的生理功能。为此,利用硫醇的此性质,制备了含巯基化合物,作为重金属中毒的解毒剂。这些解毒剂不仅能与进入体内的重金属离子结合成不易解离的无毒配合物由尿排出体外,以保护酶系统,而且由于它们与金属离子的亲和力较强,还能夺取已经与酶结合的重金属离子,使酶的活性恢复,从而达到解毒的目的。其重金属中毒与解毒的机制如下。

活性酶　　　　　中毒酶　　　　　　　活性酶　　　由尿排出体内

第三节　有　机　酸

一、羧　　酸

1. 羧酸(carboxylic acid)　系含有羧基(—COOH,carboxyl)的化合物。

2. 乙酸(acetic acid)　系为最常见的羧酸,又称冰醋酸或醋酸。作为消毒防腐剂,其不同浓度可用于灌洗创面、治疗各种皮肤浅部真菌感染、鸡眼及疣。

3. 脂肪酸(fatty acid)　系指含有长烃链的羧酸,可分为两类:一是饱和脂肪酸,如软脂酸(十六酸)、硬脂酸(十八酸);二是不饱和脂肪酸,如油酸($\triangle^9$-十八烯酸)、亚油酸(linoleic acid)、花生四烯酸(arachidonic acid,$\triangle^{5,8,11,14}$-二十碳四烯酸)、二十碳五烯酸(EPA)和二十二碳六烯酸(DHA)。其中 EPA 和 DHA 不仅能降低血清甘油三酯(TG)、极低密度脂蛋白(VLDL)、低密度脂蛋白(LDL)、脂蛋白(Lp),升高高密度脂蛋白(HDL),还有抗血小板聚集、抑制内皮细胞 Na^+-K^+-ATP 酶活性、扩张血管、降低血压、缓解炎性及免疫反应等作用。

二、取 代 羧 酸

1. 取代羧酸　系指羧酸烃基上氢原子被其他原子或原子团取代的化合物。

2. 水杨酸　其化学名为邻羟基苯甲酸。

3. 乙酰水杨酸　其商品名为阿司匹林(aspirin),系非甾体抗炎药物,为花生四烯酸环氧化酶的不可逆抑制剂,可抑制环氧合酶,阻断前列腺素生物合成,而产生解热镇痛抗炎作用。其对胃有一定的刺激性,故常用肠溶性阿司匹林。近年报道,成人每日服低剂量的肠溶性阿司匹林,可降低因急性心肌梗死、冠状动脉血栓患者的死亡率。

4. 水杨酸甲酯　其俗名冬青油。它是由冬青树叶中提取而得。它为无色液体,沸点190℃,具有特殊香味,可用作扭伤的外用药物,也可用于配制牙膏、糖果等的香精。

5. 前列腺素(prostaglandin,PG)　系指人、猴、羊精液中存在的一种使平滑肌兴奋和血压降低的物质,因由前列腺所分泌而得名。

6. 油脂　系人类三大食物之一,主要存在于脂肪组织中,如皮下结缔组织、腹膜及大网膜、肠系膜等。它不仅是人和动物体内重要的能源物质(每克油脂氧化供给 38.91kJ 热量,比糖供给的热量高 2 倍),而且是维生素 A、维生素 B、维生素 E、维生素 K 及其他生物活性物质的良好溶剂。它还能保持体温及防止脏器受到压迫或撞击等。

7. 酸败(rancidity)　系指油脂产生特异臭气味的现象,俗称"变哈"或"哈喇"。

8. 酮体(keto-body)　系指 β-羟基丁酸、β-丁酮酸和丙酮,为糖、油脂和蛋白质代谢的中间产物。正常人血液中酮体的含量低于 10mg/L,而糖尿病患者因糖代谢不正常,靠消耗脂肪提供能量,其血液中酮体的含量在 3~4g/L 以上。由于 β-羟基酸和 β-丁酮酸均具有较强的酸性,所以酮体含量过高的晚期糖尿病患者易发生酮症酸中毒。在降解过程中,人体正常代谢时,β-酮酸降解生成脂肪羧酸和乙酰辅酶 A,当代谢异常时 β-酮酸发生酮式分解生成酮。

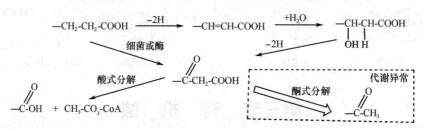

9. 乙酰辅酶 A　系指乙酸与辅酶 A 中半胱氨酸残基的巯基酯化产物,是辅酶 A 的乙酰化形式,可认为是体内活化了的乙酸。英语名为 Acetyl-CoA。它是体内能源物质代谢中的一个枢纽性重要中间代谢产物,系丙酮酸氧化脱羧或脂酸 β-氧化的产物,是脂酸合成、胆固醇合成和酮体生成的碳源。糖、脂肪、蛋白质三大营养物质的彻底氧化都会生成乙酰辅酶 A,进入三羧酸循环,彻底氧化生成二氧化碳和水。其主要反应过程为:

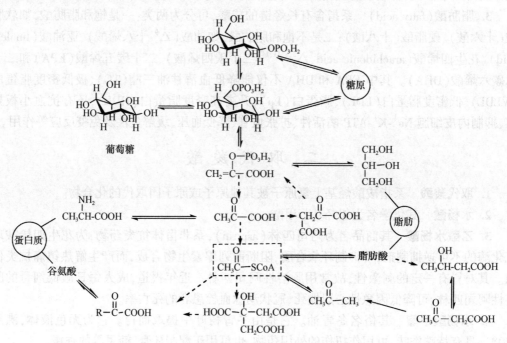

第四节　有　机　胺

一、胺类化合物

1. 氨(ammonia)　系指一个氮原子上连有三个氢原子的物质,或称"氨气"。

2. 胺（amine） 系指氨的烃基衍生物。最简单的脂肪胺和芳香胺分别为甲胺和苯胺。氨分子中的一个、两个或三个氢原子被烃基取代后分别生成伯胺和仲胺和叔胺。

3. 季铵类化合物 系指铵离子（NH_4^+）上四个氢都被烃基取代生成的季铵盐或季铵碱类化合物。前者可作为消毒剂或洗涤剂，如溴化二甲基十二烷基苄基铵（商品名：新洁尔灭）、溴化二甲基十二烷基-(-2-苯氧乙基)铵（商品名：杜灭芬），既是具有去污能力的表面活性剂，又是具有强杀菌能力的消毒剂，可作皮肤、创面及手术器械的消毒剂。

4. N-亚硝基化合物 系指脂肪仲胺或芳香仲胺中亚氨基上 H 原子被亚硝基取代生成的 N-亚硝基胺，系引起人类癌症的主要致癌物质。目前发现含 N-亚硝基化合物较多的食品有：烟熏鱼、腌制鱼、腊肉、火腿、腌酸菜等。天然食物中该化合物的含量极微（对人体是安全的）。

5. 生源胺（biogenic amine） 系指在人体内担负神经冲动传导作用的胺类化学介质，如多巴胺、5-羟基色胺(5-HT)、肾上腺素、去甲肾上腺素等。多巴胺是去甲肾上腺素的前体，有强心利尿作用，临床上常用其盐酸盐治疗急性肾衰竭等。5-HT 是脑中枢的神经递质。

多巴胺(儿茶酚胺)	5-羟基色胺	肾上腺素	去甲肾上腺素

肾上腺素大多存在于肾上腺髓质中，主要作用于 α 受体和 β 受体，有升高血压、加速心脏跳动、扩张支气管的作用，临床上用于因心衰引起的心跳停止、过敏性休克和支气管哮喘等。去甲肾上腺素是交感神经系统中的生源胺，主要兴奋 α 受体，可治疗休克性低血压。

6. 胆碱（choline） 属季铵碱，化学名为氢氧化三甲基-β-羟乙基铵，是卵磷脂的组成部分，能调节肝中的脂肪代谢。

7. 乙酰胆碱（acetylcholine） 系指胆碱中羟基的乙酰化产物。它是副交感神经系统中神经细胞间传导神经冲动的一种生源胺，常称为神经介质。

$$HOCH_2CH_2\overset{+}{N}(CH_3)_3OH^- \qquad CH_3COOCH_2CH_2\overset{+}{N}(CH_3)_3OH^-$$

胆碱	乙酰胆碱	胍	双胍

二、酰胺类化合物

1. 酰胺（amide） 系指羧酸分子羧基中羟基被氨基或烃氨基取代的产物。

2. 尿素（urea） 系指碳酸的二酰胺，白色结晶，熔点133℃，易溶于水和乙醇，是哺乳动物体内蛋白质的代谢产物之一。成人每天可从尿中排出尿素约30g。尿素大量用作肥料，亦可用于制造药物等。药用尿素注射液对降低颅压及眼压有显著疗效。

3. 胍（guanidine） 系指尿素分子中氧原子被亚氨基取代的产物，易溶于水，是一元强碱。胍分子去掉一个氨基后成为脒基（amidino），脒基是脒的官能团。

4. 双胍 系指二分子胍的缩合产物，系指含有胍基（guanidino）或双胍基结构的一些药物。例如，精氨酸是构成蛋白质的一种氨基酸，苯乙双胍是治疗糖尿病的药物。

三、含氮杂环化合物

1. 杂环化合物　系指由碳原子和非碳原子(氧、氮或硫等)构成的环状结构有机物。

2. 吡咯及其衍生物　吡咯是最简单的五元含氮杂环。因氮原子的未共用电子对参与形成杂环的共轭体系,因此具有"芳香性"。同时 N—H 键极性增强,使其呈微弱酸性,能与固体 KOH 作用成盐。吡咯衍生物广泛分布于自然界,动植物体内的血红素和叶绿素分子中都含有卟吩环(porphin ring),卟吩(porphin)就是由四个吡咯环与四个次甲基交替连接而成的。

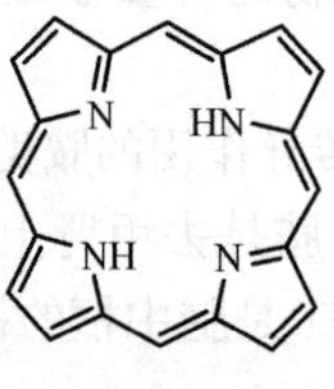

卟吩 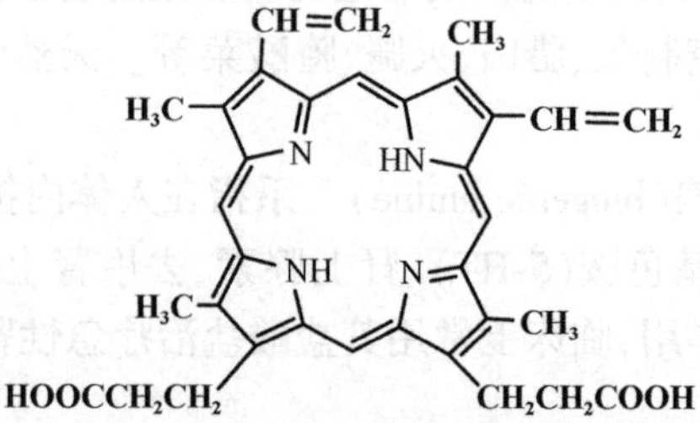　　　　　　　　　　　　　血红素

3. 嘧啶、嘌呤及其衍生物　嘧啶及嘌呤的衍生物广泛存在于动植物体内,有的成为核酸的组成成分如胞嘧啶、尿嘧啶、胸腺嘧啶、腺嘌呤、鸟嘌呤等。在嘧啶和嘌呤的衍生物中,当环上连有双键氧时,都可以发生酮式-烯醇式互变异构。例如,尿酸是核蛋白的代谢产物,存在于哺乳动物的尿及血液中。当代谢紊乱时,尿中尿酸增多,低溶解度的尿酸可能沉积在肾脏中,形成肾结石,或沉积在关节、耳垂等处,形成痛风石。

尿酸:　　　　　酮式　　　　　　　　　　　　烯醇式

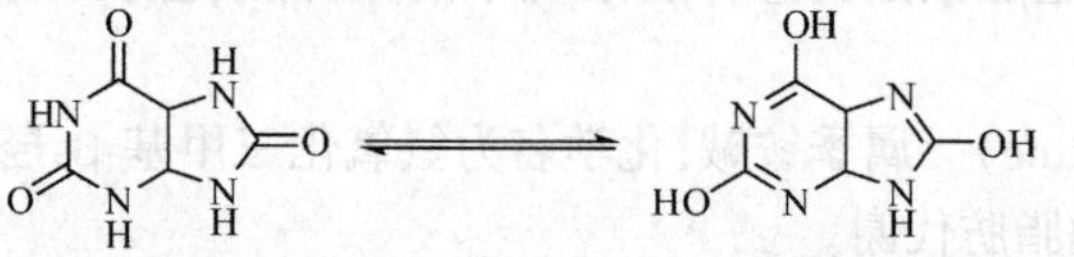

4. 生物碱(alkaloid)　系指一类存在于生物体内并且对人和动物有强烈生理作用的含氮有机物。其大多存在于植物中,是许多中草药的有效成分,并且可作为治疗疾病的药物,如麻黄碱、莨菪碱等。但应特别注意的是,有的生物碱毒性极强,量小时可作为药物使用,量大时,轻者可引起中毒,严重者甚至有生命危险,如乌头碱等。

(1) 烟碱(nicotine):俗名尼古丁,存在于茄科植物(茄属)中的生物碱,也是烟草的重要成分,有剧毒性,长期吸烟会引起慢性中毒。

(2) 莨菪碱(hyoscyamine):又称为天仙子碱,存在于曼陀罗、颠茄等植物中,系副交感神经的抑制剂,其药理作用似阿托品,但毒性较大,临床应用较少。它有止痛解痉功能,对坐骨神经痛有较好疗效,有时也用于治疗癫痫、晕船等。

(3) 阿托品(atropine):系消旋的莨菪碱,用于胃肠解痉、抢救有机磷中毒、扩瞳等。

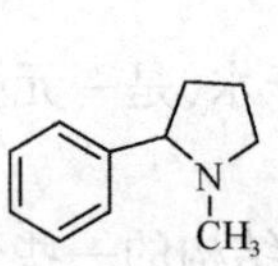

烟碱 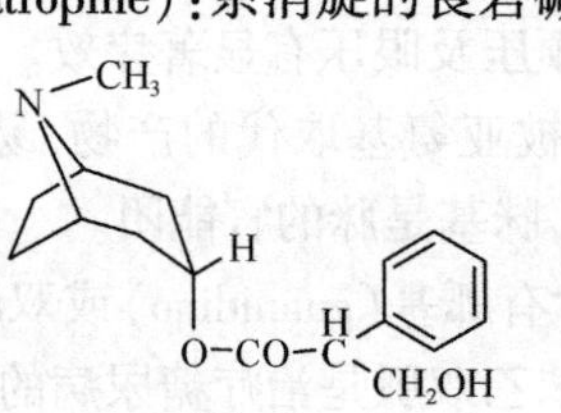　　　　　　　　莨菪碱

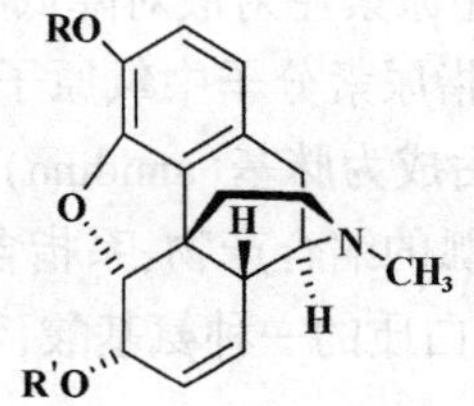

	R	R'
吗啡	H	H
可卡因	CH_3	H
海洛因	CH_3CO	CH_3CO

（4）吗啡碱（morphine）：是罂粟科植物鸦片中的主要生物碱,有强烈镇痛作用,但容易成瘾,忌长期使用。可待因镇痛作用只有吗啡的 1/8~1/7,用于镇咳。海洛因为吗啡中两个羟基被乙酰化的产物,比吗啡更易上瘾,系违禁毒品。

（5）麻黄碱（ephedrine）：系存在于中药麻黄植物中的（−）-麻黄碱。临床上常用其盐酸盐（盐酸麻黄碱）治疗气喘等。盐酸麻黄碱具有兴奋交感神经、增高血压、扩张支气管等作用,也有散瞳作用。麻黄碱的脱氧衍生物甲基苯丙胺具中枢神经兴奋作用和极强的成瘾性,因外观似"冰",称为冰毒,属违禁毒品。

（6）咖啡因（caffeine）：属于黄嘌呤类化合物,是茶和咖啡的主要生物碱之一,系中枢神经的兴奋剂,小剂量（50~200mg）能消除睡意、祛除疲劳、振奋精神,可用于治疗神经衰弱和昏迷复苏;较大剂量（200~500mg）或长期使用可引起急躁、紧张、失眠和头痛。一旦停用会出现精神委顿、浑身疲软等戒断症状,虽然成瘾性较弱,戒断症状不十分严重,但是因耐受性而导致用量不断增加时,它就不仅作用于大脑皮质,还能直接兴奋延髓,引起阵发性惊厥和骨骼震颤,损害肝、胃、肾等重要内脏器官,诱发呼吸道炎症、妇女乳腺瘤等疾病,甚至导致吸食者下一代智能低下、肢体畸形。因此也被列入受国家管制的精神药品范围。

第五节　糖

糖对于人类和生物体具有十分重要的意义,是生命活动所必需的物质,可作为食物的主要成分,提供人体所需能量的 70% 以上;它是生物体和人体的重要结构组分,具有多种生理功能,还是重要的信息物质,它与细胞间的相互作用、表面识别、激素与免疫活性及血型特异性等有重要关系。糖代谢的中间产物是体内蛋白质、脂类和核酸合成的基本原料;核糖、脱氧核糖及糖脂、糖蛋白等与组织结构、遗传有关。

1. 糖（saccharide 或 sugar）　系指含 2 个及其以上羟基的醛类或酮类化合物,如葡萄糖（glucose）、蔗糖（sucrose）、淀粉（starch）、纤维素（cellulose）等。

2. 单糖　系指不能水解的多羟基醛类或酮类化合物,如葡萄糖、果糖、核糖等。

3. 低聚糖　系指能水解生成 2~10 个单糖分子的糖,如麦芽糖、蔗糖、乳糖等。

4. 多糖　系指能水解生成多个单糖分子的糖,如淀粉、糖原、纤维素等。

一、葡萄糖及其衍生物

1. 葡萄糖的环状结构和变旋光现象　通常所说的葡萄糖应为 D-（+）-葡萄糖,有两种结晶:一是用乙醇析出的晶体,熔点 146℃,新配制水溶液的比旋光度[α]为+112°;一是用吡啶析出的晶体,熔点 150℃,新配制水溶液的比旋光度[α]为+18.7°。上述两种葡萄糖水溶液的比旋光度在放置过程中逐渐变化并达到+52.5°的恒定值,此现象称为变旋光现象。其原因是葡萄糖中的醛基与 C5 位上羟基作用形成 α-D-（+）-葡萄糖和 β-D-（+）-葡萄糖两种结构所致。

2. 葡萄糖的构象式　葡萄糖中吡喃糖的各个原子并不在同一平面上,有船式和椅式两种构象,但以椅式构象比较稳定,即 α-D-（+）-吡喃葡萄糖和 β-D-（+）-吡喃葡萄糖的构象如下。

α-D-(+)-吡喃葡萄糖　　　　　　　　β-D-(+)-吡喃葡萄糖

在 β-D-(+)-吡喃葡萄糖中,所有较大的基团都在 e 键上,相互距离较远,斥力较小,该构象称为优势构象;而 α-D-(+)-吡喃葡萄糖中,半缩醛羟基在 a 键上,其余大基团在 e 键上,因此,β-型比 α-型更稳定。这也许是互变异构平衡中 β-D-(+)-吡喃葡萄糖含量较高的原因。

3. D-葡萄糖酸　系 D-葡萄糖在酶催化下产生的氧化产物,进一步氧化产物为 D-葡萄糖酸内酯。二者均为重要解毒物质,可与有毒醇、酚结合成无毒的糖苷类化合物排出体外而解毒。

二、糖　苷

1. 糖苷(glycoside)　系指单糖环状半缩醛(酮)结构中的半缩醛(酮)羟基与含羟基、氨基、巯基等活泼氢的化合物失水生成具有缩醛(酮)结构的化合物,也称苷或配糖体。糖苷由糖和非糖两部分组成。糖的部分称为糖基,非糖部分称为配基或苷元。通过氧原子把糖和配基连接起来的化学键称氧苷键或糖苷键,也有 α-和 β-之分。除氧苷键外,还有氮苷键、硫苷键、碳苷键等。例如,DNA 和 RNA 核酸分子中各戊糖与碱基之间就是通过氮苷键结合的。

2. 水杨苷(salicin)　系葡萄糖和水杨醇生成的苷,有止痛作用,存在于白杨和柳树中。

3. 苦杏仁苷(amygdalin)　系指龙胆二糖与羟基苯乙腈失水生成的苷,具有止咳作用,其存在于苦杏仁及桃树根中,在体内被酶水解后,可放出 HCN,故有毒性。

4. 单糖的磷酸酯　在生命过程中,很多单糖都是以磷酸酯的形式存在(作为体内糖代谢的中间产物)并参与反应,具有重要作用。例如,葡萄糖经酶促磷酸化得到 α-D-葡萄糖-6-磷酸酯(6-磷酸葡萄糖,G6P),在变位酶作用下,可转化成 α-D-葡萄糖-1-磷酸酯(1-磷酸葡萄糖,G1P),系人体内合成糖原的原料,也是糖原在体内分解的最初产物。其他重要的单糖磷酸酯还有 3-磷酸甘油醛、磷酸二羟基丙酮、6-磷酸果糖、1,6-二磷酸果糖(FDP)等。其中 FDP 在临床上可用于急救及抗休克等的辅助治疗。

5. 氨基糖(aminosugar)　系指单糖分子中羟基被氨基取代的糖。其中以 D-氨基葡萄糖和 D-氨基半乳糖最常见。前者是甲壳素的基本组成单位,后者的盐酸盐为无色晶体,熔点为 185℃,可引起肝细胞损害,常用于实验性肝损伤动物模型的研究。

6. 麦芽糖(maltose)　系指由一分子 α-D-葡萄糖的半缩醛羟基和另外一分子葡萄糖 C4 位醇羟基失水形成的二糖,其结合键称为 α-1,4 苷键,是饴糖的主要成分,可由淀粉经淀粉酶水解制得。在植物花粉及花蜜中有麦芽糖。麦芽糖甜度约为葡萄糖的 40%,可用作营养剂和培养基。

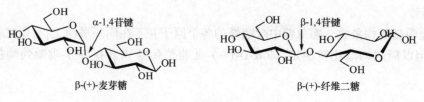

β-(+)-麦芽糖　　　　　　　　　　β-(+)-纤维二糖

7. 纤维二糖(cellobiose) 系指由一分子β-D-葡萄糖的半缩醛羟基和另外一分子葡萄糖 C4 醇羟基失水形成的二糖,其结合键称为 β-1,4 苷键,是纤维素部分水解的产物。它不能被麦芽糖酶水解,而只能被 β-1,4 糖苷键的苦杏仁酶水解。人体内缺乏水解 β-1,4 苷键的酶,所以纤维二糖不能为人体消化吸收,而食草动物有水解 β-1,4 苷键的酶,可以纤维二糖为食物。

8. 乳糖(lactose) 存在于哺乳动物的乳汁中,人乳中含 5%~8%,牛奶中含 4%~6%。乳糖当用苦杏仁酶水解时,生成等量的 D-葡萄糖和 D-半乳糖。在制药工业中,常利用其吸湿性小的特点作为药物的稀释剂,配制片剂及散剂。

9. 寡糖链与血型 现已证明,人的各种血型及相关抗原特异性都取决于糖蛋白或糖脂中的寡糖链结构,而不是多肽链或脂质。实质上,各种血型是因红细胞表面存在有不同的抗原。现以 ABO 血型系统为例说明,在 ABO 血型系统中的血型抗原是红细胞质膜上的糖鞘脂,而将血型分为 A、B、AB 和 O 四种类型。其共同的寡糖链为 N-乙酰氨基半乳糖(Gal-NAc)、半乳糖(Gal)和岩藻糖(Fuc)组成,即血型物质 H(O 型血);在 A 酶(N-乙酰氨基半乳糖转移酶)作用下,血型物质 H 糖链半乳糖基上连接 1 个 N-乙酰氨基半乳糖,即得血型物质 A(A 型血);在 B 酶(半乳糖转移酶)作用下,半乳糖转移至 H 物质半乳糖上,可得到血型物质 B(B 型血)。

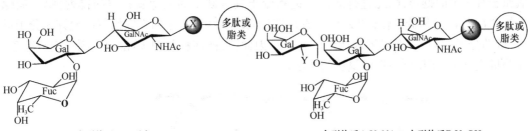

血型物质H(O型血)　　　　　　　　血型物质A:Y=NAc; 血型物质B:Y=OH

从化学结构来看 A、B、O 三种血型抗原的糖链结构基本相同,只是糖链末端的糖基有所不同。A 型血的糖链末端为 N-乙酰半乳糖,B 型血为半乳糖,AB 型两种糖基都有,O 型血则缺少这两种糖基。从奥地利维也纳大学助教 Landsteiner 第一个划时代的发现红细胞血型起,迄今为止人们对于血型认识越来越深刻。红细胞已发现有 20 多种血型系统,主要有 ABO 血型系统、MN 血型系统、Rh 血型系统、HLA 血型系统等。各种血型物质在寡糖链的结构上有着密切的联系,不同的血型抗原就有 400 多种。若再加上白细胞上的抗原物质就更为复杂,白细胞就有 8 个系统近 20 种血型抗原,此外还有红细胞血型抗原和与其他组织细胞共有的抗原,其中与其他组织细胞共有的抗原现已检出的有 148 个。这类抗原也称为人类白细胞抗原(简称 HLA 抗原)。血小板有特异性抗原 7 个系统,内又有 10 多种抗原,另外还有 20 多种血清蛋白、血清酶及 30 多种抗原种类,共计在 600 种以上。如按这个数字再进行排列组合,那么人类血型就有数十亿种之多。人类除同卵双生子外,再也找不到两个血型完全相同的人了。

三、多　　糖

多糖是自然界分布最广的糖类,系由某些单糖及其衍生物结合而成的天然高分子化合物。组成多糖的单糖及其衍生物有各种戊糖、己糖、氨基糖及糖醛酸等。多糖具有重要的生理功能,如甲壳多糖和纤维素是动植物骨干组织的构成材料;淀粉和糖原是生物体内重要的储能物质。以结合糖方式存在的某些多糖,如糖蛋白、糖脂等具有多种多样的生理作用。人体结缔组织和软骨中的蛋白多糖(黏多糖)是组织间质及各种黏液的重要成分。此外,某些酶、激素、毒素的作用也与其中含有的多糖有关。还有一些多糖具有特殊的生理功能,如肝素是天然的抗凝血物质。多糖结构与功能的研究推动了糖类研究的新进展,对生物化学、医学和国民经济的发展具有重要作用。多糖可以分为匀多糖和杂多糖两类。前者由相同单糖聚合而成,如淀粉、糖原、纤维素等;后者由不同单糖及其衍生物组成,如透明质酸、肝素等。

1. 淀粉(starch) 系指通过 α-1,4 苷键将 D-葡萄糖连接而成的长链多糖。它是稻米、小麦、玉米及薯类等植物体内储藏最丰富的多糖,是人类的主要食物之一,也是重要的工业原料。淀粉是白色、无臭和无味的粉状物质,其颗粒形状和大小因来源不同而异。天然淀粉可分为直链淀粉(amylose)和支链淀粉(amylopectin)两类。例如,稻米中直链淀粉约为17%,支链淀粉约为83%;而糯米几乎完全是支链淀粉;相反,绿豆中淀粉几乎都是直链淀粉。两种淀粉水解的最终产物都是 D-葡萄糖,即淀粉的基本结构单位。

(1)直链淀粉:系由250~300个 D-葡萄糖以 α-1,4 苷键连接而成的,呈线型直链,支链很少。它存在于淀粉的内层,不易溶于冷水,在热水中有一定的溶解度。由于 α-1,4 苷键的氧原子有一定的键角,因此直链淀粉的链状分子具有规则的呈螺旋状空间排列,每一周螺旋约含6个 D-葡萄糖单位(图2-1)。直链淀粉的螺旋状结构中的空穴恰好能允许碘分子进入,借助分子间力,二者可形成蓝色配合物。因此,直链淀粉与碘-碘化钾试剂作用显蓝色。在分析化学中,淀粉可用作碘量法的指示剂。

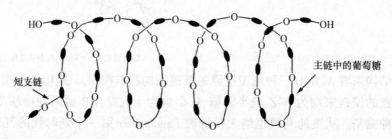

图 2-1 直链淀粉的螺旋状结构示意图

(2)支链淀粉:淀粉链状结构末端的 D-葡萄糖单位通过 α-1,6 苷键与其他 D-葡萄糖结合,无游离的半缩醛羟基存在,通常称为非还原端;另一端 D-葡萄糖单位仍含有半缩醛羟基,通常称为还原端。但由于在整个分子只有一个还原端,其比例太小,不能在反应中显示出来,所以淀粉无还原性和变旋光现象。支链淀粉遇碘呈紫红色。在体外,淀粉经酸水解逐步生成糊精、麦芽糖,完全水解产物为 D-葡萄糖。在体内,淀粉经淀粉酶催化水解成麦芽糖,后者再经麦芽糖酶催化水解成 D-葡萄糖,供机体利用。

2. 糖原(glycogen) 与支链淀粉结构相似,其支链更多、更短,每条短支链通过 α-1,4 苷键结合 12~18 个 D-葡萄糖;以 α-1,6 苷键连接形成分支,分支程度更高。糖原分子量为 $10^5~10^7$,由数万个 D-葡萄糖组成,属于高分子多分支多糖。糖原为无定形粉末,不溶于冷水,遇碘呈紫红色。每个糖原分子只有一个还原端,糖原的多分支结构不仅增大了糖原的水溶性,而且增加了非还原端的数目。糖原的合成与分解都是由非还原端开始的。

糖原是人体活动所需能量的主要来源,是人和动物体内储存的多糖,糖原是 D-葡萄糖在人体的储存形式,主要存在于肝脏和肌肉中,有肝糖原和肌糖原之分。

3. 纤维素(cellulose) 系指通过 β-1,4 苷键将 D-葡萄糖连接而成的长链多糖,一般无分支链存在。借助分子间羟基氢键相互作用,各条纤维素的直链互相平行成束状,经进一步绞扭成绳索状,形成纤维状物质。它是自然界分布最广而存在量最多的,是构成植物细胞的主要成分。天然纤维素由 8000 ~ 10 000 个 D-葡萄糖单位组成,分子量为 2.5×10^5 ~ 1×10^6。通常为白色微晶形物质,不溶于水,无还原性。

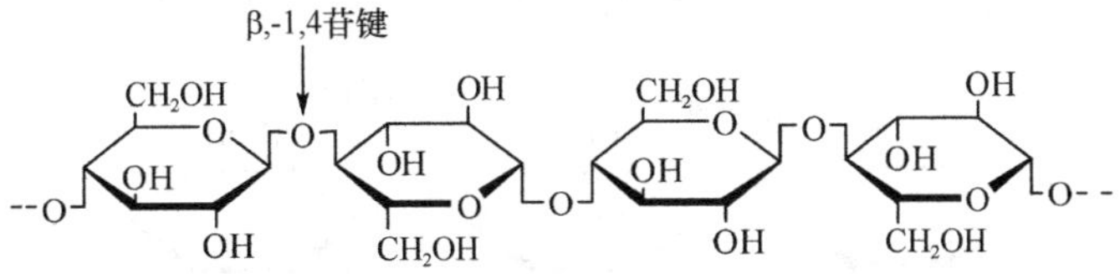

在体外,纤维素经稀酸水解,可得纤维二糖。在高温和高压下,纤维素水解最终产物为 D-葡萄糖。人体内,由于缺乏断裂 β-1,4 苷键的酶,所以人不能将纤维素分解为 D-葡萄糖而利用。但它具有刺激胃肠蠕动、促进排便及保持胃肠道微生态平衡等作用。而食草动物如牛、羊等消化道中存在能水解 β-1,4 苷键的酶,可以利用纤维素作营养物质。同时,纤维素是重要的工业原料,除用于纺织、造纸外,还可用来生产火药、人造丝、玻璃纸、电影胶片等。

4. 环糊精(cyclodextrins,CD) 系淀粉经环糊精葡萄糖转移酶处理生成的环状低聚糖,环糊精为晶体,具有旋光性,分子中无半缩醛羟基,因此无还原性。环糊精对酸比较稳定,通常淀粉酶难于将它水解。常见的有 α、β 和 γ 三种,分别是 6、7 和 8 个 D-吡喃葡萄糖通过 α-1,4 苷键形成的环状低聚糖,其分子形状与无底的圆筒状桶相似,如图 2-2 所示。

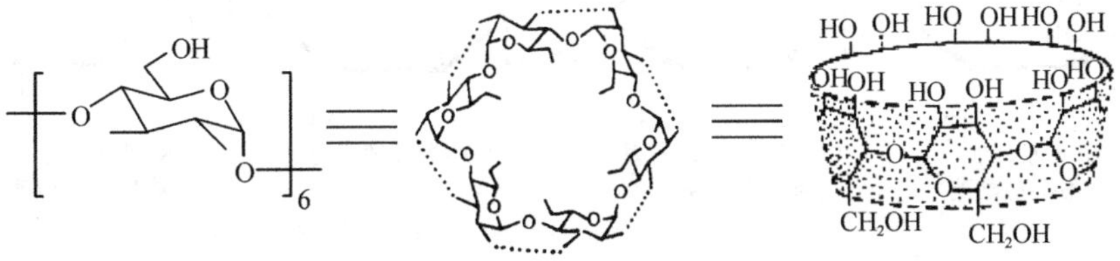

图 2-2 α-环糊精的结构图

现以 α-环糊精为例,其桶形顶部系由 6 个葡萄糖 C2、C3 上 12 个—OH 组成,孔径为 450pm;底部内径稍小,由各葡萄糖 C6 上的共 6 个—OH 组成,这使得环糊精入口两端及外部具有亲水性,有一定的水溶性;而桶的内腔由于 C—C 键、C—H 键和糖苷键存在,具有疏水性。作为"主体",环糊精结构内腔空间可以容纳某些"客体"形成环糊精包配物(inclusion complex)。这些客体既可以是具有疏水性的某些大小合适的非极性分子,也可以是分子中的非极性部分。主客体通过分子间力结合,有一定的稳定性。环糊精包配物可改变被包配的化合物的理化性质,如溶解性、气味、颜色等。近年来已广泛用于食品、医药、农药、化妆品及化学分析等,也是目前研究人工酶作用的模型之一。

5. 右旋糖酐(dextian) 系通过 α-1,6 苷键连接 400 ~ 500 个 D-葡萄糖而成的多糖,是蔗糖发酵生产的 D-葡萄糖聚合物,具有黏性和强的右旋光度[α] +200°,故称右旋糖酐。因其有提高血浆渗透压、改善微循环等作用,可用作代血浆,用于外伤性出血、损伤等补充血容量。

6. 蛋白多糖(proteoglycan) 又称黏多糖(mucopolysaccharides),系指一类由糖链和蛋白质以共价键组成的大分子,其多糖链中含有氨基糖或氨基糖衍生物,作为结构成分广泛分布在软骨、结缔组织及角膜中,具有黏稠性,是组织间质及黏液的重要组分,具有多种功能。黏多糖的多糖链有的由某些二糖单位重复连接而成,其中结合蛋白质占的比例较小,更多地表现出多糖的性质。重要的蛋白多糖有透明质酸、肝素等。

(1)透明质酸(hyaluronic acid):只含少量蛋白质,其多糖链是由 N-乙酰氨基-D-葡萄糖和 D-葡萄糖醛酸组成的二糖单位聚合而成的直链多糖,其结构如下:

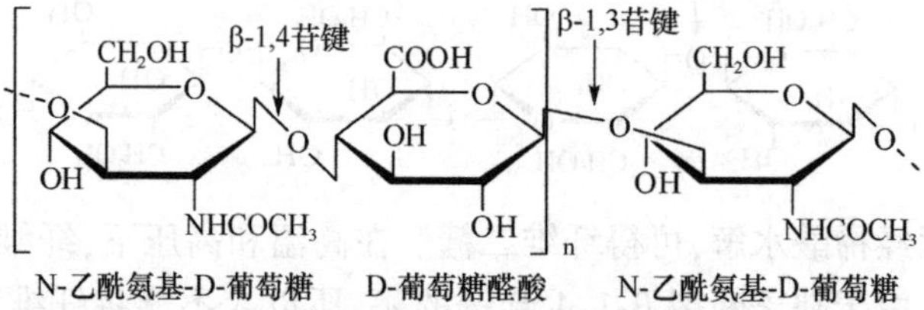

透明质酸最初从眼球玻璃体获得,存在于多数结缔组织、眼球玻璃体、关节液和皮肤中。透明质酸与水形成凝胶,起润滑、联结和保护细胞的作用。

(2)肝素(heparin):系指由 L-艾杜糖醛酸、D-葡萄糖醛酸和 D-氨基葡萄糖组成,其相对分子质量为 10 000~15 000。肝素最先从肝脏及心脏组织中提取出来,因肝内含量高而得名,广泛分布于哺乳动物的肺、肌肉及肠黏膜中。肝素是细胞膜的重要成分,在细胞识别中起重要作用。商品肝素可从牛肺和猪小肠黏膜中提取。肝素可作为输血的抗凝剂,其结构如下:

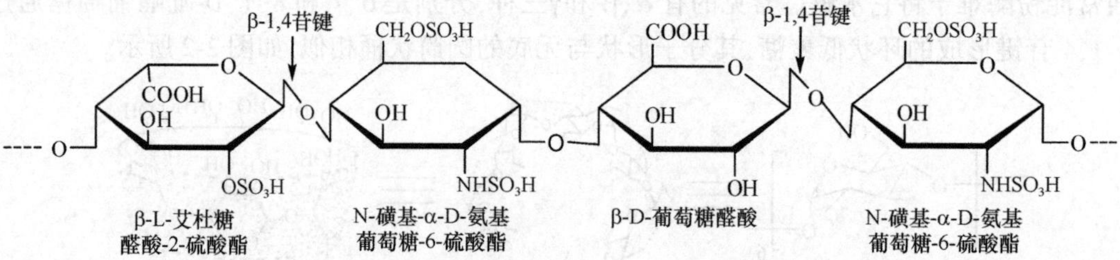

第六节　氨基酸、多肽与蛋白质

一、氨　基　酸

1. 氨基酸(amino acid) 系指含有羧基和氨基的一类有机化合物;都为 α-氨基酸,其构型均为 L-氨基酸。它是组成蛋白质的基本结构单位。在自然界已发现的天然氨基酸有 300 多种,但存在于生物体内用于合成蛋白质的仅有 20 种。

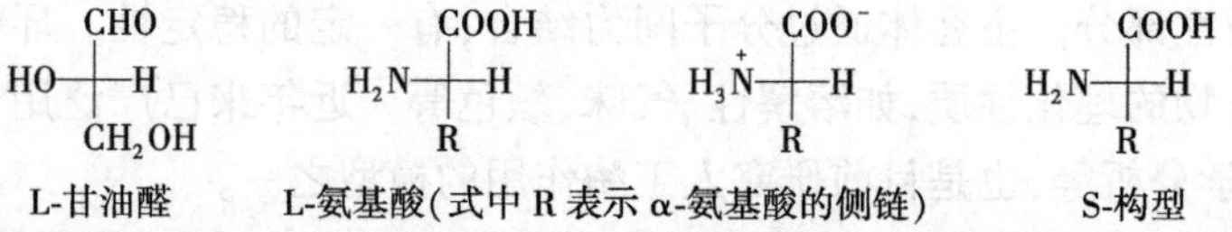

L-甘油醛　　　L-氨基酸(式中 R 表示 α-氨基酸的侧链)　　　S-构型

2. 必需氨基酸(essential amino acid) 系指人体自身不能合成而必须从食物中摄取的氨基酸,共有 8 种。若食物中缺少必需氨基酸,可影响健康。例如,组氨酸为小儿生长发育期间的必需氨基酸;精氨酸、胱氨酸、酪氨酸和牛磺酸为早产儿所必需的。随年龄增长,其需求量也不相同,见表2-3。

表 2-3 人体对必需氨基酸的需求量表(mg/kg 体重,天)

氨基酸	赖氨酸	色氨酸	苯丙氨酸	甲硫氨酸	苏氨酸	亮氨酸	异亮氨酸	缬氨酸
婴幼儿	90	21	141	49	68	135	83	92
儿童	44	4	22	22	28	42	28	25
青壮年	12~23	3~7	16~31	10~31	8~14	16~31	12~20	14~23

3. 内盐(inner salt) 系指氨基酸分子内氨基与羧基相互作用所形成的盐。

4. 两性离子(zwitter-ion) 系指同一个氨基酸分子中带有能给出质子的—NH_3^+正离子和能接受质子的—COO^-负离子。因此,氨基酸是两性电解质(ampholine)。

5. 等电点(isoelectric point) 系指在电场中所带正负电荷数目恰好相等的氨基酸。既不向正极移动也不向负极移动时的氨基酸溶液的 pH,用 pI 表示。此时氨基酸净电荷为零,分子呈电中性。中性氨基酸的 pI<7,而酸性氨基酸的 pI 更小,碱性氨基酸的 pI>7。

6. 肽键(peptide linkage) 系指由一分子 α-氨基酸的氨基与另一分子 α-氨基酸的羧基脱水缩合形成的酰胺键。肽键是构成多肽分子和蛋白质的基本化学键。

7. 氨基酸残基 系指肽链中每个不完整的氨基酸。

8. 肽单元(peptide unit) 系指相邻两个氨基酸残基中 α-碳原子所组成的基团,其结构为(—Cα—CO—NH—Cα—)。肽单元具有三个特征:平面结构,组成肽单元键的 6 个原子处于同一平面,此平面被称为肽键平面。部分双键性质,从肽键的键长数据来看,肽键中的C—N 键长为 132pm,比相邻的 Cα—N 单键的键长(147pm)短,但比一般的 C═N 双键的键长(127pm)长,这表明肽键具有部分双键性质。因此,肽键中 C—N 之间的旋转受到一定的阻碍。肽键呈反式构型。由于肽键不能自由旋转,肽键平面上各原子可出现顺反异构现象,与 C—N 键相连的 O 与 H 或两个 Cα 原子之间呈较稳定的反式分布。

二、多 肽

多肽就是由许多重复的肽单元连接构成。各种多肽的主链骨架都是一样的,只是侧链 R 的结构和顺序不同,这种不同对多肽分子和蛋白质的空间构象有着极其重要的影响。

1. 二肽 系最简单的肽,系指 2 个 α-氨基酸通过肽键生成的酰胺化合物,如丙氨酸的α-羧基和甘氨酸的 α-氨基脱水缩合生成丙氨酰甘氨酸,可称为丙氨酰甘氨酸二肽,简称丙-甘二肽。由 3 个 α-氨基脱水缩合生成的酰胺化合物,可称为三肽,可以此类推。

2. 寡肽 系指由 10 个以下 α-氨基酸脱水而成的肽。

3. 多肽 系指 10 个以上 α-氨基酸脱水而成的肽。

4. 谷胱甘肽(glutathione) 系指在细胞内由谷氨酸(γ-COOH)、半胱氨酸和甘氨酸合成的三肽,即还原性谷胱甘肽,其中的巯基可保护细胞膜上含巯基的膜蛋白和体内含巯基的酶类免受氧化。通过它对晶状体蛋白质巯基的保护作用,可以抑制进行性白内障及控制角膜和视网膜疾病的发展,对眼睛起保护作用。它还能与有毒物质及其代谢产物结合起到解毒作用。

5. 神经肽 在脊椎动物和无脊椎动物的神经系统中,通常都存神经肽,可调节感觉和情绪反应,如饥饿、口渴、愉快和疼痛。目前发现,大约有超过 50 种神经肽来源于同一前体蛋白质的家族。P 物质就是神经肽之一。

（1）P 物质：系神经肽之一，由精—脯—赖—脯—谷酰—谷酰—苯—苯—甘—亮—蛋 11 个氨基酸组成，是于 1931 年由 Von Euler Gaddum 首次在肠及脑中提取出的一种能使平滑肌收缩和降低血压的粉状物质。P 物质属于兴奋型的肽类神经递质，其作用之一是传递疼痛。

（2）脑啡肽：1975 年，由 Hughes 等首先从猪脑中分离出两种具有吗啡活性的 5 肽。一种 C-末端氨基酸是蛋氨酸，叫蛋氨酸脑啡肽，即酪—甘—甘—苯—蛋；另一种 C-末端是亮氨酸，叫亮氨酸脑啡肽，即酪—甘—甘—苯—亮。脑啡肽的作用是消除疼痛的感觉。

三、蛋 白 质

1. 蛋白质（protein）　系指由几十个至上千个 α-氨基酸组成的生物大分子，分子量一般为一万至百万，它是组成一切细胞和组织的重要成分，约为人体干重的 45%。在大肠埃希菌内蛋白质约有 3000 种，而在人体内蛋白质约有 10 万种以上，在生物界的蛋白质种类估计为 $10^{10} \sim 10^{12}$ 种。每种蛋白质各具有不同的特殊功能，如人体内代谢调节、肌肉收缩、血液凝固、损伤修复、生长、繁殖、记忆、识别、思维、感觉等都与蛋白质密切相关。

2. 蛋白质的元素组成　经元素分析，蛋白质一般含碳 50%～55%、氢 6%～8%、氧 20%～23%、氮 13%～19%、硫 0～4%，有些蛋白质还含有微量磷、铁、锌、铜、钼、碘等元素，其中氮的含量在各种蛋白质中含量都比较接近，平均为 16%。因此，只要测出生物样品中的含氮量，就可粗略计算出其蛋白质的含量（每 1g 氮相当于 6.25g 蛋白质）。

3. 蛋白质的分类　蛋白质种类繁多，因大多数蛋白质结构尚未明确，目前还未找到一种较好的分类方法，一般是根据蛋白质的形状、溶解度、化学组成和功能进行分类。

（1）按化学组成：可分为单纯蛋白质（simple protein），只由 α-氨基酸组成，如清蛋白、球蛋白、谷蛋白、精蛋白和硬蛋白等；结合蛋白（conjugated protein），系由单纯蛋白质和非蛋白质两部分组成的，其中非蛋白质部分通常称为辅基。常见的辅基有核酸、糖、脂、磷酸及色素等，可分别组成结合蛋白质如核蛋白、糖蛋白、脂蛋白、磷蛋白和色蛋白等。

（2）按形状：可分为球状蛋白质，由于外形接近球状，溶解度较好，大多数蛋白质属于此类，如酶、免疫球蛋白等；纤维状蛋白质，由于外形类似细棒或纤维，一般不溶于水，如毛发中的角蛋白、结缔组织中的胶原蛋白及弹性蛋白等。

（3）按功能：可分为活性蛋白质，系生命运动中一切具有生物活性的蛋白质及其前体，如酶、运动蛋白、运输蛋白、激素蛋白和防御蛋白等；结构蛋白质，系担负保护或支持作用的蛋白质，如角蛋白、弹性蛋白和胶原蛋白等。

4. 蛋白质的结构

（1）蛋白质的一级结构（primary structure）：系指蛋白质中 α-氨基酸残基的排列顺序，系蛋白质的基本结构，见图 2-3（a），其主要化学键是肽键，又称主键。至今已有 2000 多种蛋白质的一级结构被阐明。例如，人胰岛素的一级结构是由一条 A 链（21 肽）和一条 B 链（30 肽）通过二硫键连接而成，分子中共有三个二硫键。胰岛素的主要功能是降低体内血糖含量，用于治疗糖尿病。

（2）蛋白质的空间结构：系指在一级结构的基础上按一定方式折叠盘绕成特有的空间结构，一般将空间结构分为二级、三级和四级结构，如图 2-3 所示。

维护和稳定蛋白质空间结构的主要是副键，又称次级键，即氢键、二硫键、疏水键、范德华引力、盐键和配位键，如图 2-4 所示。

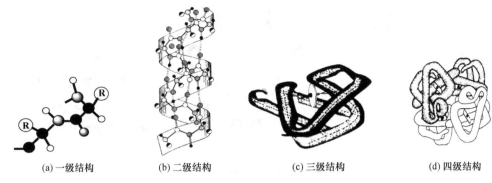

| (a) 一级结构 | (b) 二级结构 | (c) 三级结构 | (d) 四级结构 |

图 2-3　蛋白质四水平结构示意图

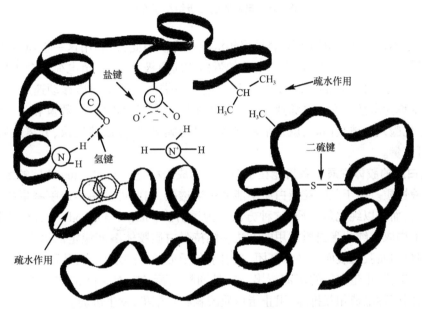

图 2-4　维护和稳定蛋白质空间结构的副键示意图

　　蛋白质的二级结构包括 α-螺旋、β-折叠、β-转角、无规卷曲等,如图 2-5 所示。例如,α-螺旋结构中 α-氨基酸残基主链在空间盘绕成紧密的螺旋结构,侧链 R 伸向螺旋外侧,上下两层螺旋圈的 C=O 与 N—H 之间形成链内氢键,起稳定螺旋作用。β-折叠系指多肽链中相邻肽键平面折叠排列成锯齿状,且依靠相邻肽键上的 C=O 与 N—H 形成的氢键以维持其结构的稳定性。

　　蛋白质的三级结构系指在蛋白质二级结构上进一步折叠盘绕所形成的空间结构,又称亚基,它包括多肽链主链和侧链 R 上的所有原子的空间排列。三级结构主要靠盐键、氢键、二硫键、疏水键等副键维系其稳定性。哺乳动物肌肉中运输氧的肌红蛋白就是一条盘绕的肽链和一个血红素辅基组成的具有三级结构的球状蛋白质,见图 2-3(c)。

　　蛋白质的四级结构系由 2 个亚基以上形成更高层次的立体蛋白质分子。例如,血红蛋白就是一种由 4 个亚基形成的四级结构的蛋白质分子,见图 2-3(d)。

　　5. 蛋白质的等电点　系指在电场中所带正负电荷数目恰好相等的蛋白质既不向正极移动也不向负极移动时的蛋白质溶液 pH。在等电点时,蛋白质由于彼此没有相同电荷互相

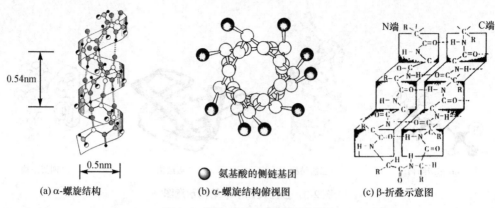

(a) α-螺旋结构   ● 氨基酸的侧链基团   (c) β-折叠示意图
(b) α-螺旋结构俯视图

图2-5　蛋白质的二级结构示意图

排斥,因而最不稳定,溶解度最小,容易聚集沉淀析出。因此,常利用这一性质分离、提取和纯化蛋白质。但不在等电点时,带正电荷的蛋白质向负极移动,带负电荷的向正极移动,这种现象称为电泳(electrophoresis, EP)。利用电场中带电粒子蛋白质移动速度不同而达到分离的技术称为电泳技术。电泳速度主要取决于所带电荷的正负性、数量和分子大小。例如,临床上化验人血清蛋白时,就是采用醋酸纤维薄膜电泳,该法速度快,分离效果好,既可定性,也可定量。

6. 蛋白质的胶体性质　系指能在水溶液中形成胶粒直径1~100nm范围的蛋白质具有的胶体溶液性质。由于此胶粒蛋白质不能通过半透膜,因此可利用半透膜将蛋白质与小分子物质分离,而得以纯化蛋白质,这种方法称为透析法(dialysis method)。透析法是实验或工业生产上提取和纯化蛋白质常用的方法。维持蛋白质胶体溶液稳定的因素有两个:一是水化膜,因蛋白质胶粒表面有亲水基团,吸引水分子形成一层水化膜,从而可阻断蛋白质胶粒的相互聚集,防止蛋白质的沉淀析出。二是同种电荷,在 pH≠pI 的溶液中,蛋白质带有同种电荷,因同种电荷相互排斥,阻止蛋白质胶颗相互聚集,发生沉淀。

7. 蛋白质的变性　系指受某些物理或化学因素破坏的蛋白质空间结构致使蛋白质的生物活性丧失和理化性质改变。致蛋白质变性的物理因素有加热、紫外线照射、超声波和剧烈振摇等;化学因素有强酸、强碱、有机溶剂和重金属盐等。变性作用主要破坏蛋白质的四、三或二级结构,一般不破坏蛋白质的一级结构。变性后的蛋白质称为变性蛋白质(denatured protein),首先是失去生物活性,如血红蛋白失去运输氧的功能、胰岛素失去调节血糖的功能、酶失去催化能力等;其次是各种理化性质的改变,如溶解度降低、易于沉淀等。变性作用的意义在于:一是防止蛋白质激素、酶、抗体和疫苗等活性蛋白质在生产和保存过程中变性,以保持其生物活性;二是变性原理可用于灭菌等。

8. 蛋白质的复性　系指去掉变性因素后变性蛋白质能恢复原有的蛋白质性质,又称为可逆变性。例如,加热到80~90℃时的胃蛋白酶失去其消化蛋白质的功能,但当温度回到37℃后,则可恢复其消化蛋白质的功能。但目前很多蛋白质变性后尚不能复性,如机体衰老时的蛋白质变性,尚属不可逆过程。

9. 蛋白质的沉淀　系指分散在溶液中蛋白质分子因凝集并从溶液中析出沉淀的现象。其沉淀主要是除去蛋白质亲水胶体的两个稳定因素:水化膜和电荷。主要方法有以下几种。

（1）盐析法（salting out）：系指加盐（如硫酸铵、氯化钠等破坏蛋白质胶体水化膜并中和电荷）使蛋白质从溶液中沉淀的方法。不同蛋白质盐析时所需盐浓度不同，因此，调节盐浓度使混合蛋白质溶液中的几种蛋白质先后析出的方法称为分段盐析法。例如，血清中加硫酸铵至50%饱和度，则球蛋白先沉淀析出，继续加入硫酸铵至饱和，则清蛋白沉淀析出。一般用盐析法沉淀出来的蛋白质不变性。盐析法是分离纯化蛋白质的常用方法。

（2）有机溶剂的沉淀方法：如加乙醇或丙酮等可使蛋白质从溶液中沉淀。其主要原因是这些溶剂对水的亲和力强于蛋白质分子，进而破坏了蛋白质周围的水化膜，使蛋白质沉淀。蛋白质在pI时，加入这些溶剂的沉淀效果更好。

（3）重金属盐的沉淀方法：如硝酸银、醋酸铅及氯化汞等可使蛋白质沉淀。这是因为蛋白质在pH>pI的溶液中带负电荷，可与这些重金属正离子结合成不溶性的蛋白盐而沉淀。

（4）生物碱试剂的沉淀方法：如苦味酸、三氯醋酸、鞣酸和磺柳酸等可使蛋白质沉淀。这是因蛋白质在pH<pI的溶液中带正电荷，可与这些有机酸根结合成不溶性的蛋白盐而沉淀。

第七节 核 酸

一、核酸组成的成分与分布

1. 核酸（nucleic acid） 系指一种多聚核苷酸，它的基本结构单位是核苷酸或称单核苷酸。它是广泛存在于各种生物体内的一类生物大分子物质。由于最初是从细胞核中发现的一类酸性物质，故称核酸。核酸分脱氧核糖核酸（DNA）和核糖核酸（RNA）两类。前者具有储存和传递遗传信息的功能，并决定生物体的遗传性状。后者主要参与遗传信息的表达过程及蛋白质的生物合成。

2. 核苷酸（nucleotide） 系由核苷和磷酸组成，其中核苷（nucleoside）是由碱基和戊糖组成，其组成成分与分布见表2-4。

表2-4 核苷酸的组成成分与分布

项目名称			RNA	DNA
核苷酸 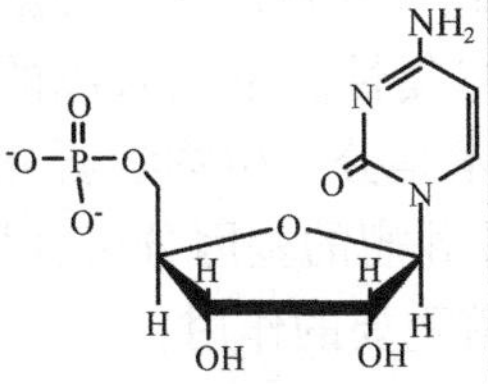	磷酸		磷酸	磷酸
	戊糖		CH₂OH 戊糖 β-D-核糖	CH₂OH 戊糖 β-D-2-脱氧核糖
	碱基	嘌呤碱	腺嘌呤（A） 鸟嘌呤（G）	腺嘌呤（A） 鸟嘌呤（G）
		嘧啶碱	胞嘧啶（C） 尿嘧啶（U）	胞嘧啶（C） 胸腺嘧啶（T）
部位	细胞核		10%	98%
	细胞质		90%	2%（在线粒体）

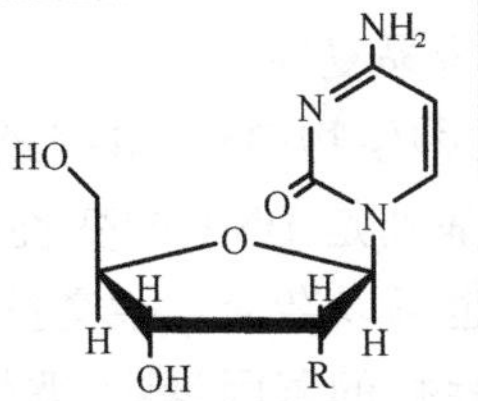

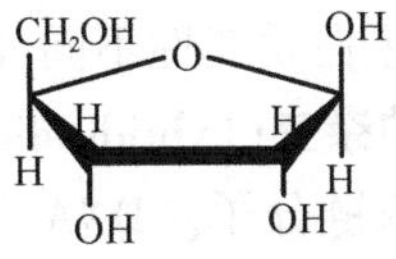

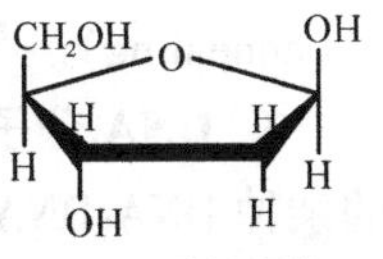

核苷由A、G的N9位或C、U、T的N1位氢与戊糖的C1位的羟基脱水缩合而成

二、多核苷酸链

DNA 或 RNA 是由近百个到千万个脱氧核苷酸或核苷酸之间通过磷酸二酯键连接而成的线性生物大分子,是由一个核苷酸分子中的核糖或脱氧核糖 C5 上连的磷酸与另一核苷酸 C3 上的羟基脱水缩合形成的酯键相连,该酯键称为 3',5'-磷酸二酯键。如此连接而成的多核苷酸链(RNA 或 DNA)都有一个 5'-末端和一个 3'-末端。

三、碱基的配对规律

碱基的配对规律是:腺嘌呤(A)与胸腺嘧啶(T)之间形成两个氢键,鸟嘌呤(G)与胞嘧啶(C)之间形成三个氢键,见图 2-6。

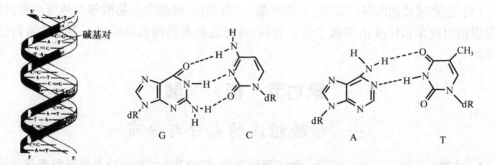

图 2-6 DNA 双螺旋结构及配对碱基氢键示意图

四、DNA 的变性、复性与杂交

1. DNA 的变性(denaturation) 系指受外因素(如温度过高,酸、碱过强等)破坏两种非共价键力导致 DNA 两条链双螺旋结构解离变成不规则的线团。维持双螺旋结构稳定的两种非共价键力是互补碱基对之间的氢键和上下碱基对之间垂直方向上的相互作用(即碱基堆积力)。DNA 的变性是 DNA 的二级结构被破坏而解体,但其一级结构不被破坏。

2. DNA 的复性(renaturation) 系指在适宜(如温度或 pH 逐渐恢复到生理范围)条件下,可使分开的两条互补链通过碱基配对再结合在一起形成双螺旋结构,这个过程又叫退火(annealing)。与蛋白质变性不同,DNA 变性后容易复性。

3. DNA 分子的杂交(hybridization) 系指两种生物 DNA 单链经碱基互补形成一种新的杂种 DNA-DNA 双链分子。DNA 分子杂交的基础是 DNA 的变性与复性。不同来源的 DNA 可以杂交,DNA 与 RNA、RNA 与 RNA 之间也可以杂交。杂交技术是分子生物学研究中不可缺少的基本技术,并已应用于多种遗传性疾病的基因诊断、恶性肿瘤的基因分析,以及传染病病原体的检测等各个领域,对促进现代医学的进步和发展起着重要的作用。

五、人类基因组计划

"人类基因组计划"(human genome project,HGP)与"曼哈顿原子弹计划"、"阿波罗登月计划"并称为人类自然科学史上的三大计划。2000 年 6 月 26 日,由英、美、中、日、德、法等各国科学家联合宣布人类基因组草图绘制工作已经完成,2001 年 2 月 15 日美国《科学》

杂志正式发表了比"工作草图"更为清晰、完整、准确的人类基因组图谱,这标志着人类生命科学又向纵深迈进一步。现代遗传学认为,基因是 DNA 分子具有遗传效应的特定核苷酸序列的总称,是具有遗传效应的 DNA 分子片段。人类只有一个基因组,由约 30 亿个碱基对序列组成,约包含几万个基因,位于 23 对染色体上并呈线性排列。HGP 旨在阐明 30 亿个碱基对在 DNA 上的准确位置,进而识别出所有基因并分析其功能,破译人类全部遗传信息,使人类从分子水平上全面地认识自己。随着"生命天书"的最后破译,许多重大疾病如癌症、心脏病的病因及发病机制将被揭示,届时可利用基因疗法对患者进行基因的补缺、移植、修复,使其完全康复。

六、与医药学有关的核酸类化合物

1. 三磷酸腺苷(adenosine triphosphate,ATP) 系指一种核苷酸,又叫腺苷三磷酸,是体内组织细胞一切生命活动所需能量的直接来源,被誉为细胞内能量传递的"分子货币",可储存和传递化学能,并参与体内蛋白质、脂肪、糖和核苷酸的合成,可促使机体各种细胞的修复和再生,增强细胞代谢活性,对治疗各种疾病均有较强的针对性。

2. 氟尿嘧啶(5-Fu) 详见第八章第二节化学治疗药物。

3. 巯嘌呤(6-巯基嘌呤) 详见第八章第二节化学治疗药物。

4. 核糖核酸(RNA) 系由健康牛胰腺中提取而成的。在体外实验,它能进入肿瘤细胞质和核内抑制脱氧核糖核酸(DNA)的复制。在体内能诱生高浓度干扰素,并增强机体细胞免疫功能。临床上用于胰腺癌等各种肿瘤、软组织肉瘤及病毒性乙型肝炎。

七、DNA 与疾病

迄今为止,已发现近 2000 种遗传性疾病都和 DNA 结构有关。例如,肿瘤的发生、病毒的感染、射线对机体作用等都与核酸有关。其中人类镰刀形红血细胞贫血症是由于患者的血红蛋白分子中一个氨基酸的遗传密码发生了改变所致;白化病毒病是 DNA 分子上缺乏产生促黑色素生成的酪氨酸酶的基因所致;地中海贫血病是一种遗传性血液病。

八、人是否需直接服用核酸

核酸(DNA 与 RNA)对生命的重要性不言而喻,但直接服用核酸对改善健康并无益处,过多服用反而可能有害。现代生物学指出,正常人不存在核酸匮乏的问题,人体所需要的 DNA 和 RNA 等核酸都由自身合成。人每天都会从饮食中摄取大量核酸,它们并不是必需的营养物质。另外,世界卫生组织在 2000 年底发布的《建立世界范围的人类营养需求方案》报告中,列出了人类所需的全部营养物质名称,包括蛋白质、脂肪和碳水化合物、维生素、微量元素等,但并无核酸一项。实际上,人吸收之前的口服核酸在肠道内就会被改变或摧毁。生物医学界的主流观点认为:核酸和它分解后产生的核苷酸并不是必需营养物。若是必需品,外源性核酸就有可能会扰乱人体的遗传信息,导致基因突变,引起机体功能混乱。事实上,核酸制剂对人体既无效也无影响。个别认为,哺乳期的婴儿和特定患者补充一些核苷酸可能有用,但没有任何可信证据表明额外的核苷酸具有增强人体免疫力等功能。相反,若人体摄入的核酸过多,将会分解形成过多的嘌呤类核苷酸,进而有可能促使尿酸过量生成,引起痛风。

第三章

医学知识

第一节　医学基础知识

一、基本概念

人体是由细胞构成的,细胞是人体结构和功能的基本单位。众多形态与功能相似的细胞和细胞间质组合成的细胞群体叫做组织,如神经组织、肌肉组织、上皮组织等。几种组织有机地结合起来并具有特定结构和功能,就构成了器官,如心脏、肝、肾等。若干个功能相关的器官联合起来,共同完成某一特定的连续性生理功能,就构成了人体的系统。

二、人体系统

人体系统主要由神经系统、运动系统、呼吸系统、消化系统、泌尿系统、生殖系统、内分泌系统、免疫系统和循环系统等九大系统构成。

1. 神经系统　系由中枢神经系统和周围神经系统组成,系人体功能的主要调节系统。前者由脑和脊髓构成,系人体接收信息和处理信息的系统;后者系指从脊髓伸出的神经把中枢神经系统和全身各部位(感觉器官、面部和肌肉)连接起来的巨大神经网络,具有调节消化、呼吸和心跳的作用。前者通过后者从全身各个部位获得信息,并指示身体做出适当的反应,即两个方面作用:一是调节机体的功能活动;二是实现思维意识、语言的高级神经活动。

2. 呼吸系统　系由肺和呼吸道两部分构成,执行机体和外界进行气体的交换作用。其中,呼吸道包括鼻腔、咽、喉、气管和和各级支气管。临床上,将鼻腔、咽、喉称为上呼吸道,将气管和各级支气管称为下呼吸道。呼吸道的壁内有骨或软骨支持以保证气流通畅。

3. 循环系统　系封闭的管道系统,包括心血管系统和淋巴管循环系统。前者主要是由心脏和血管组成的一个完整的循环管道。心脏是血液循环的动力器官,血管是输送血液的管道系统,起到分配血液和调节器官血流量的作用,通过血液循环将人体所需的氧气和营养物质输送到全身的组织器官,将代谢产物运送到排泄系统最终排出体外。后者是一个单向的回流管道,它以毛细淋巴管盲端为起源,于细胞间隙吸收组织液形成淋巴液,淋巴液在淋巴管内向心流动,然后汇集成左、右淋巴管开口于静脉,它是组织液回收的第二渠道,既是静脉系统的辅助系统,又是抗体防御系统的一环。

4. 消化系统　包括消化管和消化腺两部分,前者是一条自口腔延至肛门的很长的肌性管道,由口腔、咽、管道、胃、大小肠组成,主要功能是对食物进行消化和吸收。食物在消化道内在消化酶的帮助下被分解为可吸收的小分子物质的过程称为消化。食物消化后的小分子物质通过消化道黏膜进入血液和淋巴的过程称为吸收,消化和吸收的过程相辅相成、紧密联系,为机体新陈代谢提供营养物质。后者包括小消化腺和大消化腺,小消化腺散在于各消化管的管壁内,大消化腺有 3 对唾液腺、肝和胰,主要功能是分泌各种消化酶。

5. 内分泌系统 系由内分泌腺(包括垂体、甲状腺、甲状旁腺、肾上腺、性腺和胰岛)、内分泌组织(分布于心血管、胃肠、肾、脑,尤其是下丘脑)和细胞构成。内分泌是相对外分泌而言,它们分泌的激素直接进入血液或细胞外液进而传递到全身各组织,在新陈代谢、生长发育、生殖调节及内环境稳态与维持等方面起着重要作用。在整体情况下许多内分泌腺都直接或间接的接受神经系统的调控,因此,内分泌系统在功能上与神经系统紧密联系相辅相成,共同调节着机体的功能活动,使机体更好地适应机体内外环境的变化。

6. 泌尿系统 系由肾、输尿管、膀胱、尿道及有关血管、神经等组成,其功能是生成和排泄尿液,即指新陈代谢中所产生的代谢产物(尿素、尿酸等)及多余的无机盐和水分经血液循环送到排泄器官(肾脏)排出体外。为此,泌尿系统通过排泄代谢产物,过剩水和无机盐在调节体内水电解质和酸碱平衡,维持机体内环境的相对稳定方面起着重要作用。

7. 运动系统 系由骨、骨连接和骨骼肌三部分组成,骨以不同形式的骨连接联结在一起构成骨骼,并为肌肉提供了附着点,在神经支配下,肌肉收缩牵拉其所附着的骨,以可运动的骨连结为枢纽,产生杠杆运动。运动系统的首要功能是运动,包括简单的移位和高级活动如语言、书写;其次功能是支持,包括构成人体、支撑体重和内部器官以维持姿势;第三个功能是保护,如脑颅保护和支持着脑髓和感觉器官,胸腔保护和支持着心、大血管、肺等重要脏器,腹腔和盆腔保护和支持着消化、泌尿、生殖系统的众多脏器。

三、心　　脏

人生命过程中,心脏有节律的收缩与舒张,将血液从静脉吸入心脏,再射入动脉实现泵血功能,心内瓣膜起着活门的作用,控制血液沿着一个方向流动。

1. 血液 系指在心脏驱动下循环流动于心血管系统的一种流体。它起着沟通人体各部分之间和人体与外环境之间的作用,其主要作用有三:一是运输物质,主要运输氧气、二氧化碳、营养物质、激素、代谢产物以维持人体器官的正常代谢;二是防御作用,防御细菌、病毒和毒素等;三是调节作用,血液中的缓冲物质,可调节酸碱平衡,维持内环境稳定。

2. 血液的成分 人体的血液大约有 5L,血液中液体占 55%,其他是固体物,主要是血细胞。血浆是血中的液体成分,是一种半透明淡黄色液体,90% 为水,含有许多重要物质,如盐类和矿物质(钠、钾、钙)、营养素(糖、氨基酸、维生素)、脂肪(胆固醇与其他)、激素、抗体、凝血所需要的蛋白质、废物(二氧化碳、乳酸、尿酸)。

3. 血细胞 其主要包括红细胞、白细胞和血小板。

4. 循环血量 正常人血量相当于人体重的 7%~8%,即每公斤体重有 70~80ml 血液,其中大部分血液在心血管中流动称为循环血量。一般认为少量失血不超过全部血量的10%(即成人一次失血在 500ml 以下),一般无明显症状。并且可通过心脏活动增强血管收缩将贮血库中血液释放等功能性代偿,血管充盈不会发生变化。

5. 血型 按红细胞表面凝集原,可分为最主要的 ABO 血型和次要的 Rh 血型,前者有A、B、AB 和 O 四种;后者有阴性和阳性两种,我国汉族 99% 的人是阳性,只有 1% 的人为阴性。

6. 血糖 系指血液中的葡萄糖,正常人无论空腹还是餐后的血糖都保持相对稳定。按WTO 标准,正常人空腹血糖(即 8~10 小时内无任何热量摄入)为 3.9~6.0mmol/L,餐后 2

小时血糖不超过 7.7mmol/L。若血糖<3.0mmol/L,提示低血糖,可致脑细胞缺糖,引起低糖综合征。空腹血糖≥7.0mmol/L,餐后 2 小时血糖≥11.1mmol/L,提示糖尿病。

7. 血脂 系血液中脂肪类物质的统称,以脂蛋白的形式存在。血浆中的脂类包括胆固醇、三酰甘油、磷脂和非游离脂肪酸等,其中胆固醇大部分系人体自身合成,少部分从饮食中获得;三酰甘油大部分从食物中获得,少部分人体自身合成。脂肪代谢或运转异常使血浆中一种或几种脂质高于正常值(TC<5.72mol/L,TG<1.70mol/L),称为高脂血症。

8. 高血脂的危害 若血脂过高,易造成"血稠",可在血管壁上沉积,逐渐产生小斑块,形成动脉粥样硬化,当斑块增多而增大逐渐堵塞血管,使血液变慢,严重时血流阻断。这种情况发生于心脏,就引起冠心病;发生在脑,就出现脑中风;发生在眼底血管,将导致视力下降、失明;发生在肾脏,就引起肾动脉硬化、肾衰竭;发生在下肢会出现肢体坏死、溃烂等,此外还可引起高血压、诱发胆结石、胰腺炎、男性功能障碍、老年痴呆等。

9. 体温 系指机体深部的平均温度,相对恒定的温度是保障机体进行新陈代谢和维持生命活动的重要条件。新陈代谢是以酶反应为基础,若体温过低会降低酶活性,体温过高则细胞受损甚至可致命。由于深部体温特别是血液温度不易测试,所以临床以直肠、口腔和腋下等温度代表体温,其正常值分别为 36.9～37.9℃,36.7～37.7℃和 36.0～37.4℃。

四、肝　脏

肝脏位于右上腹部,是人体最大的实质性消化器官(俗称人体化工厂),具有代谢、分泌、排泄、解毒等非常复杂的生理功能,对脂类、蛋白质及糖等营养物质的消化、吸收、氧化分解、转化等起着重要的作用。

五、胆　囊

胆囊是似小梨的器官,隐藏在肝脏旁边,由胆管连接到十二指肠,胆囊内储存肝脏产生的胆汁,当吃了脂肪食物后,就会促使胆汁慢慢滴入十二指肠,在那里起消化脂肪的作用。

六、胰　腺

胰腺是位于胃后方的一个较大器官,有两种胰岛群,一种是 α 细胞,可分泌胰高血糖素,使血糖升高;一种是 β 细胞,分泌胰岛素,可刺激身体细胞吸收葡萄糖,也可促进肝脏摄取血液中过多葡萄糖并将其转化为肝糖原,使血糖下降,故胰岛可调控血糖保持正常水平。

七、常见疾病

1. 呼吸道感染 可分为上呼吸道感染和下呼吸道感染。治疗时必须明确引起感染的病原体,以选择有效抗生素。其常见的症状有咳嗽、胸闷、气短、咯血等。

2. 传染病 系由病原微生物(朊毒体、病毒、细菌、真菌、立克次体、螺旋体等)和寄生虫(原虫和蠕虫)感染人体产生的有传染性疾病。这些病原体引起的疾病均系感染性疾病,但不一定有传染性,而有传染性的才能叫传染病,如由冠状病毒引起非典型肺炎就有传染性。

3. 眼部疾病 眼部常见的疾病有白内障、青光眼、结膜炎、沙眼、角膜炎、干眼症等。

4. 心脏病 系心脏疾病的总称,包括风湿性心脏病、先天性心脏病、高血压性心脏病、冠心病、心肌炎等各种心脏病。

5. 肿瘤 系人体中正常细胞在不同始动因素与促进因素长期作用下所产生的增生和异常分化所形成的新生物。它不因病因消除而停止增长,也不受人体生理调节,反而可破坏正常组织与器官,可分为良性和恶性。恶性肿瘤可转移至身体其他部位,并且治疗困难常危及生命,主要症状局部可表现为肿块、疼痛、溃疡、出血、梗阻、浸润与转移。

6. 骨质疏松 系一种以低骨量和骨组织微结构破坏为特征,导致骨质脆性增加和易于骨折的代谢性骨病,可分为原发性和继发性。前者可分为Ⅰ型和Ⅱ型,Ⅰ型为绝经性骨质疏松症,Ⅱ型为老年性骨质疏松症。后者病因明确,系由某些内分泌代谢疾病或全身性疾病引起。

7. 骨刺 系骨质增生的一种正常生理现象。一般无症状,无需治疗,一旦有症状就转化为病理状态,严重可致畸或致瘫。其形成过程是:随着年龄增长,人关节软骨逐渐退化,细胞的弹性变小,骨关节在不知不觉中被磨损,尤其是活动量大的腰膝关节和足跟损伤的关节软骨在没有软骨供应营养时就很难修复,而此时关节周围血液循环比较旺盛,出现代偿性软骨增长,当增生的软骨被钙化,就是骨质增生,即骨刺。

8. 骨性关节炎 系由于关节软骨完整性破坏及关节边缘软骨下骨板病变,导致关节症状和体征的一组异质性疾病,又称为骨关节病、退行性骨关节炎、变性骨关节病、增生性骨关节病、肥大性骨关节病,主要表现为关节疼痛、肿胀、弹响、绞锁,关节肉游离体,关节囊及韧带的韧化、骨化,关节软骨的破坏,以及关节部位骨质疏松和骨质增生现象。病变主要累及手、膝、髋、足、脊柱等关节,是中老年最常见的风湿性疾病。

9. 风湿性疾病 系指一组以内科治疗为主的肌肉骨骼系统疾病,简称风湿病,包括弥漫性结缔组织病及各种原因引起的关节和关节周围软组织,包括肌、肌腱、韧带等疾病,根据其发病机制、退行性变、晶体性、感染因子相关性疾病。

10. 肾脏疾病 可简称肾脏病或肾病,主要有原发性肾小球疾病、继发性肾小球肾炎、遗传性肾脏病、泌尿系统感染性肾脏病、肾小管疾病、间质性肾炎、肾结石和梗阻性肾病、囊肿性肾脏病和肾脏肿瘤、肾血管疾病、老年肾脏病、药(食物)源性肾损害、肾衰竭等。

11. 临床死亡 其主要标志是心跳与呼吸完全停止、反射消失、延髓处于深度抑制状态,但各种组织仍然进行着微弱的代谢过程。动物实验证明,一般条件下,临床死亡的持续时间为 5~6 分钟,即血液供应停止后,大脑所能耐受缺氧的时间,超过这个时间,大脑将发生不可恢复的变化。机体作为一个整体,永远停止的标志是全脑功能的永久性消失。简言之,整体死亡的标志是脑死亡。

12. 脑死亡 当大脑半球和脑干的病变发展为不可逆损害时,神经系统失去维持和调节基本生命功能的能力,自动呼吸停止,循环衰竭、体温低而不稳定,患者处于濒死状态,需要以人工辅助呼吸和药物来维持呼吸、循环等生命功能。临床症状为患者全身肌张力降低、眼球固定、瞳孔放大、对光反射消失等。

第二节 中医学基础知识

1. 中国医药学 系中国人民长期和疾病做斗争的极为丰富的经验总结,是我国优秀文化的一个重要组成部分,具有自己独特的医学理论体系,包括中药学和中医学。

2. 中医基础理论 系指受古代哲学思想的影响,经过长期的医疗时间积累,并与其他学科渗透而形成的独特理论体系,包括中医学的哲学基础、中医对正常人的认识、中医对疾病的认识,以及中医养生和治疗疾病的原则,它是人们运用中医药的主要指导原则。

3. 中医理论体系主要特点　其特点有两点：一是整体观念，二是辨证论治。

（1）整体观念：其包含整体性和统一性两个方面。前者系指人作为一个有机体的整体性，即人体以五脏为中心，通过经络系统把人体的内脏、形体、五官九窍、四肢百骸等全身各种组织器官联结成一个有机体的整体性，并以精、气、血、津液作为物质基础，共同完成人体统一协调的生命活动，称之为五脏一体观；同时人与环境构成一个整体的整体性；其环境包括自然和社会等环境，为此，在自然界中，人、自然、社会、人文构成一个整体。后者系指人与自然界的统一性，即人生活在自然界之中，自然界的变化（如地区气候、季节气候、昼夜晨昏）可直接或间接地影响人体，而机体将做出相应反应，这属于生理性反应范围，若超出这一范围，即病理性反应。

（2）辨证论治：系中医学认识疾病和治疗疾病的基本思路，是中医诊疗理论体系的一大特点，其过程包括辨证和论治两个思维阶段。

（3）症、证、病的概念：症，系症状和体征的总称，是疾病过程中表现出的个别、孤立的现象。症状和体征是病和证的基本要素。病，即疾病，是指有特定病因、发病形式、病机、发展规律和转归的一种完整的过程。因此，疾病这一概念反映了某一种疾病全过程的总体属性、特征和规律。证是机体在疾病发展过程中，某一阶段的病理概括，包括病因、病位、病性及邪正关系，能反映疾病发展过程中该阶段病理变化的本质。

（4）辨证与论治的关系：辨证是根据四诊所收集的临床资料（症状、体征），运用中医理论进行分析、综合，辨清疾病的病因、病位、病性及邪正关系，然后概括、判断为某种性质的"证"。论治是根据证候确定相应的治疗。辨证是确定治疗的前提和依据，论治是辨证的目的，辨证决定论治，论治检验辨证。辨证论治能辩证地看待病和证的关系，既能看到一种病可以包含几种不同的证，又能看到不同的病在发展过程中可以出现相同的证候。在治疗时，就可以在辨证论治的原则下，采取"同病异治"或"异病同治"的方法来处理。因此，中医学诊治疾病的着眼点是"证"的区别，而不一定是"病"的异同。证同治亦同，证异治亦异，这种针对疾病发展过程中不同质的矛盾用不同的方法去解决的法则，系辨证论治的精髓所在。

4. 阴阳学说与五行学说　详见第十二章综合知识第三节中药学综合知识。

5. 气血津液　中医认为，气血津液是构成人体的基本物质，也是维持人体生命活动的基本物质，气是不断运动的极其细微的物质，血是循环于脉内的红色液体，津液是人体一切正常水液的总成，气、血、津液是人体脏腑生理活动的产物，为脏腑经络进行生理活动提供必需的物质和能量，所以气、血、津液也是脏腑经络活动的物质基础。

6. 中医脏腑　中医认为，脏腑是人体内脏的总称，按照脏腑功能，可分为脏、腑和奇恒之腑，其中脏包括心、肝、脾、肺、肾，合称五脏，是化生和贮藏精气的内脏；腑包括胆、胃、大肠、小肠、膀胱、三焦，合称六腑，是受盛和传化水谷的内脏；奇恒之腑包括脑、髓、骨、脉、胆和女子胞。中医讲的脏腑是从其功能上来分，与西医不同，不可混淆。

第三节　常用医学检查指标及其临床意义

一、血常规检查

（一）白细胞计数（WBC）

1. 正常值参考范围　成人末梢血：$(4 \sim 10.0) \times 10^9/L$；成人静脉血：$(3.5 \sim 10.0) \times 10^9/$

L;6个月~2岁儿童:(11.0~12.0)×10⁹/L;新生儿:(15.0~20.0)×10⁹/L

2. 临床意义

(1) 增多:①生理性:主要见于剧烈运动、兴奋激动、饮酒等;②病理性:主要见于细菌感染、慢性白血病、恶性肿瘤、创伤、急性溶血、尿毒症等。

(2) 减少(低于$4.0×10^9/L$):①疾病引起:主要见于病毒性感染、脾功能亢进、再障碍性贫血、粒细胞缺乏症、白血病、自身免疫性疾病等;②特殊细菌性感染和寄生虫;③用药引起:部分抗生素(尤其是磺胺药物)、解热镇痛抗炎药物、抗甲状腺制剂、抗肿瘤药物等。

(二) 白细胞分类计数(DC)

1. 正常值参考范围 ①中性粒细胞分叶核0.50~0.70(50%~70%),杆状核0.01~0.05(1%~5%)。②嗜酸粒细胞0.005~0.05(0.5%~5%)。③嗜碱粒细胞0~0.01(0~1%)。④淋巴细胞0.20~0.40(20%~40%)。⑤单核细胞0.03~0.08(3%~8%)。

2. 临床意义

(1) 中性分叶核粒细胞(中性粒细胞)

1) 增多(>70%):①急性、化脓性感染。②中毒:尿毒症、糖尿病酮症酸中毒、代谢性酸中毒等。③出血和其他疾病:急性出血、急性溶血等。

2) 减少(<50%):①疾病:某些病毒感染、特殊细菌感染、寄生虫感染(疟疾)等。②中毒:重金属或有机物中毒、放射线损伤。③用药引起:抗肿瘤药物、苯二氮䓬类镇静药等。

(2) 嗜酸粒细胞

1) 增多:①过敏性疾病:支气管哮喘、荨麻疹、药物性皮疹等。②皮肤病与寄生虫病:牛皮癣、湿疹等。③血液病:慢性粒细胞性白血病、嗜酸粒细胞性白血病等。④用药:应用罗沙替丁、咪达普利、头孢拉定等。

2) 减少:①疾病或创伤:见于伤寒、副伤寒等。②用药:长期应用肾上腺皮质激素或促皮质素、坎地沙坦、甲基多巴等。

(3) 嗜碱粒细胞

1) 增多:①疾病:慢性粒细胞白血病等。②创伤及中毒:脾切除术后,铅中毒、铋中毒及注射疫苗后也可见增多。

2) 减少:①疾病:速发性过敏反应如荨麻疹、过敏性休克等。②用药引起:见于促皮质素、肾上腺皮质激素应用过量及应激反应。

(4) 淋巴细胞:淋巴细胞在免疫过程中具有重要作用,T淋巴细胞对抗原呈递和处理,B淋巴细胞分泌特异性抗体。

1) 增多:①传染病:百日咳、结核病、水痘、荨麻疹等。②血液病。

2) 减少:多见于传染病的急性期、放射病、长期应用肾上腺皮质激素或接触放射线等。

(5) 单核细胞:血液中叫单核细胞,进入组织后转化为巨噬细胞,具有强大的吞噬功能:吞噬细菌、组织碎片、衰老红细胞、抗原等,在特异性免疫中起重要的作用。单核细胞减少不常见,单核细胞增多可见于:①传染病或寄生虫病:如结核、伤寒、疟疾、黑热病。②血液病:单核细胞性白血病、粒细胞缺乏症恢复期。③其他疾病:亚急性细菌性心内膜炎等。

(三) 红细胞计数(RBC)

红细胞是血液中数量最多的有形成分,是呼吸载体,能携带和释放氧气至全身各个组织,并运输二氧化碳,维持血液酸碱平衡,并具有免疫黏附作用。

1. 正常值参考范围 男性$(4.09 \sim 5.74) \times 10^{12}/L$;女性$(3.68 \sim 5.74) \times 10^{12}/L$;新生儿$(6.0 \sim 7.0) \times 10^{12}/L$;儿童$(4.0 \sim 4.5) \times 10^{12}/L$。

2. 临床意义

(1) 增多

1) 相对性增多:连续性呕吐、反复腹泻等。

2) 绝对性增多:①生理性增多,如机体缺氧和高原生活、胎儿、新生儿等;②病理代偿性和继发性增多,常继发于慢性肺心病、肺气肿、高山病和肿瘤等;③真性红细胞增多。

(2) 减少

1) 造血物质缺乏。

2) 骨髓造血功能低下。

3) 红细胞破坏或丢失过多:如先天失血或后天获得性溶血性贫血、急慢性失血性贫血、出血等。

4) 继发性贫血:如各种炎症(如慢性萎缩性胃炎)等。

(四) 血红蛋白(Hb)

1. 正常值参考范围 女性:$113 \sim 151 g/L$;男性:$131 \sim 172 g/L$;儿童:$120 \sim 140 g/L$;新生儿:$180 \sim 190 g/L$。

2. 临床意义 血红蛋白量减少是诊断贫血的重要指标,但不能确定贫血的类型,需结合其他检测指标综合分析。

(1) 增多:①疾病:慢性肺源性心脏病、发绀型先天性心脏病等。②创伤:大量失水、严重烧伤。③用药:应用对氨基水杨酸钠、伯氨喹、维生素 K、硝酸甘油等。

(2) 减少:①出血。②其他疾病:血红蛋白量减少程度比红细胞严重等。

(五) 血小板计数(platelet count, PLT)

1. 正常值参考范围 儿童、新生儿、男性$(100 \sim 300) \times 10^9/L$;女性$(101 \sim 320) \times 10^9/L$。

2. 临床意义

(1) 增多:①疾病:系原发性血小板增多症等。②创伤:急性失血性贫血,脾摘除术后、骨折、出血后等。

(2) 减少:①血小板生成减少;②血小板破坏过多;③血小板分布异常;④用药引起:氯霉素、甲砜霉素(抑制骨髓);噻氯匹定、阿司匹林(抗血小板);药肝素(抗凝血);抗肿瘤药物、抗生素、细胞毒性药物等。

(六) 红细胞沉降率(血沉,ESR)

1. 正常值参考范围 Westergren 法:男性$0 \sim 15 mm/h$;女性$0 \sim 20 mm/h$。

2. 临床意义

(1) 血沉增快:生理性增快见于女性月经期、妊娠 3 个月以上(至分娩后 3 周内);而病理性增快见于:①炎症;②组织损伤及坏死;③恶性肿瘤;④各种原因造成的高球蛋白血症:如慢性肾炎、肝硬化等。

(2) 病理性减慢:主要见于红细胞数量明显增多及纤维蛋白原含量明显降低时,如相对性及真性红细胞增多症及弥散性血管内凝血晚期。

二、尿常规检查

（一）尿液酸碱度（pH）

1. 正常值参考范围 干化学试带法：成人晨尿 pH 为 5.5～6.5，随机尿 pH 为 4.5～8.0。

2. 临床意义

（1）增高：①疾病：代谢性或呼吸性碱中毒、高钾血症、感染性膀胱炎、长期呕吐、草酸盐和磷酸盐结石症、肾小管性酸中毒。②用药：应用碱性药物，如碳酸氢钠、乳酸钠、氨丁三醇等，使尿液 pH 增高。

（2）降低：①疾病：代谢性或呼吸性酸中毒、糖尿病酮症酸中毒、痛风、尿酸盐和胱氨酸结石、尿路结核、肾炎、失钾性的代谢性碱中毒、严重腹泻及饥饿状态。②用药：应用酸性药物，如维生素 C、氯化铵等，使尿液 pH 降低。

（二）尿比重（SG）

1. 尿比重 系指在 4℃时尿液与同体积纯水的重量之比。其数值大小取决于尿液中溶解物质（尿素、氯化钠）浓度，其中尿素反映食物中蛋白质的含量；氯化钠反映盐的含量。

2. 正常值参考范围 干化学试带法：成人晨尿为 1.015～1.025，随机尿为 1.003～1.030（一般为 1.010～1.025）；新生儿为 1.002～1.004。

3. 临床意义

（1）增高：急性肾小球肾炎、心力衰竭、糖尿病、蛋白尿、高热、休克、腹水、周围循环衰竭、泌尿系统梗阻、妊娠中毒症或脱水等。

（2）降低：慢性肾炎、慢性肾功能不全、慢性肾盂肾炎、肾小球损害性疾病、急性肾衰多尿期、尿毒症多尿期、结缔组织病、尿崩症、蛋白质营养不良、恶性高血压、低钙血症，以及肾性或原发性、先天性或获得性肾小管功能异常等。

（三）尿蛋白（PRO）

1. 正常值参考范围 干化学试带法：①定性：阴性或弱阳性；②定量：<100mg/L 或 <150mg/24h。

2. 临床意义

（1）正常尿液：正常尿液中的尿蛋白含量极微，应用一般定性方法常检测不出。

（2）生理性蛋白尿：由剧烈运动、发热、低温刺激、精神紧张导致，或妊娠期妇女也会有轻微蛋白尿。

（3）病理性蛋白尿：①肾小球性蛋白尿。②肾小管性蛋白尿。③混合性蛋白尿。④溢出性蛋白尿。⑤药物肾毒性蛋白尿：用氨基糖苷类抗生素（庆大霉素）、多肽类抗生素（多粘菌素）、抗肿瘤药物（甲氨蝶呤）、抗真菌药物（灰黄霉素）、抗精神病药物（氯丙嗪）等。

（四）尿葡萄糖

1. 尿葡萄糖 系指人尿液中的葡萄糖，一般正常人尿液中可有微量葡萄糖，尿内排出量 <2.8mmol/24h，用普通定性方法检查为阴性。

2. 尿葡萄糖正常值参考范围 定量：<2.8mmol/24h（<0.5g/24h），浓度为0.1～0.8mmol/L（1～15mg/dl），定性：阴性（-）。

3. 临床意义 呈阳性，多见于：

（1）疾病。

（2）饮食性糖尿。

（3）暂时性和持续性糖尿：暂时性糖尿，见于剧烈运动后、头部外伤等，多见于原发性糖尿病、甲状腺功能亢进、内分泌疾病、嗜铬细胞瘤等。

（4）其他：烧伤、感染、骨折、应用药物也可引起尿糖阳性。

（五）尿胆红素

1. 尿胆红素 系血红蛋白的降解产物。在正常尿液中应不含胆红素，若检出尿胆红素则显示肝细胞损伤和鉴别黄疸的重要指标，在诊断和预后上有重要意义。

2. 正常值参考范围 干化学试带法：定性应为阴性。

3. 临床意义 呈阳性，多见于：

（1）肝细胞性黄疸：病毒性肝炎、肝硬化、酒精性肝炎、药物性肝损伤。

（2）阻塞性黄疸：如化脓性胆管炎、胆囊结石、胆道肿瘤、胰腺肿瘤、原发性肝癌、手术创伤所致的胆管狭窄等。

（六）尿隐血（BLD）

1. 正常值参考范围 血尿系指混合有0.1%以上血液的尿液。当含血液量在0.1%以下时可通过潜血反应，即监测尿液中的血红蛋白和肌红蛋白来发现。正常人尿液中应不能测出。

2. 临床意义

（1）血红蛋白阳性多见于：①创伤。②阵发性血红蛋白尿及引起血尿的疾病：肾炎、肾结石、肿瘤等。③微血管性溶血性贫血：溶血性尿毒症、肾皮质坏死。④用药引起：应用阿司匹林、磺胺药、伯氨喹、硝基呋喃类、万古霉素、秋水仙碱、卡那霉素、吲哚美辛、吡罗昔康等。

（2）肌红蛋白阳性多见于：①创伤，挤压综合征、电击伤、烧伤、手术创伤及痉挛。②原发性肌肉疾病，肌肉萎缩、皮肌炎及多发性肌炎、肌营养不良。③局部缺血性肌红蛋白尿，心肌梗死、动脉阻塞。④代谢性疾病，肌糖原累积病、糖尿病酸中毒。⑤中毒，酒精、药物（他汀类调血脂药物、两性霉素、海洛因、巴比妥类）中毒。

（七）尿沉渣白细胞（LEU）

正常成人的尿液中可有少量白细胞，超过一定数量时则为异常，可应用显微镜或全自动分析仪检测离心尿沉淀物中白细胞的数量。

1. 正常值参考范围 离镜检法：离心尿 WBC 0～5/HPF。混匀尿全自动尿有形成分分析仪法：男性 WBC 0～12/μl；女性 WBC 0～26/μl。

2. 临床意义

（1）尿中白细胞增多：见于泌尿系统感染、慢性肾盂肾炎、膀胱炎、前列腺炎，女性白带混入尿液时，也可发现较多的白细胞。另由药品所致过敏反应，尿中会出现大量嗜酸粒细胞。

(2) 白细胞增多:见于细菌性感染(尤其是化脓性感染),也见于恶性肿瘤、急性创伤、急性溶血、糖尿病酮症酸中毒、尿毒症、有机磷农药中毒、催眠药中毒等。

(八) 尿沉渣管型

1. 尿沉渣管型 系指尿液中蛋白质在肾小管内聚集而成的管状物质。尿液中出现管型是肾实质性病变的证据。根据管形的形态和构成物质,可分为透明管型、细胞管型(白细胞、红细胞、上皮细胞)、颗粒管型、蜡样管型、脂肪管型和细菌管型。

2. 正常值参考范围 镜检法:0 或偶见(0～1/HPF 透明管型)。

3. 临床意义 尿沉渣管型异常见于:

(1) 急性肾小球肾炎:可见较多透明管型及颗粒管型,还可见红细胞管型。

(2) 慢性肾小球肾炎:可见较多细、粗颗粒管型,也可见透明管型,偶见脂肪管型、蜡样管型和宽大管型。

(3) 肾病综合征:常见有脂肪管型,容易见细、粗颗粒管型,也可见有透明管型。

(4) 急性肾盂肾炎:少见有白细胞管型,偶见有颗粒管型。

(5) 慢性肾盂肾炎:可见较多白细胞管型、粗颗粒管型。

(6) 用药引起管形异常:多粘菌素、磺胺嘧啶、磺胺甲噁唑、顺铂等。

(九) 尿沉渣结晶

1. 尿沉渣结晶 系指正常人尿沉渣中存在少量的磷酸盐、尿酸盐、草酸盐等结晶,多来自食物和盐类代谢的结果。

2. 临床意义 尿沉渣结晶的异常多见于:

(1) 大量磷酸盐结晶:常见于 pH 碱性的感染尿液。

(2) 大量的尿酸和尿酸盐结晶:提示核蛋白更新增加,特别是在白血病和淋巴瘤的化疗期间。

(3) 尿酸盐结晶:常见于痛风。

(4) 大量的草酸盐结晶:提示严重的慢性肾病,或乙二醇、甲氧氟烷中毒。

(5) 胱氨酸结晶:可见于胱氨酸尿的患者,某些遗传病、肝豆状核变性可伴随有胱氨酸结石。

(6) 酪氨酸和亮氨酸结晶:常见于有严重肝病的患者尿液中。

(7) 胆红素结晶:见于黄疸、急性肝萎缩、肝癌、肝硬化、磷中毒等患者的尿液中。

(8) 脂肪醇结晶:见于膀胱尿潴留、下肢麻痹、慢性膀胱炎、前列腺增生、慢性肾盂肾炎患者的尿液中。

(9) 用药:服用磺胺药(出现尿磺胺结晶)、氨苄西林、巯嘌呤、扑痫酮等药,可出现结晶尿。

(十) 尿酮体(KET)

1. 酮体 系指乙酰乙酸、β-羟丁酸和丙酮,是体内脂肪酸氧化的中间产物。

2. 正常值参考范围 定性:阴性。

3. 临床意义 尿酮体增高多见于:

(1) 糖尿病酮尿:糖尿病尚未控制或未曾治疗引起(糖类物质利用受阻,机体动用脂肪提供能量,导致酮体堆积)。

（2）非糖尿病酮尿：婴儿、儿童急性发热，伴随呕吐、腹泻中毒，常出现酮尿；新生儿如有严重酮症酸中毒应疑为遗传性代谢性疾病；酮尿也可见于寒冷、剧烈运动后紧张状态、妊娠期、低糖性食物、禁食、呕吐、甲状腺功能亢进、恶病质、麻醉后、糖原累积病、活动性肢端肥大症及生长激素、肾上腺皮质激素、胰岛素分泌过度等。另外，伤寒、麻疹、猩红热、肺炎等疾病及氯仿、乙醚、磷中毒也可见尿酮体阳性反应。

（十一）尿肌酐（urine ereatinine）

1. 尿肌酐 系体内肌酸代谢的最终产物。由于尿肌酐经肾小球滤过后，肾小管不重吸收，直接排泄至尿液中，因此，人体每日的尿肌酐排出量较为恒定。

2. 正常值参考范围 碱性苦味酸法：男性 8.8～17.6mmol/24h；女性 7.0～15.8mmol/24h；儿童 8.8～13.2mmol/24h。

3. 临床意义

（1）增加：①内分泌与代谢系统疾病：肢端肥大症、糖尿病、甲状腺功能减退等。②消耗性疾病：伤寒、斑疹伤寒、破伤风等。

（2）减少：①疾病：肌萎缩、肌营养不良、贫血、肾病、硬皮病、甲状腺功能亢进等。②其他：碱中毒、肾衰竭等。

（十二）尿酸

尿酸为体内嘌呤类代谢分解产物，人体尿酸来自体内细胞核蛋白分解代谢（内源性占80%）和食物的分解代谢（外源性占20%），尿酸具有酸性，以钾、钠盐的形式从尿液中排出。

1. 正常值参考范围 磷钨酸还原法：2.4～5.4mmol/24h

2. 临床意义

（1）增高：①疾病：痛风，或组织大量破坏、核蛋白分解过度，如肺炎、子痫等。②核蛋白代谢增强：如粒细胞性白血病、骨髓细胞增生不良、溶血性贫血、恶性贫血、红细胞增多症、甲状腺功能亢进、一氧化碳中毒、牛皮癣等。③生理性：食用高嘌呤食物、木糖醇摄入过多、剧烈运动、禁食。④用药：肾小管重吸收障碍，如肝豆状核变性，或使用促皮质素（ACTH）与肾上腺皮质激素，此类疾病血尿酸减少，尿酸增多。

（2）减少：①疾病：肾功能不全、痛风发作前期。②饮食：高糖、高脂肪饮食。

（十三）尿淀粉酶

1. 正常值参考范围 碘-淀粉比色法：100～1200U。

2. 临床意义

（1）尿淀粉酶增高：①急性胰腺炎发作期：尿淀粉酶活性上升稍晚于血清淀粉酶，且维持时间稍长。②疾病：胰头癌、流行性腮腺炎、胃溃疡穿孔也可见尿淀粉酶上升。

（2）尿淀粉酶减少：见于重症肝病、严重烧伤、糖尿病等。

三、粪常规检查

（一）粪外观

1. 粪便色泽 正常人的粪便色泽呈黄褐色，婴儿为黄色（婴儿的胆色素代谢功能尚未完全)。影响的主要因素有饮食和药物,前者影响为肉食者粪便为黑褐色,绿叶菜食者粪便为暗绿色,食用巧克力和咖啡者粪便为酱色,食用西红柿和西瓜者粪便为红色,食用黑芝麻者粪便为无光泽的黑色。后者影响为口服药用炭、铋制剂、铁制剂、中草药者粪便可呈无光泽的灰黑色,服用大黄、番泻叶等中药者大便呈黄色。

2. 临床意义

(1) 稀糊状或水样粪便:常由肠蠕动亢进、水分吸收不充分所致,见于各种肠道感染性或非感染性腹泻,或急性胃肠炎;若出现大量的黄绿色稀便并含有膜状物则应考虑伪膜性肠炎;大量稀水便也可见于艾滋病患者肠道孢子虫感染。

(2) 黏液便:由肠道受刺激分泌黏液过多所致,见于小肠炎症、大肠炎症。

(3) 脓血便:为下段肠道疾病的表现,主要见于细菌性痢疾、溃疡性结肠炎、直肠或结肠癌、阿米巴痢疾。

(4) 冻状便:主要见于过敏性肠炎、慢性菌痢等。

(5) 米泔水样便(霍乱、副霍乱):由肠道受刺激,大量分泌水分所致,见于霍乱、副霍乱等。

(6) 乳凝块便:为脂肪或酪蛋白消化不良的表现,常见于儿童消化不良。

(7) 鲜血便:主要见于痔疮、肛裂、息肉等下消化道出血等。

(8) 柏油便:粪便黑色有光泽,为上消化道出血(>50ml)后,红细胞被消化液消化所致,如粪便隐血强阳性,可确定为上消化道出血等。

(9) 白陶土便:由于胆汁减少或缺乏,使粪胆素减少或缺乏,见于各种病因的阻塞性黄疸。

(10) 细条便:为直肠狭窄的表现,主要见于直肠癌。

(二) 粪隐血

一般情况下,粪便中无可见红细胞,结果通常为阴性。在病理情况下,粪隐血可见于慢性、少量出血性疾病:①消化道溃疡:胃、十二指肠溃疡患者的隐血阳性率可达 55% ~ 77%,可呈间歇性阳性,虽出血量大但非持续性。②消化道肿瘤:胃癌、结肠癌患者的隐血阳性率可达 87% ~ 95%,出血量小但呈持续性。③其他疾病:肠结核、克罗恩病、溃疡性结肠炎;全身性疾病如紫癜、急性白血病、伤寒、回归热、钩虫病等;对老年人则有助于早期发现消化道恶性肿瘤。

(三) 粪胆原

粪胆原大部分在结肠被氧化为尿胆素而被排出体外,小部分经粪便排出。因此,正常粪便中粪胆原检查呈阳性。粪胆原的测定可结合尿胆原、尿胆红素、血胆红素等,鉴别诊断黄疸的性质。粪胆原减少,可因阻塞性黄疸。粪胆原增加,可由溶血性黄疸、肝细胞性黄疸、阵发性睡眠性血红蛋白尿症等引起。

(四) 粪便细胞显微镜检查

粪便的显微镜检查主要对有形细胞、原虫、真菌、寄生虫卵进行观察,以便了解整个消化道及器官的功能或病理状态。

1. 正常值参考范围 红细胞:无;白细胞:无或偶见;上皮细胞:偶见;细菌:正常菌群;真菌:少量;寄生虫卵:无致病性虫卵。

2. 临床意义

（1）红细胞：见于痢疾、溃疡性结肠炎、结肠癌等。细菌性痢疾时常有红细胞散在，形态较完整；阿米巴痢疾时红细胞则成堆且被破坏。

（2）白细胞增多：见于肠道炎症，如细菌性痢疾、溃疡性结肠炎、阿米巴痢疾、出血性肠炎和肠道反应性疾病。

（3）吞噬细胞增多：见于急性肠炎和痢疾。急性出血性肠炎，有时可见多核巨细胞。

（4）上皮细胞：为肠壁炎症的特征，如结肠炎、伪膜性肠炎。

（5）真菌：大量或长期应用广谱抗生素，引起真菌二重感染，如白色念珠菌致病常见于菌群失调，普通酵母菌大量繁殖可致轻度腹泻。

四、肝功能检查

（一）血清丙氨酸氨基转移酶[ALT,旧称谷丙转氨酶(GPT)]

1. 正常值参考范围　速率法：成人<40U/L。

2. 临床意义　ALT升高常见于以下疾病。

（1）肝胆疾病：传染性肝炎、中毒性肝炎、肝癌等。

（2）其他疾病：急性心肌梗死、心肌炎、心力衰竭等。

（3）用药与接触化学品：服用有肝毒性的药物或接触某些化学物质，如氯丙嗪、异烟肼、奎宁、水杨酸、氨苄西林、利福平、四氯化碳、乙醇、汞、铅、有机磷等。常见可致ALT活力上升的其他药物主要有：①抗生素，如利福平、林可霉素、克林霉素。尤其红霉素类的酯化物可致肝毒性，其中依托红霉素对肝脏的损害比红霉素大。②抗真菌药物，如氟康唑、伊曲康唑等。③抗病毒药物，如阿昔洛韦、泛昔洛韦。④血脂调节药物，如HMG-CoA还原酶抑制剂(他汀类血脂调节药)等。

（二）血清天门冬氨酸氨基转移酶[AST,旧称谷草转氨酶(GOP)]

AST是体内最重要的氨基转移酶之一，催化L-天门冬氨酸与α-酮戊二酸间氨基转移反应。AST主要存在于心肌、肝肾、骨骼肌、胰腺、脾肺、红细胞等组织细胞中；同时也存在于正常人血浆、胆汁、脑脊液及唾液中。

1. 正常值参考范围　速率法：成人<40U/L。

2. 临床意义

（1）肝脏疾病：传染性肝炎、中毒性肝炎、肝癌等。在慢性肝炎尤其是肝硬化时，AST上升的幅度高于ALT，故(AST/ALT)>1；在急性或轻型肝炎时，血清ALT升高幅度大于AST，(AST/ALT)<1。

（2）心肌梗死：心梗时AST活力最高，在发病后6～8小时AST开始上升，18～24小时后达高峰。但单纯心绞痛时，AST正常。

（3）其他疾病：进行性肌营养不良、皮肌炎、肺栓塞、肾炎、胸膜炎、急性胰腺炎、肌肉挫伤、坏疽、溶血性疾病。

（三）血清γ-谷氨酰转移酶(γ-GT)

γ-GT是将肽或其他化合物的γ-谷氨酰基转移至某些γ-谷氨酰受体上的酶。γ-GT主要存在于血清及除肌肉外的所有组织中,如肾、胰、肝、大肠、心肌组织中,其中以肾脏最高。

1. 正常值参考范围 速率法:男性 ≤50U/L;女性 ≤30U/L。

2. 临床意义 γ-GT 升高见于如下疾病。

(1) 肝胆疾病。

(2) 胰腺疾病:急、慢性胰腺炎,胰腺肿瘤可达参考上限 5 ~ 15 倍。囊纤维化(胰纤维性囊肿瘤)。

(3) 其他疾病:脂肪肝、心肌梗死、前列腺肿瘤。

(4) 用药:抗惊厥药苯妥英钠、镇静药苯巴比妥或乙醇常致 γ-GT 升高。

(四) 血清碱性磷酸酶(ALP)

碱性磷酸酶广泛存在于人组织和体液中,其中以骨、肝、乳腺、小肠、肾脏浓度较高。

1. 正常值参考范围 速率法:①女性:1 ~ 12 岁<500U/L;大于 15 岁 40 ~ 150U/L。②男性:1 ~ 12 岁<500U/L;12 ~ 15 岁<750U/L;大于 25 岁 40 ~ 150U/L。

2. 临床意义 碱性磷酸酶增高可见于如下疾病。

(1) 肝胆疾病。

(2) 骨骼疾病:骨损伤、骨疾病、变形性骨炎症(Paget 病),使成骨细胞内有高度的 ALP 释放入血,如纤维骨炎、骨折恢复期、佝偻病、骨软化症、成骨不全等,因为 ALP 生成亢进,血清 ALP 或活性升高。

(3) 用药:HMG-CoA 还原酶抑制剂(他汀类血脂调节药)的不良反应,可导致 ALP 升高。

(五) 血清总蛋白(TP)、白蛋白(A)和球蛋白(G)

血清总蛋白、γ-球蛋白、β-球蛋白均由肝脏细胞合成,总蛋白为白蛋白和球蛋白之和。血浆蛋白具有维持正常的血浆胶体渗透压、运输、机体免疫、凝血和抗凝血及营养等生理功能。当肝脏受损时,血浆蛋白减少,在炎症性肝细胞破坏和抗原性改变时,可刺激免疫系统致 γ-球蛋白比例增高,此刻总蛋白量变化不大,但白蛋白和球蛋白比值(A/G)会变小,甚至发生倒置。为了反映肝功能的实际情况,在做血清总蛋白测定的同时,尚需要测定 A/G 比值,其结果以 g/L 表示。

1. 正常值参考范围 总蛋白(TP)采用双缩脲法:新生儿 46 ~ 70g/L;成人 60 ~ 80g/L。白蛋白(A)采用溴甲酚氯法:新生儿 28 ~ 44g/L;成人 35 ~ 55g/L。球蛋白(G):20 ~ 30g/L。A/G 比值(1.5 ~ 2.5)∶1。

2. 临床意义

(1) 血清总蛋白

1) 增高:①各种原因脱水所致的血液浓缩:如呕吐、腹泻、休克、高热、肾上腺皮质功能减退等。②血清蛋白合成增加:如多发性骨髓瘤、巨球蛋白血症等。

2) 降低:①各种原因引起的血清蛋白质丢失和摄入不足。②血清水分增加,血液被稀释。③疾病:患有多种慢性消耗性疾病,如结核、肿瘤、急性大出血、严重烧伤、甲亢。

(2) 白蛋白:在维持血浆胶体渗透压、机体营养方面均起着非常重要的作用。

1) 降低:①营养不良:摄入不足、消化吸收不良。②消耗增加:多种慢性疾病,如结核、恶性肿瘤、甲亢。③丢失过多:如急性大出血、严重烧伤、慢性肾脏病变。④合成障碍:主要是肝功能障碍,若持续低于 30g/L,则提示有慢性肝炎或肝硬化。

2)增高:见于严重失水而致的血浆浓缩。

(3)球蛋白:系多种蛋白质的混合物,包括α-球蛋白、β-球蛋白、γ-球蛋白等,参与机体免疫功能。球蛋白增高主要以γ-球蛋白增高为主。

1)增高:①炎症或慢性感染性疾病:如结核、疟疾、黑热病、麻风病、血吸虫病、肝炎。②自身免疫性疾病:风湿热、红斑狼疮、类风湿关节炎。③骨髓瘤和淋巴瘤、原发性巨球蛋白血症。

2)降低:主要是合成减少,可见于:①生理性减少:出生后至 3 岁。②免疫功能抑制:如应用肾上腺皮质激素和免疫抑制剂。③低γ-球蛋白血症。

(4)A/G 比值:正常时为 1.5～2.5,比值减少见于如下疾病。

1)慢性肝炎、肝硬化、肝实质性损害、肾病综合征时,白蛋白减少,球蛋白正常或增多,A/G 比值小于 1。

2)急性肝炎早期,白蛋白量可不变或稍低,γ-球蛋白量轻度增多,A/G 比值仍可正常。

五、肾功能检查

肾脏的功能主要是分泌和排泄尿液、废物、毒物和药物,调节和维持体液容量和成分(水分和渗透压、电解质、酸碱度),维持机体内环境(血压、内分泌)的平衡。

(一) 血清尿素氮(BUN)

1. 正常值参考范围　速率法:成人 3.2～7.1mmol/L;婴儿、儿童 1.8～6.5mmol/L。

2. 临床意义　血清尿素氮增高见于如下疾病。

(1)肾脏疾病:慢性肾炎、严重的肾盂肾炎等。

(2)泌尿系统疾病:泌尿道结石、肿瘤、前列腺增生等。

(3)其他:脱水、高蛋白饮食、蛋白质分解代谢增高、水肿、腹水、胆道手术、上消化道出血、妊娠后期妇女、磷与砷等化学中毒等。

(二) 血肌酐(Cr)

1. 正常值参考范围　Taffe 法:男性 62～115μmol/L,女性 53～97μmol/L。苦味酸法:全血 88.4～176.8μmol/L;血清男性 53～106μmol/L,血清女性 44～97μmol/L。

2. 临床意义　增高:①肾脏疾病:急慢性肾小球肾炎、多囊肾、肾移植术后排斥反应等,尤其是慢性肾炎者,肌酐越高,预后越差。②休克、心衰、巨人症、失血、脱水等。

六、血生化检查

(一) 淀粉酶(AMY)

1. 淀粉酶　主要由胰腺分泌,在体内的主要作用是水解淀粉,生成葡萄糖、麦芽糖、寡糖和糊精。淀粉酶分子量较小,可从肾小管滤过直接排出,当形成巨淀粉酶后因分子量大,所以不能从肾脏排出,导致血液中的淀粉酶活性升高,而尿中的淀粉酶活性低于正常。

2. 正常值参考范围　速率法:血清 80～220U/L。

3. 临床意义

（1）增高：血清淀粉酶活性测定主要用于急性胰腺炎的诊断。血清淀粉酶升高尚可见于急性腮腺炎、胰腺脓肿、胰腺损伤等。

（2）降低：肝癌、肝硬化、糖尿病等。

淀粉酶、血清脂肪酶、胰凝乳蛋白酶的联合测定可提高对急性胰腺炎诊断的特异性和准确性。同时测定淀粉酶清除率及肌酐清除率并计算其比值也可提高其敏感性和特异性。

（二）磷酸激酶（CPK、CK）

其主要存在于骨骼肌、脑和心肌组织中，为诊断骨骼肌和心肌疾病最敏感的指标，其增高与骨骼肌、心肌受损的程度基本一致，尤其作为急性心肌梗死的早期诊断指标。

1. 正常值参考范围　动态法：男性 25～200U/L，女性 25～170U/L。

2. 临床意义

（1）磷酸激酶增高：①急性心肌梗死：心肌梗死、病毒性心肌炎。②各种肌肉疾病：进行性肌肉营养不良发作期、各种肌肉损伤、挤压综合征等。③脑血管疾病：脑梗死、急性脑外伤、酒精中毒等。④用药：服用羟甲戊二酰辅酶 A 还原酶抑制剂（他汀类药），或他汀类和贝丁酸类药联合应用等。

（2）磷酸激酶降低：见于肝硬化等。

（三）血尿酸

尿酸为体内核酸中嘌呤代谢的终末产物，98% 被肾小管重吸收和排泄，如发生肾小球滤过功能受损，可致血尿酸水平升高。在正常生理情况下，嘌呤合成与分解处于相对平衡状态，尿酸的生成与排泄也较恒定。但当体内核酸大量分解（白血病、恶性肿瘤等）或食入高嘌呤食物时，引起血尿酸水平升高。

1. 正常值参考范围　酶法：男性 180～440μmol/L，女性 120～320μmol/L。

2. 临床意义

（1）增高：①疾病：痛风、高尿酸血症、急慢性肾炎、肾结核、肾积水、紫癜等。②核蛋白代谢增强：如粒细胞性白血病、骨髓细胞增生不良、一氧化碳中毒等。③生理性：食用高嘌呤食物、木糖醇摄入过多、剧烈运动、禁食。④用药：三氯甲烷、铅中毒，或服用非甾体抗炎药物、利尿药物、抗高血压药物、胰岛素、免疫抑制剂、抗结核药物和维生素等。

（2）减少：①疾病：恶性贫血、范科尼综合征。②饮食：高糖、高脂肪饮食。

七、血糖与血脂代谢检查

（一）血糖（GLU）

血糖是指血液中葡萄糖的浓度，来源是食物中的淀粉、肌内肌糖原、牛奶乳糖、蔗糖和麦芽糖等，经消化吸收而生成葡萄糖。大部分储存于肝脏和肌肉内，供应生命活动的能量。正常情况下，在胰岛素、胰高血糖素等激素的参与下，糖的合成、分解与代谢处于动态而平衡状态，血糖保持相对稳定。临床通过监测空腹、餐后血糖数值的变化来诊断疾病，掌握糖尿病的病情和治疗效果。

1. 正常值参考范围　邻甲苯胺法：①空腹血糖：成人 3.9～6.1mmol/L（70～110mg/

dl),儿童 3.3 ~ 5.5mmol/L(60 ~ 100mg/dl)(略低);②餐后:2 小时血糖<7.8mmol/L(140mg/dl)

2. 临床意义

(1) 增高:①胰岛素功能低下。②导致血糖升高的激素分泌增多。③其他疾病:颅内压增高、颅内出血、重症脑炎、情绪紧张。④用药引起:服用影响糖代谢的药物,引起血糖升高,如肾上腺糖皮质激素、甲状腺激素、利尿药物、加替沙星、非甾体抗炎药物、抗精神病药物。

(2) 降低:①胰岛素分泌过多。②导致血糖升高的激素分泌减退:肾上腺素皮质功能减退(爱迪生病)、腺垂体功能减退、甲状腺功能减退等。③其他病症:长期营养不良、肝癌等。④用药过量,或服用单胺氧化酶抑制剂、血管紧张素转换酶抑制剂。

(二) 糖化血红蛋白(HbAIc Ghb)

糖化血红蛋白为葡萄糖与血红蛋白的结合物,且结合后不再解离,并持续于红细胞的生命周期中,因此,测定糖化血红蛋白和血红蛋白的百分率,能客观反映测定前 1 ~ 2 月内的平均血糖水平,不但用于糖尿病诊断,而且用于 1 型糖尿病患者用药的疗效观察和用药监测。

1. 正常值参考范围 竞争免疫比浊法:4.8% ~ 6.0% 。

2. 临床意义

(1) 增高:见于糖尿病、高血糖。

(2) 降低:见于贫血、红细胞更新率等。

(三) 总胆固醇(TC)

人体内含胆固醇约 140g,其中 25% 分布于脑和神经组织中,胆固醇主要在体内合成,人体每日合成 1 ~ 2g。此外,尚有由食物中吸收的胆固醇,吸收率达食物中总胆固醇的 1/3。肝脏是合成、储藏和供给胆固醇的主要器官。

1. 正常值参考范围 两点终点法:3.1 ~ 5.7mmol/L;胆固醇酯/总胆固醇为 0.60 ~ 0.75。

2. 临床意义

(1) 升高:①动脉硬化及高脂血症。②其他疾病:肾病综合征、慢性肾炎肾病期、类脂性肾病糖尿病等。③用药:服用避孕药、甲状腺激素等。

(2) 降低:①疾病:甲状腺功能亢进、严重肝衰竭、溶血性贫血等。②贫血:如再生障碍性贫血、溶血性贫血、缺铁性贫血等,因骨髓及红细胞合成胆固醇的功能受到影响,血清总胆固醇降低。

(四) 三酰甘油(甘油三酯,TG)

1. 正常值参考范围 三酰甘油大约占总脂的 25%,伴随年龄的增长而逐渐增高。

2. 临床意义

(1) 增高:①动脉硬化及高脂血症。②其他疾病:胰腺炎、肝胆疾病等。③生理性:食用高脂肪食品、大量饮酒。④用药引起:雌激素、甲状腺激素、避孕药物等。

(2) 减少:甲状腺功能亢进、甲状旁腺功能亢进、肾上腺皮质功能减退、肝功能严重障碍等。

（五）低密度脂蛋白胆固醇(LDL-ch)

低密度脂蛋白胆固醇是在血浆中由极低密度脂蛋白胆固醇(VLDL-ch)转变而来的,是运输胆固醇到肝外组织的主要运载工具。LDL-ch 的含量与心血管疾病的发病率及病变程度相关,被认为是动脉粥样硬化的主要致病因子。

1. 正常值参考范围　两点终点法:2.1~3.1mmol/L。

2. 临床意义

(1) 增多:主要是胆固醇增高可伴有 TG 增高,临床表现为Ⅱa 型或Ⅱb 型高脂蛋白血症,常见于饮食中含有胆固醇和饱和脂肪酸、低甲状腺素血症、肾病综合征、慢性肾衰竭、肝脏疾病、糖尿病、血卟啉症、神经性厌食、妊娠等。

(2) 降低:见于营养不良、甲亢、慢性贫血、肠吸收不良、骨髓瘤、严重肝脏疾病、高甲状腺素血症、急性心肌梗死等,临床常与其他 TC、TG、VLDL-ch、HDL-ch 等脂蛋白参数综合分析。

（六）高密度脂蛋白胆固醇(HDL-ch)

1. 正常值参考范围　直接遮蔽法:1.2~1.65mmol/L。

2. 临床意义

(1) 降低:①生理性:吸烟、肥胖、营养不良等。②动脉硬化及高脂血症:脑血管病、冠心病等。③其他疾病:重症肝硬化、重症肝炎、糖尿病、肾病综合征、慢性肾功能不全、创伤、心肌梗死、尿毒症。

(2) 增高:一般无临床意义,常与遗传有关。

八、乙型肝炎血清免疫学检查

（一）乙型肝炎病毒表面抗原(HBsAg)

乙型肝炎病毒表面抗原俗称"澳抗",为乙型肝炎病毒(HBV)表面的一种糖蛋白,系病毒感染最早期(1~2 个月)血清出现的一种特异性血清标记物,可维持数周至数年,甚至终生,HBsAg 可从多种乙型肝炎者的体液和分泌物(血液、精液、乳汁、阴道分泌物)中测出。

1. 正常值参考范围　ELISA 法或化学发光法:阴性(正常人阴性)

2. 临床意义　表面抗原阳性:①病毒感染早期:可持续 1~2 个月,已经感染病毒,但尚未发病、出现病症。②提示慢性肝炎活动期。③无乙肝症状患者的病毒携带:患者携带病毒,但肝功能已经恢复正常,或从未出现过乙肝症状,但表面抗原持续阳性。

（二）乙型肝炎病毒表面抗体(抗-HBs、HBsAb)

乙型肝炎病毒表面抗体是人体针对乙型肝炎病毒表面抗原产生的中和抗体,为一种保护性抗体,表明人体具有一定的免疫力。

1. 正常值参考范围　ELISA 法或化学发光法:阴性。

2. 临床意义　表面抗体阳性:①乙型肝炎恢复期,机体在逐渐清除病毒。②既往曾感染过乙肝病毒,现已恢复,且对乙肝病毒具有一定的免疫力。③接种乙肝疫苗,机体对乙肝病毒具有免疫力。

(三）乙型肝炎病毒 e 抗原（HBeAg）

乙型肝炎病毒 e 抗原位于乙肝病毒颗粒核心部分。阳性是乙肝病毒复制、增值指标之一。

1. 正常值参考范围 ELISA 法或化学发光法：阴性。

2. 临床意义 e 抗原阳性：①乙型肝炎活动期：病毒在复制、干细胞进行性损害、血清具有高度传染性。②血清中 e 抗原持续阳性的乙型肝炎慢性期：表明患者预后不良。③表面抗原和 e 抗原均为阳性的妊娠期妇女，可将乙型肝炎病毒传播给新生儿几率为 70% ～ 90%。

（四）乙型肝炎病毒 e 抗体（抗-HBe、HBeAb）

e 抗体是 e 抗原的对应抗体，非中和抗体，不能抑制 HBV 的增殖。

1. 正常值参考范围 ELISA 法或化学发光法：阴性。

2. 临床意义 e 抗体阳性：①乙型肝炎恢复期：随着 e 抗原转阴，同时出现 e 抗体，病毒逐渐被清除或抑制，病情趋于恢复。②乙型肝炎慢性期、肝硬化、肝癌（慢性发病期）：e 抗原和 e 抗体持续阳性。

（五）乙型肝炎病毒核心抗体（抗-HBc、HBcAb）

核心抗体是核心抗原（HBcAg）的对应抗体，也非中和抗体，即不能抑制 HBV 的增殖，是反映肝细胞受到 HBV 侵害后的一项指标，主要包括 IgM 和 IgG 两型。

1. 正常值参考范围 ELISA 法或化学发光法：阴性。

2. 临床意义 核心抗体阳性：①IgM 型阳性：是判断病毒复制活跃（急性乙肝、慢性活动性乙肝）的重要指标，患者血液有较强的传染性。②IgG 型阳性：高滴度表示正在感染 HBV，低滴度则表示既往感染过 HBV，具有流行病学的意义。

（六）大三阳和小三阳

1. 大三阳 系指感染病毒，并高度活跃、复制。①表面抗原、e 抗原、核心抗体同为阳性。②乙肝病毒在人体内复制活跃，带有传染性，应尽快隔离。

2. 小三阳 系指感染病毒，复制力减少，没有 e 抗原。①表面抗原、e 抗体、核心抗体同为阳性（没有 e 抗原）。②乙肝病毒人体内复制减少，传染性小，不需要隔离；如肝功能正常，又无症状，成为乙型肝炎病毒无症状携带者。

第四节 医疗器械基本知识

1. 医疗器械 系指单独或者组合使用于人体的仪器、设备、器具、材料或者其他物品，包括所需要的软件。

2. 医疗器械的基本质量特性 其基本质量特性为安全性和有效性。

3. 分类原则及各类产品的主要品种 其主要有三类：一是安全而有效的常规管理医疗器械，有手术器械、听诊器、X 线防护装置、全自动电泳仪、离心机、切片机、牙科椅、煮沸消毒器、纱布绷带、弹力绷带、橡皮膏、创可贴、拔罐器、手术衣、手术帽、口罩、集尿袋等。二是安全而有效应控制的医疗器械，有体温计、血压计、助听器、制氧机、避孕套、针灸针、心电诊断仪器、无创监护仪器、光学内镜、便携式超声诊断仪、全自动生化分析仪、恒温培养箱、牙科综合治疗仪、医用脱脂棉、医用脱脂纱布等。三是安全而有效应严格控制的医疗器械,置于人体用于维持生命但对人体具有潜在危险的,主要有植入式心脏起搏器、体外震波碎石机、人工晶体、有创内镜、超声手术刀、彩超、激光手术设备、高频电刀、微波治疗仪、磁共振设备、X射线治疗设备、200mA以上X线机、医用高能设备、人工心肺机、内固定器材、人工心脏瓣膜、人工肾、呼吸麻醉设备、一次性使用输液器、输血器等。

4. 卫生材料及敷料

(1) 医用纱布、棉花、绷带、橡皮膏等选购和使用注意事项:①医用纱布:可分为无菌和非无菌方式包装。二者在产品说明书或成品包装上都应写明。②医用棉花:可分为无菌和非无菌方式包装。前者可直接使用,后者应消毒后用。③医用绷带:可分绵纱布绷带和弹性绷带两类。一般都是以非灭菌医疗产品出售。④医用橡皮膏:应选洁净不渗膏,膏布卷齐平整的橡皮膏。⑤创可贴:包装应有"无菌"字样或图形符号。启封后忌用手接触中间复合垫。

(2) 高分子医用制品:一次性使用的集尿袋包装应有"无菌"字样或图形符号。若包装破损,应有禁用说明或标识。悬挂勾和孔无断裂和塑性变形,经跌落无泄漏。

5. 一次性使用无菌医疗器械(注射器或注射针、输液器)

(1) 一次性使用无菌注射器和注射针:①质量要求:铅、锌、锡、铁的总含量应≤5μg/ml,镉含量应≤0.1μg/ml。注射针要有刚性、韧性、耐腐蚀性,针尖锋利度为0.3~0.6规格,刺穿力≤0.7N。②选购和使用注意事项:首先看产品包装,单包装上应有公称容量,"无菌,无热原"字样,有效期,使用前看每一单包装是否破裂,用后应立即销毁。

(2) 一次性使用输液器

1) 质量要求:①物理要求:微粒污染,200ml洗脱液中,15~25μm微粒数≤1个/ml,>25μm微粒数≤0.5个/ml。连接强度,不小于15N的静拉力持续15秒钟。输液流速,在1M静压头下,10分钟内输出氯化钠(浓度9g/L)应≥1000ml。药液过滤器滤除率,20±1μm不溶性粒子的滤除率≥80%。②化学要求:易氧化物≤2.0ml。检验液的紫外吸光度≤0.10;酸碱度pH之差≤1.0;环氧乙烷残留量≤10μg/g。③生物性能:无菌、无热原。

2) 一次性使用输液器:可分为进气式输液器和非进气式输液器两种。选购时应包括"只能重力输液"字样;"无菌"、"无热原"、"一次性使用"、失效期的年和月、使用说明包括检查包装密封的完整性和有关保护套脱落情况的警示,滴管滴出20滴或60滴蒸馏水相当于1ml±0.1ml的说明;若配静脉针,应注明规格;观察输液器应清洁无微粒和异物,不得有毛边毛刺塑流缺损等缺陷。在使用前应检查每一单包装是否破裂。

6. 体温计 其主要有两种,一是水银体温计:新生儿棒式体温计示值允差±0.15℃;其余体温计允差-0.15~+0.10℃。体温计感温液柱不应中断、不能自流、不应难甩。选购时观察体温计玻璃泡是否破裂,并且泡内不得有明显的气泡。用前将水银柱甩至35℃以下,不能用者测肛温,用后先用冷水冲净,后用70%乙醇浸泡,或用肥皂水洗净后保存,再用前用乙醇棉球拭擦消毒。二是电子体温计:目前可选购的有塑料封装和玻璃壳封装两种类型。

7. 血压计 其主要有银(汞)血压计和电子血压计,要求二者允许误差为±0.5kPa。

8. 手持式家用血糖分析仪 测试范围40~500mg/dl。选购时应注意准确性和认定标志。

9. 制氧机及氧气瓶 其主要有两种。

（1）化学制氧机

1）基本原理是过氧化物在水中通过催化剂的作用分解形成氧气。

2）产氧量一般<1L/min；氧浓度≥90%；使用时间10~20min/包。

3）选购和使用注意事项：①要选择有生产许可证与市场准入证的正规厂家生产的发生器和药品；②此产品最好只做应急用或外出时使用；③使用时先看说明书，切勿将管路和阀门堵死。

（2）医用保健制氧机：可分为分子筛变压吸附方式、膜分离方式和电解水方式制氧机。

10. 针具

（1）针具的种类：有毫针、三棱针、皮肤针、皮内针、体针、火针、芒针。

（2）各种针具的材质、结构、规格、选购和使用注意事项、常用消毒方法。

11. 灸具 其主要有艾叶与艾绒、艾绒制品及温灸器。

12. 拔罐器 常用拔罐器具可分为传统罐具和新型罐具，前者有竹罐、陶瓷罐、玻璃罐；后者有挤压排气罐、抽气排气罐（简称抽气罐）、多功能罐器。

13. 拔罐法的禁忌证 ①急性严重疾病、慢性全身虚弱性疾病及接触性传染病；②严重心脏病、心力衰竭；③血小板减少性紫癜、白血病及血友病等出血性疾病；④急性外伤性骨折、严重水肿；⑤精神分裂症、抽搐、高度神经质及不合作者；⑥皮肤高度过敏、传染性皮肤病，以及皮肤肿瘤（肿块）部、皮肤溃烂部；⑦心尖区体表大动脉搏动部及静脉曲张部；⑧瘰疬、疝气处及活动性肺结核；⑨眼、耳、口、鼻等五官孔窍部；⑩妊娠妇女的腹部、腰骶部、乳房部、前后阴部；⑪婴幼儿；⑫精神紧张、疲劳、饮酒后，以及过饥、过饱、烦渴时。

中篇 专 业 篇

第四章

化 学 制 药

第一节 药 物 合 成

一、药物合成单元反应

1. 单元反应 系指具有化学结构变化的基本反应,也叫单元过程,亦即新键形成和旧键断裂的过程,主要包括氧化、还原、氢化、脱氢、水解、水合、脱水、卤化、硝化、磺化、胺化、烷基化、酯化、脱烷基、聚合、缩聚、催化等反应。

2. 单元反应的分类 其主要有四种分类方法:①按形成的新键,可分为碳氢键、碳卤键、碳氧键、碳氮键和碳碳键等。②按反应机制,可分为亲电取代反应、亲电加成反应、(单分子和双分子)亲核取代反应、亲核加成反应、(单分子和双分子)消除反应、自由基反应、重排反应和周环反应等。③按引入原子和原子团,引入卤原子,称卤化反应;引入硝基,称硝化反应等。④按化学试剂,用氧化剂或还原剂进行的化学反应分别称氧化反应或还原反应;用水、醇和氨等作溶剂进行的分解反应分别称作水解、醇解和氨解等反应。在催化剂存在下,利用氢还原硝基、不饱和键、羰基等官能团的化学反应为氢化反应等。

3. 反应条件 系指反应物的浓度与配料比、温度、压力、催化剂、溶剂,pH、搅拌等。

二、药物合成的各类方法

1. 饱和碳原子上的亲核取代反应 系指亲核试剂取代反应物(原料或底物)中饱和碳原子上一个原子或原子团的反应,主要包括卤化反应、酯化反应、氰化反应、胺化反应(季铵化)、烃化反应、水解反应等。

2. 亲核试剂 系指含有孤电子对或负离子的,有羟基化合物、氨基化合物、亚氨基化合物、肼类、巯基化合物及水等。

3. 孤电子对 系指不与其他原子结合或共享的成对价电子,又称孤对电子(lone pair)。

4. 亲核取代反应的分类 根据反应物和亲核试剂带电荷情况,其主要有四种类型,见表4-1。

表 4-1 亲核取代反应的分类表

序号	反应物	亲核试剂	备注
1	中性分子	中性分子	冠状动脉扩张药物乳酸心可定中间体二苯丙基溴的合成
2	中性分子	负离子	抗疟药物磷酸氯喹侧链中 5-氯化-2-戊酮的合成
3	正离子	负离子	降血糖药物苯乙双胍的中间体苯乙腈的合成
4	正离子	中性分子	镇咳药物枸橼酸喷托维林中间体二乙氨基乙氧基乙醇的制备

5. 羰基的亲核取代反应 系指亲核试剂取代羧酸及其衍生物羰基上离去基团的反应。根据亲核试剂 HO、RO 和 RNH,可将其相应反应称为水解、醇解和氨(胺)解等反应。

6. 消除反应 系指从有机分子中除去两个原子或基团(XY)生成双键、三键或环状结构的反应。根据消去的原子或基团(X,Y)相对位置不同,可分为三类:①α-消除(1,1-消除)反应,如氯仿在强碱液中消去质子和氯负离子生成二氯卡宾继续与乙醇作用得到原甲酸三乙酯(抗疟药物氯喹的原料);②β-消除(1,2-消除),如 2-氯-9-(3-二甲氨基丙基)-9-羟基噻吨在硫酸催化下脱水制取治疗药物氯普噻吨;③γ-消除(1,3-消除),如 γ-氯代戊酮-2 用氢氧化钠处理,消去一分子氯化氢生成环丙烷衍生物。

7. 碳碳重键上的加成反应 系指试剂在碳碳重键上加成的反应。按反应历程,可分为均加成、异加成和环加成。按药物生产,如卤化氢、硫化氢、硫醇、次卤酸、环氧化物等加成。

8. 催化氢化反应 系指在催化剂作用下氢分子加成到有机化合物不饱和基团的反应。按化学反应类型,可分为氢化反应和氢解反应,前者系指含有烯键、炔键、羰基、氰基、芳环、芳杂环等不饱和结构的有机物,其 π 键断裂并与氢加成的反应;后者系指在催化氢化的条件下,能使有机化合物的某些碳-杂 σ 键或杂-杂 σ 键断裂并与氢结合的反应。通常易发生氢解的键有碳卤键、碳硫键、碳氧键、碳氮键等。按催化机制和供氢方式,可分为三类:多相氢化反应、均相氢化反应和转移氢化反应。

三、药物合成的设计原理

药物合成设计原理系指药物合成设计中总体的思维形式和规律,包括如何评价合成路线、选择合成策略和文献方法的应用及其发展等。

1. 靶分子 系指药物合成设计中所需合成的药物分子(最终产物)或者某个中间体。

2. 合成设计的思维方式 与实际合成方向相反,在合成设计中常常由"靶分子"作为出发点向"中间体"、"原料"方向进行逆向思索。一般药物合成反应用"——→"表示,而将合成设计中相反方向上的结构变化称为"变称",用"⟹"来表示。

3. 合成设计的基本原则 系指设计的药物合成路线应具有步骤短、易操作、产率高、安全、可行、经济等特点。即无论以实验室制备或工业生产的规模,一条能以最少的人力、物力和时间,方便而安全地制备药物靶分子的多步反应路线将成为理想或较理想的合成。为此,安全和效率是评价药物合成路线的基本标准。

4. 合成设计的基本策略 主要有三种：一是由原料而定的策略，此策略常用于合成化学药物的衍生物及由天然产物作原料所进行的半合成；二是由化学反应而定的策略，在实际药物合成工作中，若偶尔发现某个反应能生成一个特殊结构的分子，而且这个分子和我们感兴趣的目标分子十分相似，则常常利用这个反应作为合成设计策略，设计一个靶分子的合成；三是由靶分子而定的策略，即前述的逆向思维合成设计策略。

5. 合成设计的基本要求 其基本要求是骨架和官能团的利用率高、价廉和易得。这必须对不同合成路线所需的原料和试剂做全面的了解，包括性质、类似反应的收率、操作易难，以及市场来源和价格等，然后找出合适的原料和试剂。

6. 合成设计路线的验证 药物合成设计成功与否，必须经合成工作的验证，其中单元反应操作的易难、安全和污染程度都是必须考虑的。就实验室或工厂合成来说，操作上有差异，有时操作的因素成为决定合成路线的主要因素，一般要求主反应的产物收率在70%以上，则产物分离较容易；应尽可能考虑那些条件温和、化学污染少和操作安全的合成反应；对于原料、试剂和中间体来说，亦应选择那些在保存、转移和使用过程中较为安全的(如毒性小、化学稳定性高、非易燃或易爆等)化学物质。这些都成为提高实际工作效率的重要因素。

7. 对合成设计的思考 就简单分子或某些已知结构及其衍生物的合成设计而言，常采用查阅有关专著、综述或化学文摘等方法，可以找到若干模拟的方法。经实践比较后，可选用一条实用的路线；必要时还可以对其中某些反应条件做改进，以简化操作或提高收率等。这种方法是经典合成方法的继续，其中对选定合成路线起主导作用的是化学文献介绍的已知方法和理论。为此，在小分子的化学药物的合成设计中常常应用上述方法。然而，对于较复杂的药物分子而言，常常并不满足于停留在单纯的模仿文献或标准方法上，而希望有所发现和有所创造。因此，在实践中观察与思考，对某些"意外"结果进行分析，有时会成功地发现新反应，并有效地用于复杂分子的合成设计。

为了实现药物合成设计的目的，虽因出发点或条件之异，可产生不同的合成设计策略，但常常在不同的合成设计方法中得到综合的利用。

近年来，随着组合化学和高通量筛选的发展，为适应新药研发的需要，又发展了另一种与逆合成分析相反思维的合成设计策略，即多样性而定的合成策略，其目的是由适当的简单合成砌块作原料，利用其官能团性质及其建架的功能，设计合成一系列结构复杂而具多样性的化合物，以供高通量筛选。这两种方法的差别在于：由靶分子而定的方法(逆合成分析)，系由复杂靶分子或靶分子库开始，以简单合成砌块，或起始原料而结束；而由多样性而定的方法(正向合成分析)，系由简单合成砌块开始，以大量的结构复杂和多样性化合物库而结束。

第二节 药物化学

一、化学治疗药物

1. 化学治疗(chemotherapy) 系指对病原体包括病原微生物、寄生虫及肿瘤细胞所致疾病的药物治疗，简称化疗，主要包括抗菌药物、抗真菌药物和抗病毒药物。

2. 抗菌药物 系指能抑制或杀灭病原菌的药物，包括抗生素和人工合成抗菌药物。

3. 抗菌谱 系指药物抑制或杀灭病原菌的范围,可分为广谱抗菌药物和窄谱抗菌药物,前者系指对多种病原微生物有效的;后者指仅对一种细菌或局限于某些菌属有抗菌作用的药物。

4. 抗菌活性 系指抗菌药物抑制或杀灭病原菌的能力。能抑制培养基内细菌生长的最低药物浓度称为最低抑菌浓度(MIC);能够杀灭培养基中细菌的最低药物浓度称为最低杀菌浓度(MBC)。MIC 和 MBC 均是评价药物抗菌活性的重要指标。

5. 抗菌后效应(postantibiotic effect,PAE) 系指抗菌药物与细菌短暂接触后,当药物浓度低于最低抑菌浓度或药物全部排除以后,细菌生长仍受到持续抑制的现象。药物 PAE 时间越长抗菌活性越强。PAE 是评价抗菌药物活性的重要指标。

6. 抗菌药物作用机制 其机制有四点:①抑制细菌细胞壁合成:如青霉素类、头孢菌素类、万古霉素等。②影响细菌细胞膜功能:如多粘菌素类抗生素及咪唑类抗真菌药物。③抑制细菌蛋白质合成:如氯霉素、林可霉素、大环内酯类抗生素(红霉素等)、四环素和氨基苷类抗生素。④干扰细菌核酸代谢:如喹诺酮类、利福平、磺胺类及甲氧苄啶等。

7. 细菌耐药性 系指细菌对抗菌药物作用的耐受性,又称抗药性。

8. 抗微生物药物合理应用的原则 主要有:①明确病因,针对性用药;②根据 PK/PD 原理指导临床用药;③根据患者生理病理情况合理用药;④严格控制预防性用药;⑤防止和杜绝抗菌药物滥用;⑥防止联合用药的滥用等。

(一) 抗生素

1. 抗生素 系指某些微生物代谢的产物或合成的类似物。它能抑制或杀灭微生物,而对宿主(因细胞无细胞壁)基本无影响。其主要作用有抑制病原菌生长(作为抗感染药物)、抗肿瘤(作为抗肿瘤药物)、免疫抑制和刺激植物生长等作用。

2. 抗生素的作用机制 其主要有四种:①抑制细菌细胞壁的合成,即药物中的 β-内酰胺水解而迅速与菌体内转肽酶生成肽键,阻断建造细胞壁的转肽酶合成肽聚糖的唯一途径,使细菌细胞胀裂而死亡,如青霉素类和头孢菌素类抗生素;②影响细胞膜的渗透性,抗生素与细胞膜相互作用并影响其渗透性,而杀死细菌,如多粘菌素和短杆菌素等;③干扰蛋白质的合成:意即细胞所必需的蛋白质不能被合成,进而杀死细菌,包括利福霉素类、氨基糖苷类、四环素类和氯霉素等;④抑制核酸复制和转录,通过抑制 DNA 复制和 RNA 转录,直接阻止细胞分裂,而间接影响所需蛋白质的合成,如二氯基吖啶等。

3. 抗生素分类 可分为 β-内酰胺类、大环内酯类、氨基糖苷类和四环素类等抗生素。

4. β-内酰胺类抗生素 系指含有 β-内酰胺环的一类抗生素,可分为三类:一是青霉素类抗生素,二是头孢菌素类抗生素,三是 β-内酰胺酶抑制剂。其中 β-内酰胺环是抗菌的必需基团,若开环在体外容易导致失活,而在体内发生酰化反应而抑制细菌的生长。

(1)青霉素类抗生素:包括天然青霉素和半合成青霉素。前者从菌种发酵制得,后者系 6-氨基青霉烷酸的 6 位接上适当侧链,制得的稳定性更好、抗菌谱更广、耐酸、耐霉的青霉素。例如,青霉素 G、氨苄西林钠、阿莫西林、哌拉西林、替莫西林等。

1)青霉素 G:系由 β-内酰胺环和氢化噻唑环(为五元)骈合而成,两个环张力较大,加之 β-内酰胺的羰基与氮原子的孤对电子未共轭,易受亲核性或亲电性试剂进攻,若进攻试剂来自细菌则产生药效,而其他试剂进攻则失效。常用形式为青霉素 G 钾,极易溶于水,溶于乙醇,不溶于脂肪油或液体石蜡。其游离酸(pKa 2.65 ~ 2.70)不溶于水,但溶于乙酸丁酯。本品水溶液不稳定,易分解,常制成粉针剂,现配现用。它系最早用于临床的第一个抗生素,从青霉菌培养液中分离而制得。本品主要用于革兰阳性菌,其不足之处有二:一是易引起患者过敏反应,严重时导致死亡。其过敏原可分外源性和内源性,前者主要是来自生物合成时残留量的蛋白多肽类杂质;后者可能来自生产、储存和使用过程中β-内酰胺环开环而自身聚合成的高分子聚合物。二是交叉过敏反应,因不同侧链的青霉素都能形成相同结构的抗原决定簇——青霉噻唑基,因此本类药物之间易发生强烈的交叉过敏反应,用时需皮试。

2) 氨苄西林钠:系第一个半合成广谱青霉素类抗生素,有引湿性,微溶于水,对酸稳定,对碱不稳定;水溶液不太稳定,易分解,于室温放置24小时发生聚合(因侧链中亲核性游离氨基进攻β-内酰胺环中羰基所致)。临床用右旋体的粉针剂,用于革兰阳性球菌、杆菌等。

青霉素G钾　　　　　　　头孢氨苄　　　　　　　克拉维酸钾

3) 阿莫西林(amoxicillin):系最常用的一种口服广谱耐酸青霉素类抗生素,为白色或类白色结晶性粉末,味微苦,微溶于水,几乎不溶于乙醇。口服迅速吸收75%~90%(大部分食物对吸收影响不显著,但纤维会影响吸收);与蛋白结合率17%~20%;半衰期1~1.3小时,肾功能不全者半衰期可延至7小时;给药量24%~33%在肝脏代谢,6小时内45%~68%以原形药自尿排除,部分经胆管排泄。血液透析可清除本品。主要有片剂、胶囊、颗粒剂、分散片等。

(2) 头孢菌素类抗生素:包括天然头孢菌素和半合成头孢菌素。其母核系由β-内酰胺环和氢化噻嗪环(为六元)骈合而成,如头孢氨苄、头孢哌酮、头孢克肟、头孢曲松等。

1) 头孢氨苄:系半合成的第一代口服耐酸头孢菌素抗生素,口服吸收良好,对耐药金葡菌有良好抗菌作用;主要用于敏感菌所致的呼吸道、泌尿道等感染。其不良反应为对青霉素过敏者,也可发生过敏反应,但发生率较低,主要有皮疹、全身瘙痒及药物热等。

2) 头孢哌酮:系抗菌谱较广,对绿脓杆菌活性优于其他头孢菌素类药物,对β-内酰胺酶稳定。一般制成钠盐的粉针制剂供药用,于冷处密封保存。

(3) β-内酰胺酶抑制剂(β-lactamase inhibitors):系指能抑制质粒传递产生β-内酰胺酶的一类新型药物。该酶可使β-内酰胺环水解而失活,是病原菌耐药的主要方式。本类代表药物有克拉维酸、舒巴坦钠、他唑巴坦等。其中,克拉维酸系β-内酰胺环和氢化异噁唑基骈合而成,前者的C6位已无酰胺侧链,而后者氧原子旁边有一个sp²杂化的碳原子,形成乙烯基醚结构。本品环张力比青霉素大,使其易受到β-内酰胺酶中亲核基团进攻而开环,形成亚胺结构,并经互变异构生成不可逆的克拉维酸异构体。本品系从链霉菌发酵得到的第一个临床上使用的β-内酰胺酶抑制剂,系氧青霉烷类抑制剂的典型代表。本品抗菌活力很低,但对β-内酰胺酶抑制作用很强。为此,本品常与青霉素类药物联用,以提高疗效。例如,与阿莫西林组成的复方制剂奥格门汀(augmentin),用于耐阿莫西林菌所致的感染。

(4) 单环β-内酰胺类抗生素:本类药物主要代表为氨曲南,连接在N上的磺酸基团吸电子能力极强,有利于β-内酰胺环开环;C2位的α-甲基则可以增加本品对β-内酰胺酶的稳定性。本品为窄谱抗生素,仅对需氧革兰阴性杆菌有作用,本品交叉过敏反应率很低。

氨曲南　　　　　　　　　红霉素　　　　　　　　　盐酸多西环素

5. 大环内酯类抗生素　系指从链霉菌产生的一类弱碱性抗生素,可分为 14、15 和 16 元环大环内酯类抗生素,主要作用于细菌细胞核糖体 50S 亚单位,阻碍细菌蛋白质的合成,属于细菌生长期抑制药物。其特点为毒性较低、口服方便、无交叉耐药性、无严重不良反应。其不足为:对酸碱均不稳定;同类药物之间仍可产生交叉耐药性;不论苷键水解,还是内酯环开环或脱去酰基,都降低或丧失抗菌活性。经构效关系研究,对 C6 位羟基与 C9 位羰基进行保护制得新药物如琥乙红霉素、罗红霉素、阿奇霉素、克拉霉素等,可避免胃酸破坏,但增加了对肝脏毒害,如罗红霉素、阿奇霉素等。本类药物主要代表为红霉素,系由红色链丝菌产生的抗生素,包括红霉素 A、红霉素 B、红霉素 C 三种。其中,红霉素 A 为抗菌的主要成分,红霉素 B 的活性较弱,红霉素 C 不仅活性低且毒性大。通常所说的红霉素即指红霉素 A,其他两个组分则被视为杂质。本品对酸不稳定、口服生物利用度差(因酸性下 C6 位羟基与 C9 位羰基形成的半缩酮羟基与 C8 位氢脱去一分子水所致)。本品为耐金黄色葡萄球菌和溶血性链球菌引起感染的首选药物。

6. 氨基糖苷类抗生素　曾称氨基糖甙类抗生素,系由链霉菌、小单孢菌和细菌所产生或经半合成制得的具有氨基糖苷结构的一类抗生素。其特点为水溶性较高而脂溶性较低;分子中含氨基或其他碱性基团(常用其硫酸盐或盐酸盐,配制成注射液供药用);绝大多数药物在体内代谢不易失活。其不足为与血清蛋白结合率低;有一定肾毒性;主要损害第 8 对颅脑神经,引起不可逆耳聋,尤其对儿童毒性更大;具有类似箭毒阻滞乙酰胆碱和络合钙离子的作用,能引起心肌抑制、呼吸衰竭等[但此作用可以用新斯的明和钙剂(静脉注射)对抗]。本类药物毒性反应与血药浓度密切相关,因此使用过程中宜进行药物监测。本类药物有硫酸阿米卡星、硫酸依替米星、硫酸奈替米星、硫酸庆大霉素等,另经构效关系研制得新药品,如阿贝卡星、异帕米星、阿司米星、达地米星等。

7. 四环素类抗生素　系由放线菌产生的一类广谱抗生素,包括金霉素、土霉素、四环素及半合成衍生物(如多西环素、米诺环素和美他环素等),其基本骨架结构均为菲烷,结构中含有弱酸性的酚羟基和烯醇型羟基,弱碱性的二甲氨基,故为两性化合物,能溶于碱性或酸性溶液中,临床常用其盐酸盐,抗菌谱广,主要用于革兰阳性菌和阴性菌引起的感染。其不足为:易产生耐药性;在酸性、中性及碱性环境中均不够稳定,易发生分解反应;矿酸盐溶解度不理想,配制注射液困难,以及幼儿能引起骨色素沉积,形成"四环素牙"等。本类药物结构修饰目的有两个:一是增强在酸碱条件下稳定性;二是解决耐药性问题。其中,主要代表药物有两个:一是盐酸土霉素,抗菌谱广,本品应遮光,密封或严封,在干燥处保存。二是盐酸多西环素,抗菌谱广,抗菌作用比四环素强约 10 倍,对四环素耐药菌有效。

（二）合成抗菌药物

1. 喹诺酮类药物 系划时代的药物,自 1962 年发现全新结构萘啶酸作为抗菌药物后,经 50 多年发展,已开发出几十种上市药物,主要代表药物有诺氟沙星、环丙沙星、氧氟沙星、司帕沙星、加替沙星等。其作用机制是透过细菌细胞壁而抑制脱氧核糖核酸（DNA）旋转酶和拓扑异构酶Ⅳ,使细菌 DNA 的复制、转录和修复出现不可逆性的损伤,而起抗菌作用的。其毒副作用有三种,一是与金属离子（Fe^{3+}、Al^{3+}、Mg^{2+}）络合。二是光毒性。三是药物相互反应。其中主要代表药物有诺氟沙星、环丙沙星和氧氟沙星,抗菌谱广,毒副作用小,主要用于大肠埃希菌、痢疾杆菌、沙门菌、变形杆菌所致的尿道、胃肠道及生殖器官的感染。

环丙沙星　　　　　　　　磺胺甲噁唑　　　　　　　　甲氧苄啶

2. 磺胺类药物与抗菌增效剂 前者系指对氨基苯磺酰胺（称磺胺）衍生物,阻断细菌中二氢叶酸的合成并且毒性低,主要有磺胺嘧啶（抗菌作用好,疗效确切,是预防和治疗流脑的首选药物）、磺胺甲噁唑（于 1962 年合成,抗菌作用强,其半衰期为 11 小时）。后者系甲氧苄啶,可逆性地抑制二氢叶酸还原酶,阻碍二氢叶酸被还原成四氢叶酸。口服后吸收迅速完全,分布于全身组织和体液,大部分以原药形式通过尿液排出体外。本品与磺胺甲噁唑以 1∶5 配伍联用,此复方制剂称为复方新诺明,可产生协同抗菌作用,使细菌体内叶酸代谢受到双重阻断,抗菌作用增加数倍至数十倍,主要应用于敏感菌所致肠炎、支气管炎、中耳炎、尿路感染等。另外,本品还可增强多种抗生素如四环素、庆大霉素等的抗菌作用。

（三）抗结核药物

1. 抗结核抗生素 主要有三个:一是硫酸链霉素,系第一个抗结核药物,主要用于治疗各种结核病,但由于易产生耐药性,有肾毒和耳毒（对第 8 对脑神经有显著的损害）,临床上已很少使用。二是利福霉素,系由链丝菌发酵液中分离的一类抗生素,主要包括利福霉素 A、利福霉素 B、利福霉素 C、利福霉素 D、利福霉素 E,它们均为碱性,性质不稳定,只有利福霉素 B 能分离得到纯品,其为含有萘平面与立体脂肪链相连所成桥环的大环内酰胺类抗生素,抗菌活性很弱,但经氧化、水解、还原得到利福霉素 SV,对革兰阳性菌和结核杆菌的作用比本品强,但对革兰阴性菌作用弱,而且口服吸收差。三是利福平,系对利福霉素 SV 进行结构改造而得到的,不仅能够口服而且活性比利福霉素 SV 高 32 倍。本品为鲜红色或暗红色结晶性粉末,无臭,无味;易溶于氯仿,溶于甲醇,不溶于水;遇光易变质,水溶液易损失效价;在 pH 为 4～6.5 范围内稳定。本品对革兰阳性菌和革兰阴性菌都有较强的抑制作用。以本品为基础研发的药物有利福喷汀、利福布汀等。

2. 合成抗结核药物 于 1944 年发现苯甲酸和水杨酸能很好地促进结核杆菌的呼吸,根据代谢拮抗原理,于 1946 年合成了对结核杆菌有选择性抑制的对氨基水杨酸钠,而在 1952 年制备氨硫脲和异烟醛缩氨硫脲时意外发现中间体异烟肼对结核杆菌有很强的抑制和杀灭作用。本类药物主要有三个:一是异烟肼,在偏酸性条件下对热稳定;在光、重金属、温度、pH等因素影响下易分离出游离肼,使毒性增大,故不可药用。本品可口服,用量少,抗结核疗效好。二是对氨基水杨酸钠,对结核杆菌有选择性抑制作用,但无杀菌作用,现多与链霉素、异烟肼等合用,增加疗效,减少耐药性。三是盐酸乙胺丁醇,主要用于治疗对异烟肼、链霉素有耐药性的结核杆菌引起的各种肺结核,单独使用易产生耐药性,多与异烟肼或链霉素合用。

(四) 抗真菌药物

1. 唑类抗真菌药物　主要有三个:一是酮康唑,系第一个口服的广谱咪唑类抗真菌药物,对皮肤真菌和深部感染均有效。二是伊曲康唑,用三氮唑代替了咪唑环,抗真菌作用比酮康唑强5~100倍。三是氟康唑,为氟代三唑类抗真菌药物,对真菌细胞色素P450有高度选择性,可使真菌细胞失去正常的甾醇,而使14α-甲基甾醇在真菌细胞内积蓄,而抗真菌。本品与蛋白结合率低,但生物利用度高,并具有穿透中枢的特点,可口服,抗真菌谱广,不良反应小。

2. 其他抗真菌药物　本类药物中的萘替芬是新型的烯丙胺类抗真菌药物,具有较高的抗真菌活性,常作为外用。特比萘芬比萘替芬抗真菌谱更广,抗真菌活性更高,可口服,不良反应小。

氟康唑　　　　　　　特比萘芬　　　　　　　阿昔洛韦

(五) 抗病毒药物

1. 核苷类抗病毒药物　系根据抗代谢原理而研制的,主要有嘧啶类和嘌呤类核苷。常见药物有两个:一是阿昔洛韦,为开环的核苷类抗病毒药物,只在病毒感染细胞中被病毒胸苷激酶转化为活性的三磷酸酯,而干扰病毒DNA的合成。抗菌谱广,系治疱疹病毒的首选药物。二是齐多夫定,1964年合成,曾用于治疗癌症,1984年发现对人免疫缺陷病毒有抑制作用,1987年作为第一个抗艾滋病药物上市。本品口服吸收迅速,首过效应强,在肝脏中与葡萄糖醛酸代谢失活,故肝功能不良者易有毒性反应。其不良反应主要为骨髓抑制、贫血、白细胞减少等。

2. 非核苷类抗病毒药物　主要有两个:一是奈韦拉平,系专一性的HIV-1反转录酶抑制剂,进入细胞后,可与反转录酶的非底物结合部位结合,而抑制反转录酶的活性。二是依发韦仑,系野生型和耐药变异型HIV-1的有效抑制剂,与茚地那韦合用可显著增加CD4+T细胞的数量和减少HIV-RNA的量。临床上,本品每天只需服用1次,可作为茚地那韦的替代药物,与齐多夫定和拉米夫定合用进行AIDS病鸡尾酒疗法,可降低鸡尾酒疗法的不良反应,减少患者服药的数量,且价格便宜,对成年和儿童患者都可以使用。

3. 蛋白酶抑制剂　其代表药物为沙奎那韦,属于多肽类化合物,是第一个上市治疗艾滋病的蛋白酶抑制剂,毒性较小,单独使用与齐夫多定作用相似,与齐夫多定合用效果更好。

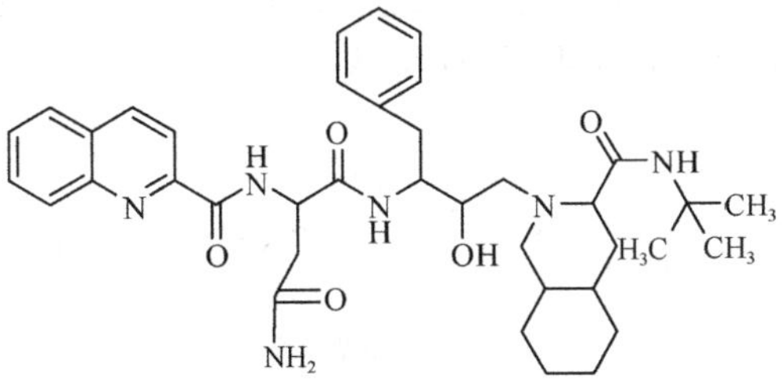

沙奎那韦 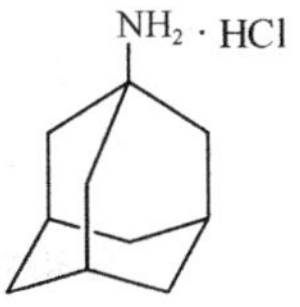　　　　　　　　　盐酸金刚烷胺 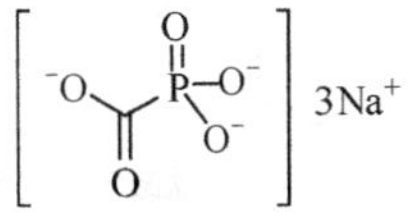　　　　　　　膦甲酸钠

4. 其他抗病毒药物　主要有两个:一是盐酸金刚烷胺,口服吸收,可通过血-脑脊液屏障,用于预防和治疗各种 A 型的流感病毒,尤其是对亚洲 A-2 型流感病毒特别有效。对已感染病毒者,在 24 小时内给药体温可明显下降,36 小时内用药其他症状也明显减弱,在 48 小时内给药能有效治疗 A 型流感病毒引起的呼吸道症状。另外,本品的衍生物——金刚乙胺,抗 A 型流感病毒活性强于金刚烷胺,中枢神经的毒副作用也较小。二是膦甲酸钠,是结构最简单的抗病毒药物,直接结合于病毒 DNA 聚合酶上的焦磷酸结合位点上,抑制病毒 DNA 聚合酶,抑制疱疹病毒的复制,还可以抑制 HIV 反转录酶,用于治疗艾滋病的综合征。

(六) 其他抗感染药物

本类药物主要有四个:一是甲硝唑,为最常用的抗滴虫病及抗阿米巴病药物,也用于抗厌氧菌感染。本品口服吸收好,生物利用度高,作用强,毒性小。不良反应主要为胃肠道反应,大量而长期使用可致动物畸形,孕妇禁用。二是林可霉素,系由链霉菌 4-1024 所产生的一种抗生素,又名洁霉素。三是盐酸克林霉素,系将林可霉素的 7 位羟基用氯原子取代得到的半合成抗生素,又名氯洁霉素。四是磷霉素钠,系由链霉菌属菌所产生的抗生素,现可用化学方法合成而制得,主要用于败血症、脑膜炎、肺炎、急性尿路感染及肾盂炎等。

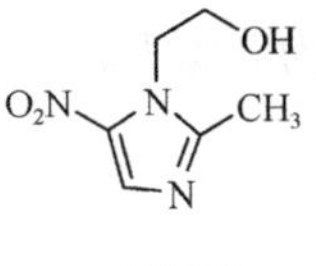

甲硝唑 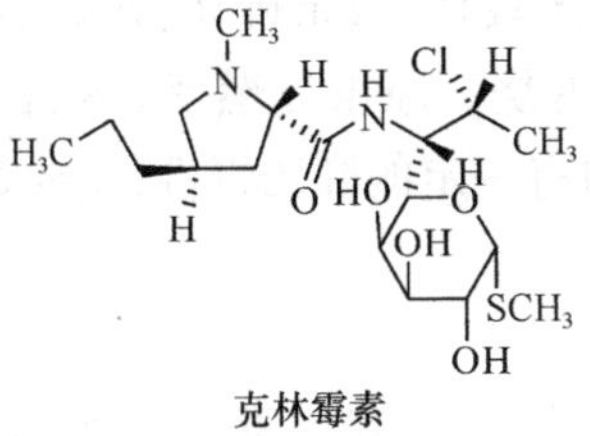　　　　　　　　克林霉素 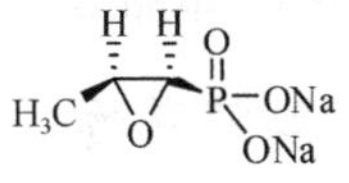　　　　　　　磷霉素钠

(七) 抗寄生虫药物

1. 驱肠虫药物　系指能杀死或驱除肠寄生虫(如蛔虫、钩虫、蛲虫及绦虫等)的药物,其作用机制是药物使虫体肌肉麻痹不能附着宿主肠壁而随粪便排出体外。按化学结构,可分为哌嗪类、咪唑类、嘧啶类、苯咪类、三萜类和酚类等六类。其代表药物:一是盐酸左旋咪唑,是四咪唑的左旋体,系广谱驱虫药物,能选择性抑制虫组织内的琥珀酸脱氢酶,使延胡索酸不能还原为琥珀酸,而影响虫体肌肉无氧代谢,减少能量的产生;虫体肌肉麻痹后随粪便排出体外。本品口服吸收快,由肠道排泄。本品主要用于驱蛔虫、蛲虫、钩虫等。二是阿苯达唑,为新型广谱高效驱虫药物,驱虫谱较广,杀虫作用强。本品用于驱除钩虫、鞭虫、蛔虫、蛲虫,也可用于家畜的驱虫。经实验发现,本品治疗剂量有致畸作用和胚胎毒性,故禁用于 2 岁以下幼儿及孕妇。三是甲苯咪唑,不可逆抑制虫体对葡萄糖的摄取,导致糖原耗

竭,三磷腺苷生成减少,虫体能量来源缺乏,造成虫体肌肉麻痹死亡而排出体外。对肠线虫的幼虫、成虫均有很强的杀灭作用,且适用于两种肠线虫混合性感染。

盐酸左旋咪唑　　　　　阿苯达唑　　　　　甲苯咪唑

2. 抗血吸虫病药物　其代表药物为吡喹酮,其作用机制为对血吸虫皮层的损伤,能抑制虫体核酸和蛋白质的合成,使虫体迅速"肝移",对组织中的虫卵无明显影响,而对尾蚴和刚入侵宿主皮肤的幼虫具有较好的杀灭作用,能明显抑制雌虫产卵。随着虫龄的增长,宿主特异性抗体水平增高,本品的杀虫作用随之增高,早期治疗可防止急性血吸虫病的发生。本品对三种(日本、曼氏、埃及)血吸虫病均有效,尤其是对日本血吸虫有显著杀灭作用。本品具有剂量小、疗效高、疗程短、代谢快、毒性低的优点。

吡喹酮　　　　　磷酸氯喹　　　　　青蒿素　　　　　蒿甲醚

3. 抗疟药物　主要有三个:一是磷酸氯喹,能杀灭红细胞内期疟原虫,可控制疟疾的复发和传播,但毒性较大。本品能有效控制疟疾症状,作用快而持久,效力强,是治疗疟疾症状发作有效的药物。二是青蒿素,为高效、速效的抗疟药物,主要用于间日疟、恶性疟、抢救脑型疟,效果良好,但复发率稍高。三是蒿甲醚,为对青蒿素进行改造得到的半合成抗疟药物,对恶性疟(包括耐氯喹恶性疟及凶险型疟)疗效较佳,效果确切,显效迅速,近期疗效可达100%。用药后2日内多数病例血中原虫转阴并退烧。原虫复燃率8%,比青蒿素低。与伯氨喹合用可进一步降低复燃率。本品毒性较低,但有一定的胚胎毒性,主要表现为胚胎吸收。

(八) 抗肿瘤药物

1. 烷化剂　属于细胞周期非特异性的细胞毒性药物,其作用选择性不高,在抑制和毒害增生活跃的肿瘤细胞的同时,对增殖较快的正常细胞如骨髓细胞、肠上皮细胞和生殖细胞等也能抑制和伤害,因而毒性较大,如恶心、呕吐、脱发及骨髓抑制等。按化学结构,可分为氮芥类、乙撑亚胺类、磺酸酯及卤代多元醇类、亚硝基脲类等。其代表药物:一是环磷酰胺,抗癌谱较广,主要用于恶性淋巴瘤、急性淋巴细胞白血病、多发性骨髓瘤、肺癌、神经母细胞瘤等,其毒性比其他氮芥小,一些患者可观察到膀胱毒性,可能与代谢产物丙烯醛有关。二是卡莫司汀,用于脑瘤、恶性淋巴瘤及小细胞肺癌,对多发性骨髓瘤、恶性黑色素瘤、头颈部癌和睾丸癌也有效。其不良反应主要为消化道反应及迟发性的骨髓抑制等。

2. 抗代谢药物　系指通过干扰DNA合成所需要叶酸、嘌呤、嘧啶和嘧啶核苷酸的药物。其化学结构与基本代谢物质很相似,能够与基本代谢物竞争性地与功能性酶结合,抑制酶的功能,或作为伪伪代谢物掺入DNA或RNA中,形成伪生物大分子,阻断核酸的生物合成,导致肿瘤细胞丧失功能而死亡,而发挥抗肿瘤作用。按结构,可分为嘧啶类、嘌呤类、叶酸类等,其代表药物:一是氟尿嘧啶,系第一个根据设想而合成的嘧啶类抗代谢药物,抗癌谱较广,用于绒毛膜上皮癌、消化道肿瘤、乳腺癌等。其不良反应主要为骨髓抑制、消化道反应等。二是甲氨蝶呤,系叶酸类,与二氢叶酸还原酶的亲和力比二氢叶酸强 1000 倍,二者的结合几乎是不可逆的,使二氢叶酸不能转化为四氢叶酸,而影响辅酶 F 生成,干扰 DNA 和 RNA 合成,阻碍肿瘤细胞生长,用于急性白血病、绒毛膜上皮癌、乳腺癌、骨肉瘤、睾丸肿瘤等的治疗。

3. 抗肿瘤天然药物及其半合成衍生物药物　其主要药物有:一是阿霉素,系广谱抗肿瘤药物,用于急性白血病、乳腺癌、肺癌等多种实体肿瘤。二是柔红霉素,与阿霉素相同,用于急性粒细胞和急性淋巴细胞白血病。三是表柔比星,与阿霉素相似,但具有在心脏的浓度低和排泄快等特点,所以对骨髓和心脏毒性都较轻。四是紫杉醇,具有很强的抗肿瘤活性,用于卵巢癌、乳腺癌及非小细胞肺癌等。五是多西他赛,与紫杉醇相比,抗肿瘤谱更广,活性更强,对耐受紫杉醇的肿瘤细胞株作用至少强 5 倍,用于对细胞毒药物(包括蒽醌类)治疗耐受或转移的乳腺癌,对顺铂治疗失效的局部恶变或转移的非小细胞肺癌及卵巢癌。

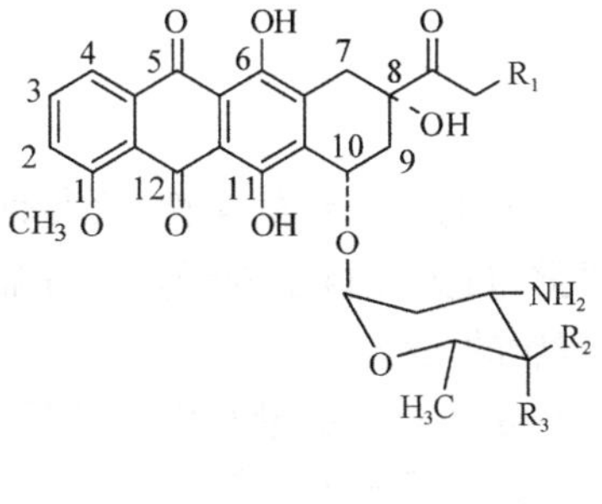

(多柔比星)　$R_1 = R_3 = —OH, R_2 = H$
(柔红霉素)　$R_1 = R_3 = H, R_3 = —OH$
(表柔比星)　$R_1 = R_3 = —OH, R_3 = H$

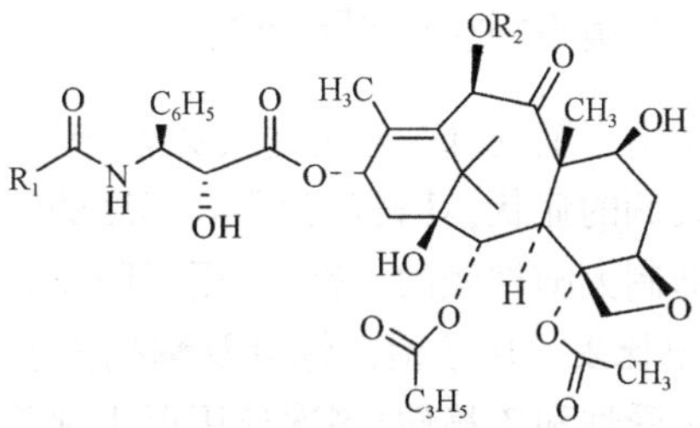

(紫杉醇)　$R_1 = C_6H_5—, R_2 = CH_3CO—$
(多西他赛)　$R_1 (CH_3)_3C—, R_3 = H$

4. 基于肿瘤生物学机制的药物　主要有两个:一是甲磺酸伊马替尼,系人类第一个分子靶向肿瘤生成机制的抗癌药物,能抑制 Bcr-Abl、PDGFR、C-kit 等酪氨酸激酶活性。二是吉非替尼,系首个获准上市的 EGFR-TK 抑制剂,用于前列腺癌、食管癌、肝细胞癌等。

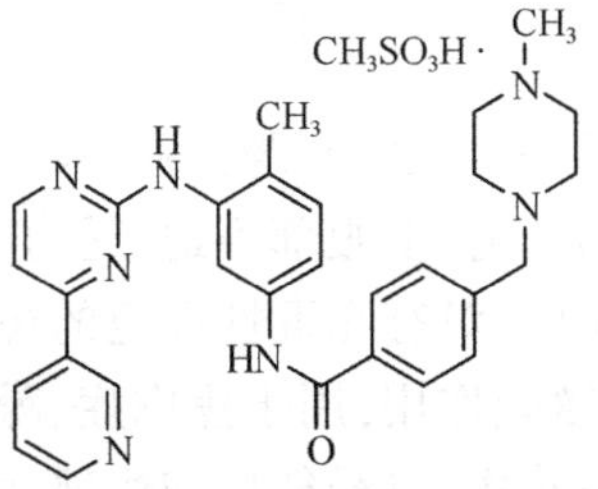

甲磺酸伊马替尼 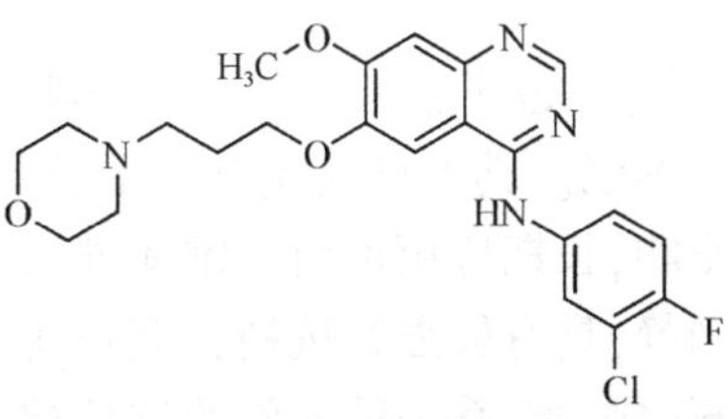　　　　　吉非替尼 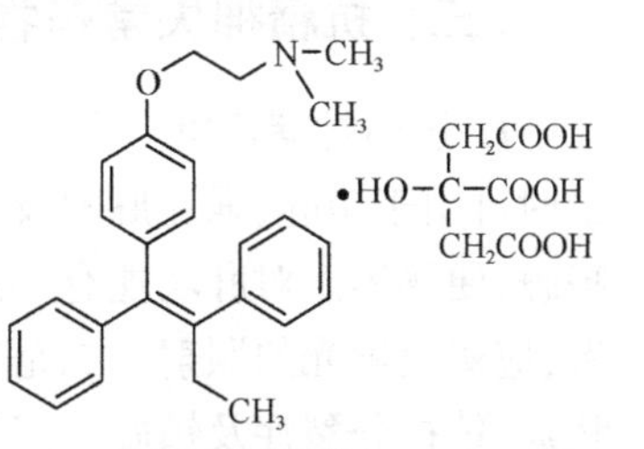　　　　　枸橼酸他莫昔芬

5. 激素类药物　其代表药物有枸橼酸他莫昔芬,是以己烯雌酚类雌激素为先导物发展出来的抗雌激素药物,其基本结构为二苯乙烯,顺式体的活性高于反式体。本品的靶器官是乳腺,作为绝经后期雌激素依赖性乳腺癌的一线药物,还可用于各期乳腺癌、卵巢癌和子宫内膜癌。

二、中枢神经系统药物

(一)镇静催眠药及抗焦虑药物

1. 苯二氮䓬类药物　系 20 世纪 60 年代上市的一类镇静催眠药物,同时具有抗焦虑、抗惊厥的作用,因其毒副作用小,临床作为镇静、催眠、抗焦虑的首选药物。代表药物:一是地西泮,具有抗焦虑、镇静、催眠、抗癫痫等作用,其代谢产物仍有活性,用于焦虑症、失眠及各种神经官能症。二是艾司唑仑,用于失眠、紧张、焦虑及癫痫发作等。

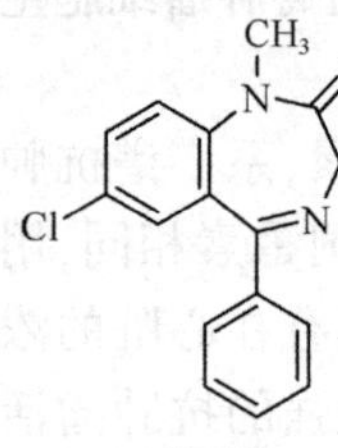

地西泮 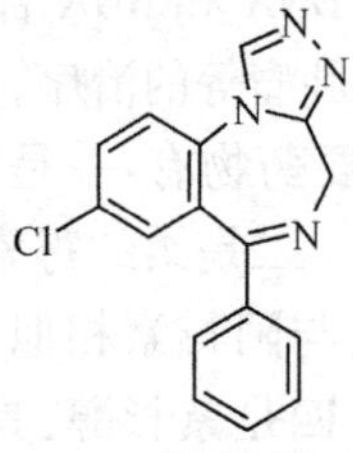　　　　艾司唑仑 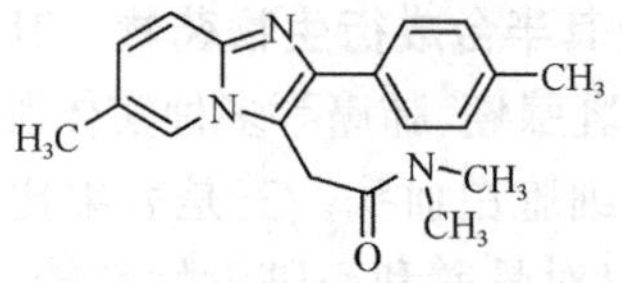　　　　唑吡坦 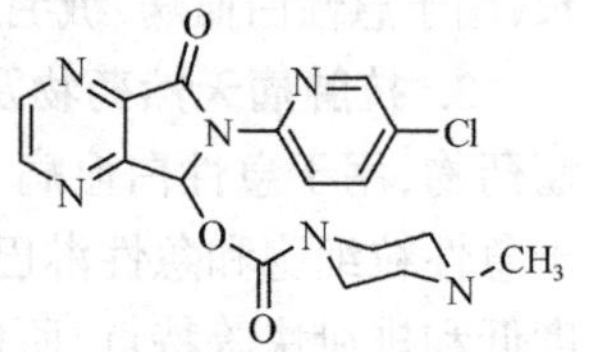　　　　佐匹克隆

2. 非苯二氮䓬类药物　主要有吡唑并吡啶类(如唑吡坦)和环吡咯酮类(如佐匹克隆),是新结构类型的催眠药物,镇静催眠作用强;而类似苯二氮䓬类药物,无成瘾性和耐受性。

(二) 抗癫痫及抗惊厥药物

癫痫系由大脑局部神经元过度兴奋产生阵发性地放电所导致的慢性、反复性和突发性大脑功能失调的症状,其表现为不同程度的运动、感觉、行为和自主神经障碍等症状。抗癫痫药物可抑制大脑神经的兴奋性,用于防止和控制癫痫的发作。

1. 苯巴比妥　用于治疗惊厥及癫痫大发作,其不良反应为头晕和困倦等后遗效应,久用可产生耐受性和依赖性,多次连用可出现蓄积中毒,以及呼吸抑制等。

2. 苯妥英钠　具有抗癫痫和抗心率失常作用,对癫痫大发作效果好,也可用于三叉神经痛及某些类型的心律不齐。其不良反应有行为改变、笨拙或步态不稳、思维混乱、发音不清、手抖神经质或烦躁易怒等,并且对血常规、肝功能及血钙等均有影响。

3. 卡马西平　用于治疗癫痫大发作和综合性局灶性发作。其不良反应为视物模糊、复视、眼球震颤等,以及头晕、乏力、恶心、呕吐等,并且对血常规、肝功能等也有影响。

(三) 抗精神失常药物

1. 抗精神病药物　主要有三个:一是盐酸氯丙嗪,用于治疗精神分裂症和躁狂症,大剂量时可用于镇吐、强化麻醉及人工冬眠。其不良反应有口干、视物不清、上腹部不适、乏力、嗜睡、便秘等。对肝功能有一定影响,长期应用可引起锥体外系反应;对有光毒性反应的患者,应避免阳光的照射。二是奋乃静,具有较强的抗精神病作用、镇吐作用,用于焦虑症、躁狂症、精神分裂症及镇吐。三是氟哌啶醇,系一种有效的抗精神病药物,对躁狂症和忧郁症都有效,无吩噻嗪类药物的毒性反应。

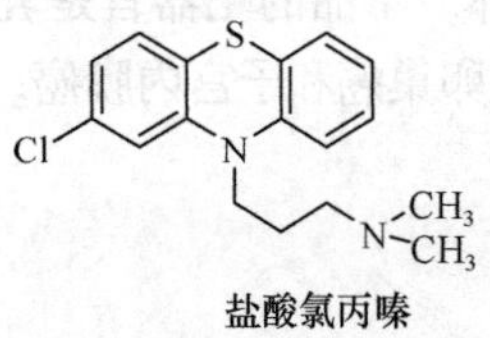

盐酸氯丙嗪 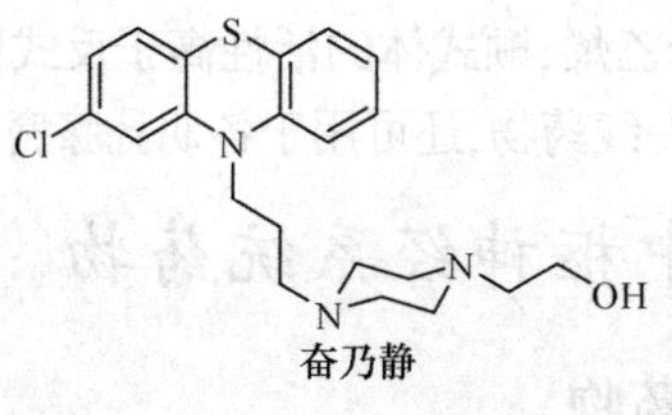　　　　奋乃静 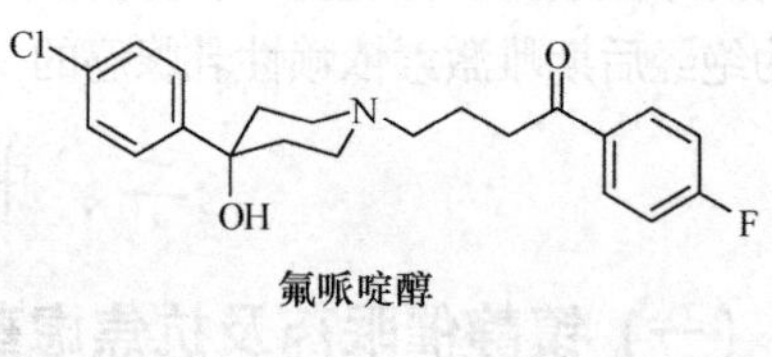　　　　氟哌啶醇

2. 抗抑郁症药物　主要有三个:一是阿米替林,镇静作用较强,用于各种抑郁症,主要

用于焦虑性或激动性抑郁症。严重心脏病、近期有心肌梗塞发作史、癫痫、青光眼、尿潴留、甲状腺功能亢进、肝功能损害、对三环类药物过敏者禁用。二是丙咪嗪,抗抑郁和抗胆碱能作用较强,镇静作用较弱,适宜内源性的抑郁症、反应性抑郁症及更年期抑郁症等。三是盐酸氟西汀,抑制神经细胞对 5-HT 的重摄取,提高其在突触间隙中的浓度,改善患者的低落情绪。其选择性强,不良反应明显低于三环类药物。

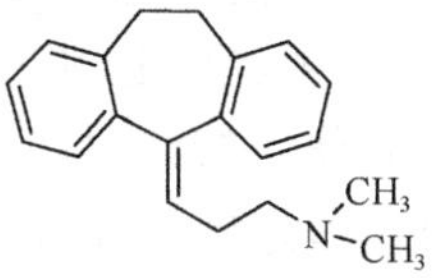

阿米替林 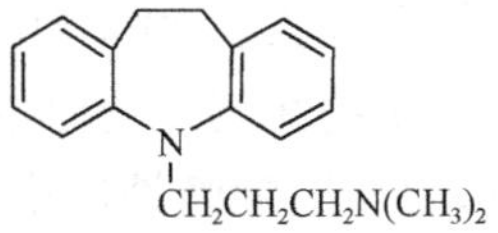　　　　　　丙咪嗪 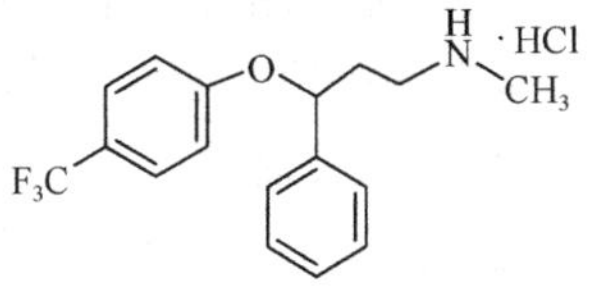　　　　　　盐酸氟西汀

(四) 神经退行性疾病治疗药物

1. 神经退行性疾病治疗药的结构特点　　按结构可分为两类:一是以吡拉西坦、茴拉西坦为代表的酰胺类中枢兴奋药物,二是以多奈哌齐、石杉碱甲为代表的乙酰胆碱酯酶抑制剂。

2. 代表药物　　主要有四个:一是吡拉西坦,又名脑复康,具有激活、保护和修复大脑神经细胞的作用;促进大脑对磷脂和氨基酸的利用,增加大脑对蛋白质的合成;促进胆碱能神经元兴奋的传递;促进乙酰胆碱的合成;改善各种类型的脑缺氧及物理、化学因素所造成的脑损伤,提高学习和记忆能力;用于老年性精神衰退症、老年性痴呆、脑血管意外所致的记忆及思维功能减退等。二是茴拉西坦,能透过血-脑脊液屏障选择性作用于中枢神经系统,对脑细胞代谢具有激活、保护神经细胞的作用;能刺激谷氨酸受体促进智力的作用;用于脑血管病后的记忆减退、中老年记忆减退、神经衰弱症状等。三是多奈哌齐,系一种长效的阿尔茨海默病(AD)的对症治疗药物,系第二代胆碱酯酶(ChE)抑制剂,其治疗作用是可逆性地抑制乙酰胆碱酯酶(AchE)引起的乙酰胆酰水解而增加受体部位的乙酰胆碱含量。本品可能还有其他机制,包括对肽的处置、神经递质受体或 Ca^{2+} 通道的直接作用。本品用于轻、中度阿尔茨海默型痴呆症等。四是石杉碱甲,系由石杉科植物千层塔 Huperzinaserrata (Thumb.)Trev 中提取的生物碱,系强效胆碱酯酶可逆性抑制剂,其作用与新斯的明相似,但维持时间比后者为长。本品对真性胆碱酯酶具有选择性地抑制作用,其强度是假性胆碱酯酶的数千倍,而方式为竞争性和非竞争性的混合型抑制,与单纯竞争性抑制剂有显著不同;易通过血-脑脊液屏障进入中枢,兼具有中枢及外周治疗作用;有效时间长,从胃肠道吸收良好,安全指数大,稳定性好。

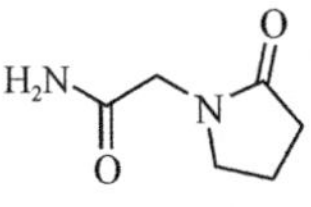

吡拉西坦 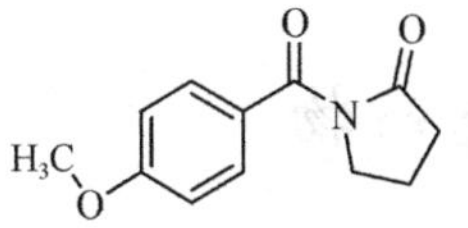　　　　茴拉西坦 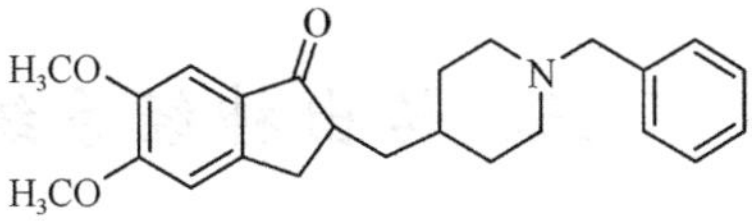　　　　　多奈哌齐 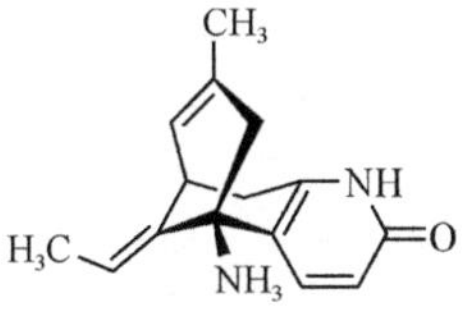　　　　　石杉碱甲

(五) 镇痛药物

1. 国家特殊管理麻醉药品的结构特点　　其特点有三点:一是具有一个碱性中心,在生

理 pH 下部分解离后带有正电荷,与受体表面的负离子部位缔合;二是具有一个平面的芳环结构,与受体的平坦区通过范德华力相互作用,并与碱性中心共平面;三是与平坦芳环结构及碱性中心形成三维立体结构的烃基链部分,凸出于平面,正好与受体的凹槽相适应。这是吗啡等镇痛药物与受体三点结合的模型。

2. 作用阿片受体类药物 主要有四个:一是盐酸吗啡,具有镇痛、镇咳等作用,用于镇痛剂,但有成瘾性和抑制呼吸中枢的不良反应。本品的 60%~70% 在肝脏与葡萄糖醛酸结合,1% 脱甲基变为去甲基吗啡(活性低、毒性大),20% 为游离型主要经肾脏排出。二是盐酸哌替啶:本品为 μ 受体激动剂,镇痛作用约相当于吗啡的 1/10,作用持续时间较短,镇静作用也小于吗啡。本品用于创伤、手术后和癌症晚期等引起的剧烈疼痛,麻醉前给药产生镇静作用,可消除患者对手术的恐惧和紧张感。其不良反应和吗啡相似但较轻,有成瘾性,故使用时间不宜过长。三是枸橼酸芬太尼,为μ受体纯激动剂,具有高效和作用时间短的特点。由于其高亲酯性,有利于快速转运,通过血-脑脊液屏障到达中枢神经系统,因此作用发生快,镇痛作用为吗啡的 80~100 倍,持续时间短。本品用于外科手术中和手术后镇痛,与麻醉药合用作为辅助麻醉用药。由于芬太尼的高效和高亲脂性,制成经皮肤给药系统,在 3 天内药物以恒定的速率释放,可用于癌症等的止痛。四是盐酸美沙酮,镇痛作用为吗啡 2~3 倍,为哌替啶 10 倍,其毒性及成瘾性比吗啡小,用于消除各种疼病如创伤、手术后、晚期肿瘤及各种原因引起的剧烈疼痛。

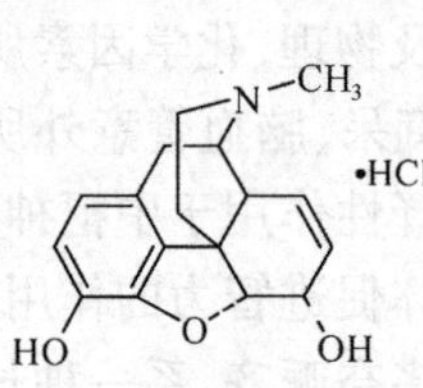

盐酸吗啡 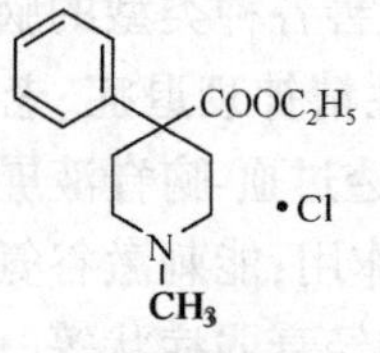　　　　　盐酸哌替啶 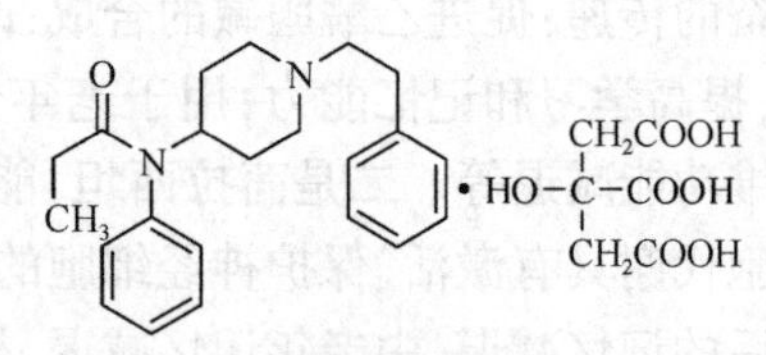　　　　　枸橼酸芬太尼

3. 其他类药物 其中代表药物为曲马多,可经口服、直肠、静脉或肌内给药,对中度至重度术后疼痛,静脉或肌内给药镇痛作用与哌替啶相当,为吗啡的 1/10。本品短时间应用较少出现呼吸抑制,几无成瘾性,因此可以代替吗啡用于中度至重度急性或慢性疼痛的镇痛。

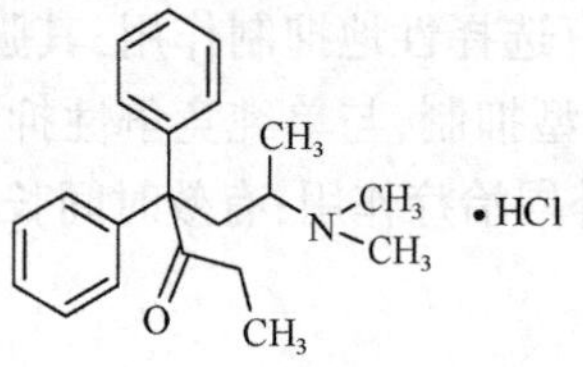

盐酸美沙酮 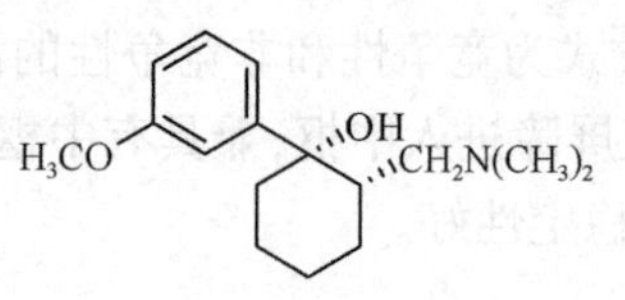　　　　　曲马多

三、传出神经系统药物

(一)影响胆碱能神经系统药物

1. 胆碱受体激动剂药物 主要有两个:一是硝酸毛果芸香碱,为特异性 M 受体激动剂,用作缩瞳,用于治疗原发性青光眼。其对光敏感,应遮光,密闭保存。二是氯贝胆碱,为选择性 M 胆碱受体激动剂,对胃肠道和膀胱平滑肌具有较专一的选择性。用于急性术后和

产后非阻塞性尿潴留及神经性膀胱张力弛缓所引起的尿潴留的治疗。口服有效,但在胃肠道吸收较慢,一般皮下注射给药。其 S-型异构体的活性大大高于其 R-型异构体。

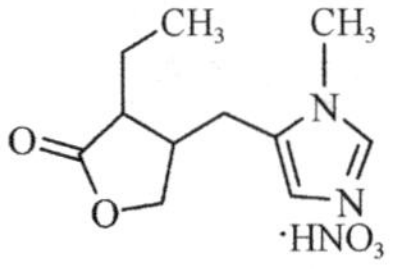

硝酸毛果芸香碱 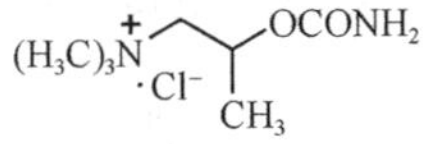　　　氯贝胆碱 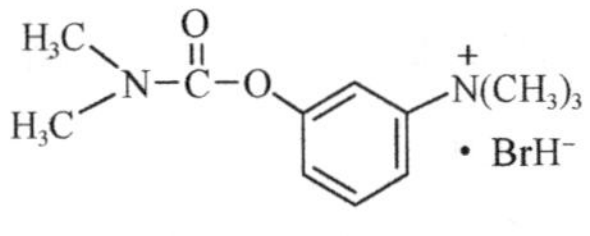　　　溴新斯的明 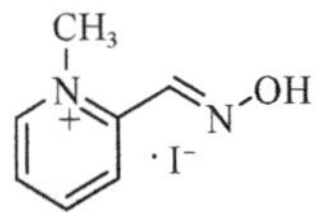　　　碘解磷定

2. 乙酰胆碱酯酶抑制剂药物　主要有两个:一是溴新斯的明,用于重症肌无力、手术或药物引起的腹气胀及尿潴留等,并可作为非去极化型肌松药的拮抗剂。二是碘解磷定,主要用于中度、重度有机磷酸酯类中毒,常与阿托品合用,对抗体内过度堆积的乙酰胆碱。

3. M 胆碱受体拮抗剂药物　主要有两个:一是硫酸阿托品,为抗胆碱药物,用于平滑肌痉挛导致胃肠等绞痛,也用于有机磷中毒、感染性休克及眼科诊疗等。二是溴丙胺太林,为抗胆碱药物,用于胃及十二指肠溃疡和胃肠痉挛、胆汁排泄障碍及妊娠呕吐等。

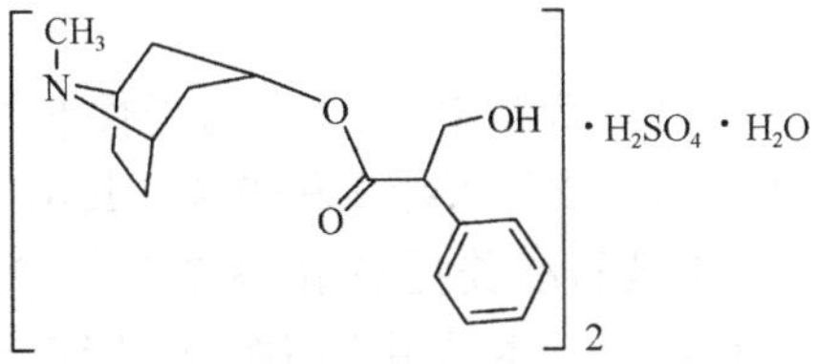

硫酸阿托品 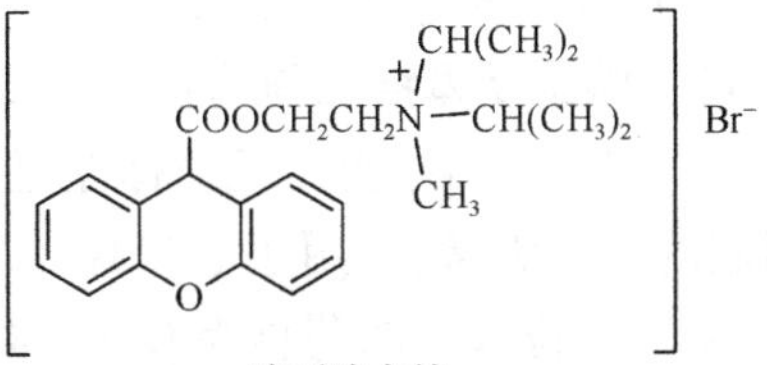　　　　　　　　溴丙胺太林

4. N 胆碱受体拮抗剂药物　代表药物为氯化琥珀胆碱,为肌肉松弛药物,可用作全身麻醉的辅助药物,应密闭保存。

(二) 影响肾上腺素能神经系统药物

1. 肾上腺素受体激动剂药物

(1) 肾上腺素:本品是内源性物质,可激动肾上腺素能 α 和 β 受体,在不同组织器官表现不同的效应;能兴奋心脏,收缩血管,松弛支气管平滑肌;临床用于过敏性休克、心脏骤停的急救、控制支气管哮喘的急性发作、制止局部鼻黏膜充血和齿龈出血等;与局部麻醉药合用可以延长麻醉作用时间,减少中毒危险,还可减少手术部位的出血。

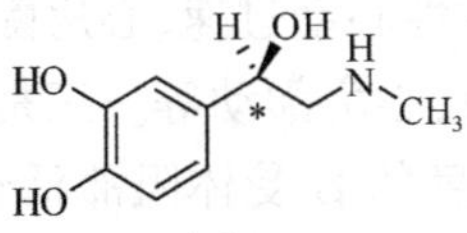

肾上腺素 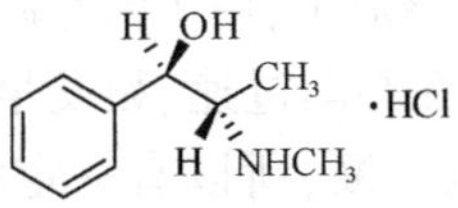　　　　　　盐酸麻黄碱 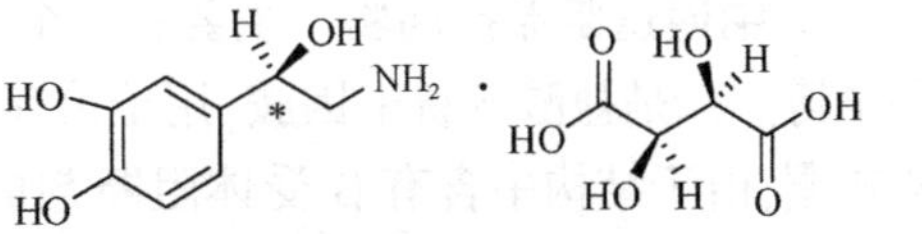　　　　　重酒石酸去甲肾上腺素

(2) 盐酸麻黄碱:与肾上腺素等儿茶酚胺类药物相比,本品结构特点有两个,一是苯环上无酚羟基,不受儿茶酚甲基转移酶的影响,作用强度较肾上腺素低,但作用时间却大大延长,同时具有较强的中枢兴奋作用;二是 α 碳原子上有一个甲基,因空间位阻不易被单胺氧化酶代谢,故稳定性增加,但 α 碳上烷基使活性降低,中枢毒性增大。本品口服易吸收,并可进入脑脊液;吸收后极少量胺氧化或 N-去甲基化,大部分以原形经尿排泄,由于代谢和排泄较慢,故作用时间持久。本品用于支气管哮喘、过敏性反应、鼻黏膜肿胀及低血压等。

(3) 重酒石酸去甲肾上腺素:非选择性的 α 受体激动剂,对 α_1、α_2 受体均有激动作用,

对 β_1 受体作用较弱,对 β_2 受体几乎无作用;但具有较强的血管收缩和升高血压的作用,用于各种休克、消化道出血等。

(4)盐酸异丙肾上腺素:对 β_1 和 β_2 受体均有较强的兴奋作用,有改善心肌传导和扩张周围血管作用。本品用于心源性或感染性休克、完全性房室传导阻滞、心搏骤停等。

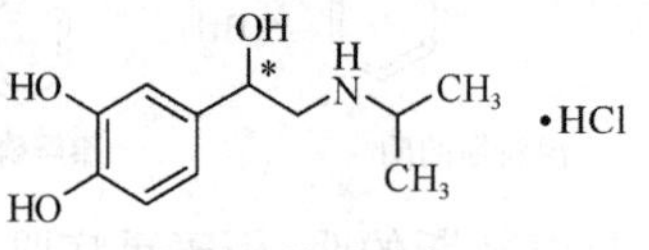

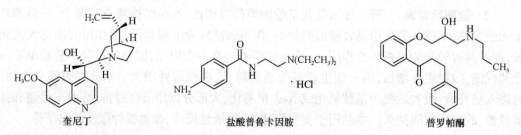

盐酸异丙肾上腺素 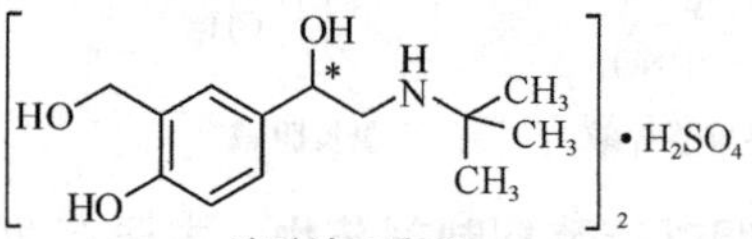　　　　　　硫酸沙丁胺醇

(5)硫酸沙丁胺醇:为选择性 β_2 受体激动剂,对支气管平滑肌的扩张作用强,约为异丙肾上腺素的 10 倍以上;对心脏 β_1 受体兴奋作用较弱,增强心率的作用为异丙肾上腺素 1/7。本品口服吸收快,但不易被消化道酯酶和组织中儿茶酚氧甲基转移酶破坏,平喘作用时间长。本品主要用于支气管哮喘、哮喘性支气管炎及肺气肿患者的支气管痉挛等。其不良反应有震颤、恶心、心率增快等。这与消旋体中的右旋体沙丁胺醇激动骨骼肌慢收缩纤维 β_2 受体有关,左旋体没有这种作用。

2. 肾上腺素受体拮抗剂药物　主要有两个:一是盐酸普萘洛尔,为非特异性 β 受体阻断剂,对 β_1 受体 和 β_2 受体无选择性,阻断 β_2 受体可引起支气管痉挛和哮喘。其用于多种原因引起的心律失常,也用于心绞痛、高血压等。二是酒石酸美托洛尔,为选择性 β_1 受体阻断剂,苯环 4 位取代的药物为 β_1 受体阻断剂的结构特点。本品用于高血压、心绞痛、心律失常等。

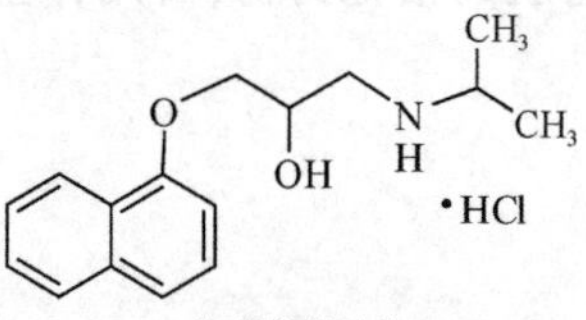

盐酸普萘洛尔 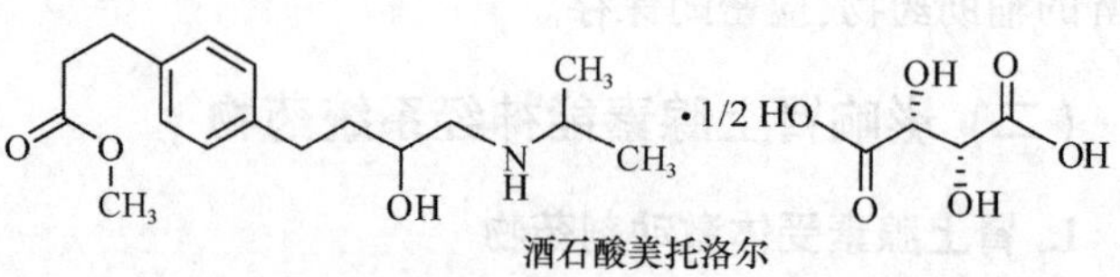　　　　　　　　酒石酸美托洛尔

四、心血管系统药物

(一)抗心律失常药物

1. 钠通道阻滞剂药物　主要有三个:一是奎尼丁,用于治疗阵发性心动过速、心房颤动和早搏。二是盐酸普鲁卡因胺,用于治疗阵发性心动过速、频发早搏、心房颤动等。三是普罗帕酮,由于结构中含有 β 受体阻断剂的结构片断,所以有一定程度的 β 受体阻滞活性。本品用于室性或室上性异位搏动和心动过速。

奎尼丁　　　　　　　盐酸普鲁卡因胺　　　　　　　普罗帕酮

2. 钾通道阻滞剂药物　其中代表药物为盐酸胺碘酮,用于室性和室上性心动过速及早搏、阵发性心房扑动和颤动。

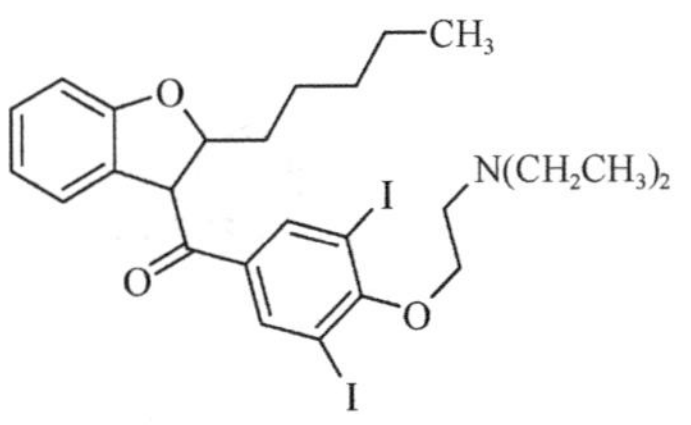

盐酸胺碘酮

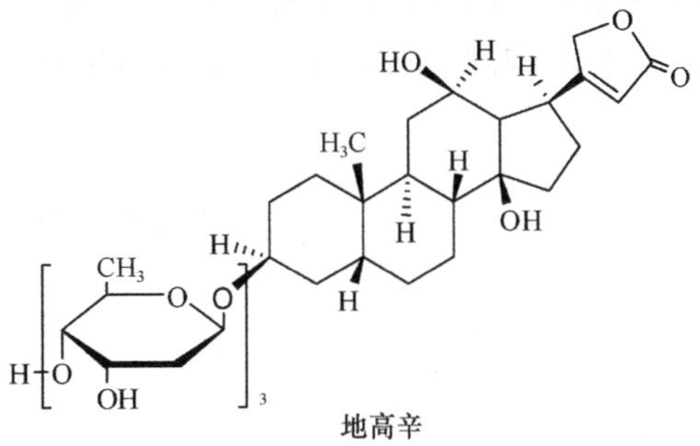

地高辛

（二）抗心力衰竭药物

本类药物系强心苷类的 Na^+/K^+-ATP 酶抑制剂，其安全范围小，有效剂量与中毒剂量接近，心脏毒性是强心苷最严重的毒性反应，为保证用药安全，应监测血药浓度，做到剂量个体化。其代表药物为地高辛，又名狄高辛，属于强心甾烯类，强心苷类化学结构由苷元（配糖基）和糖苷基两部分组成，其药理活性主要由苷元决定，苷元的空间结构对其活性的影响很大，糖苷基能增加苷元的水溶性，增强对心肌的亲和力。本品口服后在小肠吸收，大多数以原药的方式从肾脏排泄，7% 经肝代谢，氢化为二氢地高辛后被水解成不同的物质，最后与葡萄糖醛酸结合，排出体外。

（三）抗高血压药物

1. 作用于中枢的降压药物 其中代表药物为盐酸可乐定，是 α 受体激动剂，对各型高血压均有作用，也可用于治疗偏头疼、痛经及绝经期潮热。

2. 作用于交感神经系统的降压药物 其中代表药物为利血平，系从植物萝芙木的根中提取分离出的生物碱，可使组织中去甲肾上腺素大量释放，抑制其进入神经细胞内囊束泡中储存而被单胺氧化酶很快破坏失活，导致神经末梢递质耗竭，当交感神经冲动到达时，因神经递质储量太少，不能释放足以引起效应的神经递质，降低交感紧张和引起血管舒张，因而表现出降压作用，其降压作用的特点是缓慢、温和而持久。

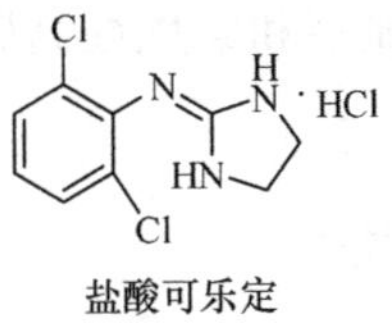

盐酸可乐定

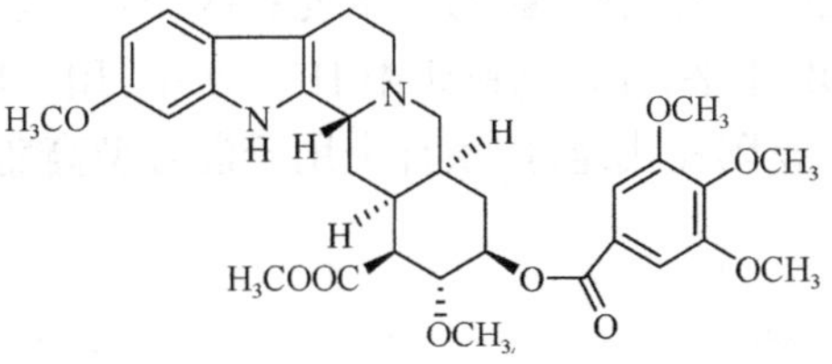

利血平

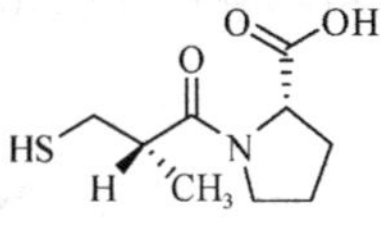

卡托普利

3. 影响肾素-血管紧张素系统的药物 主要有三个：一是卡托普利，系合成非肽类血管紧张素转化酶抑制剂，具有舒张外周血管、降低醛固酮的分泌、影响钠离子重吸收、降低血容量的作用，无反射性心率加快，不减少脑、肾的血流量，无中枢不良反应，无耐受性，停药后无反跳现象。其不良反应有皮疹、瘙痒、味觉障碍、干咳等。二是依那普利，系依那普利酸的乙酯，是一种长效的血管紧张素转化酶抑制剂，是依那普利酸的前药。三是氯沙坦，为第一个上市的血管紧张素Ⅱ受体拮抗剂。在影响调节血压的肾素-血管紧张素系统（RAS）

的药物中,血管紧张素Ⅱ受体拮抗剂为作用最直接的药物,具有良好的抗高血压作用。血管紧张素Ⅱ(AngⅡ)受体拮抗剂直接阻断AngⅡ分子与相应受体的结合达到抗高血压作用,这与ACE抑制剂减少血液中的AngⅡ的分子数量不同。

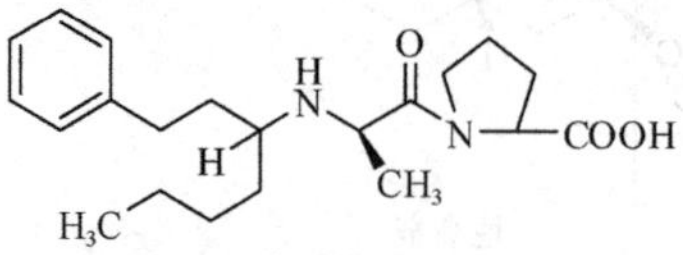

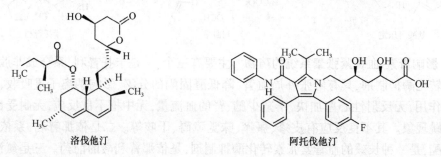

依那普利 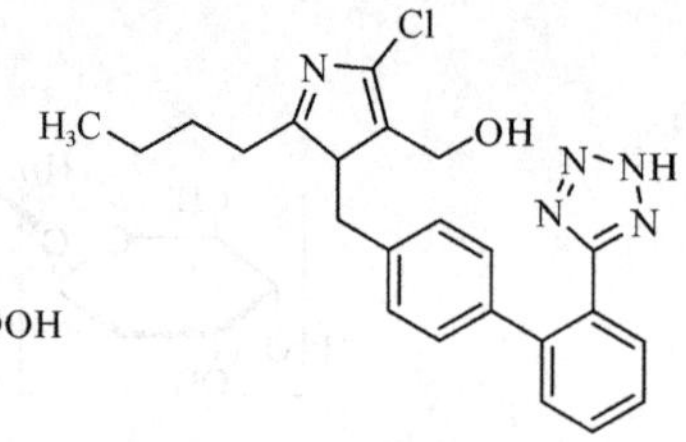　　　　　　　氯沙坦 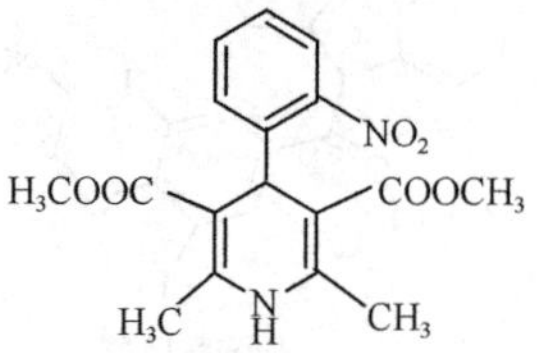　　　　　　　硝苯地平

4. 钙通道阻滞剂药物

（1）硝苯地平:为钙拮抗剂,用于治疗高血压,其不良反应有头痛、面部潮红、嗜睡。

（2）氨氯地平:1990年上市,降压,抗心绞痛,半衰期35～50小时,1次/天,用量小,活性大,起效较慢,但持续时间长,不良反应轻,为第三代二氢吡啶类钙拮抗剂。

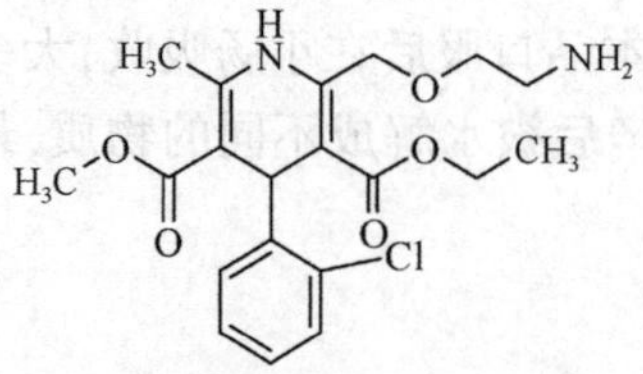

氨氯地平 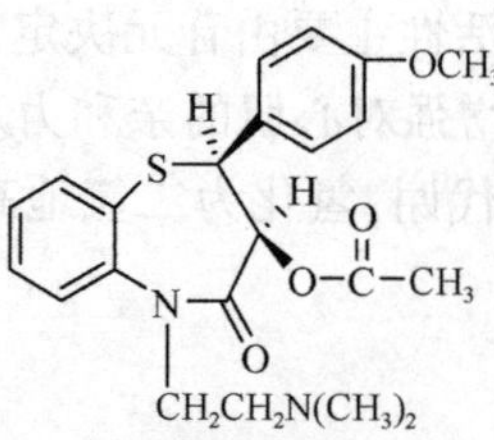　　　　　　地尔硫䓬 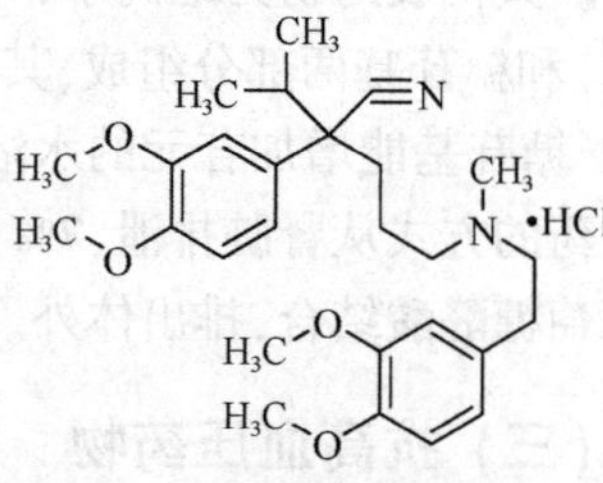　　　　　　盐酸维拉帕米

（3）地尔硫䓬:适用于缺血性心脏病,对硝酸酯类无效的绞痛常有显著效果,也用于室性心动过速,无耐药和明显不良反应。

（4）盐酸维拉帕米:临床上使用盐酸维拉帕米消旋体,其左旋体(-)是室上性心动过速的首选药物,而右旋体(+)用于治疗急慢性冠状动脉功能不全引起的心绞痛,可预防心肌梗死,减少心绞痛的发作次数,还可预防阵发性室上性心动过速、早搏、心房颤动等。

（四）调血脂药及抗动脉粥样硬化药物

1. 羟甲戊二酰辅酶A还原酶抑制剂药物　主要有两个:一是洛伐他汀,能降低血液中胆固醇含量,降低LDL、VLDL水平,并提高血浆中HDL水平,用于原发性高胆固醇血症,也用于预防动脉粥样硬化。二是阿托伐他汀,系首个用于混合型高脂血症和家族性高脂血症药物。

洛伐他汀　　　　　　阿托伐他汀

2. 苯氧乙酸类药物　主要有两个:一是非诺贝特,在体内迅速代谢成非诺贝特酸而起作用,有明显地降低胆固醇、甘油三酯和升高高密度脂蛋白的作用,其疗效较氯贝丁酯好,耐受性好,不良反应小。二是吉非罗齐,为非卤代的苯氧戊酸衍生物,其特点是能降低甘油三酯、VLDL、LDL 的同时,还能升高 HDL。

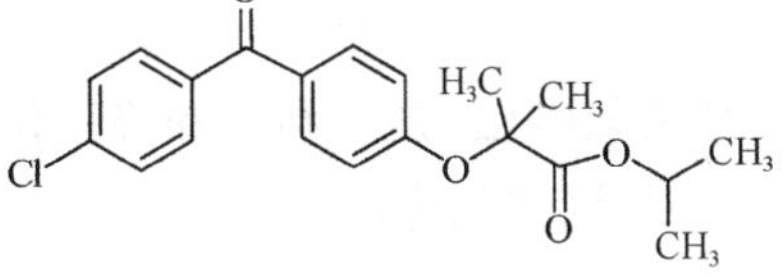

非诺贝特 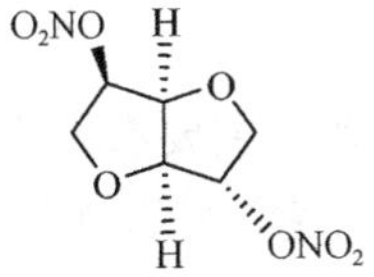　　　　　　　　吉非罗齐 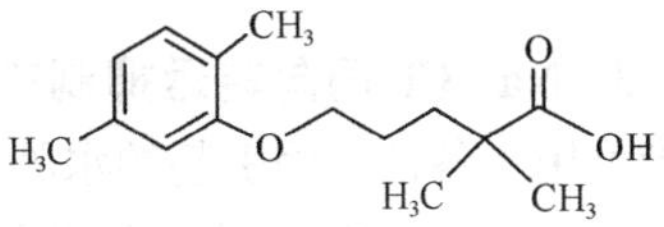　　　　　　　　硝酸异山梨酯

(五)抗心绞痛药物

本类药物中代表药物为硝酸异山梨酯,易于口腔黏膜吸收,属于长效硝酸酯类,舌下给药,抗心绞痛作用在 2~5 分钟后出现,维持 2 小时。其不良反应多继发于舒张血管作用,如面颈部潮红、搏动性头痛等,连续用药可出现耐受性等。

(六)抗血小板和抗凝药物

1. 抗血小板药物　主要有两个:一是氯吡格雷,选择性不可逆地与血小板膜上二磷酸腺苷(ADP)受体结合,从而抑制 ADP 诱导的血小板膜表面纤维蛋白原受体(GPⅡb/Ⅲa)活化,导致纤维蛋白原无法与该受体发生粘连而抑制血小板聚集。本品可预防缺血性脑卒中、心肌梗死等。二是替罗非班,与肝素联用,用于不稳定型心绞痛或非 Q 波心肌梗死患者,预防心脏缺血。

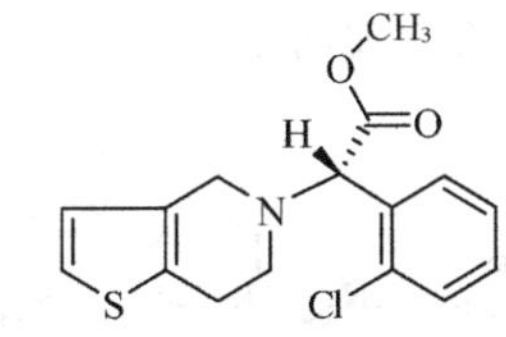

氯吡格雷 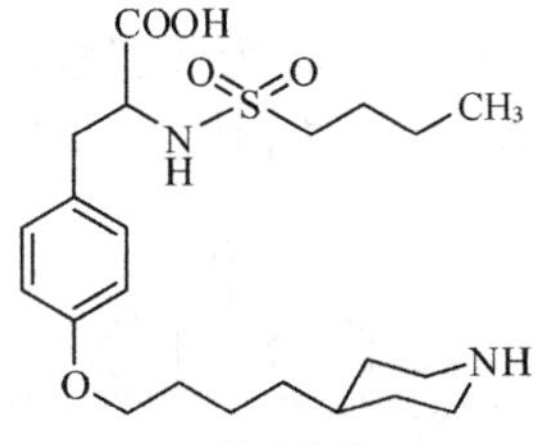　　　　　　　　替罗非班 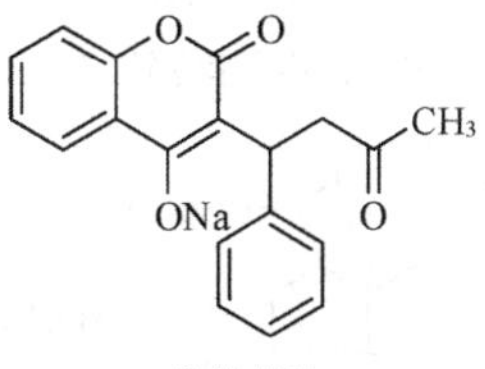　　　　　　　　华法林钠

2. 抗凝药物　其中代表药物为华法林钠,其结构与维生素 K 结构相似,为 VK 拮抗剂。本品用于治疗急性心肌梗死、肺栓塞及人工心脏瓣膜手术等发生的血栓栓塞性疾病,也用于治疗血栓栓塞性疾病,先用作用快的肝素,再用华法林钠维持治疗。

五、泌尿系统药物

(一)利尿药物

本类药物是作用于肾脏增加电解质和水排出而使尿量增多的一类药物。脱水药物是一类通过增加血浆渗透压,使组织细胞脱水而产生利尿作用的药物,又称渗透性利尿药物。

1. 碳酸酐酶抑制剂药物　其中代表药物为乙酰唑胺,为非典型的磺胺衍生物,其抑制碳酸酐酶的能力是磺胺药物的 1000 倍,用于青光眼。

2. Na^+-K^+-2Cl^-同向转运抑制剂药物　其中代表药物为呋塞米,系高效能利尿药物,用于心性水肿、肾性水肿、肝硬化腹水等。

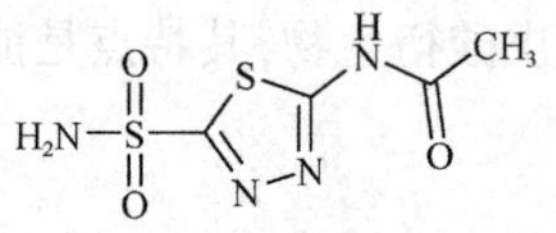

乙酰唑胺 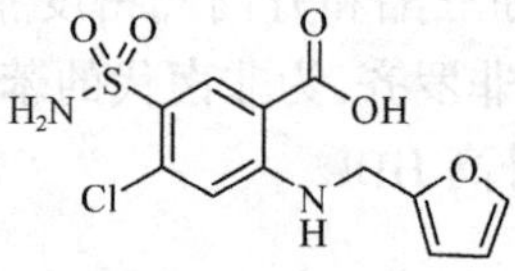　　　　　　　　　呋塞米 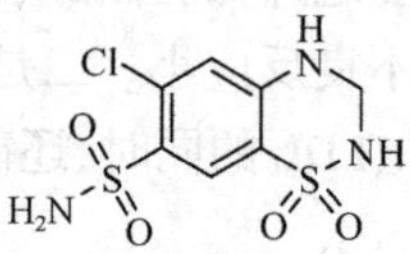　　　　　　　　　　氢氯噻嗪

3. Na⁺-Cl⁻同向转运抑制剂药物　主要有两个:一是氢氯噻嗪,兼有利尿和降压作用。前者可用于各种原因引起的水肿,后者为治疗高血压的一线药物,单独应用是治疗轻度高血压的首选药物;与其他抗高血压药物合用可治疗中、重度高血压。大剂量长期使用可引起低血钾症,应注意补钾或与保钾利尿药合用。二是氯噻酮,为临床上应用较广的利尿降压药物。

4. 肾内皮细胞钠通道阻滞剂药物　其中代表药物为氨苯蝶啶,为保钾利尿药,用于心力衰竭、肝硬化和慢性肾炎等引起顽固性水肿或腹水,亦用于对氢氯噻嗪或螺内酯无效患者。

5. 盐皮质激素受体拮抗剂药物　其中代表药物为螺内酯,为低效能利尿药物,用于醛固酮增多而引起的顽固性水肿。常与其他利尿药物合用以提高疗效,避免或减少血钾紊乱。

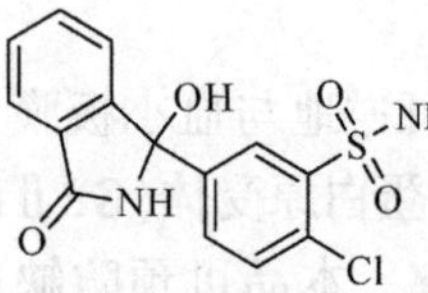

氯噻酮 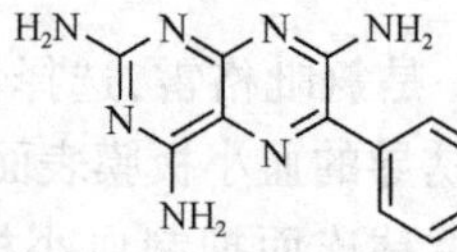　　　　　　　　　　氨苯蝶啶 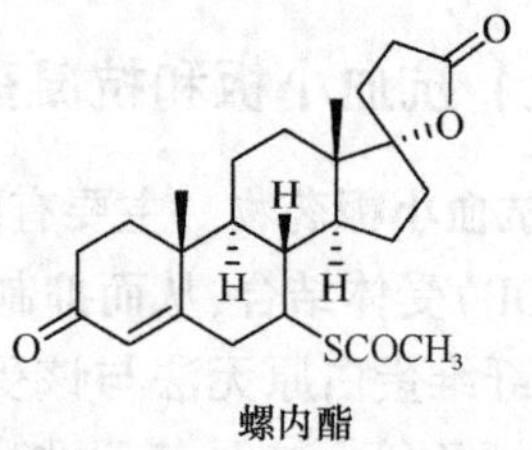　　　　　　　　　螺内酯

(二) 良性前列腺增生治疗药物

1. 5α-还原酶抑制剂药物　其中代表药物为非那雄胺,是很强的 5α-还原酶抑制剂,可以抑制该酶催化睾酮转化为二氢睾酮,这个药物用于治疗良性前列腺增生。

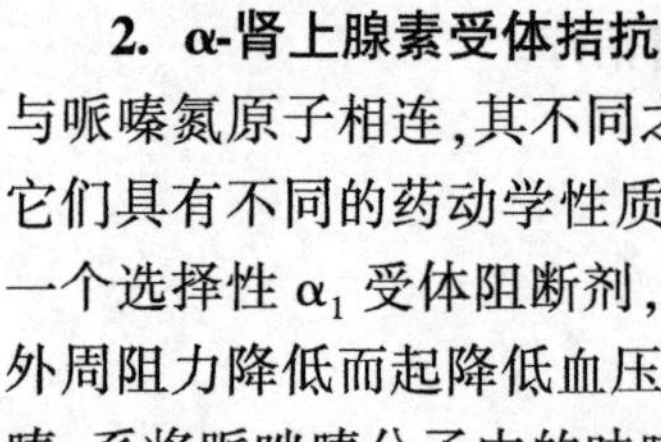

非那雄胺 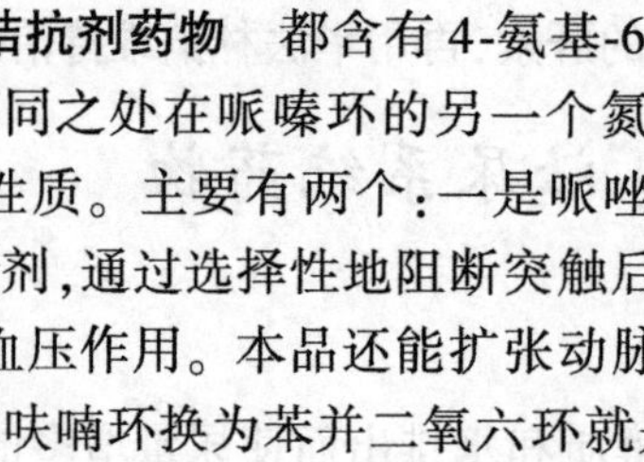　　　　　　　　　哌唑嗪 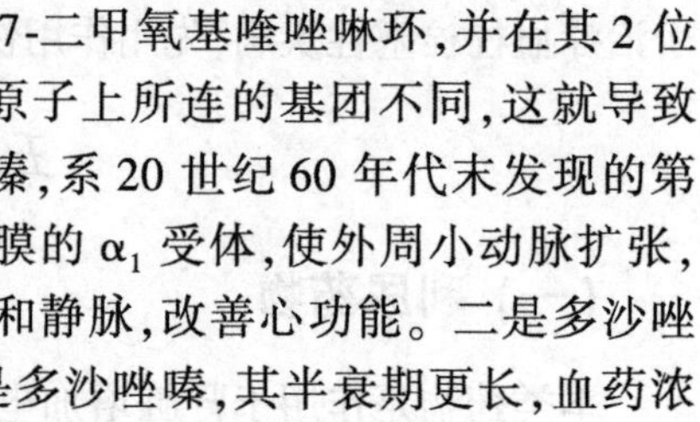　　　　　　　　　　多沙唑嗪

2. α-肾上腺素受体拮抗剂药物　都含有 4-氨基-6,7-二甲氧基喹唑啉环,并在其 2 位与哌嗪氮原子相连,其不同之处在哌嗪环的另一个氮原子上所连的基团不同,这就导致它们具有不同的药动学性质。主要有两个:一是哌唑嗪,系 20 世纪 60 年代末发现的第一个选择性 α₁ 受体阻断剂,通过选择性地阻断突触后膜的 α₁ 受体,使外周小动脉扩张,外周阻力降低而起降低血压作用。本品还能扩张动脉和静脉,改善心功能。二是多沙唑嗪,系将哌唑嗪分子中的呋喃环换为苯并二氧六环就是多沙唑嗪,其半衰期更长,血药浓度较低。

(三) 抗尿失禁药物

抗尿失禁药物主要有两个:一是奥昔布宁,为一种主要作用于副交感神经系统的药物,具有很强的平滑肌解痉作用、较强的镇痛作用、较弱的抗胆碱能作用及局部麻醉作用。本品用于尿急、尿频、尿失禁、夜间遗尿等疾病。二是托特罗定,为竞争性 M 胆碱受体阻滞剂,用于因膀胱过度兴奋引起的尿频、尿急或紧迫性尿失禁症状。

(四)性功能障碍改善药物

1. 5 型磷酸二酯酶抑制剂药物 主要有两个:一是西地那非,商品名为万艾可,系由美国辉瑞研发抑制 5 型磷酸二酯酶的一种口服治疗 ED 药物,用于勃起功能障碍及早泄,于 2000 年 7 月在中国上市。目前,本品对不同病因所引起的阳痿早泄,同房成功率都达 80% 以上,并经全球 2000 万人以上使用证实其安全。本品 25 ~ 60 分钟起效作用时间正好配合前戏所需的时间,将同房时间调整在最高药物浓度时间内进行,帮助夫妻双方都获得满意的性生活。二是伐地那非,作用与西地那非相似,其优点为用量少(仅需 20mg)、起效时间快、不良反应小,但因个体的差异,仍有不足 2% 的人会略感轻微头痛。本品具有溶于水和乙醇的特性,是目前做壮阳酒类、软胶囊及口服液的理想原料,其作用持续时间可达 6 小时以上。

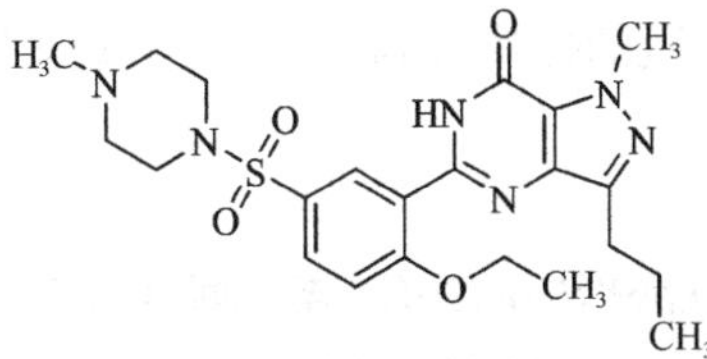

西地那非 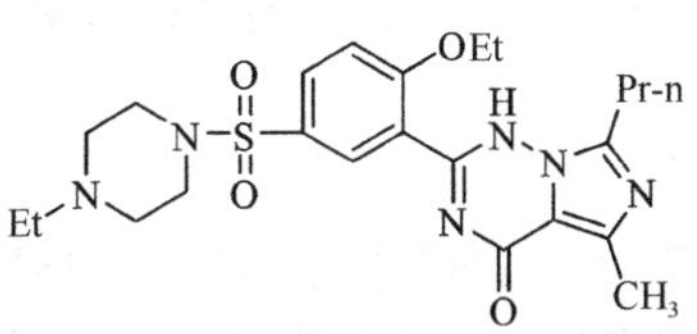　　　　　　伐地那非 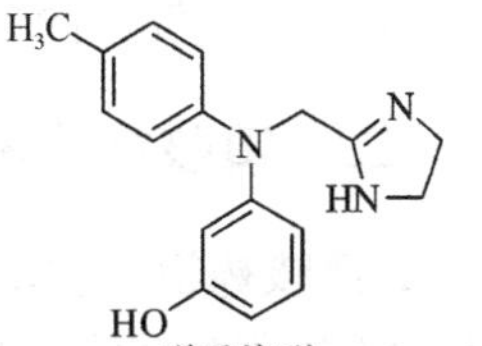　　　　　　酚妥拉明

2. α-受体拮抗剂药物 本类的代表药物为酚妥拉明,其结构为咪唑啉的衍生物,通过氢键、离子键及范得华力与 α 受体结合,但结合力弱,容易解离,故作用温和,维持时间较短;而且还与儿茶酚胺相互竞争受体,又称竞争性 α 受体阻断剂;由于分子中含有组胺的部分结构,故有较强的组胺样作用,表现为皮肤潮红、胃酸分泌增加、诱发溃疡病等不良反应。

六、呼吸系统药物

(一)平喘药物

1. 影响白三烯系统的药物 主要有两个:一是孟鲁司特,能有效地抑制 LTC、LTD 和 LTE 与 CysLT 受体结合所产生的生理效应,而无任何受体激动活性。本品适用于 15 岁及其以上成人以减轻季节性过敏性鼻炎引起的症状,并可预防和长期治疗哮喘。二是齐留通,能抑制机体生成白三烯,其作用机制是本品选择性的不可逆地抑制 5-脂质氧化酶的活性,而 5-脂质氧化酶是花生四烯酸转变为白三烯的合成酶,适用于成年人哮喘的预防和长期治疗。

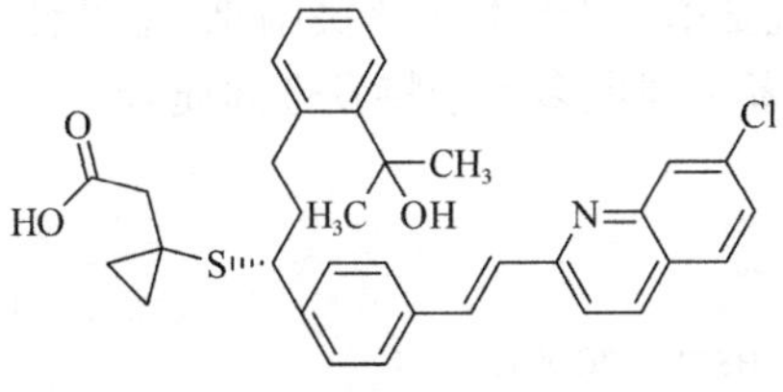

孟鲁司特 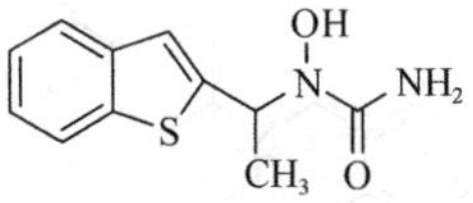　　　　　　齐留通 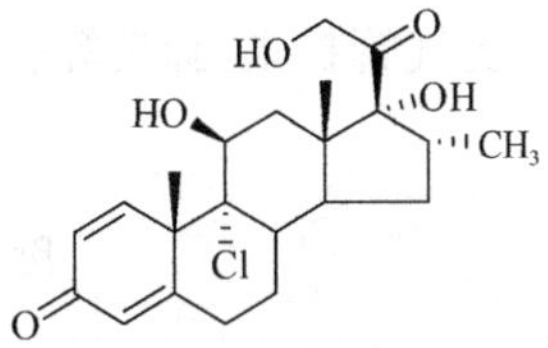　　　　　　倍氯米松

2. 肾上腺皮质激素类药物　主要有两个:一是倍氯米松,本品 17α、21-二丙酸酯的气雾吸入局部给药用于治疗哮喘和鼻炎。二是布地奈德,系具有高效局部抗炎作用的糖皮质激素,其作用是增强内皮细胞、平滑肌细胞和溶酶体膜的稳定性,抑制免疫反应和降低抗体合成,从而使组胺等过敏活性介质释放减少和活性降低,用于糖皮质激素依赖性或非依赖性的支气管哮喘和哮喘性慢性支气管炎患者。

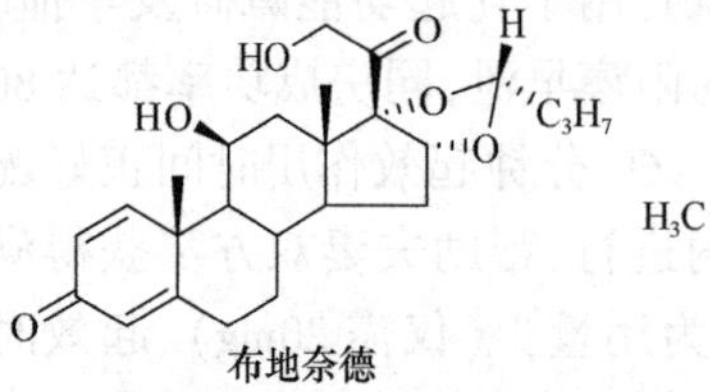

布地奈德 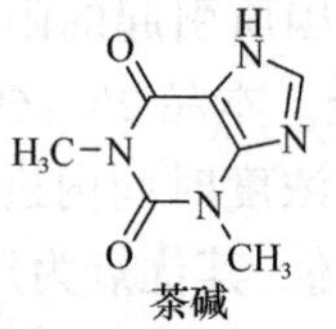　　　　茶碱 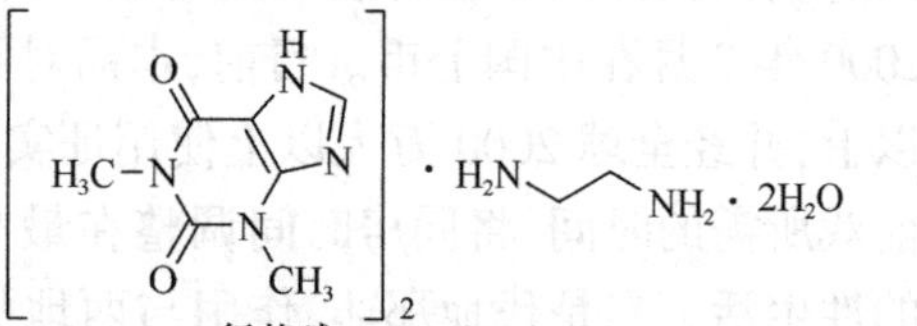　　　　氨茶碱

3. 磷酸二酯酶抑制剂药物　主要有两个:一是茶碱,系甲基嘌呤类药物,具有强心、利尿、扩张冠状动脉、松弛支气管平滑肌和兴奋中枢神经系统等作用,用于支气管哮喘、肺气肿、支气管炎等。二是氨茶碱,系茶碱和乙二胺形成的盐,增加茶碱水溶性。本品水溶液显碱性,可吸收空气中的二氧化碳析出茶碱。因其松弛平滑肌的作用较强,用于支气管哮喘。

(二) 镇咳祛痰药物

1. 镇咳药物　主要有三个:一是磷酸可待因,为中枢麻醉性镇咳药物,系吗啡 3-位酚羟基甲基化而制得的药物,它对延髓咳嗽中枢有直接抑制作用,镇咳作用强而迅速,但却弱于吗啡,仍有一定成瘾性,特别是在某些剂型的制剂、保存等过程中,若条件控制不合理,可能导致少量 3-位失甲基化生成吗啡,故磷酸可待因需限用。本品用于干咳及剧烈、频繁的咳嗽,有轻度成瘾性;口服或肌肉注射均吸收良好,主要在肝脏代谢,大部分以葡萄糖醛酸结合物形式经肾脏排出,少部分以原药形式排出体外。二是苯丙哌林,为非麻醉性镇咳药物,有双重镇咳作用,其作用机制主要是阻断肺-胸膜的牵张感受器产生的肺-迷走神经反射,同时对呼吸中枢也有抑制作用,故其镇咳作用兼具中枢性和末梢性双重机制,其作用比可待因强 $2 \sim 4$ 倍。三是喷托维林,为无成瘾性镇咳药物,系经麻醉呼吸道黏膜感受器而发挥镇咳作用。

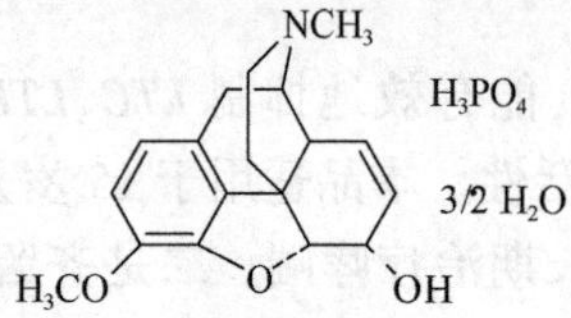

磷酸可待因 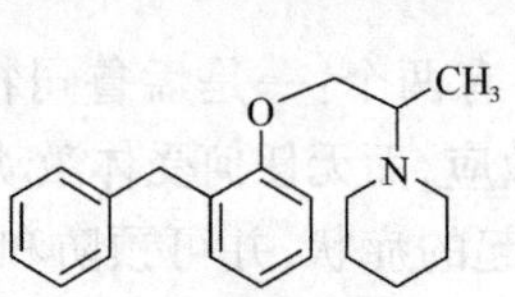　　　　苯丙哌啉　　　　喷托维林

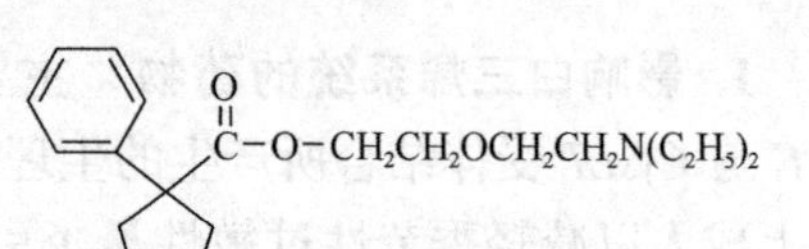

2. 祛痰药物　主要有两个:一是盐酸氨溴索,为祛痰药物,有良好的黏痰溶解作用及润滑呼吸道作用,可促进肺表面活性物质的分泌、呼吸液的分泌和纤毛运动等。本品用于急慢性呼吸道疾病、支气管分泌异常等。二是乙酰半胱氨酸,用于术后咳痰困难、急慢性支气管炎、支气管扩张、肺炎等引起痰液黏稠和咳痰困难者。现也多用于特发性间质肺。

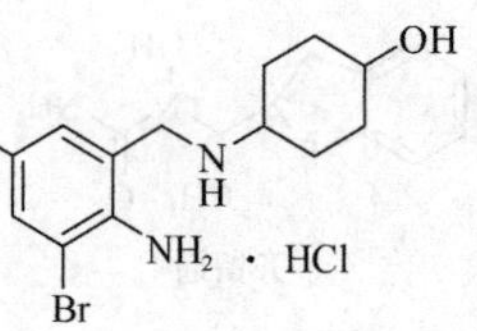

盐酸氨溴索　　　　乙酰半胱氨酸

七、消化系统药物

（一）抗溃疡药物

1. 组胺 H_2 受体拮抗剂药物　主要有三个：一是西咪替丁，为第一个上市的 H_2 受体拮抗剂，用于胃及十二指肠溃疡，对反流性食管炎、应激性溃疡均有效。本品与雌激素受体有亲和作用，长期应用可产生男子乳腺发育和阳痿、妇女溢乳等不良反应。二是盐酸雷尼替丁，抑制胃酸分泌的强度为西咪替丁的 5~8 倍，且不良反应小。本品具有速效和长效的特点。对 H_1 受体和胆碱能受体无拮抗作用，主要用于胃及十二指肠溃疡、术后溃疡、反流性食管炎等。三是法莫替丁，具有噻唑母核，作用强度比西咪替丁大 30~100 倍，比雷尼替丁大 6~10 倍，可能使噻唑环上的胍基增强与 H_2 受体的结合力。

2. 质子泵抑制剂药物　主要有两个：一是奥美拉唑，系第一个不可逆质子泵抑制剂，其作用为与质子泵以共价二硫键结合，产生不可逆抑制，能长期抑制胃酸分泌，但会诱导胃窦反馈机制，导致高胃泌素血症，有可能在胃体中引起内分泌细胞增生而形成胃癌，故在临床上不宜长期连续使用。本品于 1988 年由 Astra 公司在欧洲上市，其销售额迅速跃居首位，超过原排名第一的雷尼替丁，其成功的研制及其临床结果，是药物研究和药物治疗学上的一个重大进展。二是兰索拉唑，作用与奥美拉唑相似，其抑制胃酸分泌作用比奥美拉唑强 2~10 倍。

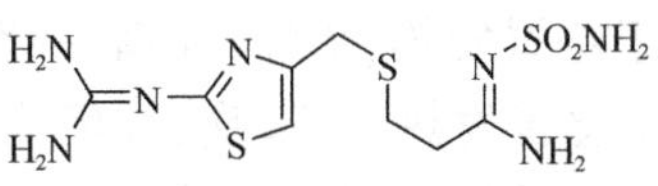

法莫替丁 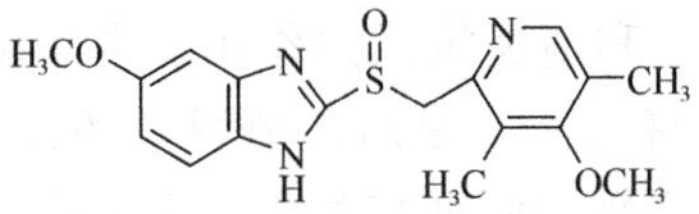　　　　奥美拉唑 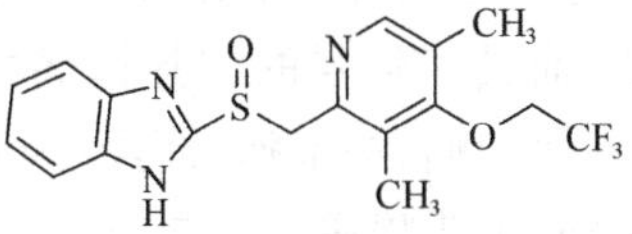　　　　兰索拉唑

（二）胃动力药和止吐药物

1. 胃动力药物　系为促使胃肠道内容物向前移动的药物，用于胃肠道动力障碍的疾病，如反流症状、反流性食管炎、消化不良、肠梗阻等。主要有三个：一是甲氧氯普胺，系第一个胃动力药物，为苯甲酰胺的类似物，但无局部麻醉和抗心率失常的作用。本品对胃肠的促动作用可治疗慢性功能性消化不良引起的胃肠运动障碍（包括恶心、呕吐等症）。其不良反应为锥体外系症状。二是多潘立酮，系外周 D_2 受体拮抗剂，有促进胃动力及止吐作用，可使胃排空速率加快，并抑制各种原因所致的恶心、呕吐等。本品用于由胃排空延缓、胃食管反流、慢性胃炎、食管炎引起的消化不良症状。三是盐酸伊托必利，系苯甲酰胺类的促动力药物，其作用是具有多巴胺 D_2 受体阻断和乙酰胆碱酯酶抑制双重活性，通过对 D_2 受体的拮抗作用而增加乙酰胆碱的释放，同时通过对乙酰胆碱酯酶的抑制作用来抑制已释放的乙酰胆碱分解，从而增强胃、十二指肠收缩力，加速胃排空，并有止吐作用。

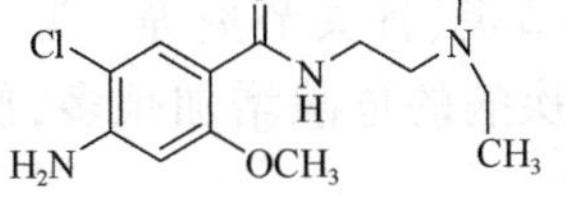

甲氧氯普胺 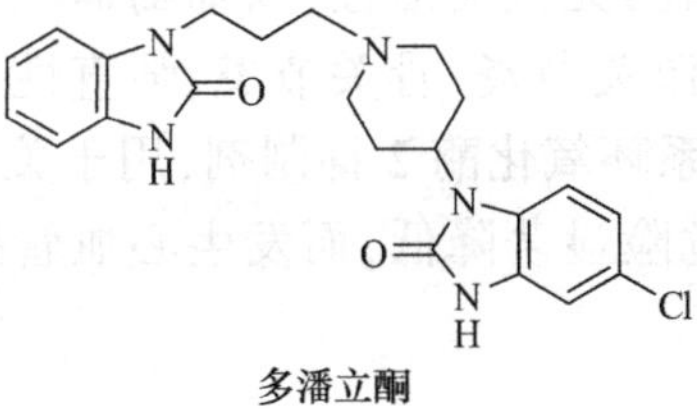　　　　多潘立酮 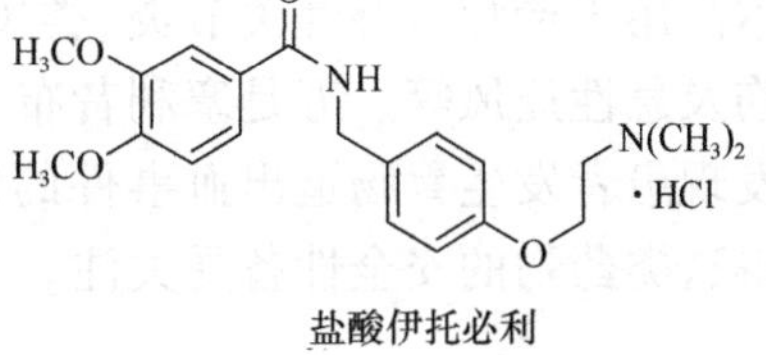　　　　盐酸伊托必利

2. 止吐药物 主要有两个:一是昂丹司琼,系最先上市的 5-HT$_3$ 拮抗剂类药物,其结构含有咔唑酮的母核,即吲哚并环己酮。二是格拉司琼,是一种高选择性的 5-HT$_3$ 受体拮抗剂,其作用机制是通过拮抗放疗、化疗及外科手术等因素引起中枢化学感受区及外周迷走神经末梢的 5-HT$_3$ 受体而抑制恶心、呕吐的发生。本品控制恶心和呕吐的选择性高,无锥体外系反应、过度镇静等不良反应,用于预防和治疗放疗、化疗及手术引起的恶心和呕吐。

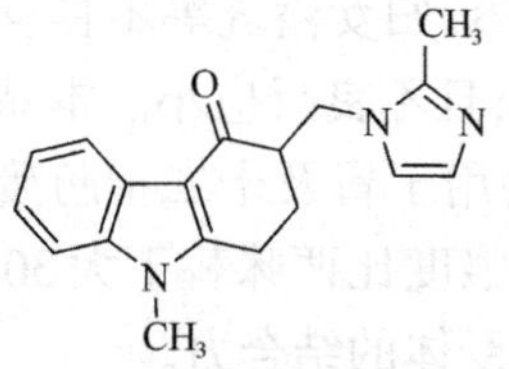

昂丹司琼 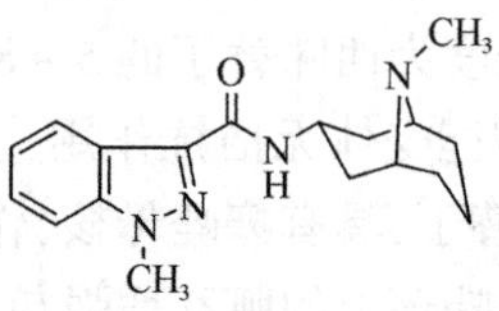　　　　　　　格拉司琼

八、影响免疫系统药物

(一) 非甾体抗炎药物

1. 解热镇痛药物 主要有三个:一是阿司匹林,系花生四烯酸环氧酶的不可逆抑制剂,其作用是使环氧酶活动中心的丝氨酸乙酰化阻断酶的催化作用,抑制前列腺素的生物合成,而具有较强的解热镇痛作用和消炎抗风湿作用。本品用于感冒发热、头痛、牙痛、神经痛、肌肉痛、关节痛、痛经、风湿痛等。二是对乙酰氨基酚,用于感冒发热、关节痛、神经痛、头痛、偏头痛等。三是贝诺酯,系阿司匹林和对乙酰氨基酚经拼合原理制成的前体药物,因分子中无游离羟基,对胃无刺激,用于风湿性关节炎及其他发热所引起的疼痛,尤其适用于儿童。

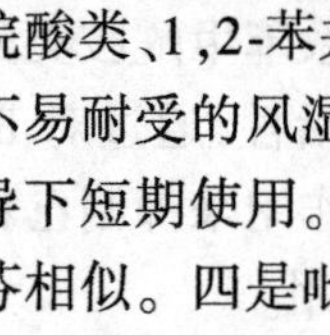

贝诺酯 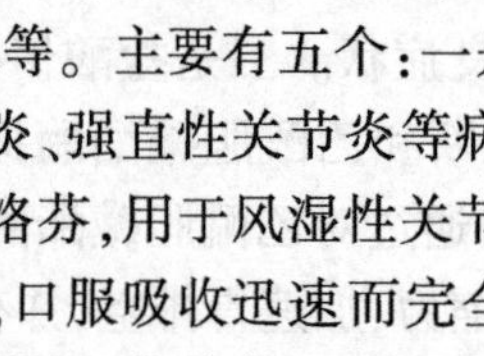　　　　　吲哚美辛 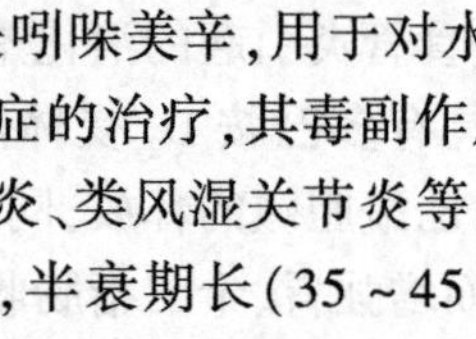　　　　　布洛芬 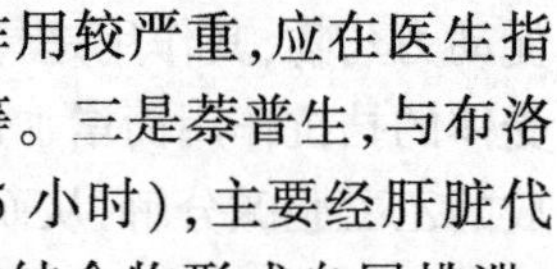　　　　　萘普生

2. 非甾体抗炎药物 可分为 3,5-吡唑烷二酮类、邻氨基苯甲酸类、吲哚乙酸类、芳基烷酸类、1,2-苯并噻嗪类等。主要有五个:一是吲哚美辛,用于对水杨酸类疗效不明显或不易耐受的风湿性关节炎、强直性关节炎等病症的治疗,其毒副作用较严重,应在医生指导下短期使用。二是布洛芬,用于风湿性关节炎、类风湿关节炎等。三是萘普生,与布洛芬相似。四是吡罗昔康,口服吸收迅速而完全,半衰期长(35~45 小时),主要经肝脏代谢,代谢产物为吡啶环的羟基化合物,无抗炎活性,以葡萄糖醛酸结合物形式自尿排泄。本品用于治疗风湿性关节炎、类风湿关节炎、骨关节炎、强直性脊柱炎、急性肌肉骨骼损伤及急性痛风等。五是塞利昔布,系环氧化酶 2 抑制剂,用于关节炎、骨关节炎等。近期发现患者发生胃肠道出血事件的危险显著降低,而发生心血管疾病的危险增加很多,使得这类药物的安全性备受关注。

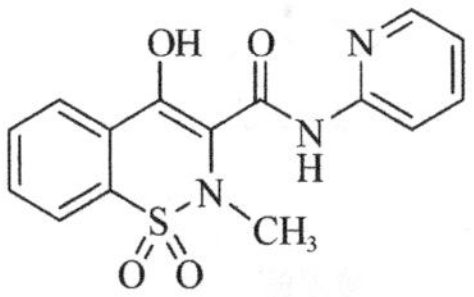

吡罗昔康 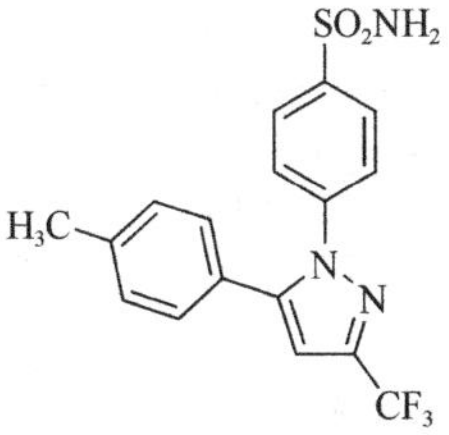　　　　塞利昔布 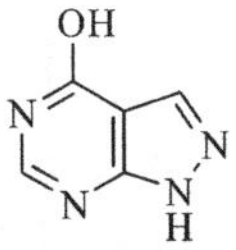　　　　别嘌醇 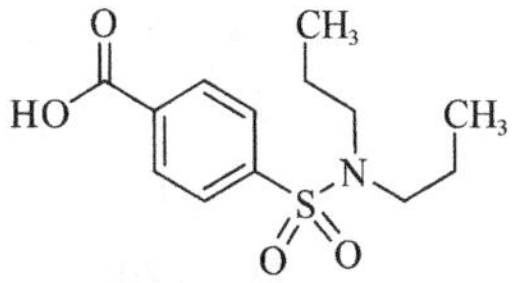　　　　丙磺舒

3. 抗痛风药物　　主要有两个:一是别嘌醇,主要用于发作间期和慢性期痛风、尿酸生成过多,对排尿酸药过敏或无效,特别适用于痛风石严重而肾功能尚好的患者。二是丙磺舒,其作用是抑制尿酸盐在肾小管的主动重吸收,增加尿酸盐排泄,降低血中尿酸盐浓度,减少尿酸沉积,防止尿酸盐结晶生成,减少关节损伤;并可促进已形成尿酸盐的溶解。本品口服后吸收迅速而完全,血浆蛋白结合率为65%~90%,主要与白蛋白结合。本品对磺胺类过敏及肾功能不全者禁用,不宜与水杨酸类药同服。

(二) 抗变态反应药物

自1933年法国Fourneau和Bovet从动物试验中发现哌罗克生(piperoxan)对由吸入组胺气雾剂引起的支气管痉挛有保护作用,迄今为止已开发出许多不同类型的 H_1 受体拮抗剂,按化学结构,可分为乙二胺类、氨基醚类、丙胺类、三环类、哌嗪类、哌啶类等。主要有三个:一是盐酸苯海拉明,系能竞争性阻断组胺 H_1 受体而产生抗组胺作用,用于皮肤、黏膜的过敏性疾病,对支气管哮喘的效果较差,须与氨茶碱、麻黄碱等合用。二是马来酸氯苯那敏,具有抗组胺作用强、用量少、不良反应和适用于小儿等特点。其用于过敏性鼻炎、皮肤黏膜过敏、荨麻疹、花粉症等,其不良反应有嗜睡、口渴、多尿等。三是西替利嗪,属于非镇静性抗组胺药物,系哌嗪类的优秀抗过敏代表药物,其作用是选择性作用于 H_1 受体,并且作用强而持久,但对 M 胆碱受体和5-HT 受体的作用极小,这是由于本品易离子化,不易透过血-脑脊液屏障,进入中枢神经系统的量极少所致。

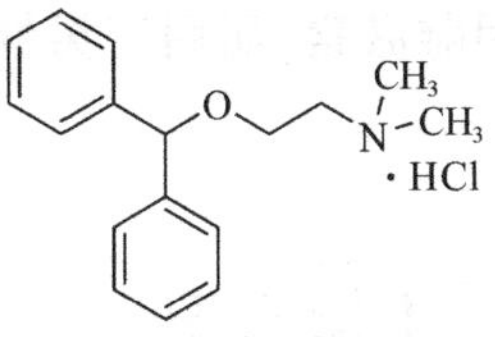

盐酸苯海拉明 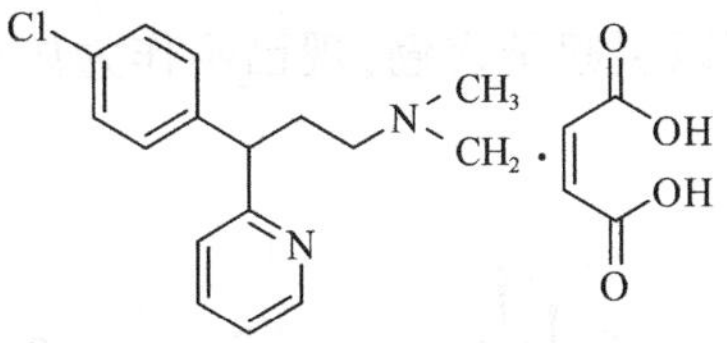　　　　　　马来酸氯苯那敏 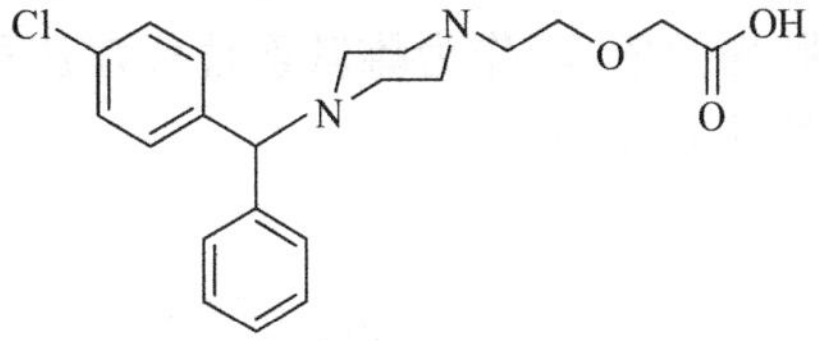　　　　　　西替利嗪

九、内分泌药物

(一) 肾上腺皮质激素类药物

肾上腺皮质激素药物主要有两个:一是氢化可的松,口服或肌肉注射给药,进入体内后,能在肝脏、肌肉及红细胞等部位迅速代谢失活,但在肝脏中代谢最快。常用其21-醋酸酯(醋酸氢化可的松)。二是醋酸地塞米松,用途广泛,用于肾上腺皮质功能减退、活动性风湿病、类风湿关节炎等疾病,并可作为急症用药治疗严重的支气管哮喘、皮炎和休克等。其不良反应低,但有满月脸、痤疮和神经兴奋等不良反应,其他还包括食欲亢进、体重增加和腹胀等。

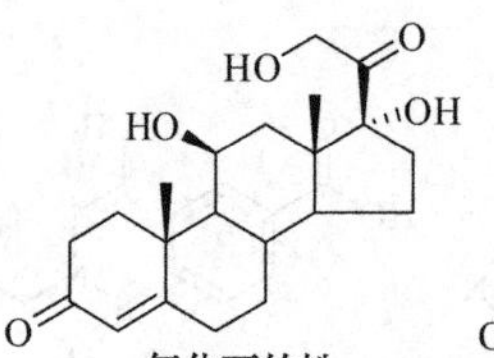

氢化可的松 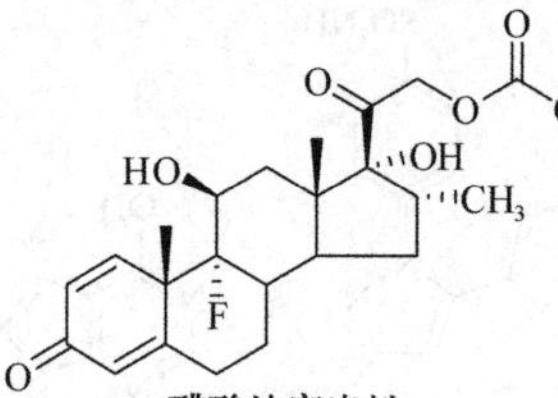   醋酸地塞米松 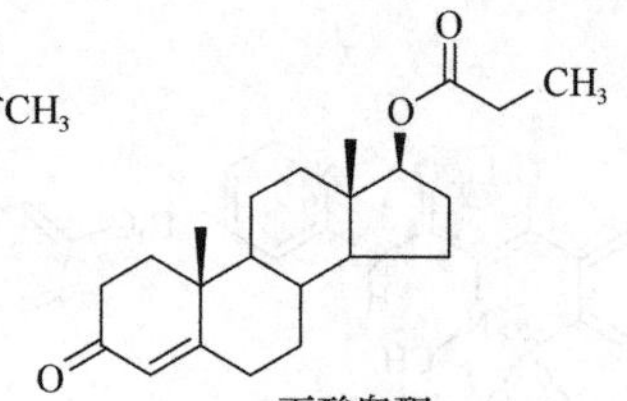   丙酸睾酮

(二) 性激素类药物和避孕药物

1. 雄激素类药物 主要有两个:一是丙酸睾酮,为睾酮的长效前体药物,肌肉注射 1 次可维持药效 2~4 天。二是苯丙酸诺龙,为蛋白同化激素类药物,既能增加从氨基酸合成蛋白质,又能抑制氨基酸分解生成尿素,并有促进体内钙质蓄积的功能。其同化作用较其他睾丸素类衍生物强大而持久,而男性激素作用却较小。本品主要用于蛋白质缺乏症,如严重灼伤、恶性肿瘤患者手术前后、骨折后不易愈合和严重骨质疏松症、早产儿生长发育显著迟缓等。

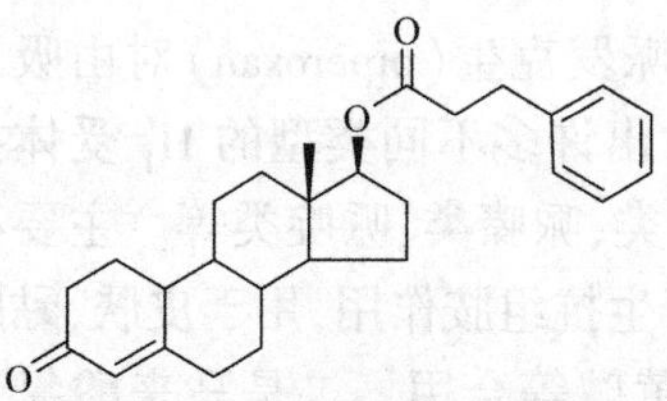

苯丙酸诺龙 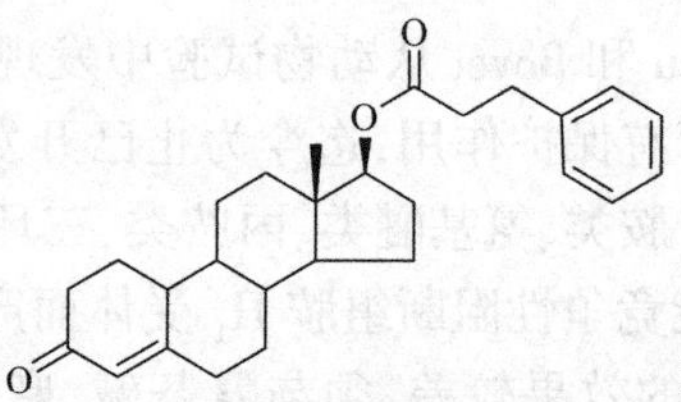   雌二醇 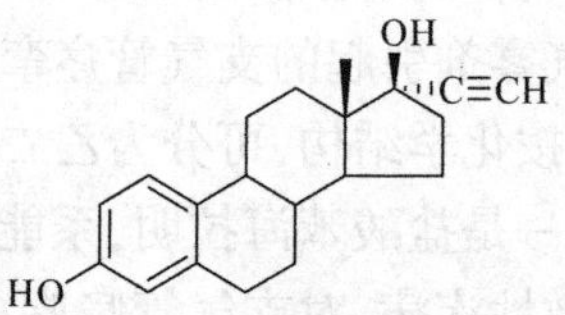   炔雌醇

2. 雌激素类药物 主要有三个:一是雌二醇,用于卵巢功能不全所引起的更年期障碍、子宫发育不全及月经失调等病症,以及与孕激素组成复方制剂(如复方甲地孕酮注射液由 25mg 甲地孕酮和 3.5mg 雌二醇组方),可以避孕。二是炔雌醇,为雌激素类药物,与孕激素类药物合用组成口服避孕制剂。三是己烯雌酚,为人工合成雌激素的代用品,用于闭经、更年期综合征、阴道炎及减少乳汁分泌。但应注意的是孕妇服用有引起新生儿肿瘤的危险,作为雌激素替代疗法可以引起子宫癌,现已不作为妇用雌激素,而用于男性的前列腺癌。

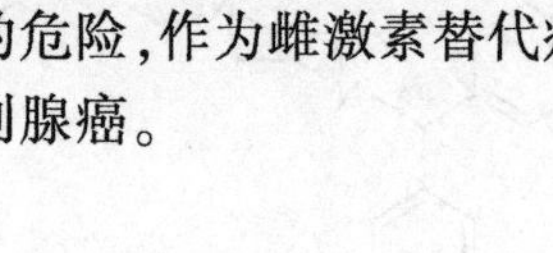

已烯雌酚 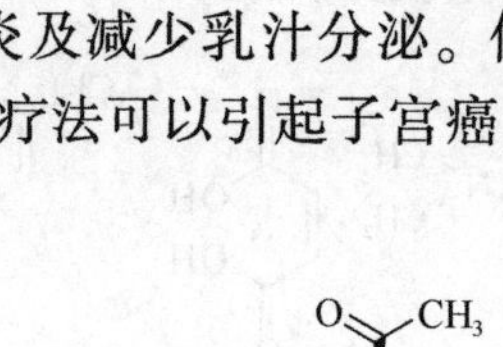   黄体酮 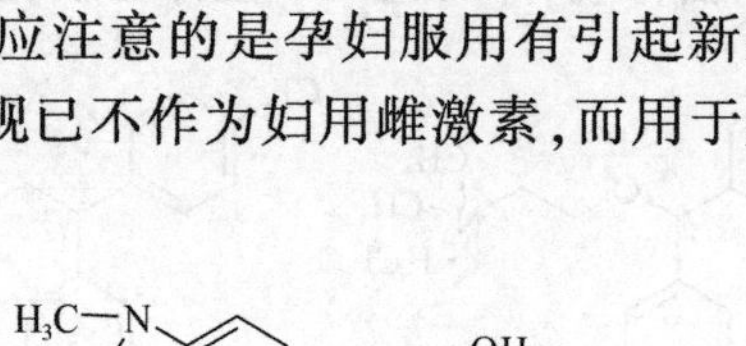   米非司酮

3. 孕激素类药物 主要有两个:一是黄体酮,又称孕酮,系由雌性动物卵泡排卵后形成黄体所分泌的孕激素,具有准备和维持妊娠的功能,也能与雌激素一起共同维持女性生殖周期及女性生理特征。本品用于黄体功能不足引起的先兆性流产和习惯性流产、月经不调等症,也可与雌激素配伍用作口服避孕药物。二是米非司酮,主要用于抗早孕。本品与前列腺素(PG)组成复方制剂,可接受性高,完全流产率高,不良反应低,是最佳的药物终止早孕方法。本品还可用于月经失调、紧急避孕和新型口服避孕药物等药物制剂。

（三）影响血糖的药物

1. 胰岛素　本品系由胰腺 β 细胞受内源性或外源性物质如葡萄糖、乳糖、核糖、精氨酸、胰高血糖素（glucogon）等刺激而分泌的一种多肽激素。它在体内起调节糖代谢作用，是治疗糖尿病的有效药物。其作用较快，降糖作用较好，对各型糖尿病都适用，尤其对 1 型糖尿病治疗是必需的。对 2 型糖尿病仅在病情严重、肝肾功能损害的患者需用胰岛素进行治疗。按作用时间，胰岛素的制剂可分为短效、中效和长效等三类。

2. 胰岛素分泌促进剂药物　主要有三个：一是格列吡嗪，系第二代磺酰脲类口服降糖药物，其作用是促进胰岛 β 细胞分泌胰岛素，抑制肝糖原分解并促进肌肉利用葡萄糖；此外还可改变胰岛素靶组织对胰岛素的敏感性。本品用于单用饮食控制治疗未能达到良好控制的轻、中度的非胰岛素依赖型患者。二是格列本脲，系第二代磺酰脲类口服降糖药物。其降糖作用比甲苯磺丁脲强 200～250 倍。本品口服后 30 分钟出现作用，持续作用时间 16～24 小时。本品用于饮食不能控制的轻、中度非胰岛素依赖型糖尿病患者，但易发生低血糖反应。三是瑞格列奈，其作用是于餐前服用可以刺激胰岛素快速和短暂释放，能显著控制用餐时引起的血糖浓度升高，为此又被称为"餐时血糖控制剂"。本品与磺酰脲类作用有类似的促进胰岛素的分泌机制，但不同之处主要表现在胰岛 β 细胞上结合的位点不同。

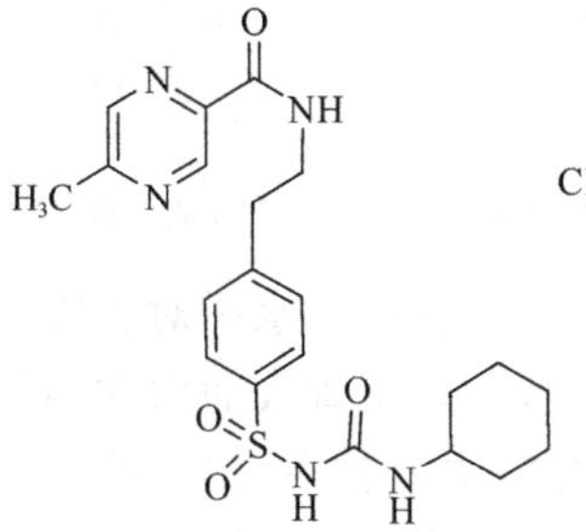

格列吡嗪 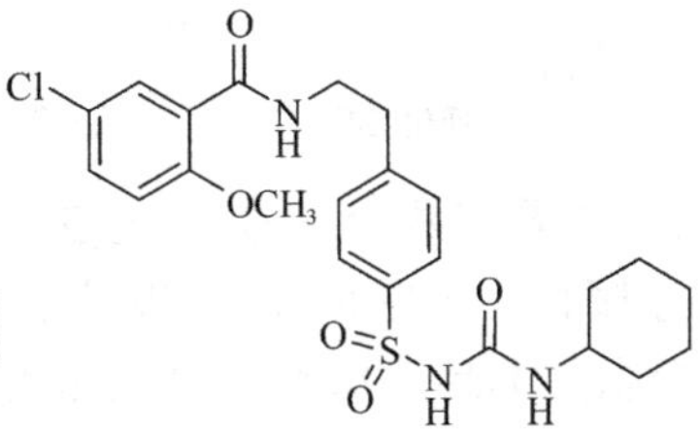　　　　格列本脲 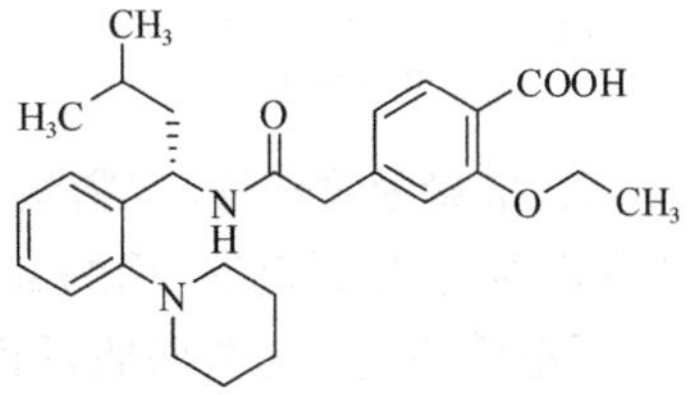　　　　瑞格列奈

3. 胰岛素增敏剂药物　主要有两个：一是盐酸二甲双胍，为双胍类口服降糖药物，其吸收快，但吸收率仅为 50%，约 2 小时达到血药浓度峰值，可持续作用 8 小时，几乎全部以原药形式由尿排出。因此肾功能不全者禁用，老年人慎用。本品用于成人非胰岛素依赖型糖尿病及部分胰岛素依赖型糖尿病；用于磺酰脲类药物治疗无效的多数幼年型糖尿病、瘦型糖尿病；还可以与其他类型的降糖药合用，产生协同效应。对肥胖型糖尿病患者，尚可利用其抑制食欲及肠吸收葡萄糖而减轻体重。二是吡格列酮，系一个口服有效的胰岛素增敏剂，其作用是与 PPAR γ 受体结合并激活该受体而调控一系列重要的生理过程。一方面激活的 PPAR γ 可以促进脂肪组织中某些与葡萄糖转运和利用相关基因的表达，如胰岛素受体和葡萄糖转运子-4（Glu T-4）等；另一方面可以抑制体内肿瘤坏死因子 α（TNFα）和瘦素（Leptin）分泌，减轻这两种蛋白产生的胰岛素抵抗，而降低血糖。本品用于经饮食控制和锻炼治疗效果仍不满意的 2 型糖尿病患者。本品可单独使用，也可与磺酰脲类或双胍类降糖药联合应用。

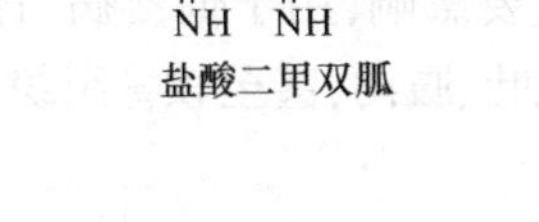

盐酸二甲双胍 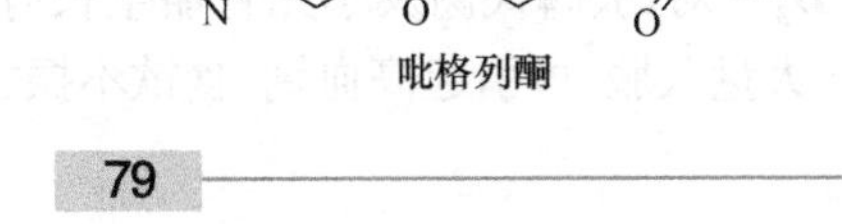　　　　吡格列酮

4. α-葡萄糖苷酶抑制剂药物 本类药物的代表为阿卡波糖,系第一个α-葡萄糖苷酶抑制剂,其作用是通过竞争性抑制肠道内的葡萄糖苷酶,降低碳水化合物分解生成葡萄糖,并减少和延缓其吸收,为此本品具有降低餐后高血糖和血浆胰岛素浓度的作用,可用于1型或2型糖尿病,亦可与其他口服降糖药或胰岛素联合用药。

(四)骨质疏松症治疗药物

1. 促进钙吸收药物 主要有两个:一是雷洛昔芬,对卵巢、乳腺雌激素受体有拮抗作用,但对骨骼雌激素受体则产生激动作用,用于骨质疏松症。二是骨化三醇,其作用与维生素 D_3 相似,用于绝经后及老年性骨质疏松症、肾性骨营养不良症(慢性肾衰竭,特别是进行血液透析或腹膜透析的患者)、手术后甲状旁腺功能低下、特发性甲状旁腺功能低下、假性甲状旁腺功能低下、维生素 D 依赖性佝偻病、低血磷性抗维生素 D 型佝偻病等。不良反应类似于维生素 D_3 过量的症状,即高血钙症综合征或钙中毒。

雷洛昔芬　　骨化三醇　　阿仑膦酸钠　　依替膦酸二钠

2. 抗骨吸收药物(双膦酸盐类) 主要有两个:一是阿仑膦酸钠,在细胞水平对骨吸收部位特别是破骨细胞作用的部位有亲嗜性。正常情况下,破骨细胞黏附于骨表面但并不粗糙,而粗糙的边缘是骨吸收活跃的标志。本品不影响破骨细胞的聚集或黏附,但能抑制破骨细胞的活性。本品用于治疗绝经后妇女的骨质疏松症;预防髋部和脊柱骨折(椎骨压缩性骨折);用于男性骨质疏松症以增加骨量。二是依替膦酸二钠,为骨代谢调节药物。其作用对体内磷酸钙有较强的亲和力,能抑制人体异常钙化和过量骨吸收,减轻骨痛;降低血清碱性磷酸酶和尿羟脯氨酸的浓度;在低剂量时可直接抑制破骨细胞形成及防止骨吸收,降低骨转换率,增加骨密度等,达到骨钙调节作用。

十、维生素类药物

本类药物包括脂溶性维生素和水溶性维生素两类药物,前者易溶于大多数有机溶剂而不溶于水,在食物中与脂类共存,并一同被吸收,由于其排泄较慢,易在体内蓄积,故摄入过多会引起中毒。常用药物有维生素 A、维生素 D、维生素 E、维生素 K 等。后者易溶于水,在清洗、加工和烹调食物的过程中易损失,在体内代谢快,仅有少量储存,易排出体外,过量摄入不易引起蓄积中毒。常用药物有 B 族维生素和维生素 C 等。

1. 维生素 A 醋酸酯 用于治疗维生素 A 缺乏症,如夜盲症、眼干燥症、角膜转化症和皮肤粗糙等。本品一般无毒性,但长期大剂量应用可引起维生素 A 过多症,甚至发生急性或慢性中毒,主要表现为食欲不振、皮肤发痒、毛发干枯、脱发、易激动、颅内压增高等。

2. 维生素 D_3 对钙、磷代谢及小儿骨骼生长有重要影响,用于佝偻病、骨软化症和婴儿手足搐搦症等。大量久服,可引起高血钙、食欲不振、呕吐、腹泻,甚至软骨组织异位钙化等。

3. 维生素 E 醋酸酯　主要用于习惯性流产、先兆流产、不育症、进行性肌营养不良、早产儿溶血性贫血等;还可用于心血管疾患、延缓衰老等。但长期过量服用本品,可引起胃肠道反应、头痛、头晕、性功能障碍、血栓性静脉炎、下肢水肿等不良反应。

4. 维生素 K_1　其作用是在肝脏参与凝血因子 II、VII、IX、X 前体物中的谷氨酸羟化,用于维生素 K 缺乏引起的各种出血;还可用于解痉、止痛(如胆绞痛)等。

5. 维生素 B_1　其作用是与体内焦磷酸结合成辅羧酶,参与糖代谢中丙酮酸和 α-酮戊二酸的氧化脱羧反应。缺乏时,氧化受阻形成丙酮酸、乳酸堆积,并影响机体能量供应。本品用于脚气病的防治及各种疾病的辅助治疗(如全身感染、高热、糖尿病和妊娠期)。

6. 维生素 B_2　其作用是在体内必须经磷酸化,生成黄素单核苷酸(FMN)和黄素腺嘌呤二核苷酸(FAD),才具有生物活性,作为辅酶参与氧化还原代谢。本品用于维生素 B_2 缺乏所引起的口角炎、唇炎、舌炎、眼结膜炎和阴囊炎等。

7. 维生素 B_6　其作用是与体内 ATP 经过酶的作用,生成具有生理活性的磷酸吡多醛和磷酸吡多胺。它们是某些氨基酸的氨基转移酶、脱羧酶及消旋酶的辅酶,参与许多代谢过程。用于妊娠呕吐、放射病及抗癌药所致的呕吐、异烟肼中毒、婴儿惊厥、脂溢性皮炎及痤疮等。

8. 维生素 C　其作用是在体内与去氢维生素 C 形成可逆的氧化还原系统(在生物氧化及还原作用中和细胞呼吸中起重要作用)。本品可降低毛细血管的通透性,降低血脂,增加机体对感染的抵抗力,参与解毒功能,并且有抗组织胺及阻止致癌物质(亚硝胺)生成的作用。本品可用于坏血病、肝硬化、急性肝炎及砷、汞等慢性中毒时肝脏损害;大量静脉注射用于治疗克山病;还用于治疗贫血、过敏性皮肤病、高脂血症和感冒等。

第五章

中药制药

第一节 中 药 学

一、基 本 概 念

1. 中药学 系指阐述中药基本理论和临床应用的学科,是中医药各学科的基础。

2. 中药学的内容 主要包括中药和中药学的概念;中药的起源、发展、产地、采集,药材的概念;中药炮制的概念、目的与方法;中药药性的概念、中药治病的机制,中药配伍的目的、原则及药物四气五味、归经和升降沉浮的概念、中药配合应用规律;用药禁忌的概念及主要内容;用药剂量与用法,剂量与疗效的关系,确定剂量的依据等内容。

3. 本草 其含义为"诸药草类最多,诸药以草为本",意即在中医中使用最普遍而又多的植物性药材,所以古来相沿把药学称为"本草"。

4. 本草学 系指古人经过千百年实践和总结而积累起来的植物性药材医疗经验。随着西方医药学在我国的传播,本草学遂逐渐改称为"中药学"。

5. 本草学的发展 其发展可用代表性著作诠释:①《神农本草经》是中国最早的本草学专著,出现于汉代,该书共载药物 365 种。②《本草经集注》系由南朝齐梁时期陶弘景在《神农本草经》基础上将新发现的几百种药物整理编撰而成。③《新修本草》可以被看做是由唐代官方组织李绩、苏敬等人编订的政府颁行的第一部"药典"。④《经史证类备急本草》由宋代唐慎微编撰,对宋代以前本草学成就进行了系统的总结,一直是本草学研究的范本。⑤《本草纲目》由明代李时珍著成,该书 52 卷,共载药物 1892 种,绘图 1160 幅,这一巨著对中国医药学发展有着重大的贡献。⑥《本草纲目拾遗》由清代赵学敏所著,其特色是进一步补充修订了《本草纲目》的不足。⑦《中华本草》由国家中医药管理局组织编著,是迄今为止所收药物种类最多的一部本草专著,共 35 卷,2400 万字,共收入中医药物达 8980 味,最后完成的"民族药卷"部分共计约 716 万字,分为"藏药卷"、"蒙药卷"、"维吾尔药卷"、"傣药卷"和"苗药卷"5 卷,体现出了民族药学的现代研究状况。全书具有极高的学术参考价值。它代表了当代中医药研究的水平。

6. 现代中药 系指在中医药理论指导下所使用的所有药物,其包括植物药物、动物药物、矿物药物,以及提纯的部分植物化学成分等。

二、中药材的产地、采收和贮藏

1. 中药材的产地 传统中药材产地以我国为主,也包括部分西亚、中亚、南亚和非洲等地区,其质量优劣受自然条件如水土、气候、日照等生态环境的影响,各地所产差异很大,这逐渐形成"道地药材"概念,因此各种药材生产,其产量和质量等都有一定地域性。

2. 道地药材 系指来自传统产区质量好而疗效高的中药材,又称地道药材。著名的道地药材如四川的黄连、川芎、附子、贝母;东北的人参、细辛、五味子;云南的三七;山东的阿胶;宁夏的枸杞;甘肃的当归;山西的党参等。

3. 中药材的采收 因中药材在生长周期中不同阶段所含的化学成分有差异,为此,采收时应根据不同药用部分(植物的根、茎、叶、花、果实、种子或全草等生长成熟时期,动物捕捉与加工时期),有计划地采收,这样才能得到品质好和产量高的中药材,以保证药物的供应和疗效。同时还应考虑到采收季节、天气、时间、方法等对其质量优劣有直接影响的因素。

4. 中药材的粗加工处理 主要包括去泥沙、清洁、洗净、切成段(或片、块)、干燥(日光下晒干,或阴干,或烘干)等。

5. 中药材的储藏 ①一般情况下,药物可储藏在冷暗干燥处,库房须保持清洁干燥、防虫、腐烂或鼠侵蚀,仍须勤翻晒。②剧毒药物应按照相关规定储藏保管,防止发生事故。③对易生虫蛀或容易受潮走油的某些药物如前胡羌活、独活、当归等,以防霉蛀变质。

三、中药的炮制

1. 炮制 系指在中医药理论指导下将中药材加工制成饮片的过程,又称炮炙。

2. 炮制的目的 主要有六个方面:一是消除或减少中药的毒性或烈性:如制川乌、姜半夏、胆南星、米炒斑蝥、制巴豆霜、水飞朱砂、砂炒马钱子、醋制甘遂、芫花等。二是消除或减少中药的副作用或不良反应:如柏子仁制霜、大黄酒制、苍术和枳壳麸炒、麻黄蜜制等。三是改变中药的性能:如地黄生用性寒凉血,蒸制成熟地则微温而补血;何首乌生用润肠通便、解疮毒,制熟能补肝肾、益精血;蒲黄生用性滑,活血化瘀,炒炭后性涩,止血;甘草性凉,清热解毒,蜜炙后性温,能补中益气,莱菔子生升熟降等。四是增强中药疗效:如醋制延胡索、蜜炙款冬花、紫菀、羊脂炙淫羊藿、研制知母、黄柏等。五是便于制剂和储藏:如各类药材切成规定大小的片、段、块,便于取药均匀及适合煎煮;矿物类药材煅、研成细粉等。六是使中药洁净、矫味矫臭、便于服用:如清除药材中的泥沙、杂质和非药用的部分;有些动物类药材需要腥味,如酒制乌梢蛇、紫河车、麸炒僵蚕等。

3. 炮制的方法 常见的炮制方法有洗、漂、水飞、煅、炒、煨、蒸、煮、燀、淬等。

四、中药的性能

1. 中药的性能 系指与治疗作用有关中药的性质和功能。

2. 中药的性能理论 又称药性理论。它既是中药功效的高度概括,也是认识中药功效和应用中药的理论基础,主要涉及中药的四气、五味、升降浮沉、补泻、归经、有毒无毒等。

3. 四气 系指中药具有寒、凉、温、热四种不同的药性。在中医药理论上,寒凉属阴,温热属阳,二者相对;在程度上,凉次于寒,温次于热,另外有大热、大寒、微温、微凉之别。中药系通过寒、热、温、凉药性来调节人体寒热变化,纠正人体阴阳的失衡。

4. 五味 泛指中药的辛、甘、酸、苦、咸五种味道。①辛味能散、能行、能发散、行气、活血,不良作用为耗气伤阴。②甘味能补助、能缓、能和、补虚、和中、缓急、调和,不良作用为腻膈碍胃、令人中满。③酸味能收、能涩,有收敛固涩作用,不良反应为收敛邪气。④苦味能泄、能燥、能坚,不良作用为伤津、伐胃。⑤咸味能软、能下,有软坚散结、泻下通肠作用,不良作用为伤脾胃。

5. 归经 系指中药作用的定位,其中"归",意即归属,系指中药作用的归属,"经"意即人体的脏腑经络。按中医理论,系将中药作用与人体脏腑经络密切联系起来,以阐明中药选择作用于机体的部位,为临床辨证用药提供依据。

6. 升降沉浮 系指中药作用于人体的四种趋向。①升浮:其药性趋于向上向外,具有升阳举陷、发散表邪、宣毒透疹、涌吐开窍等作用。升浮性中药系指温性、热性及味辛、味甘的中药,可用于病势下陷的。②沉降:其药性趋于向下向内,具有清热泻下、潜阳息风、降逆止呕、止呃、利水渗湿、重镇安神、降气平喘等作用。沉降性中药系指凉性、寒性及苦味、酸味、咸味的中药,可用于病势逆上的。

7. 毒性 系指中药对机体产生的不良影响及损害,也指中药的偏性,有大毒、常毒、小毒和无毒之别,涉及脏腑损伤、功能障碍、死亡等。传统中药毒性概念与现代内涵是不同的。

五、中药的应用

1. 中药用法 应涉及中药的配伍及其原则、禁忌、剂量和服法等几项内容。

2. 中药用药的形式 可分为中药单行和中药配伍两种形式,前者系指治疗简单疾病仅用单味中药的方式。后者系按病情需要和药性特点有目的选择性地将两种以上中药合用的方式。其药物之间存在六种关系:一是相须,系指性能功效相似中药合用可增强原疗效的配伍方式。例如,石膏与知母配伍,能明显地增强清热泻火的治疗效果;大黄与芒硝配伍,能明显增强攻下泻热的治疗效果。二是相使,系指以辅药可提高主药功效的配伍方式。例如,清热泻火的黄芩与攻下泻热的大黄配合时,大黄可提高黄芩清热泻火的治疗效果。三是相畏与相杀,系指一种中药能减轻或消除另一种中药毒性的配伍方式。例如,生姜减轻和消除生半夏和生南星毒性,即生半夏和生南星畏生姜;或生姜杀生半夏和生南星的毒性。十九畏——硫黄畏朴硝,水银畏砒霜,狼毒畏密陀僧,巴豆畏牵牛,丁香畏郁金,川乌、草乌畏犀角,牙硝畏三棱,官桂畏石脂,人参畏五灵脂。四是相恶,系指一种中药能降低甚至消除另一种中药原功效的配伍方式。例如,人参恶莱菔子,因莱菔子能削弱人参的补气作用。五是相反,系指两种药物合用能产生或增强毒性反应或不良反应的配伍方式。例如,十八反——甘草反甘遂、大戟、海藻、芫花;乌头反贝母、瓜蒌、半夏、白蔹、白及;藜芦反人参、沙参、丹参、玄参、细辛、芍药。

3. 中药配伍禁忌 系指应避免产生毒副作用或降低和破坏中药疗效的选药组方配伍,其包括相恶、相反、十九畏、十八反。

4. 妊娠用药禁忌 系指孕妇在妊娠期间应尽量避免合用影响胎儿的中药配伍方式。该类药物可分为禁用药物和慎用药物两类,前者多系剧毒药,或药性作用峻猛之品,以及堕胎作用较强的药物,而后者主要是活血祛瘀药物、行气药物、攻下药物、温里药物中的部分药物。

5. 饮食禁忌 服药时饮食禁忌有:常山忌葱;地黄、何首乌忌葱、蒜、萝卜;薄荷忌鳖肉;茯苓忌醋;鳖甲忌苋菜;以及蜜反生葱等。一般来说,在服药期间,凡属生冷、油腻、腥味、烟酒等不易消化及有特殊刺激性的食物,都应根据需要予以避免。

六、中药的分类

按功能,中药可分为解毒药物、清热药物、理气药物、活血化瘀药物等。

1. 解表药物 系指能疏肌解表、促使发汗,用以发散表邪、解除表症的药物。根据解表药的性能,可分为发散风寒、发散风热两类。

(1)辛温解表药物:本类药物性味多属辛温,辛以发散,温可祛寒,故以发散风寒为主要作用,又称发散风寒药物。

药名/药用	性味/归经/功效	临床应用/用量用法
麻黄/麻黄科草麻黄等的草质茎	辛、微苦,温/肺、膀胱/发汗解表,宣肺平喘,利水	用于外感风寒、恶寒发热、头身疼痛、无汗脉浮紧等表实证,常与桂枝相须用。用于喘咳实证,如寒邪咳喘,配杏仁、甘草同用。用于水肿兼有表证,恶寒发热,脉浮等,配白术、生姜等同用/2~9g,煎服
紫苏/唇形科紫苏的茎叶	辛,温/肺、脾/发汗解表,行气宽中,解鱼蟹毒	用于感冒风寒,常配生姜、香附、陈皮等。用于胸闷、呕恶等症,常配藿香、砂仁、陈皮等。此外,本品能行气安胎/3~9g,煎服
防风/伞形科防风的根	辛、甘,微温/膀胱、肝、脾/解表祛风,胜湿,止痉	用于感冒风寒及感冒风热症,与荆芥作用相仿,故两药往往配合应用。用于风湿痹痛,防风能祛风湿而止痛,常配合羌活、防己等/3~9g,煎服
羌活/伞形科羌活或宽叶羌活根及茎	辛、苦,温/膀胱、肾/祛风解表,祛风湿,止痛	用于感冒风寒、发热恶寒等症,常配防风、白芷等药。用于风湿痹痛、头痛等,可配防风、独活等。对于头痛病症,多配合川芎、细辛等/3~9g,煎服
细辛/马兜铃科北细辛等的全草	辛,温/心、肺、肝、肾/发散风寒,祛风止痛,温肺化饮	用于感冒风寒、发热恶寒、头痛身痛、鼻塞等,常与羌活、荆芥、川芎等同用。用于头痛、齿痛、风湿痹痛,配羌活、白芷、川乌、草乌等。用于痰多咳嗽,常与干姜、半夏等配伍/1~3g,煎服,外用适量

(2)发散风热药物:其性味多为辛凉,发汗作用较为缓和,用于外感风热初起,发热恶寒,而以口渴,有汗或无汗,咽喉肿痛,舌苔薄白而干或薄黄,脉浮数等热象为比较突出的表症。

药名/药用	性味/归经/功效	临床应用/用量用法
薄荷/唇形科薄荷的茎叶	辛,凉/肺、肝/疏散风热,清利咽喉,透疹	用于感冒风热、温病初起有表症者,常与荆芥、桑叶、菊花、牛蒡子等配合;若风寒感冒,身不出汗,可配合紫苏、羌活等。用于咽喉红肿疼痛,常配合牛蒡子、马勃、甘草等。用于麻疹透发不畅,可配合荆芥、牛蒡子、蝉衣等/3~6g,煎服,宜后下
牛蒡子/菊科牛蒡的成熟果实	辛、苦,寒/肺、胃/疏散风热,祛痰止咳,清热解毒	用于外感风热、咽喉红肿疼痛,常配合桔梗、银花、连翘等。用于麻疹透发不畅,配升麻、葛根、蝉蜕、薄荷等。用于咳嗽咳痰不畅,可配荆芥、桔梗、甘草等/3~9g,煎服
菊花/菊科菊的头状花序	甘、苦,微寒/肺、肝/疏散风热,明目,清热解毒,平肝阳	用于外感风热、发热、恶寒、头痛等症,常配桑叶同用。用于目赤肿痛,常配合蝉衣、蒺藜、生地、枸杞子等。用于疮痈肿痛等症,常与地丁草、蒲公英等清热解毒之品配合。用于肝阳上亢引起的头晕、目眩、头胀、头痛等症,往往与珍珠母等配伍/5~9g,煎服

药名/药用	性味/归经/功效	临床应用/用量用法
葛根/豆科粉野葛或甘葛藤的根	甘、辛,平/脾、胃/解表,透疹,生津,止泻	用于感冒、发热、恶寒、无汗、项强等症,与柴胡等配伍可用于表热症;与麻黄、桂枝、芍药同用治风寒表症。用于麻疹透发不畅。常与升麻等配合。用于胃热口渴等症,可配麦冬、天花粉等。用于脾虚泄泻、湿热泻痢等症常配合党参、白术或黄连、黄芩等/9～15g,煎服
柴胡/伞形科北柴胡等的根及根茎	苦,平/心包络、肝、三焦、胆/解表,退热,疏肝解郁,升举阳气	用于感冒、发热等症,常与葛根、羌活等同用。用于寒热往来等症,常与黄芩、半夏等同用。用于肝气郁结、胁肋疼痛、月经不调等症,可与当归、白芍、香附、郁金等同用。用于气虚下陷、久泻脱肛、子宫下垂等症,配党参、黄芪等补气药物/3～9g,煎服

2. 清热药物 凡以清解里热为主要作用的药物,其都是药性寒凉,可分为以下六类。

(1) 清热泻火药物:能清解气分实热,清热作用较强。

药名/药用	性味/归经/功效	临床应用/用量用法
知母/百合科知母的根茎	苦,寒/肺、胃、肾/清热泻火,滋肾润燥	用于温热病、高热烦燥、口渴、脉洪大等肺胃实热之症及肺热喘咳,常和石膏同用。用于阴虚发热、虚劳咳嗽及消渴等症,可配黄柏、沙参、麦冬、川贝、天花粉、麦冬、粉葛根等/3～9g,煎服
栀子/茜草科栀子的成熟果实	苦,寒/心、肝、肺、胃/清热泻火,凉血解毒	用于热病发热、心烦不宁等症,可配豆豉、黄连等。用于热毒、实火引起的吐血、鼻衄、尿血、目赤肿痛和疮疡肿毒等症,常与生地、丹皮、菊花、石决明、黄连、金银花、连翘等同用。用于湿热所致的黄疸,常与黄柏、茵陈蒿等同用/3～9g,煎服。外用适量

(2) 清肝明目药物:能清肝火而明目,常用于肝火亢盛、目赤肿痛等症。

药名/药用	性味/归经/功效	临床应用/用量用法
青葙子/苋科青葙的成熟种子	苦,微寒/肝/清肝火,退目翳	用于肝热所引起的目赤肿痛、目生翳膜、视物昏暗等症,常与决明子、密蒙花、菊花等配合。用于高血压病而见肝火亢盛、头胀头晕等症,常与夏枯草、菊花等同用/6～15g,煎服
决明子/豆科决明的成熟种子	甘、苦、咸,微寒/肝、胆/清肝明目	用于目赤肿痛、畏光多泪、青盲内障等症,风热者,常与蝉衣、菊花等同用;肝火者,常配龙胆草、黄芩、夏枯草等。青盲内障,常与沙苑蒺藜、女贞子、枸杞子、生地等同用/9～15g,煎服

(3) 清热凉血药物:专入血分,能清血分热,对血分实热有凉血清热作用。

药名/药用	性味/归经/功效	临床应用/用量用法
生地/玄参科地黄的新鲜块根	甘,寒/心、肝、肾/清热凉血,生津	用于热病热邪入营、舌绛口渴,或身发斑疹,或阴虚火旺,咽喉嫩肿,以及血热妄行引起的吐血、衄血等症,可与丹皮、赤芍、玄参等同用/9～30g,煎服
牛黄/牛科动物黄牛或水牛的胆结石	苦、甘,凉/心、肝/清心开窍,豁痰定惊,清热解毒	用于高热烦燥、神昏谵语及惊痫抽搐等症,常与黄连、黄芩、栀子、麝香等做成丸散。用于咽喉肿痛腐烂、各种热毒疮痫,常配青黛、冰片等/0.15～0.35g,多入丸散剂应用。入汤剂宜冲服。外用适量

药名/药用	性味/归经/功效	临床应用/用量用法
牡丹皮/毛茛科牡丹的根皮	辛、苦,微寒/心、肝、肾/清热凉血,活血散瘀	用于温热病、热入营血、高热、舌绛、血热妄行、吐血、衄血、尿血,以及阴虚发热等症,常与生地、赤芍、知母、青蒿、鳖甲、仙茅根、栀子等同用。用于经闭、跌仆损伤,疮痈肿毒、肠痈等症,常和当归、赤芍、桃仁、红花等同用。对于疮痈肿毒,可配合清热解毒药如银花、连翘等/3~9g,煎服

(4) 清热解毒药物:有清热解毒作用,常用于治疗各种热毒的病症。

药名/药用	性味/归经/功效	临床应用/用量用法
金银花/忍冬科忍冬等的花蕾	甘、寒/肺、胃、心、脾/清热解毒	用于外感风热或温病初起,常配连翘、牛蒡子、薄荷。用于疮痈肿毒、咽喉肿痛,常配蒲公英、地丁草、连翘、丹皮、赤芍等。用于热毒引起的泻痢便血,常与黄芩、黄连、白芍、马齿苋同用/9~15g,煎服
连翘/木犀科连翘的果实	苦,微寒/心、胆/清热解毒	用于外感风热或温病初起,常配金银花应用。用于热病有高热、烦燥、口渴或发斑疹等症,可配黄连、赤芍、丹皮等。用于疮疡肿毒、瘰疬、丹毒、乳痈等症,常配金银花、浙贝母、夏枯草同用/9~15g,煎服
蒲公英/菊科蒲公英的全草	苦、甘、寒/肝、胃/清热解毒	用于乳痈肿痛、疔疮热毒、肺痈咳吐脓血痰,可单独煎汁内服或外敷局部;也可配合金银花、连翘、地丁草、野菊花、赤芍、芦根、鱼腥草、黄连等同用/9~15g,煎服

(5) 清热燥湿药物:药性寒凉,偏于苦燥,有清热化湿的作用,可用于湿热病症。

药名/药用	性味/归经/功效	临床应用/用量用法
黄连/毛茛科黄连或同属植物的根茎	苦、寒/心、肝、胆、胃、大肠/清热燥湿,泻火解毒	用于湿热内蕴、胸中烦热痞满、舌苔黄腻、黄疸,以及肠胃湿热呕吐、泻痢、痔疮等症,可配黄芩、大黄、半夏、黄芩、葛根等。用于热病高热、口渴烦躁、心火亢盛、失眠、心烦、血热妄行、吐血衄血等症,常配合栀子、连翘、黄芩、大黄、伍赤芍、丹皮等。用于胃火炽盛的中消证,可配合天花粉、知母、生地等/1.5~5g,煎服
黄芩/唇形科黄芩的根	苦,寒/心、肺、胆、大肠、小肠/清热燥湿,泻火解毒,安胎	用于湿温发热、胸闷,以及湿热泻痢、黄疸等症,可与滑石、茯苓、白芍、葛根、茵陈、栀子等同用。用于热病高热烦渴,或肺热咳嗽,常与黄连、栀子、知母、桑白皮、生地、丹皮、金银花、连翘等同用。清热安胎,常与白术、竹茹等配合/3~9g,煎服

(6) 清虚热药物:能清虚热、退骨蒸,常用于午后潮热、低热不退等症。

药名/药用	性味/归经/功效	临床应用/用量用法
银柴胡/石竹科银柴胡根	甘、微寒/肾、胃/凉血,退虚热	用于阴虚发热、小儿疳热等症,常与青蒿、地骨皮等药同用/3~9g,煎服
地骨皮/茄科宁夏枸杞及枸杞的根皮	甘、淡、寒/肺、肾/清热凉血,退虚热	用于肺热咳嗽、气喘,或痰中夹血等症,常与桑白皮等同用。用于血热妄行、吐血、衄血、尿血等症,可与白茅根、侧柏叶等配用。用于阴虚发热等症,常与青蒿、鳖甲等药配用/9~15g,煎服
青蒿/菊科黄花蒿的地上部分	苦,寒/肝、胆/清热解暑,退虚热	用于暑热外感、发热、无汗,或温热病、发热、恶寒、寒清热重,以及疟疾等症,常与藿香、佩兰、滑石等同用于外感暑热;和黄芩、半夏、竹茹等用于温热病寒热往来及疟疾等症。用于阴虚发热、盗汗等症,常和秦艽、鳖甲、地骨皮等同用/3~9g,煎服

3. 利水渗湿药物　凡功能通利水道,渗除水湿的药物。

药名/药用	性味/归经/功效	临床应用/用量用法
泽泻/泽泻科泽泻的块茎	甘,寒/肾、膀胱/利水渗湿,泄热	用于小便不利、水肿、泄泻、淋浊、带下、痰饮停聚等症,常与茯苓、猪苓、车前子等配伍。用于肾阴不足、虚火亢盛,可配地黄、山茱萸等/3～9g,煎服
薏苡仁/禾本科薏苡的成熟种仁	甘、淡,微寒/脾、肾、肺/利水渗湿,健脾,除痹,排脓消痈	用于小便不利、水肿、湿温等症,用于湿热内蕴之症,可与滑石、通草等配伍。用于泄泻、带下,可与白术、茯苓等配伍。用于湿滞痹痛、筋脉拘挛等症,常与桂枝、苍术等配伍。用于肺痈、肠痈,可与芦根、桃仁、鱼腥草、败酱草等同用/15～30g,煎服
茵陈蒿/菊科滨蒿或茵陈蒿的幼苗	苦,微寒/脾、胃、肝、胆/清热利湿,退黄疸	用于湿热黄疸,可配合大黄、栀子等同用。对于阴黄,可配附子、干姜等药同用/9～30g,煎服

4. 化湿药物　凡功能化除湿浊、醒悦脾胃的药物。

药名/药用	性味/归经/功效	临床应用/用量用法
藿香/唇形科广藿香或藿香的地上部分	辛,温/脾、胃、肺/化脾醒湿,辟秽和中,解暑,发表	用于湿阻脾胃、脘腹胀满、湿温初起等症,常与佩兰、薄荷、茵陈、黄芩等同用。用于呕吐、泄泻等症,可配苏叶、半夏、厚朴、陈皮等同用;如湿热者,可配黄连、竹茹;脾胃虚弱者,可配党参、甘草;妊娠呕吐,可配砂仁同用。用于暑湿症,常配佩兰同用。用于发热恶寒、恶寒发热、胸脘满闷等症,常配伍紫苏、陈皮等/3～9g,煎服
砂仁/姜科阳春砂等的成熟果实	辛,温/脾、胃、肾/化湿行气,温中止泻,安胎	用于湿阻否胃、脘腹胀满、不思饮食、呕吐泄泻等症,常配白术、陈皮、厚朴、木香等。用于脾胃虚寒,腹痛泄泻,多与干姜、熟附子、陈皮同用。用于妊娠恶阻,胎动不安,常配白术、苏梗/3～6g,煎服
厚朴/木兰科厚朴干皮、根皮及枝皮	苦、辛,温/脾、胃、肺、大肠/燥湿行气,降逆平喘	用于湿阻脾胃、脘腹气滞胀满等症,常与苍术、陈皮、木香、枳壳同用;便秘腹胀,可配大黄、枳实同用。用于痰多咳嗽等症,常与苏子、半夏,或麻黄、杏仁等同用/3～9g,煎服

5. 祛风湿药物　凡功能祛除风湿、解除痹痛的药物,称为祛风湿药。

药名/药用	性味/归经/功效	临床应用/用量用法
独活/伞形科重齿毛当归的根	辛、温,微苦/肝、肾、膀胱/祛除风湿,散寒解表	用于风湿痹痛,常与桑寄生、秦艽、牛膝等同用。用于风寒表症,兼有风邪者,常与羌活同用/3～9g,煎服
秦艽/龙胆科秦艽等的根	苦、辛,平/胃、肝、胆/祛除风湿,退黄疸,除虚热	用于风湿痹痛,常与防风、羌活、独活、桑枝等同用。用于湿热黄疸,常与茵陈、茯苓、泽泻等配伍。用于骨蒸潮热,常与鳖甲、知母、地骨皮等配伍/3～9g,煎服
木瓜/蔷薇科贴梗海棠的成熟果实	酸,温/肝、脾/除湿利痹,缓急舒筋,消食,治脚气	用于风湿痹痛,常与虎骨等配用。用于吐泻转筋,可配伍薏苡仁、蚕砂、黄连、吴茱萸等药同用/3～9g,煎服

6. 理气药物　凡功能调理气分、舒畅气机的药物称为理气药。

药名/药用	性味/归经/功效	临床应用/用量用法
陈皮/云香科橘及其变种的成熟果皮	辛、苦,温/脾、肺/行气除胀满,燥湿化痰,健脾和中	用于胸腹胀满等症,常与木香、枳壳等配伍。用于湿阻中焦、脘腹痞胀、便溏泄泻,以及痰多咳嗽等症,可配伍苍术、厚朴、半夏、茯苓。用于脾虚食少、消化不良,常与人参、白术、茯苓等配合/3～9g,煎服

药名/药用	性味/归经/功效	临床应用/用量用法
木香/菊科木香的根	辛、苦,温/脾、胃、大肠、胆/行气止痛	用于胸腹胀痛、胁肋疼痛等症,可与枳壳、川楝子、延胡索、柴胡、郁金等同用。用于泻痢腹痛等症,可与槟榔、枳实、大黄、黄连配伍/3~9g,煎服
沉香/瑞香科沉香等含有树脂的木材	辛、苦,温/脾、胃、肾/降气止呕,温肾纳气,行气止痛	用于呕吐呃逆,常配合陈皮、半夏等药同用。用于肾不纳气的虚喘,可与附子、补骨脂、五味子等同用。用于胸腹胀痛,可配合木香、乌药、槟榔等同用/1~3g,研末冲服
香附/莎草科莎草的根茎	辛、微苦、甘,平/肝、三焦/疏肝理气,活血调经	用于胁疼痛、胸腹胀痛、乳房胀痛、疝气腹痛等症,常与柴胡、枳壳、陈皮、木香、小茴香、乌药同用。用于月经不调、经行腹痛,可与柴胡、当归、陈皮、青皮、白芍等同用/3~9g,煎服

7. 活血祛瘀药物　凡功能通利血脉、促进血行、消散瘀血的药物。

药名/药用	性味/归经/功效	临床应用/用量用法
丹参/唇形科丹参的根及根茎	苦,微寒/心、心包、肝/活血祛瘀,凉血清心,养血安神	用于胸肋胁痛、风湿痹痛、症瘕结块、疮疡肿痛、跌仆伤痛、月经不调、经闭痛经、产后瘀痛等病症。用于温病热入营血、身发斑疹、神昏烦燥等症。用于心悸怔忡、失眠等症/9~15g,煎服
红花/菊科红花的花序	辛,温/肝、心/活血祛瘀	用于症瘕结块、疮痈肿痛、跌仆伤痛、风湿痹痛、月经不调、经闭腹痛、产后瘀痛等症,常配桃仁、当归、川芎、芍药、三棱、莪术、大黄、蟅虫等。近年来用本品治疗冠心病心绞痛,常与丹参、川芎、赤芍等同用;用于血栓闭塞性脉管炎,与当归、桃仁、赤芍、乳香等同用/3~9g,煎服
延胡索/罂粟科延胡索的块茎	辛、苦,温/心、肝、脾/活血行气止痛	用于胸腹疼痛,肢体疼痛,疝痛,痛经等症,可配伍川楝子、瓜蒌、薤白、川芎、白芍、香附、小茴香、乌药、吴茱萸、当归、乳香、没药、桂枝等/3~9g,煎服

8. 止血药物　凡功能制止体内外出血的药物。

药名/药用	性味/归经/功效	临床应用/用量用法
仙鹤草/蔷薇科龙牙草的地上部分	苦,平/肝、肺、脾/止血,补虚	用于多种出血病症,常与旱莲草相须为用。血热妄行,可配生地、赤芍、丹皮、侧柏叶、藕节等;如用于虚寒性出血,可配党参、黄耆、熟地、白芍、艾叶等/9~15g,煎服
三七/五加科三七的根	甘、微苦,温/肝、胃/祛瘀止血,活血止痛	用于吐血、衄血、便血等症,对人体各种出血均可应用。用于各种瘀滞疼痛与跌打伤痛等症,常配合活血、理气等药同用/3~9g,煎服,或研粉吞服
大蓟/菊科大蓟的全草	甘,凉/肝/凉血,止血	用于咯血、衄血、崩漏、尿血等症,常与小蓟、生地、蒲黄、藕节等药配伍应用/9~15g,煎服

9. 消食药物　凡功能消化食积的药物,又称消导药物或助消化药物。

药名/药用	性味/归经/功效	临床应用/用量用法
莱菔子/十字花科萝卜的成熟种子	辛、甘,平/脾、胃、肺/消食化积,祛痰下气	用于食积停滞、胃脘痞满、嗳气吞酸、腹痛泄泻、腹胀不舒等症,消食化积、行滞除胀,常配伍六曲、山楂、麦芽等;降逆和胃配伍半夏、陈皮等/9~15g,煎服

药名/药用	性味/归经/功效	临床应用/用量用法
山楂/蔷薇科植物山楂等的成熟果实	酸、甘、微温/脾、胃、肝/消食化积,活血化瘀	用于食积停滞,常与麦牙、六曲等配伍。用于活血化瘀,常与当归、川芎、益母草等配伍/3～9g,煎服
麦芽/禾本科大麦成熟果	咸、平/脾、胃/消食和中,回乳	用于食积不化、脘闷腹胀及脾胃虚弱、食欲不振等症,可与山楂、六曲、白术、党参等同用/9～15g,煎服。经发芽后干燥而得

10. 化咳止痰平喘药物　凡功能化除痰涎,制止咳嗽、平定气喘的药物。

药名/药用	性味/归经/功效	临床应用/用量用法
半夏/天南星科半夏的块茎	辛、温,有毒/脾、胃/燥湿化痰,消痞散结,降逆止呕	用于痰多咳嗽,与陈皮、茯苓、贝母、白芥子、生姜、瓜蒌、黄芩等配伍。用于胸脘痞闷、胸痹、结胸等症,可配陈皮、茯苓、黄芩、黄连、瓜蒌、薤白等。用于胃气上逆、恶心呕吐
苏子/唇形科紫苏的果实	辛、温/肺/降气消痰定喘,滑肠	用于痰壅气逆、咳嗽气喘,与莱菔子、白芥子、前胡、厚朴、陈皮、半夏等。用于肠燥便秘,可与火麻仁、瓜蒌仁、杏仁等同用/6～9g,煎服
桔梗/桔梗科桔梗的根	苦、辛、平/肺/宣肺祛痰,排脓	用于咳嗽痰多及咽痛音哑等症,常配合解表药同用。用于肺痈及咽喉肿痛等症,可与生苡仁、冬瓜子、桃仁、鲜芦根、鱼腥草、板蓝根、牛蒡子等同用/3～9g,煎服
贝母/百合科卷叶川贝、川贝母、浙贝母等鳞茎	川贝母,苦、甘、微寒。浙贝母,苦、寒/心、肺/止咳化痰,清热散结	用于肺虚久咳、痰少咽燥及外感风热咳嗽、郁火痰结咳嗽、咳痰黄稠等症,川贝宜用于肺虚久咳、痰少咽燥等症,可与沙参、麦冬、天冬等品配伍;浙贝多用于外感风邪、痰热郁肺所引起的咳嗽,常与桑叶、杏仁、牛蒡子、前胡等品配伍同用。用于瘰疬、疮痈肿毒及肺痈,可与连翘、蒲公英、天花粉、鱼腥草等同用/3～9g,煎服,或研粉吞服
瓜蒌/葫芦科栝蒌的果实	甘、寒/肺、胃、大肠/清肺化痰,宽胸散结,润燥滑肠	用于肺热咳嗽、咳痰黄稠及肺痈等症,常与知母、浙贝母、生苡仁、冬瓜子等配伍。用于胸痹胁痛及乳痈肿痛等症,与蒲公英、乳香等合用。用于肠燥便秘,常与火麻仁、郁李仁等配伍/9～15g,煎服
杏仁/蔷薇科杏等的种仁	甘苦、温,有小毒/肺、大肠/止咳化痰,润肠通便	用于咳嗽气喘,常与麻黄、甘草,或贝母、前胡等配伍应用。用于肠燥便秘,可与麻仁、瓜蒌仁等配伍/3～9g,煎服
洋金花/茄科白曼陀罗花	辛、温,有毒/定喘,止痛	用于哮喘气促,只适宜老年或中年人哮喘无痰的病症,儿童忌用/0.3～0.6g,宜入丸散

11. 祛寒药物　凡能温里祛寒,用以治疗里寒症候的药物,又称为温里药物。

药名/药用	性味/归经/功效	临床应用/用量用法
附子/毛茛科乌头的块根	大辛,大热。有毒/心、脾、肾/回阳救逆,温脾肾,散寒止痛	用于厥逆亡阳、脉微欲绝等症,常配合人参、干姜、炙甘草等。用于肾阳不足、畏寒肢冷、脾阳不振、腹痛、便溏等症,多配伍肉桂、熟地、菟丝子、山萸肉等。用于风寒湿痹、周身骨节疼痛等症,常与桂枝等合用/3～9g,先煎

药名/药用	性味/归经/功效	临床应用/用量用法
肉桂/樟科肉桂的树皮	辛、甘,大热/肝、肾、脾/温中补阳,散寒止痛	用于肾阳不足、畏寒肢冷、脾阳不振、脘腹冷痛,常与熟地、枸杞、山茱萸等配伍;对脾肾阳虚所致的腹泻,可与山药、白术、补骨脂、益智仁等同用。用于脘腹冷痛、经行腹痛等症,可与附子、干姜、丁香、吴茱萸等合用。用于寒痹腰痛,可用独活、桑寄生、杜仲、续断、狗脊等同用/1~4.5g,煎服
小茴香/伞形科茴香的成熟果实	辛,温/肝、肾、脾、胃/理气止痛,调中和胃	用于寒疝腹痛、睾丸偏坠、胃腹冷痛等症,可与橘核、荔枝核等配伍。温中散寒止痛,可配合吴茱萸等药同用/3~9g,煎服

12. 开窍药物 凡具有通关开窍回苏作用的药物。

药名/药用	性味/归经/功效	临床应用/用量用法
麝香/鹿科动物麝香囊中的分泌物	辛,温/心、脾/开窍回苏,活血散结,催产下胎	用于邪蒙心窍、神志昏迷,常与冰片、牛黄等品配伍。用于跌仆损伤、经闭、癥瘕及痈痛等症,与赤芍、丹参、乳香、没药等配伍/0.03~0.1g,多入丸散用。外用适量
石菖蒲/天南星科植物石菖蒲的根茎	辛,温/心、肝/化痰湿,开窍,和中辟秽	用于痰湿蒙蔽清窍,常与竹沥、郁金、制半夏等品配伍。用于癫狂、痴呆,常与远志、茯苓、龙齿等药同用。用于胸腹胀闷等症,可配陈皮、厚朴等/3~9g,煎服

13. 平肝息风药物 凡具有平降肝阳、止息肝风作用的药物。

药名/药用	性味/归经/功效	临床应用/用量用法
羚羊角/牛科植物赛加羚羊的角	咸,寒/肝/平肝息风,清热明目	用于肝阳上亢的头晕目眩,可配合菊花、石决明等同用。用于惊风、癫痫、手,可配合菊花、桑叶、鲜生地、白芍、钩藤等/1~3g,单煎;研粉服,每次0.3~0.6g
天麻/兰科植物天麻的块茎	甘,微温/肝/平肝息风,通络止痛	用于头晕目眩,可与钩藤、石决明、半夏、白术、茯苓等配伍。用于热病动风、惊痫抽搐等症,常与钩藤、全蝎等配伍。用于头痛、痹痛、肢体麻木等症,可配川芎等以治头痛,配全蝎、乳香等以治痹痛等。此外,对于肢体麻木、手足不遂,常配当归、牛膝等/3~9g,煎服
全蝎/钳蝎科动物东亚钳蝎的全体	辛,平。有毒/肝/息风解痉,祛风止痛,解毒散结	用于惊痫抽搐,常配蜈蚣、僵蚕等同用;如高热动风,可再配羚羊角、大青叶、黄连等/3~6g,煎服,或入丸散
地龙/巨蚓科动物参环毛蚓的全体	咸,寒/胃、脾、肝、肾/清热息风,通络,平喘,利尿	用于高热抽搐等症,可与全蝎、钩藤、僵蚕等配伍同用。用于风湿痹痛、半身不遂等症,可配川乌、草乌、天南星、当归、川芎等。用于哮喘,可配麻黄、杏仁等/3~9g,煎服

14. 安神药物 凡以镇静安神为其主要功效的药物,可分为重镇和养心的安神药物。

药名/药用	性味/归经/功效	临床应用/用量用法
朱砂/天然的辰砂矿石	甘,微寒。小毒/心/重镇安神,解毒	用于神志不安、心悸怔忡、失眠、惊痫等症,可配黄连、磁石、牛黄、麝香、柏子仁等/0.1~0.5g,入丸散服,不宜入煎剂。外用适量

第五章 中药制药

药名/药用	性味/归经/功效	临床应用/用量用法
珍珠/珍珠贝科动物马氏珍珠贝	甘、咸,寒/肝、心/镇心定惊,清肝除翳,清热解毒,收敛生肌	用于惊悸、癫痫、惊风等症,常与龙骨、牡蛎、朱砂、天竺黄、胆南星等药配合应用。用于目赤翳障、咽喉肿痛等症,可配合琥珀、石决明、冰片、牛黄、青黛、冰片等药/0.1~0.3g,多入丸散用。外用适量(注:珍珠贝科动物马氏珍珠贝等双壳类动物受刺激形成的珍珠)

15. 补虚药物 凡具有补虚扶弱作用,功能治疗人体虚损不足的药物,又称补益药物。其可又分为补气药物、助阳药物、养血药物、滋阴药物等。

药名/药用	性味/归经/功效	临床应用/用量用法
人参/五加科人参的根	甘,平/脾、肺/大补元气,补肺益脾,生津,安神	用于气虚欲脱、脉微细等症,可单用一味煎服,可与附子同用。用于肺虚气喘,常与蛤蚧同用。用于脾胃虚弱、倦怠乏力、食欲不振等症,常配黄芪、白术、茯苓、山药。用于消渴、热病耗伤津液等症,可配生地、天花粉、知母、麦冬、五味子。用于神志不安、心悸征仲、失眠等症,常与酸枣仁、桂圆肉、当归等同用/3~9g,另煎兑入汤剂服
黄芪/豆科植物内蒙古黄芪等的根	甘,微温/脾、肺/补气升阳,固表止汗,托疮生肌,利水退肿	用于气虚衰弱、倦怠乏力,或中气下陷、脱肛、子宫脱垂等症,常与党参、白术、升麻、柴胡、炙甘草等合用。用于表虚不固的自汗症,常与麻黄根、牡蛎、防风、白术等同用。用于气血不足、疮疡内陷、脓成不溃或久溃不敛者,可与党参、肉桂、当归等配伍。用于水肿、脚气、面目浮肿等症,多配合白术、茯苓等同用/3~9g,煎服
山药/薯蓣科山药的根茎	甘,平/肺、脾/补脾胃,益肺肾	用于脾胃虚弱、食少体倦、泄泻,及妇女白带等症,常配党参、白术、扁豆、芡实、茯苓等。用于肺虚久咳、肾虚梦遗精滑、小便频数等症,可配沙参、麦冬、熟地、山茱萸、龙骨、益智仁等/9~30g,煎服
甘草/豆科甘草等的根及根茎	甘,平/十二/补中益气,泻火解毒,润肺祛痰,缓和药性,缓急定痛	用于脾胃虚弱及气血不足等症,常与党参、白术、茯苓、阿胶、生地、麦冬、人参、桂枝等品配伍。用于疮疡肿毒、咽喉肿痛等症,多与金银花、连翘、桔梗、牛蒡子等配合。用于咳嗽气喘等症,常与化痰止咳药配伍/3~9g,煎服
鹿茸/鹿科动物梅花鹿等雄鹿尚未骨化的幼角	甘、咸,温/肝、肾/补督脉,助肾阳,生精髓,强筋骨	用于肾阳不足、阳痿、肢冷、腰瘦、小便清长、精衰、血少、消瘦乏力及小儿发育不良、骨软行迟等症,可配伍熟地、山萸肉、菟丝子、肉苁蓉、巴戟天等。用于冲任虚损、带脉不固、崩漏带下,可与阿胶、当归、熟地、山茱萸、山药、白芍等配伍同用/1~2g,研末冲服
巴戟天/茜草科植物巴戟天的根	辛、甘,微温/肾/补肾助阳,散风祛寒湿	用于肾阳阳痿、遗精早泄、腰膝瘦软等症,常与肉苁蓉、菟丝子、续断、杜仲等药配伍。用于下肢寒湿痹痛等症,常与附子、狗脊等配伍/3~9g,煎服
冬虫夏草/麦角菌科真菌冬虫夏草	甘,温/肺、肾/滋肺补肾,止血化痰	用于肺虚咯血、肾虚阳痿等症,常与沙参、麦冬、生地、枸杞子、山茱萸、山药等同用/3~9g,煎服(注:麦角菌科真菌冬虫夏草菌寄生在蝙蝠蛾科昆虫幼虫上的子座及幼虫尸体的复合体)
杜仲/杜仲科杜仲的树皮	甘,温/肝、肾/补肝肾,强筋骨,安胎	用于肝肾不足、腰膝瘦痛、乏力、眩晕、阳痿、小便频数等症,常与续断、狗脊、补骨脂、菟丝子、女贞子等同用。用于孕妇体虚、胎元不固、腰酸、胎动,可与桑寄生、白术、续断等配伍/3~9g,煎服

药名/药用	性味/归经/功效	临床应用/用量用法
熟地黄/玄参科地黄经蒸制的块状根	甘,微温/心、肝、肾/补血,滋阴	用于血虚萎黄、眩晕、心悸、失眠及月经不调、崩漏等症,常与当归、白芍、山茱萸、党参、酸枣仁、茯苓、阿胶等配伍。用于肾阴不足、骨蒸潮热、盗汗、遗精及消渴等症,常与山茱萸、丹皮、龟板、知母、黄柏等同用/9~15g,煎服
何首乌(制)/蓼科何首乌的块根	苦、涩,微温。制熟味兼甘/肝、肾/补肝肾,益精血,润肠通便	用于血虚萎黄、眩晕、失眠、头发早白、腰膝酸软、筋骨不健等症,常与地黄、枸杞子、菟丝子等配伍/6~12g,煎服
阿胶/驴皮熬制成的胶块	甘,平/肺、肝、肾/补血止血,滋阴润肺	用于血虚萎黄、眩晕、心悸等症,常配当归、党参、黄芪等。用于虚劳咯血、吐血、便血、尿血、崩漏等症,常与生地黄、蒲黄等同用。用于热病伤阴、虚烦不眠等症,常配钩藤、牡蛎、白芍、麦冬、沙参、黄连等/3~9g,烊化兑服
沙参/伞形科珊瑚菜等的根	甘,微寒/肺、胃/润肺止咳,养胃生津	用于肺虚有热、干咳少痰,或久咳声哑等症,常与川贝、麦冬等配伍。用于胃阴耗伤、津少口渴等症,常与生地、石斛等同用/9~15g,煎服[注:伞形科珊瑚菜(北沙参)或桔梗科杏叶沙参(南沙参)的根]
枸杞子/茄科宁夏枸杞的成熟果实	甘,平/肝、肾/补肾益精,养肝明目	用于肝肾不足、遗精、腰膝酸痛等症,常与巴戟天、肉苁蓉、蒺藜等配伍。用于头晕、目眩,可与菊花、地黄、山茱萸等配伍/3~9g,煎服
龟板/龟科动物龟的腹甲	咸、甘,平/肾、心、肝/滋阴潜阳,益肾健骨	用于肾阴不足、骨蒸劳热、潮热盗汗等症,可与生牡蛎、鳖甲、白芍、生地等配伍。用于阴虚阳亢及热病伤阴、阴虚风动等症,可与地黄、知母、黄柏等配伍。用于腰脚痿弱、筋骨不健、小儿囟门不合等症,可与牛膝、锁阳、当归、芍药等同用。用于血热所致的崩漏等症,可配合地黄、旱莲草等同用/9~24g,先煎

16. 收敛药物 凡具有收敛固涩作用,可以治疗各种滑脱症候的药物,又称收涩药物。

药名/药用	性味/归经/功效	临床应用/用量用法
山茱萸/山茱萸科山茱萸的成熟果肉	酸、涩,微温/肝、肾/补益肝肾,涩精,敛汗	用于肝肾不足、头晕目眩、耳鸣、腰酸等症,常与熟地、枸杞子、菟丝子、杜仲等配伍。用于遗精、遗尿、小便频数及虚汗不止等症,常配合熟地、菟丝子、补骨脂等/3~9g,煎服
五味子/木兰科五味子的成熟果实	酸,温/肺、肾/敛肺滋肾,生津敛汗,涩精止泻	用于久嗽虚喘,常配党参、麦冬、熟地、山萸肉等。用于津少口渴、体虚多汗,常配麦冬、生地、天花粉、浮小麦、牡蛎等。用于精滑不固、小便频数等症,可与桑螵蛸、菟丝子等同用/1.5~6g,煎服
白果/银杏科银杏的种子	甘、苦,平。小毒/肺/定痰喘,止带浊	用于咳嗽痰多气喘,常配麻黄、甘草、桑白皮等。用于白带、白浊及小便频数等症,常与芡实、莲肉等配伍/3~9g,煎服

17. 其他药物

药名/药用	性味/归经/功效	临床应用/用量用法
雄黄/含硫化砷的矿物	辛,温。有毒/肝、胃/解毒,杀虫	用于痈疮肿毒、虫蛇咬伤等症,可配合蟾酥、朱砂等药用于外敷/0.05~0.1g,入丸散用。外用适量

药名/药用	性味/归经/功效	临床应用/用量用法
血竭/棕榈科麒麟竭的树脂	甘、咸,平/心胞、肝/行瘀,止血,止痛,敛疮生肌	用于金疮或折跌瘀血凝滞作痛等症,常与儿茶、乳香等配合。用于疮口不敛等症,可以同儿茶、乳香、没药等配合研末外敷/1~2g,入丸散。外用适量
马钱子/马钱科马钱的成熟种子	苦,寒。大毒/肝、脾/通经络,消结肿,止疼痛	用于风湿疼痛、经络拘挛,常与羌活、川乌、乳香、没药等配伍。用于跌仆损伤肿痛,可与自然铜、骨碎补、乳香、没药等同用/0.3~0.6g,炮制后入丸散用。外用适量

第二节 中药鉴定学

一、学科的形成与发展

1. 中药鉴定学 系研究和鉴定中药品种及质量而制定中药质量标准以寻找和扩大新药源的应用学科,即对中药进行"保质、寻新、整理、提高"的一门学科。研究对象是中药材、饮片和中成药。在传统中药鉴别经验基础上,运用现代技术方法,系统鉴定和研究中药,建立规范的质量标准,寻找和扩大新药源,确保中药品种正确、质量优良、安全有效、稳定可控。

2. 中药鉴定学的发展过程 其发展经历了萌芽、性状记述、药图兴起、知识条理化、形成及内容完善与技术成熟等阶段。

3. 萌芽阶段 即《淮南子·修物训》中的"神农尝百草之滋味,一日而遇七十毒",虽为传说,但却是尝试、鉴别、发现中药的形象写照,体现了中药辨识知识的萌芽。

4. 性状记述阶段 其标示性代表著作有二:一是《神农本草经》,系成书于秦、汉时期中国已知最早的药物学专著,载药365种,其中88种药物记载的内容与鉴别有关,如人参辨形,丹参辨色,木香辨气,甘草辨味等;二是《本草经集注》,系梁代陶弘景编写,载药730种,首次记载有硝石火烧试验、云母对光照视的鉴别方法。这些均是鉴定药材经验方法的雏形。

5. 药图兴起阶段 其标示性代表著作有三:一是唐代《新修本草》,系中国乃至世界上最早由国家颁布的药典,有较多的中药基源性考证,载药850种,附图经7卷,药图25卷,首次出现了图文鉴定的方法,为后世本草图文兼备打下了基础。二是《图经本草》,系宋代苏颂等校注中药品种及图说,共21卷,为本草史上的药图专著,成为后世本草图说的范本。三是《经史证类备急本草》,系北宋后期蜀医唐慎微将《嘉祐补注本草》和《图经本草》校订增补合一编成的,载药1746种,此书内容丰富,图文并茂,为中国现存最早的完整本草,堪称中药鉴定学发展史上图文有机结合的典范。

6. 知识条理化阶段 其标示性代表著作有二:一是《本草品汇精要》,系明代太医刘文泰编著,载药1815种,并以名、苗、用、色、味等逐条记述与鉴定有关的内容,形成了规范而经典的形、色、气、味及作用等性状鉴定架构。二是《本草纲目》,系明代万历年间李时珍编写,共52卷,载药1892种,附方11000余条。该书以药物自然属性分类,不仅继承了唐、宋本草图文并茂的优点,而且将有关鉴定内容归于集解项下,并使之条理化。在集解项中,引录了很多失传的古代本草对药物鉴别的记载,时至今日,书中很多记载仍是中药材鉴定的主要依据,标志着中药鉴定进入了条理化、专业化阶段。

7. 学科形成阶段 其标示性代表著作有三:一是《中药浅说》,系 1933 年丁福保著,该书引进了化学鉴定的方法。二是 1934 年赵燏黄、徐伯鋆等编著中国第一部《现代本草生药学(上卷)》和 1937 年叶三多编写《生药学(下卷)》,均引进了"生药学"的鉴定知识和技术,对后来中药鉴定学科的建立起到了先导作用。三是《中药志(共 4 册)》、《药材学》和 1963 年版《中国药典(一部)》,于 20 世纪 60 年代初面世,为学科的建立打下了坚实的基础。

随着我国"老四所"中医学院成立,1959 年各校相继开设了中药学专业,以培养学生辨识、采集、种植中药的能力;1964 年各校开设了"中药材鉴定学"课程,后改为中药鉴定学,并确定为中药学专业的三大专业课程之一,至此中药鉴定学成为真正的独立学科。

8. 完善与成熟阶段 20 世纪 70 年代以前,中药鉴定学在传统"辨状论质"层面上,主要凭感官与经验对中药材品种鉴别和质量评价。80 年代初,采用显微鉴别和简单化学定性,以及引入薄层色谱等现代技术对中药材真伪鉴别;90 年代初,引入 HPLC 和 GC 方法鉴定中药材及其制品;90 年代后期,开始关注中药材的生产和可持续发展,从质量变化规律入手,解决质量控制和评价的方法问题。随着生物技术进步,各种分子鉴定先进技术和方法如 X 射线衍射法、傅里叶变换拉曼光谱法、DNA 分子遗传标记技术、中药指纹图谱技术等用于中药材品种鉴定,使中药鉴定方法进入了体现中药作用和相关成分的成熟阶段,从市场真伪鉴别,发展为主要研究中药的品种、质量、质量变化规律及中药材资源的可持续发展理论及应用。

二、中药鉴定学的任务

1. 考证和整理中药品种

(1) 中药材品种混乱的原因:①同名异物和同物异名现象普遍存在;②本草记载不详,造成后世品种混乱;③不同历史时期,品种发生了变迁;④一药多基原的情况较普遍。

(2) 对策:①明确正品和主流品种,力求做到一物一名;②对中药进行系统的品种整理和质量研究,力求名实相符;③开展古方药物的品种考证;④查考地方志等。

2. 鉴定中药真伪优劣 系指鉴定中药品种真假和质量好坏。"真",即指正品,凡是国家药品标准所收载的品种均为正品;"伪",即指伪品,凡是不符合国家药品标准(或地方药品标准)规定该中药的品种,以及以非中药冒充或以它种中药冒充正品的均为伪品;"优",即指符合国家药品标准规定的各项指标的中药;"劣",即虽品种正确,但质量不符合国家药品标准规定的各项指标的中药。

(1) 药材假冒伪劣表现有:①以相对价廉的它种药材伪充此种药材;②有意造假,以假充真;③掺伪,掺黄土、铁钉、铅丝或竹签等以增加重量;④药材提取部分成分后再流入市场;⑤染色,通过染色使药材或饮片颜色鲜亮,容易出售或高价出售,但染色所用色素大多是人工色素,对人体健康有害;⑥一些名称相近或外形相似或基原相近品种之间产生混乱;⑦误种、误采、误收、误售、误用。

(2) 中药质量的优劣为:①有效成分或有效物质群含量高低;②有效成分之间的比例关系;③有害物质存在情况;④中药纯净度等。

3. 研究和制定中药规范化质量标准

(1) 制定中药质量标准的原则:"安全有效、技术先进、经济合理"。其包括药材、饮片和中成药的质量标准,要求中药的来源正确,中成药处方固定,采收加工、炮制方法或生产工艺固定,临床疗效要确定,对有害物质要限量检查,对有效成分或有效物质群有定性鉴别和含量测定等,要求各个环节做到稳定、可控。

(2)《中国药典》药材质量标准的基本内容和要求,项目主要包括:名称、来源、性状、鉴别、检查、浸出物、含量测定、炮制、性味与归经、功能与主治、用法与用量、注意、贮藏等。

4. 寻找和扩大新药源

(1) 中药的资源:包括植物药、动物药和矿物药等资源。据全国中药资源普查结果表明,现有中药资源达 12807 种,其中植物药 11146 种(87%),动物药 1581 种(12%),矿物药 80 种(不足 1%)。①天然中药资源:我国经营野生药材约占品种总数的 80%,约占收购量 60%。②种植和养殖的中药资源:据统计约占总数的 20%,约占收购量的 40%。

(2) 寻找和扩大新药源的方法:①以全国性药源普查法;②利用生物亲缘关系法;③利用民族药或民间药法;④利用有效成分法;⑤以药理筛选结合临床疗效法;⑥以古本草而探索老药新用法;⑦利用植物生长地理位置和气候条件法;⑧新技术方法;⑨综合利用法等。

三、中药的产地、采收与产地加工

1. 中药的产地与药材质量的关系　药材质量的优劣除与药材品种、种质、栽培密切相关外,其有效成分在动、植物体内的形成和积累与其产地关系亦很密切。

2. 道地药材　系指那些历史悠久、品种优良、产量宏丰、疗效显著而具有明显地域特色的中药材。我国公认的道地药材有 200 余种,分布在 15 个药材区,即川药、广药、云药、贵药、怀药、浙药、关药、秦药、淮药、北药、南药、藏药、蒙药、维药、海药等。

3. 中药的采收与药材质量和产量的关系　药材的采收年限、季节、方法等直接影响药材的质量、产量和收获率。槐花在花蕾期芦丁含量可高达 28.0%,若开花,则含量急剧下降。

4. 药材的适宜采收期　把有效成分的积累动态与药用部分的单位面积产量变化结合起来考虑,以药材质量的最优化和产量的最大化为原则,确定其最适宜的采收期。

5. 植物类药材的一般采收原则　①根及根茎类在秋冬两季植物地上部分将枯萎时及春初发芽前采收;②茎木类在秋冬两季采收;③皮类在春末夏初时采收;④叶类、全草类在植物光合作用旺盛期,叶片繁茂,开花前或果实未成熟前;⑤花类不宜在花完全盛开后采收;⑥果实类在果实成熟或将近成熟时采收,种子类药材宜在完全成熟时采收;⑦藻、菌、地衣类,药用部位不同,其采收时间也不一样。

6. 中药产地加工的目的　①除去杂质及非药用部位,保证药材的纯净度;②按药典规定进行加工或修制,使药材尽快灭活、干燥,保证药材质量;③降低或消除药材毒性或刺激性,保证用药安全;④有利于药材商品规格标准化;⑤有利于包装、运输与贮藏。

7. 产地加工方法　主要有拣、洗;切片;蒸、煮、烫;搓揉;发汗;干燥等。

四、中药的鉴定

1. 中药鉴定的依据　其包括国家药品标准和地方药品标准。前者包括《中国药典》和《部颁药品标准》。其中《中国药典》,先后共出版 9 版(表 5-1),系国家监督管理药品质量的法定技术标准,它规定了药品的来源、质量要求及检验方法,是全国药品生产、供应、使用和检验部门等单位都必须遵照执行的法定依据;而《部颁药品标准》包括中药材部颁标准和进口药材部颁标准(2004 年版)等。后者系指各省、自治区、直辖市制定的中药材标准和中药炮制规范。前者收载药材多为国家药品标准未收载的品种,为地区性习惯用药,系某地区药品生产、供应、使用、检验和管理部门必须遵照执行的标准,而对其他省区无法定约束力,但可作为参照执行的标准;后者为国家药品标准没有规定的中药饮片鉴定,必须按照省、自治区、直辖市人民政府药品监督管理部门制定的炮制规范执行。

表 5-1 《中国药典》收载中药相关内容比较表

版次	中药提取物	中成药单味药	合计	鉴别方法	含量测定方法		
					TLCS	HPLC	GC
1953	78	46	124	性状	/	/	/
1963	446	197	643	性状	/	/	/
1977	882	270	1152	性状,显微★,理化★	/	/	/
1985	506	207	713	性状,显微,理化,TLC★,以及光谱★	/	/	/
1990	509	275	784	性状,显微,理化,TLC,以及光谱 TLCS★　　HPLC★　　GC★	2	5	2
1995	522	398	920	性状,显微,理化,TLC,以及光谱 TLC 鉴别品种为 417 种	19	11	3
2000	534	458	992	性状,显微,理化,TLC,以及光谱 TLC 鉴别品种为 602 种	60	105	11
2005	582	564	1146	性状,显微,理化,TLC,以及光谱,指纹图谱★ TLC 鉴别品种为 1507 种	47	518	37
2010	1102	1063	2165	性状,显微,理化,TLC,以及光谱,指纹图谱 TLC 鉴别品种为种 2492	62	1138	49

注:★表示新开项目

2.《中国药典》2010 年版一部与药材鉴定相关内容　主要涉及凡例和附录。前者:《中国药典》"凡例"是为了解释和正确使用《中国药典》,并把与正文品种、附录及质量检定有关共性问题加以规定的基本指导原则,避免全书的重复说明。后者:与中药材有关规定有药材取样法、药材检定通则、显微鉴别法、一般鉴别试验、分光光度法、色谱法、杂质检查法、金属(铅、镉、砷、汞、铜)测定法、重金属检查法、砷盐检查法、干燥失重测定法、水分测定法、灰分测定法、膨胀度测定法、农药残留量测定法、挥发油测定法、浸出物测定法等。

3. 中药检验的分类　可分为抽查、委托、复核、仲裁、进口和自检等检验。

4. 中药检验的程序　为检品受理、取样、检验、检验记录及检验报告书、异议与仲裁等。

五、根及根茎类中药的鉴定

1. 根及根茎类中药　系指药用部位为根或以根为主带有部分根茎或地上茎残基的药材。

2. 根及根茎类中药的性状与显微特征　其性状与显微特征的主要区别见表 5-2。

3. 常用根及根茎类中药　主要有 37 种即绵马贯众、细辛、大黄、何首乌、牛膝、附子、白芍、黄连、防己、延胡索、板蓝根、甘草、黄芪、人参、西洋参、三七、白芷、当归、川芎、防风、柴胡、龙胆、丹参、黄芩、地黄、巴戟天、天花粉、党参、木香、白术、苍术、半夏、石菖蒲、川贝母、浙贝母、麦冬、知母、郁金、天麻。

表 5-2 双子叶植物、单子叶植物和蕨类植物根茎的性状与显微特征的主要区别表

区别点		双子叶植物	单子叶植物	蕨类
性状	外表	有木栓层	无木栓层或仅具较薄的栓化组织	常具有鳞片或鳞毛,有的根茎上密布叶柄残基
	断面	断面呈放射状结构;形成层环多明显	断面不呈放射状结构;内皮层环多明显	/
	髓部	中心有髓	中心无髓	/
根类中药	正常构造	一般均具次生构造,最外层为周皮,无限外韧型维管束多呈放射状排列,形成层多明显,中央通常无髓	一般均具初生构造,最外层通常为一列表皮细胞,韧皮部和木质部相间排列,维管束为辐射型,无形成层,髓部明显	/
	特殊情况	次生构造不发达:无周皮有表皮(龙胆);表皮死亡脱落,外皮层栓化为后生表皮(细辛);皮层外部细胞栓化为后生皮层(川乌);有髓(川乌、龙胆)	表皮分裂为多层细胞,木栓化形成根被(百部、麦冬);有通道细胞,内皮层细胞不增厚(麦冬)	
	异常构造	多环性同心环维管束(牛膝、商陆);附加维管束(何首乌)、内涵(木间)韧皮部(华山参);木间木栓(秦艽)	/	/
根茎类中药	正常构造	一般均具次生构造,最外层为周皮,内皮层不明显,无限外韧型维管束多呈环状排列,中央有髓	一般均具初生构造,最外层为表皮,内皮层明显维管束大多为有限外韧型,也有周木型无髓部	初生构造最外层为表皮,内皮层明显维管束为管状中柱,网状中柱有髓或无髓
	特殊情况	髓维管束(大黄);内生韧皮部(茄科、葫芦科)、木间木栓(甘松)	皮层外部细胞栓化,形成后生皮层(藜芦)、皮层外侧细胞形成木栓(生姜)	中柱类型:网状中柱(绵马贯众)、双韧管状中柱(狗脊)、无导管有管胞(梯纹)

六、茎木类中药的鉴定

1. 茎木类中药 系指药用部位为植物茎藤、茎枝、茎刺或茎髓部的药材。若以木本植物茎形成层以内各部分为药用部位的药材称为木类中药,其可分为边材和心材两部分。木类中药多采用心材部分,如沉香、降香、苏木等。

2. 木质藤茎和茎枝类中药的性状 多呈圆柱形或扁圆柱形,有的扭曲不直,粗细大小不一;表面大多为棕黄色,少数具特殊颜色,如钩藤表面红棕色至紫红色。外表粗糙,可见深浅不一的裂纹及皮孔,节膨大,具叶痕及枝痕;质坚实;断面纤维状或裂片状,木部占大部分,双子叶植物的茎可见放射状纹理,有的可见明显小孔,如川木通、青风藤;有的可见特殊的环纹,如鸡血藤。

3. 草质藤茎类中药的性状 多呈圆柱形,有的可见数条纵向的隆起棱线,也有呈类方柱形;表面多呈浅黄绿色,节和节间、叶痕均较明显;质脆,易折断;断面可见明显的髓部,类白色,疏松,有的呈空洞状。

4. 木类中药的性状 ①形状多呈不规则的块状、厚片状或长条状。②表面颜色不一,有的具黑褐色树脂状条纹或斑块,如沉香;有的因形成的季节不同而出现年轮,如苏木。

③质地和气味可帮助鉴别,如进口沉香质重,具香气;国产沉香质轻,香气较淡。

5. 茎类中药的组织构造

(1) 周皮或表皮:①木质茎:最外方多为周皮。②草质茎:大多最外方为表皮,角质层的厚度、毛茸有无是鉴别特征。

(2) 皮层:注意其存在与否及在横切面所占比例,细胞形态及内含物。有的皮层外缘有石细胞,排成不连续的环带,如络石藤;有的皮层散有石细胞群,细胞内充满棕红色物,如鸡血藤等。

(3) 维管柱:占茎的大部分,包括呈环状排列的维管束、髓射线和髓等。

6. 木类中药的组织构造 一般分别制作三个方向的切面(横切面、径向纵切面、切向纵切面)及解离组织片或粉末制片。

7. 茎木类中药显微鉴别注意点

(1) 茎类中药显微鉴别注意点:①有的需要通过解离组织制片法,仔细观察各类厚壁组织的细胞形态、细胞壁的厚度和木化程度,有无壁孔、层纹和分隔。②双子叶植物木质茎藤有的为异常构造,其韧皮部和木质部层状排列成数轮,如鸡血藤。有的髓部具数个维管束,如海风藤。有的具内生韧皮部,如络石藤。

(2) 木类中药显微鉴定注意点:少数木类中药具异常构造,如沉香,具有木间韧皮部。

8. 常用茎木类中药 主要有4种即苏木、鸡血藤、沉香、钩藤。

七、皮类中药的鉴定

1. 皮类中药 系指药用部位为裸子植物或被子植物(其中主要是双子叶植物)茎干、枝和根形成层以外部位的药材。其由外向内包括周皮、皮层、初生和次生韧皮部等部分。其中大多为木本植物茎干的皮(cortex),少数为根皮或枝皮。

2. 皮类中药的性状

(1) 形状

1) 平坦状:皮片呈板片状,较平整(杜仲、黄柏)。

2) 弯曲状:皮片多向内表面弯曲,通常取自枝干或较小茎干的皮,易收缩而成弯曲状。

(2) 表面特征

1) 外表面:①颜色:多为灰黑色、灰褐色、棕褐色或棕黄色等,有的树干皮外表面常有斑片状的地衣、苔藓等物附生,呈现不同颜色等。②皮孔:通常是横向的,也有纵向延长的,皮孔的边缘略突出,中央略向下凹,皮孔的形状、颜色、分布的密度,常是鉴别皮类中药的特征之一。少数皮类中药的外表面有刺或有钉状物。部分皮类中药木栓层已除去或部分除去而较光滑。

2) 内表面颜色各不相同。含油的皮类中药内表面经刻划,出现油痕,可根据油痕的情况结合气味等,判断该药材的质量。一般较平滑或具粗细不同的纵向皱纹,有的显网状纹理。

(3) 折断面:折断面的性状特征平坦状、颗粒状、纤维状、层状、其他等。

(4) 气味:气味和皮中所含成分有密切关系,对于某些性状相似的皮类中药,则有完全不同的气味。肉桂与桂皮,前者味甜而微辛,后者味辛辣而凉。

3. 皮类中药的显微鉴定

(1) 皮类中药的组织构造:皮类中药的构造一般可分为周皮、皮层、韧皮部。

（2）皮类中药的粉末特征：皮类中药的粉末特征中不应观察到木质部的组织和细胞，如导管、管胞、木纤维、木薄壁细胞等。

4. 常用皮类中药　主要有6种即牡丹皮、厚朴、肉桂、杜仲、黄柏、秦皮。

八、叶类中药的鉴定

1. 叶类中药　系指药用部位为完整而已长成叶或其某一部分，少数为带嫩枝叶的药材。

2. 叶类中药的性状　在观察叶类中药特征时常将其浸泡在水中使之湿润并展开后观察。

3. 叶类中药的显微鉴定　通常做叶中脉部分的横切面，观察叶的表皮、叶肉及叶的中脉三部分的特征，同时还应做叶片的上下表面制片或者粉末制片。

4. 常用叶类中药　主要有番泻叶和大青叶。

九、花类中药的鉴定

1. 花类中药　系指药用部位为完整花、花序或其某一部分的药材。完整花有的是已开放的，如洋金花、红花；有的是花蕾，如丁香、金银花等；花序有采收未开放的，如款冬花；也有采收已开放的，如菊花、旋覆花。而夏枯草实际采收的是带花的果穗。药用仅为花的一部分，如西红花系柱头、莲须系雄蕊、玉米须系花柱、松花粉、蒲黄等则为花粉粒等。

2. 花类中药的性状　花类中药水浸后展开可恢复原有的状态，并有明显的颜色和香气。很小的花或花序，可借助放大镜或解剖镜观察。

3. 花类中药的显微鉴别　应注意花瓣、雄蕊（特别是花粉粒）、雌蕊的特征。花类中药显微鉴别除花梗和膨大的花托需制作横切片外，一般仅制作表面制片和粉末制片观察。

4. 常用花类中药　主要有7种即辛夷、丁香、洋金花、金银花、红花、蒲黄、西红花。

十、果实种子类中药的鉴定

1. 果实及种子类中药　系指药用部位为完全成熟、近成熟或幼果的药材。其药用部位包括果穗、完整的果实和果实的一部分（果柄、宿萼、中果皮维管束等）。种子类中药常采用完整的成熟种子入药，包括种皮和种仁两部分；种仁又包括胚乳和胚。少数是用种子的一部分，有的用种皮（绿豆衣）、有的用假种皮（龙眼肉），有的只用种仁（肉豆蔻）、有的用胚（莲子心）；有的则用发了芽的种子（大豆黄卷），极少数为发酵加工品（淡豆豉）。

2. 果实及种子类中药的性状　①鉴别果实类中药材，应注意其形状、大小、颜色、表面特征（顶端、基部、表面）、质地、破断面及气、味等，并注意是完整种子还是果实的某一部分。②鉴别种子类中药材，主要应注意种子的形状、大小、颜色、表面、种脐、合点和种脊的位置及形态、质地、纵横剖面及气味等。

3. 果实及种子类中药的显微鉴定　①果皮的构造，可分为外果皮、中果皮和内果皮三部分。②种子的构造，包括种皮、胚乳和胚三部分。

4. 常用果实及种子类中药　主要有11种即五味子、苦杏仁、补骨脂、枳壳、吴茱萸、小茴香、连翘、马钱子、枸杞子、栀子、砂仁。

十一、全草类中药的鉴定

1. 全草类中药 系指药用部位为干燥的草本植物地上部分;少数带根或根及根茎;或小灌木的草质茎;或常绿寄生小灌木等。

2. 全草类中药的性状 注意各器官如根、茎、叶、花、果实、种子等主要特征。

3. 全草类中药的显微鉴定 双子叶植物草质茎,从外向内为表皮、皮层、维管柱三部分;单子叶植物草质茎,外为表皮,内为基本薄壁组织(散有多数有限外韧型维管束,无皮层和髓射线之分)。

4. 常用全草类中药 主要有7种即麻黄、广藿香、益母草、薄荷、穿心莲、青蒿、石斛。

十二、菌类中药的鉴定

1. 菌类中药 系指来自低等植物单细胞或多细胞的叶状体或菌丝体,在形态上无根、茎、叶的分化,在构造上一般无组织分化,无中柱和胚胎。寄生或腐生(异养方式)。中药药用以真菌门为主,以子囊菌纲植物、担子菌纲植物为多,代表药材有冬虫夏草、茯苓、灵芝等。

2. 菌类中药的重要名词术语

(1) 菌丝:组成真菌的每一根细丝或一个分枝。

(2) 菌丝体:组成一个真菌菌体的菌丝总称。

(3) 菌核:菌丝密结成颜色深、质地坚硬的核状体,系菌丝抵抗外界不良环境的休眠体,当条件良好时能萌发产生子实体,如茯苓。

(4) 子实体:真菌在生殖时期形成一定性状和结构,能产生孢子的菌丝体,如灵芝。

(5) 子座:容纳子实体的褥座,一般呈垫状,是真菌从营养阶段到繁殖阶段的一种过渡形式,如冬虫夏草。

3. 常用菌类中药 主要有冬虫夏草、茯苓、猪苓。

十三、树脂类中药的鉴定

1. 树脂类中药 系指从植物体内得到正常代谢产物或割伤后的分泌产物的中药。树脂(resina)系由植物体内挥发油成分,如萜类经过氧化、聚合、缩合等形成的,因此树脂和挥发油常并存于植物的树脂道、分泌细胞或导管中。收集从伤口流出的树脂,经加工而成或以植物含树脂的部位经提取、精制而成药材。树脂主要存在于松科、豆科、金缕梅科、橄榄科、漆树科、伞形科、安息香科、棕榈科之中。

2. 树脂类中药的通性 树脂系由高分子脂肪族和芳香族化合物,如树脂酸、树脂烃、高级醇及酯等化学成分组成的化合物。树脂通常为无定形固体,表面微有光泽,质硬而脆;易溶于乙醇、乙醚、氯仿等大多数有机溶剂,在碱性溶液中能部分或完全溶解,在酸性溶液中不溶;加热至一定温度软化,最后熔融;燃烧时有浓烟,并有特殊的香气或臭气。树脂类中药常含有挥发油、树胶及游离芳香酸等成分。

3. 树脂类中药的分类 可分为五类,①单树脂类:不含或少含挥发油、树胶及游离芳香酸(松香、血竭)。②胶树脂类:主成分为树脂和树胶(藤黄)。③油胶树脂类:主成分为树脂、挥发油和树胶(乳香、没药)。④油树脂类:主成分为树脂与挥发油(加拿大油树脂、松油脂)。⑤香树脂类:主成分为挥发油、树脂、游离芳香酸(苏合香、安息香)。

4. 树脂类中药的鉴定 树脂理化鉴别包括一定溶剂中的溶解度、浸出物、灰分及树脂的酸值、皂化值、碘值、醇不溶物及香脂酸含量等。其中酸值对其真伪和掺假具有鉴定意义。

5. 常用树脂类中药 主要有乳香、没药、血竭。

十四、其他类中药的鉴定

1. 其他类中药 系指来源特殊而不便于归类的中药。

2. 其他类中药的鉴别 一般采用性状鉴别法,少数采用显微鉴别法,针对一些加工品,可依据其主要成分的性质,多采用理化鉴别法。

3. 常用其他类中药 主要有青黛、冰片、五倍子。

十五、动物类中药的鉴定

1. 动物类中药 系指动物整体或某部分、动物体的生理或病理产物、动物体加工品等供药用的一类中药。

2. 常用动物类中药的药用部位
(1) 动物干燥整体:水蛭、全蝎、蜈蚣、斑蝥、土鳖虫、虻虫等。
(2) 除去内脏动物体:蚯蚓、蛤蚧、乌梢蛇、蕲蛇、金钱白花蛇等。
(3) 动物体某部分:①角类如鹿茸、鹿角、羚羊角、水牛角等;②鳞、甲类如穿山甲、龟甲、鳖甲等;③骨类如豹骨、狗骨、猴骨等;④贝壳类如石决明、牡蛎、珍珠母、海螵蛸、蛤壳等;⑤脏器类如蛤蟆油、鸡内金、紫河车、鹿鞭、海狗肾、水獭肝等。
(4) 动物生理产物:①分泌物如麝香、蟾酥、熊胆粉、虫白蜡、蜂蜡等;②排泄物如五灵脂、蚕砂、夜明砂等;③其他生理产物如蝉蜕、蛇蜕、蜂蜜、蜂房等。
(5) 动物病理产物:珍珠、僵蚕、牛黄、马宝、猴枣、狗宝等。
(6) 动物加工品:阿胶、鹿角胶、鹿角霜、龟甲胶、血余炭、水牛角浓缩粉等。

3. 动物类中药的真实性鉴定 其性状鉴别主要涉及形状、表面特征、颜色、质地及特殊的气味等。此外,一些传统经验鉴别方法有手试法、水试法、火试法等。理化鉴定有 TLC 法、电泳系列技术、差热分析技术、X 射线衍射法、红外光谱法等,其中电泳系列技术,可成功地将动物药材与类似品、伪品区别开来。

4. 常用动物类中药 主要有 11 种即珍珠(天然珍珠和养殖珍珠)、斑蝥、蜂蜜、蟾酥、蛤蚧、金钱白花蛇、蕲蛇、麝香、鹿茸、牛黄、羚羊角。

十六、矿物类中药的鉴定

1. 矿物类中药 系指以天然矿物、矿物加工品、动物或其骨骼化石等入药的一类中药。

2. 矿物类中药的性质
(1) 矿物中水存在形式:吸附水或自由水、结晶水、结构水。
(2) 透明度:指矿物透光能力大小。将矿物磨至 0.03mm 标准厚度时比较其透明度。
(3) 颜色:包括本色、外色、假色及条痕色。条痕是指矿物在白色毛瓷板上划过后所留下的粉末痕迹称为条痕,粉末的颜色称为条痕色。条痕色比矿物表面的颜色更为固定,因而更具有鉴别意义。

（4）光泽：矿物表面或断面对投射光线的反射能力称为光泽。其分为金属光泽、金刚光泽、玻璃光泽、油脂光泽、绢丝光泽、珍珠光泽等。

（5）硬度：分为相对硬度和绝对硬度。矿物类中药的硬度一般采用相对硬度表示。

（6）解理、断口：矿物受力后沿一定的结晶方向裂开成光滑平面的性能称为解理。当矿物受力后不是沿一定结晶方向裂开，断裂面是不规则和不平整的，这种断裂面称为断口，断口的形态有平坦状、贝壳状、锯齿状、参差状等。

（7）磁性：指矿物可以被磁铁或电磁吸引或其本身能够吸引物体的性质。

（8）气味：有些矿物具有特殊的气味，如雄黄灼烧有砷的蒜臭；胆矾具涩味等。

（9）其他：少数矿物具有吸水的能力，可以黏舌，如龙骨、龙齿、软滑石、炉甘石等。

3. 矿物类中药的鉴定

（1）性状鉴定：除对矿物的形状、大小、颜色、质地、气味进行鉴别外，还应注意对其硬度、相对密度、条痕色、透明度、光泽、解理、断口、有无磁性等进行检查。

（2）显微鉴定：将矿物研成细粉，在显微镜下观察其形状、颜色、透明度等进行鉴别。可用偏光显微镜研究透明矿物，用反射偏光显微镜研究不透明矿物的形态、光学性质和必要的物理常数。对胶态矿物还可用电子显微镜进行观察、鉴定。

（3）理化鉴定：用一般的物理、化学分析方法，能对矿物药的成分进行定性和定量，对外形无明显特征，或粉末状的，或剧毒中药等尤为重要。

4. 常用矿物类中药　主要有4种：朱砂、雄黄、石膏和芒硝。

第三节　中药化学

一、基本概念

1. 中药化学　系在中医药理论指导下以化学方法研究中药有效物质基础的一门学科。

2. 中药化学的程序　其一般程序为中药成分的一般提取、分离方法、结构测定等。

3. 中药化学的内涵核心　系指从化学角度阐明中药有效物质基础，揭示中药药物属性与特性，以指导中药现代研究与药物创新，推动中药产业发展与提升临床用药水平。

4. 有效部位　系指含有一种主要有效成分或一类结构相近有效成分的部位，如人参总皂苷、葛根总黄酮、丹参总酚酸等。

5. 有效组分　系指中药中含有主要有效的多种成分。

6. 中药有效成分　系指中药中具有防治疾病作用的化学成分。

7. 中药成分的类型　高等植物普遍共有的，如糖类、油脂、蛋白质、色素、树脂、无机盐等；存在于植物某种器官中的特殊成分，如生物碱类、黄酮类、皂苷类、强心苷类、蒽醌类、挥发油、有机酸、香豆素、木脂素类等。

二、中药化学成分的提取方法

中药化学成分的提取方法可分为经典提取方法和现代提取方法。前者有溶剂、水蒸气蒸馏、升华等提取法。后者有超声波、超临界流体、微波、仿生、生物等提取法。

1. 溶剂提取法　系指利用溶剂从药材中将中药化学成分溶解提出来的方法。

（1）溶剂提取法的原理：遵循"相似相溶"的原理，即用溶剂接触中药原料表面经润湿、扩散、渗透作用逐渐通过细胞壁进入细胞内溶解中药化学成分，使细胞内的浓溶液不断向外扩散，直至细胞内外溶液浓度达到动态平衡为止，滤取细胞外液，再更新溶剂数次，直至所需中药化学成分大部分或全部溶出。

（2）中药化学成分的性质：可分为亲水性成分和亲脂性成分，前者有蛋白质、单糖及低聚糖、黏液质、果胶、淀粉、氨基酸、水溶性有机酸、鞣质、苷及水溶性色素、生物碱盐等。后者有游离生物碱、苷元、非水溶性有机酸、树脂、挥发油、脂溶性色素、油脂和蜡。

（3）提取的溶剂：通常可分为水、亲水性有机溶剂及亲脂性有机溶剂。常用亲水性有机溶剂有甲醇、乙醇、丙酮等，亲脂性有机溶剂有乙酸乙酯、乙醚、氯仿、苯、石油醚等。其中以乙醇最常用。乙醇的溶解性能比较好，对中药细胞的穿透能力较强。

（4）溶剂选择的原则：其原则有三点，一是溶剂对有效成分溶解度大，而对杂质溶解度小；二是溶剂不与有效成分起化学反应；三是溶剂要价廉易得、使用安全、易于回收等。

（5）常用溶剂提取法：主要有浸渍、渗漉、煎煮、回流及连续回流等提取法。

（6）影响提取效率的因素：本法关键在于选择合适溶剂及提取方法，但在操作过程中，原料的粒度、提取时间、提取温度、设备条件等因素均能影响提取效率，必须考虑。

2. 水蒸气蒸馏法 系指能随水蒸气蒸馏而不破坏水难溶或不溶中药成分的提取法。

3. 升华法 系指受热会直接气化而遇冷又凝固为原固体的中药成分的提取方法。

4. 超声波提取法 系利用 15 ~ 60kHz 频率超声波对中药细胞膜空化破坏而使有效成分释放和扩散溶出的提取方法。其优点是提取速度快、时间短、收率高、无需加热等。

5. 超临界流体萃取法 系 20 世纪 60 年代兴起的一种新型分离技术。20 世纪 80 年代中期以来，由于其选择分离效果好、提取率高、无有机溶剂残留、有利于热敏性和易氧化物质的萃取等特点，逐渐被应用于中药有效成分的提取分离中，并且与 GC、IR、GC-MS、HPLC 等联用形成有效的分析技术。

6. 微波提取法 系利用微波使中药内分子相互碰撞挤压使有效成分浸出的提取法。其优点是药材不凝聚、不糊化，克服了热水提取的缺点。

7. 仿生提取法 系源于仿生学原理通过模拟口服药经胃肠道环境转运原理而设计的提取方法，即经优选最佳条件(如 pH、温度、时间、酶/底物浓度等)，并加以搅拌设备(模拟胃肠道蠕动)，其目的是尽可能地保留原药中的有效成分。

8. 生物提取法 系利用酶能通过选择水解或降解细胞壁组成成分而破坏其结构，使有效成分充分暴露出来而溶解、混悬或胶溶于溶剂中的一种新型提取方法。

三、中药化学成分的分离方法

1. 中药系统分离制备流程 其分离制备流程包括预处理、粗分离和精分离三个部分。

2. 经典分离方法 有萃取法、沉淀法、结晶法、色谱法、分馏法、盐析法、透析法等方法。

3. 现代分离方法 有高效液相色谱法、超滤法、液滴逆流色谱法等方法。

4. 溶剂萃取法 系指利用两种互不相溶的溶剂提取中药化学成分的方法。萃取时各成分在两相溶剂中分配系数相差越大，则分离效率越高。其常用溶剂的极性强弱顺序为：石油醚(低沸点→高沸点)＜环己烷＜四氯化碳＜二氯乙烷＜苯＜甲苯＜二氯甲烷＜三氯甲烷＜乙醚＜乙酸乙酯＜丙酮＜正丁醇＜乙醇＜甲醇＜水。

5. 沉淀法 系指在中药提取液中加入试剂或溶剂使某些成分溶解度降低或沉淀而获

得有效成分或除去杂质的分离方法。其沉淀是可逆的。沉淀方法主要有三种：一是溶剂沉淀法，包括水提醇沉法和醇提水沉法等。前者系指向水提中药浓缩液中加入乙醇使含醇量达80%以上后可使多糖、蛋白质、淀粉、树胶、黏液质等沉淀析出，并过滤除去沉淀而达到有效成分与这些杂质相分离的方法。在提取中药多糖成分时常采用此法进行粗多糖的分离。后者系指向醇提中药取浓缩液中加入10倍量以上水沉淀亲脂性成分的方法。二是酸碱沉淀法，有酸提取碱沉淀和碱提取酸沉淀。三是专属试剂沉淀法，系指利用某些试剂能选择性地与中药某类化学成分反应生成可逆的沉淀而与其他成分分离的方法。例如，胆甾醇能与甾体皂苷生成沉淀，可使其与三萜皂苷分离；明胶能沉淀鞣质，可用于分离或除去鞣质等。

四、中药化学成分的理化性质与提取分离

（一）生物碱

1. 生物碱 系指含氮杂环的天然有机物，如吗啡、奎宁、马钱子碱、吐根碱、咖啡碱等。

2. 生物碱的存在形式 在植物体内，其存在形式：①主要与共存的有机酸如苹果酸、酒石酸、柠檬酸、草酸等结合成盐；②少数与无机酸等结合成盐，如盐酸小檗碱、硫酸吗啡；③与糖成苷，如贝母中的贝母碱苷、平贝碱苷等；④与有机酸成酯。

3. 生物碱的结构与分类 按母核化学结构，可分为吡咯衍生物类、吡啶类、莨菪烷类、喹啉类、异喹啉类、吲哚类、有机胺类、其他类等生物碱。

4. 生物碱的理化性质

（1）性状：大多数生物碱为无色或白色，少数有颜色，如血根碱呈红色、小檗碱呈黄色等；具有苦味，成盐后更甚；少数辛辣或具有其他味道，如甜菜碱具有甜味；具有手性碳原子，所以具旋光性，且多为左旋光。一般左旋体具有较强的生物活性，右旋体生物活性较弱或无；呈结晶形固体，有些为不定形粉末；个别生物碱在常温下为液体，如烟碱、毒芹碱、槟榔碱等，液态生物碱多具挥发性；个别固体生物碱也具有挥发性，如麻黄碱。少数生物碱具有升华性，如咖啡因、川芎嗪等。

（2）碱性：生物碱都含有氮原子，通常显碱性，其碱强弱可用 pKa 值表示，并按碱性，将生物碱分类，见表5-3。

表5-3　生物碱 pKa 大小与碱性强弱分类表

pKa 范围	碱度级别	生物碱类型	实例（pKa）
>11	强碱	季铵碱、胍类碱	小檗碱（11.53），益母草碱（12.6）
7～11	中强碱	有机胺类、脂氮杂环类	麻黄碱（9.58），莨菪碱（9.65）
2～7	弱碱	芳胺类	苯胺（4.58）
		芳氮杂环吡啶类化合物	罂粟碱（6.13）
0～2	中性碱	酰胺类	秋水酰碱（1.85）
<0	弱酸性碱	芳氮杂环吡咯类化合物	吡咯（-0.27）

由表5-3显示：生物碱的碱性差异很大，其碱性由强到弱的一般顺序是季铵碱、胍类碱>有机胺类、脂氮杂环类>芳胺类、芳氮杂环类>酰胺类。

（3）溶解性：根据生物碱存在形式的不同，其溶解性差别很大。

1）游离生物碱：多数游离生物碱难溶或不溶于水，可溶于甲醇、乙醇、丙酮、氯仿、乙醚、苯等有机溶剂。

2）生物碱盐：易溶于水，可溶于甲醇、乙醇，而难溶于中等极性和极性小的有机溶剂。生物碱盐的水中溶解度与成盐所用酸有关，一般而言无机酸盐大于有机酸盐；含氧无机酸盐（H_2SO_4）大于不含氧无机酸盐（HCl）；小分子有机酸盐大于大分子有机酸盐。

3）其他生物碱：如季铵碱因碱性强，离子化程度大，亲水性强，故易溶于水，可溶于甲醇、乙醇、正丁醇、乙酸乙酯等中等极性有机溶剂，难溶于亲脂性有机溶剂。

5. 生物碱的沉淀反应　系指酸性条件下能与某些试剂反应生成难溶于水配合物或复盐的沉淀，所用试剂称为生物碱沉淀试剂。常见的生物碱沉淀试剂主要包括一些复盐类、重金属盐类、酸类等。例如，生物碱与碘化铋钾试剂可多生成黄色至橘红色沉淀；与碘化汞钾试剂可生成类白色沉淀，若加过量试剂，沉淀又被溶解；与碘-碘化钾试剂可生成红棕色沉淀；与硅钨酸试剂可生成淡黄色或灰白色沉淀；与磷钨酸试剂或磷钼酸试剂可生成白色或黄褐色沉淀；与苦味酸试剂可生成黄色结晶（中性溶液）；与雷氏盐（硫氰酸铬铵）试剂可生成难溶性复盐，红色沉淀或结晶，往往有一定的晶形、熔点或分解点。

6. 生物碱的提取　其包括酸水和有机溶剂两种提取法，后者可分为亲水性和亲脂性有机溶剂等提取法。

7. 生物碱的分离　系利用中药提取物中化学成分的性质差异而制得单体生物碱的方法。其性质差异有水溶性差异、碱性差异、溶解度差异、特殊官能团、色谱法行为差异等。

（二）醌类化合物

1. 醌类化合物　系指醌类及其容易转变为具有醌式结构的化合物。

2. 醌类化合物的类型　其主要类型有四种：苯醌、萘醌、菲醌和蒽醌。苯醌类有邻苯醌、对苯醌；萘醌类（naphthoquinones）有 α-（1,4）、β-（1,2）及 amphi-（2,6）三种类型，其中自然界以 a-萘醌类为主；天然菲醌类有邻菲醌及对菲醌两种类型；蒽醌类系指蒽核的各种氧化产物，主要是蒽醌衍生物，按母核可分为单蒽核及双蒽核两大类。

3. 醌类化合物的理化性质

（1）性状：本类化合物如无酚基，则近乎无色。随着助色团酚羟基引入而表现出一定的颜色，引入助色团越多，颜色越深。苯醌、萘醌和菲醌类多以游离状态存在，有完好的结晶。蒽醌类在植物体中多以苷的形式存在，因极性大，难得结晶，而游离苷元则易结晶。

（2）升华性及挥发性：一般游离的醌类化合物具有升华性，常压下加热升华而不分解。通常升华温度随化合物酸性增强而升高。小分子的苯醌和萘醌类化合物具有挥发性，可随水蒸气蒸馏分离。游离苷元若具有升华性或挥发性，与糖缩合成苷后，则此性质消失。

（3）溶解性：游离醌类化合物具亲脂性，易溶于苯、乙醚、氯仿、乙醇、甲醇等有机溶剂，微溶或不溶于水。而成苷后，极性增大，易溶于甲醇、乙醇中，在热水中也可溶解，但在冷水中溶解度较小。其中碳苷类衍生物在有机溶剂和水中的溶解度都较小，易溶于吡啶。

（4）酸碱性：醌类衍生物多具有酚羟基，有的尚具有其他的酸性取代基（如羧基），故呈酸性。醌类化合物的酸性强弱与分子中酚羟基、羧基的数目及位置有关。一般规律为：①带羧基的醌类衍生物酸性强于不带羧基者，一般蒽核上羧基的酸性与芳香酸相同。醌环上的羟基亦具有酸性，其羟基类似于烯酸的结构，故表现出与羧基相似的酸性，都能溶于

NaHCO$_3$ 的水溶液。②酚羟基数目增加,酸性亦增强。③β-位酚羟基酸性比 α-位要强,其原因系 β-位酚羟基与醌环羰基处在对位,易发生电子云的转移而使酸性增强;而 α-位酚羟基因与醌环羰基形成分子内氢键缔合,酸性减弱。

4. 醌类化合物的显色反应 系利用氧化还原性质及分子中酚羟基性质进行的显色反应,主要有 Feigl 反应(呈紫色化合物)、无色亚甲蓝显色反应(薄层色谱和纸色谱的专用显色剂,苯醌和萘醌类化合物呈现蓝色)、Bornträger 反应(呈橙、红、紫红色及蓝色)、活性次甲基反应(呈蓝绿色或蓝紫色)、对亚硝基二甲苯胺反应(1,8-二羟基蒽酮衍生物呈绿色、蓝色)等。

5. 醌类化合物的提取 主要有有机溶剂提取法、碱提酸沉法、水蒸气蒸馏法等提取法。

6. 醌类化合物的分离

(1) 游离蒽醌类化合物与蒽醌苷类的分离:系利用苷元和苷极性不同将其在水和亲脂性有机溶剂中分配系数差异而进行的分离。常用的溶剂系统如水-苯、水-氯仿、水-乙酸乙酯等。蒽醌苷在水中,而游离蒽醌在亲脂性有机溶剂中。

(2) 游离蒽醌衍生物的分离:主要有 pH 梯度萃取法和色谱法等。前者系利用游离蒽醌类化合物酸性差异(即酸性强弱与结构中取代基种类如羧基和酚羟基、酚羟基的位置和数目等因素)采用 pH 梯度萃取法将其分离的方法。其操作程序依次可用 5% NaHCO$_3$、5% Na$_2$CO$_3$、0.1% NaOH 和高于 1% NaOH 浓度的碱液进行萃取,从而达到分离的目的。后者对于分离羟基蒽醌类化合物是一种较理想的方法。通常采用吸附柱色谱法,吸附剂选用硅胶或聚酰胺,一般不选用氧化铝,尤其是碱性氧化铝,以避免与酸性蒽醌类成分发生不可逆吸附而难以洗脱。

(三) 香豆素和木脂素

1. 香豆素 系指一类具有苯骈 α-吡喃酮母核的天然化合物。在结构上,可以看成是顺式邻羟基桂皮酸脱水而形成的内酯。

2. 香豆素的基本结构 其母核结构为苯骈 α-吡喃酮,天然存在的香豆素类成分大多只在苯环一侧有取代,常见的有—OH、—OCH$_3$、异戊烯氧基及其衍生物等。在 α-吡喃酮环一侧,3,4 位均可能有取代,常见的取代基是小分子烷基、苯基、羟基、甲氧基等。

3. 香豆素的分类 可分为简单香豆素、呋喃香豆素、吡喃香豆素、其他香豆素四类。

4. 香豆素的理化性质

(1) 性状:游离型香豆素多为结晶性物质,多具有香气,分子质量小的游离型香豆素有挥发性,能随水蒸气蒸馏,且具升华性。苷类香豆素一般呈粉末或晶体状、不具挥发性,也不能升华。在紫外光下,香豆素类成分多具蓝色或紫色荧光。

(2) 溶解性:游离型香豆素极性小易溶于有机溶剂,能部分溶于沸水,但不溶于冷水。苷类香豆素易溶于甲醇、乙醇,可溶于水,难溶于乙醚、氯仿等极性小的有机溶剂。

(3) 内酯的碱水解:香豆素类分子中具内酯结构,在碱性条件下可水解开环,生成能溶于水的顺式邻羟基桂皮酸的盐。顺式邻羟基桂皮酸盐不稳定,经酸化至酸性即闭环成为原来的内酯结构而沉淀。若与碱液长时间加热,则发生双键构型异构化,转变为稳定的反式邻羟基桂皮酸盐,经酸化不能环合为内酯。其与浓碱共沸,往往得到的是裂解产物为酚类或酚酸类,因此用碱液提取香豆素时,必须注意碱液的浓度,并应避免长时间加热,以防破坏。

5. 香豆素的显色反应　主要有异羟肟酸铁反应(显红色)、酚-OH 反应(呈绿色至墨绿色沉淀)、Gibbs 反应[显蓝色,Gibb's 试剂的化学名为 2,6-二氯(溴)苯醌氯亚胺试剂]、Emerson 反应(呈红色,Emerson 试剂的化学名为 4-氨基安替比林和铁氰化钾)。

6. 香豆素的提取　主要有溶剂提取法、碱溶酸沉法和水蒸气蒸馏等方法。

7. 香豆素的分离　由于香豆素类成分往往是结构类似,其极性相近的一种或几种类型香豆素类化合物共同存在,用常规的溶剂法、结晶法常难以相互分离,一般采用色谱法进行分离纯化。例如,柱色谱、制备薄层色谱、高效液相色谱等。其中柱色谱可用硅胶、反相硅胶(Rp-18 、Rp-8)等为吸附剂。葡聚糖凝胶 Sephadex LH-20 也可用。近年来,制备型 HPLC 广泛用于香豆素类的分离。

8. 香豆素的检识　主要包括理化检识(荧光检识和显色反应)和色谱检识。

9. 木脂素　系指存在于植物木部和树脂中的一类由两分子苯丙素($C_6 \sim C_3$)衍生物聚合而成的天然化合物。多数呈游离状态,少数与糖结合成苷。木脂素在自然界中分布较广,而且有多方面的生物活性,如小檗科鬼臼属八角莲所含鬼臼毒素类木脂素具有很强的抑制癌细胞增殖作用;瑞香狼毒中总木脂的体外抗肿瘤活性高于长春新碱;五味子科木脂素具有抗病毒、保护肝脏和抗氧化等作用。

(四) 黄酮类化合物

1. 黄酮类化合物　系指含 2-苯基色原酮结构的一大类化合物。

2. 黄酮类化合物的结构

(1) 基本结构:母核为 2-苯基色原酮,现泛指两个苯环(A 环与 B 环)通过中间三碳链连接而成,具有 6C-3C-6C 基本骨架的一系列化合物。

(2) 取代基:在 A 环和 B 环上常有羟基、甲氧基、异戊烯基等取代基。

(3) 组成苷的糖:其单糖主要有 D-葡萄糖、D-半乳糖、L-鼠李糖、L-阿拉伯糖、D-木糖及 D-葡萄糖醛酸等;其双糖和三糖有芸香糖、龙胆二糖、龙胆三糖等。这些糖多结合在 C_3、C_5 和 C_7 位,其他位置也有连接。例如,葛根中大豆素($R_1 = R_2 = R_3 = H$)、大豆苷($R_1 = R_2 = R_3 = H$)、葛根素($R_2 = R_3 = H, R_1 = glc$)等。

3. 黄酮类化合物的存在形式与分布

(1) 以游离苷元形式存在:多在中药的木部坚硬组织中。

(2) 以苷的形式存在:多分布在花、叶、果等组织中。

4. 黄酮类化合物的分类　根据中间三碳链氧化程度、三碳链是否成环及 B 环连接位置等,可分为黄酮类、黄酮醇类、二氢黄酮类、二氢黄酮醇类、异黄酮类、查耳酮类、花色素类等。

5. 黄酮类化合物的理化性质

(1) 性状:黄酮类化合物多为结晶性固体,少数为无定形粉末。

(2) 溶解性:一般游离苷元难溶或不溶于水,易溶于甲醇、乙醇、乙酸乙酯、乙醚等有机溶剂及稀碱水溶液。

(3) 酸碱性。

6. 黄酮类化合物的显色反应　其显色反应与酚羟基及 γ-吡喃酮环有关。

(1) 盐酸-镁粉(或锌粉)反应:系鉴定黄酮类化合物最常用的颜色反应。①多数黄酮、黄酮醇、二氢黄酮及二氢黄酮醇类化合物显橙红 ~ 紫红色,少数显紫 ~ 蓝色,B 环上有—OH

或—OCH_3取代时,颜色随之加深。②查耳酮、异黄酮多不显色。③花色素在浓盐酸作用下也会变红色,出现假阳性,故需做空白对照实验,排除干扰。

（2）四氢硼钠反应：系二氢黄酮、二氢黄酮醇类专属性较高的一种还原反应。二氢黄酮、二氢黄酮醇类化合物与之反应显红～紫红色；而其他黄酮类不显阳性,可区别之。

（3）与金属盐类试剂的反应：主要有三氯化铝反应(黄酮类化合物显黄色,可用于定性及定量分析)、锆盐-枸橼酸显色反应(区别3-羟基黄酮和5-羟基黄酮)、醋酸镁反应(二氢黄酮、二氢黄酮醇类化合物显天蓝色荧光；黄酮、黄酮醇及异黄酮类化合物等显黄色、橙黄色或褐色)、铅盐反应(呈黄～红色沉淀)。

（4）硼酸显色反应：系指5-羟基黄酮及2-羟基查耳酮类结构在无机酸或有机酸存在条件下可与硼酸生成亮黄色的反应,可与其他类型区别。一般在草酸存在下显黄色并具有绿色荧光,但在枸橼酸丙酮存在的条件下,则只显黄色而无荧光。

7. 黄酮类化合物的提取　主要有醇提取法(一般用60%稀醇提取黄酮苷类,90%～95%的浓醇提取黄酮苷元)、水提取法和碱提酸沉法等。

8. 黄酮类化合物的分离　主要有pH梯度萃取法和色谱法等。前者适合于酸性强弱不同的游离黄酮类化合物的分离,即将混合物溶于有机溶剂如乙醚中,依次用5% $NaHCO_3$、5% Na_2CO_3、0.2% NaOH、4% NaOH溶液萃取而分离。后者为分离黄酮类化合物常用的吸附剂或载体有硅胶、聚酰胺及纤维素粉等。此外,也可适当选用氧化铝、氧化镁及硅藻土等。

（五）强心苷

1. 强心苷　系指自然界中存在的一类对心脏具有显著生物活性的甾体苷类化合物。

2. 强心苷的结构　其系由强心苷元与糖两部分组成。前者系指C_{17}侧链为不饱和内酯环的甾体化合物,其分为甲型和乙型两类强心苷元,前者为C_{17}侧链为五元不饱和内酯环（$\triangle^{\alpha\beta}$-γ-内酯),天然的大多属于此类型,如洋地黄毒苷元。后者为六元不饱和内酯环（$\triangle^{\alpha\beta,\gamma\delta}$-$\delta$-内酯),如海葱苷元(scillarenin)。后者主要有α-羟基糖、2,6-二去氧糖、6-去氧糖等,其中2,6-二去氧糖只存在于强心苷中,故可作为区别于其他苷类成分的重要特征之一。苷元和糖的连接方式可分为三种:其连接方式:Ⅰ型、Ⅱ型和Ⅲ型。

3. 强心苷的分布　其系临床常用的强心药物。含强心苷药材主要存在于一些有毒植物中,其中以夹竹桃科、玄参科、百合科、萝藦科、十字花科、桑科,以及卫矛科等植物最为普遍。临床上用的强心苷类药物,都是从植物中提取分离得到的,如去乙酰毛花洋地黄苷丙(西地兰,cedilanid)、异羟基洋地黄毒苷(狄戈辛,digoxin)两者均从玄参科植物毛花洋地黄叶中提取获得；黄夹苷(强心灵)是从夹竹桃科植物黄花夹竹桃果仁中提取得到；铃兰毒苷是从百合科植物铃兰全草中提取的。

4. 强心苷的作用　其能选择性地作用于心脏,增强心肌收缩力,减慢心率,主要用于治疗心力衰竭与节律障碍等疾患。

5. 强心苷的理化性质

（1）性状:强心苷大多为无色结晶或无定形粉末,具旋光性(一般为左旋),味苦,C_{17}侧链为α-构型时,味不苦,对黏膜有刺激性。

（2）溶解性:强心苷一般可溶于水、丙酮及醇类等极性溶剂,略溶于乙酸乙酯、含醇氯仿,几乎不溶于乙醚、苯、石油醚等非极性溶剂。其溶解度也因糖分子数目和性质,以及苷元分子中有无亲水性基团而有差异。原生苷一般所含糖基数目多且含葡萄糖,故亲水性较大,次生苷的亲水性则较小。

(3) 水解性:强心苷的苷键可被酶、酸水解,酯和内酯结构的可被碱水解。因强心苷中糖的结构不同,水解难易程度不同,水解产物也有差异。

6. 强心苷的提取　主要有原生苷和次生苷等提取法。

7. 强心苷的分离　原则上,按上述方法所得的强心苷,多为混合物,需进一步分离和纯化。对于含量高的组分,可用反复重结晶的方法得到单体,但多数情况下往往需配合其他方法反复分离,才能得到单一成分。常用两相溶剂萃取法、色谱分离法进行分离纯化强心苷。

8. 强心苷的检识　主要有化学检识和色谱检识。

(六) 皂苷

1. 皂苷　系指存在于植物界的一类结构比较复杂的苷类。皂苷是很好的表面活性剂,可以乳化油脂,用作去垢剂。多数皂苷具有溶血等特性。

2. 皂苷的分布　皂苷常见于百合科、薯蓣科、龙舌兰科、石竹科、远志科、玄参科、豆科、五加科和葫芦科等植物中。许多天然药物如人参、三七、桔梗、远志、柴胡、甘草、薯蓣、知母、地榆、绞股蓝和白头翁等主要成分都是皂苷类。

3. 皂苷的结构　系由皂苷元和糖组成。

4. 皂苷的分类　可分为甾体皂苷和三萜皂苷两大类。

5. 皂苷的理化性质

(1) 性状:皂苷分子质量较大,不易结晶,大多为无色、白色或乳白色无定形粉末,仅少数为晶体,而皂苷元大多有完好的晶体。皂苷多具吸湿性,味甘而辛辣,对黏膜有刺激性,尤以鼻内黏膜最为灵敏,吸入鼻内可引起喷嚏。

(2) 溶解性:大多数皂苷极性较大,一般可溶于水,易溶于热水、含水稀醇、热甲醇和热乙醇,难溶于乙醚、苯等亲脂性有机溶剂。

(3) 发泡性皂苷有降低水溶液表面张力的作用。多数皂苷水溶液经强烈振摇后可产生大量持久性泡沫,不因加热而消失(少数泡沫量较少,如甘草皂苷)。利用发泡试验可区别甾体皂苷与三萜皂苷。

(4) 溶血性:大多数皂苷可破坏红细胞而有溶血作用。因此含皂苷药材制成静脉注射液时须做溶血试验。

(5) 皂苷的水解:皂苷的水解有两种方式,第一种方法是一次性彻底水解,生成苷元及糖;第二种方法是分步水解,即部分糖先被水解,或双皂苷中先水解1条糖链形成次生苷或前皂苷元。

6. 皂苷的提取　可分为皂苷和皂苷元的提取,如薯蓣皂苷元的提取。

7. 皂苷的分离与精制　主要方法有分段沉淀法(用于不同极性的皂苷分离)、胆甾醇沉淀法(因甾体皂苷可与胆甾醇生成难溶性的分子复合物)、铅盐沉淀法(分离酸性皂苷和中性皂苷)、吉拉尔试剂法(分离含有羰基和不含羰基的甾体皂苷元)、色谱法(分离出单体)。

8. 皂苷的检识　主要有显色反应和色谱检识。前者主要有醋酐-浓硫酸反应(甾体皂苷呈蓝绿色,三萜皂苷呈红或紫色)、氯仿-浓硫酸反应(氯仿层呈红或蓝色,硫酸层呈绿色荧光)、三氯醋酸反应(甾体皂苷呈红色渐变成紫色,三萜皂苷呈红色渐变成紫色)、五氯化锑反应(皂苷呈红、棕或紫色)、冰醋酸-乙酰氯的反应(皂苷呈淡红色或紫色)。后者主要有

110

分配薄层(用于极性较大的皂苷效果较好)、吸附薄层(用于亲脂性强的皂苷和皂苷元分离效果好),常用显色剂有三氯醋酸、浓硫酸、50%硫酸、三氯化锑或五氯化锑、醋酐-浓硫酸及磷钼酸等试剂。

(七) 萜类和挥发油

1. 萜类 系指含异戊二烯单位具有广泛生物活性的一类重要中药化学成分。

2. 萜类的基本结构 系指含5个碳原子数的异戊二烯,即半萜,其通式为$(C_5H_8)_n$。

3. 萜类的分类 可分为半萜、单萜、倍半萜、二萜、二倍半萜等。

4. 萜类的理化性质

(1) 性状:单萜和倍半萜多为具有特殊香气的油状液体,在常温下可以挥发,或为低熔点的固体。二萜和二倍半萜多为结晶性固体。萜类多具有苦味,有的味极苦,所以萜类化合物又称苦味素。但有的萜类具有较强的甜味。

(2) 旋光性和折光性:大多数萜类有手性碳原子,具有光学活性且多有异构体存在。低分子萜类具有较高的折光率。

(3) 溶解性:萜类亲脂性强,易溶于醇及脂溶性有机溶剂,难溶于水,但单萜和倍半萜能随水蒸气蒸馏。随含氧功能团的增加或具有苷的萜类,水溶性增加。具有内酯结构的萜类能溶于碱水,酸化析出,此性质可用于具有内酯结构萜类的分离与纯化。

5. 萜类的提取 根据萜类化合物以环烯醚萜苷(苷元为单糖)为主,多用甲醇或乙醇为溶剂进行提取。

6. 萜类的分离 主要有特殊官能团分离、结晶法分离、柱色谱分离等方法。

7. 挥发油 系指一类具有芳香气味油状液体的总称,又称精油,系古代医疗实践中较早注意到的药物,《本草纲目》中记载着世界上最早提炼、精制樟油、樟脑的详细方法。

8. 挥发油的分布与作用 挥发油广布于植物界,在我国野生与栽培的芳香植物有近300种,具有广泛的生物活性且多供药用。一般具有驱风和局部刺激作用,临床用于止咳、平喘、祛痰、抗菌等。它不仅有重要的医药用途,而且也是香料、食品及化学工业的重要原料。

9. 挥发油的分类 可分为萜类、芳香族、脂肪族及它们的含氧衍生物等。

10. 挥发油的理化性质

(1) 性状:主要从形态、颜色、气味和挥发性方面描述。

(2) 溶解度:不溶于水,易溶于各种有机溶剂中,如石油醚、乙醚、二硫化碳、油脂等。在高浓度的乙醇中能全部溶解,而在低浓度乙醇中只能溶解一定数量。

(3) 物理常数:沸点一般为70~300℃,具有随水蒸气而蒸馏的特性;比重为0.85~1.065;比旋度为+97°~+177°;且具有强的折光性,折光率为1.43~1.61。

(4) 稳定性:与空气及光线接触,常会逐渐氧化变质,使之比重增加,颜色变深,失去原有香味,而形成了树脂样物质。

11. 挥发油的提取 主要有水蒸气蒸馏法、溶剂提取法、冷压法和超临界流体萃取法等方法。

12. 挥发油的分离 主要有冷冻法、分馏法、化学法和色谱法等方法。

第六章

生物制药

第一节　生物制药简介

一、基本概念

1. 生物制药（biopharming）　系指利用生物或生物体生产预防、治疗和诊断药物的过程，包括原料药物及其制剂生产。

2. 生物制药技术　系指利用生物或生物体生产诊断、预防和治疗药物的技术。

3. 生物制药产业　是生物工程应用研发中最活跃和进展最快的领域，是经济发展的重点建设行业和高新技术的支柱产业。根据临床需求研制治疗和预防疾病的生物药物对于保障公众生命健康十分重要。许多国家都把生物技术产业作为优先发展的战略性产业，我国将发展生物技术列入了《国家中长期科学和技术发展规划纲要(2006～2020年)》。

4. 生物制药的任务　主要任务是制备安全、有效、稳定、使用方便的生物药物，满足预防、治疗和诊断疾病的需要；发展生物制药及其技术的基本理论；发展有效的生物制药原料；发展生物制药辅料；发展生物制药新制剂；发展生物制药设备与机械；发展生物制药产业。

5. 生物药物的特性　主要有生理生化机制明确、治疗针对性强、疗效高、毒副作用低等，但应高度注意生物副作用常伴随发生，如免疫反应和过敏反应。

6. 生物药物的分类　按化学结构，可生物药物分为氨基酸及其衍生物类、多肽及蛋白质类、酶与辅酶类、细胞生长因子类、生物制品、核酸及其衍生物类、糖类、脂类、其他类等生物药物。

7. 生物药物的来源　主要来源于生物活体的体液、细胞及组织等。

8. 生物制药原料的来源

（1）微生物：可利用微生物工程生产抗生素、氨基酸及维生素等生物药物；酶工程生产各种酶制剂及酶抑制剂类生物药物；基因工程生产各种转基因类生物药物。

（2）动物：可从动物脏器和各种小动物提取分离制得各种酶及辅酶、蛋白质、糖类及脂类物质等生物药物。

（3）植物：可从植物提取分离制得各种糖及糖苷类、苯丙素类、醌类、黄酮类、鞣质、萜类、甾体类物质及生物碱等生物药物。

（4）海洋生物：从海洋生物中提取分离制得各种生物药物。

（5）人体：可从人体的体液、细胞或组织提取分离制得人体激素、人细胞因子、人血液及血浆制品、人胎盘制品、人尿制品等生物药物。

9. 生物药物的用途

（1）诊断：如免疫、酶、放射性、基因等诊断，其诊断具有速度快、灵敏度高和特异性强等特点。

（2）预防：如疫苗预防传染病。

（3）治疗：治疗心脑血管疾病、肿瘤等。

二、生物制药的发展过程

中华始祖之一的神农（炎帝），最早采用天然生物材料作为药物，用鸡内金消食健胃及止遗尿；用紫河车（胎盘）作强壮剂；用靥（包括甲状腺的头部肌肉）治疗甲状腺肿大。

20 世纪 40 年代，抗生素工业化生产，发现和提纯了肾上腺皮质激素和脑垂体激素；50 年代，发酵法生产氨基酸类药物；60 年代，从生物体分离、纯化酶的技术日趋成熟；80 年代，生化药品有 350 多种；90 年代，生化药品有 500 多种，临床诊断试剂有 100 多种。

1982 年美国 FDA 批准了第一个基因重组生物制品（胰岛素）上市，揭开了生物制药的序幕；1986 年第 1 个用于防止肾移植排斥的治疗性单克隆抗体药物上市，第 1 个用于预防乙肝的基因重组疫苗上市，第 1 个抗肿瘤生物技术药物 α-干扰素上市；1987 年第一个用动物细胞（CHO）表达的基因工程产品上市；1997 年第一个组织工程产品（组织工程软骨）上市；1998 年第一个反义寡核苷酸上市，用于治疗 AIDS 患者的视网膜炎；2002 年第一个治疗性人源抗体上市；2004 年第 1 个基因治疗药物（重组人 p53 腺病毒注射液）在中国上市。

目前全球已有 100 多个现代生物技术药物上市，另有 1000 多个品种进入临床研究阶段。2010 年全球生物制药总收入 1677 亿美元，占生物技术市场的 67.1%，占全球医药市场总销售额的 16%，生物技术药物销售收入已连续多年保持了 15% 以上的增速，是全部生物医药市场销售收入增速的两倍以上，2020 年生物制药有望超过全球药品销售总额的 1/3。

美国是现代生物技术的发源地，生物制药产业一直领先于各国。2010 年美国医药制造业净产值、获世界知识产权（WIPO）组织授权专利数量名列全球之首。美国在资本建立和基础设施建设方面优势明显，2010 年在生物制药相关风险投资方面占全球比重高达 66%。美国生物技术企业约占世界总量的 2/3；2003 年生物技术市场资本总额超过了 3308 亿美元，每年的科研经费 50 亿美元以上；已上市多个生物工程药物应用于癌症、糖尿病、肝炎等的治疗。

欧盟、日本、德国、英国、法国、意大利、瑞典、爱尔兰、加拿大、澳大利亚及以色列等在生物制药的发展水平较高而且迅猛。其中以色列是 2000~2010 年医药制造出口值平均变化率（1409.9%）最高的国家，其次是爱尔兰（547.5%）、新加坡（503.1%）和中国（497.6%）。

中国、巴西、韩国、新加坡、俄罗斯、南非、智利及沙特阿拉伯正努力加快生物制药发展。中国是 2000~2010 年医药制造业净产值平均变化率（718.5%）最高的国家，其次是俄罗斯（359%）、以色列（278%）和新加坡（274%）。

2011 年中国医药工业总产值 15708 亿元，年均增长率 25%，其中生物制药工业总产值 1592 亿元，约占整个医药产业的 10%，销售利润率（13.6%）接近世界领先医药企业（15%），居各子行业之首。中国已批准上市 13 类 25 种 182 个不同规格的基因工程药物和基因工程疫苗产品。2004 年全球首个基因治疗药物（重组人 p53 腺病毒注射液）在中国上市。2005 年中国批准了重组人 5 型腺病毒注射液（H101）用于治疗头颈部肿瘤。此外，中国自主研发的基因工程痢疾疫苗和霍乱疫苗，在全球同种产品中最早批准上市。

第二节　生物工程

一、细胞工程

1. 细胞工程(cell engineering)　系指利用工程思想和细胞生物学及其方法在体外培养与繁殖动植物细胞,或人为改变其细胞遗传和生物学特性而获得或创造某种生物药物的工程。

2. 细胞工程的分类　根据生物类型,可分为动物细胞工程、植物细胞工程和微生物细胞工程。涉及的技术有细胞体外培养技术、组织培养技术、细胞融合技术或细胞杂交技术、细胞移植技术、胚胎移植技术及基因转移技术等。

3. 细胞融合(cell fusion)　系指在人工或自发诱导下将两个不同基因型细胞或原生质体融合形成一个杂种细胞的过程,其基本过程为细胞融合形成异核体、经细胞有丝分裂进行核融合、最终形成单核的杂种细胞。此法被广泛应用于单克隆抗体的制备、膜蛋白的研究。

4. 动物细胞工程　系指利用动物细胞获得或创造生物药物的细胞工程。主要用于培养有药理活性的物质,如病毒疫苗、干扰素、单克隆抗体等。

5. 动物细胞工程的特点　其特点有五点:一是能生产完全天然结构的蛋白质;二是生产的蛋白质能分泌到细胞外,易于分离;三是生产蛋白质功效的可靠性强;四是其分离纯化的程序比工程菌方法简单;五是相对于微生物发酵法,本法设备费用低。

6. 植物细胞工程　系指利用植物细胞获得或创造生物药物的细胞工程。1958 年人类首次证实了植物细胞具有全能性。其涉及植物细胞、组织、器官培养技术,原生质体融合与体细胞杂交技术,亚细胞水平的操作技术等。其原理与方法与动物细胞工程相似,利用植物细胞工程,可产业化生产生物药物。例如,人参细胞发酵罐可在 20～30 天内产生较多的人参皂苷。

7. 微生物细胞工程　系指利用微生物细胞获得或创造生物药物的细胞工程。其涉及微生物细胞培养及直接利用、遗传性状改变及获得微生物细胞代谢产物等。微生物细胞结构简单,生长迅速,实验操作方便。可利用微生物细胞工程生产多肽、单克隆抗体、重组疫苗、分子诊断试剂等蛋白质药物;也可生产生物小分子药物,如维生素 C、氨基酸、抗生素等。

二、基因工程

1. 基因工程(genetic engineering)　系指在体外通过核酸内切限制酶和 DNA 连接酶等将核酸分子插入病毒、质粒或其他载体分子构成并导入受体细胞(又叫寄主细胞)持续稳定地繁殖新遗传物质组合的工程化技术,又叫基因拼接技术或 DNA 重组技术。

2. 基因工程的目的　其目的是通过优良性状相关基因重组并在宿主中高效表达获得新物种。1972 年完成了 DNA 体外重组,实现了不同物种间 DNA 分子的杂交,意味着可以人为地改造生物体的遗传性状。

3. 基因工程药物　系指利用基因工程技术生产具有稳定生物活性的药用蛋白药物。这是医药生物技术应用最成功的领域。目前已研制成功近百种基因工程药物,其中销售额较大的是红细胞生成素(EPO)、重组胰岛素、生长激素(rhuGH)、干扰素、粒细胞集落刺激因子(G-CSF)、粒细胞-巨噬细胞集落刺激因子(GbI-CSF)等,每种药品的年销售额高达数亿甚至数十亿美元。除了基因工程药物,部分转基因植物疫苗(如抗肝炎的可食用马铃薯疫苗)对病毒性和细菌性疾病表现出高效的免疫保护性。

(1) 重组胰岛素:系指通过将哺乳动物合成胰岛素基因结合到大肠埃希菌中而合成的胰岛素。利用大肠杆菌每20分钟繁殖一代的特性,将重组大肠埃希菌放入大型发酵罐中培养大量大肠埃希菌,从中提纯丰富的胰岛素,为医药业带来了不可估量的应用价值。

(2) 重组人抗凝血酶Ⅲ:是世界上第一个由转基因动物乳腺生物反应器生产的基因工程蛋白药物,于2006年在美国上市。转基因动物乳腺生物反应器生产具有稳定生物活性药用蛋白的技术起源于20世纪80年代中期,系英国首先在鼠的乳腺组织高效表达人抗胰蛋白酶因子基因。该方法产量高、易提纯,是近年生物制药的研究热点。国外已有数十家以动物乳腺反应器为核心技术的公司,可生产 α_1-抗胰蛋白酶、人红细胞生成素、乳铁蛋白、人血清白蛋白、人血红蛋白及人凝血因子Ⅸ和Ⅷ和抗凝血酶Ⅲ、血纤维蛋白原等药品。转基因与细胞核移植技术获得的克隆动物工厂相结合,在生物制药方面具有巨大的潜在应用价值。

三、蛋白质工程

1. 蛋白质工程 主要包括酶工程(enzyme engineering)和抗体工程(antibody engineering)。

2. 酶工程 系指利用酶、细胞器或细胞所具有特异催化功能并借助生物反应器和工艺过程生产所需生物药物的技术,其包括酶的固定化、细胞的固定化、酶的修饰改造及酶反应器的设计,是酶学和工程学相互渗透结合、发展而形成的新技术。

3. 酶工程的特点 其特点是催化作用专一性强、催化效率高、反应条件温和。

4. 酶的分类 按酶促反应的性质,可分为氧化还原酶、转移酶、水解酶、裂解酶、异构酶、合成酶六大类。各类酶存在于不同生物的不同部位且性质各异,故所用的分离纯化方法不同,即便是同一种酶,因其来源和用途不同,也需采用不同的分离纯化步骤。

5. 酶的制备 以微生物细胞制备酶为例,其流程一般包括破碎细胞、溶剂抽提、离心、过滤、浓缩、干燥等步骤,对纯度要求很高的酶有时需联合几种方法多次反复处理。医药用酶,特别是注射用酶及分析测试用酶,须高度纯化或制成晶体,且绝对不能含有热源物质。在符合质量要求的前提下,应尽量采用步骤简单、收率高、成本低的方法分离纯化酶。

6. 固定化酶 系指经物理或化学方法处理限制或固定于特定空间位置能发挥催化作用的酶制剂。固定化所采用的酶,可以是经提取分离后得到的有一定纯度的酶,也可以是省去了酶的分离纯化过程结合在菌体(死细胞)或细胞碎片上的酶或酶系。细胞固定化技术是酶固定化技术的延伸,固定化细胞可称为第二代固定化酶。固定化细胞既有细胞特性和生物催化的功能,也具有固相催化剂的特点。经固定化后的酶既具有酶的催化性质,又具有一般化学催化剂能回收、反复使用的优点并在生产工艺上可以实现连续化和自动化。

7. 酶工程的生产方法 可分为提取法、发酵法及化学合成法等方法。其中,利用微生物细胞的发酵法是近年酶工程生产的主要方法。酶的提取和分离纯化是将酶从细胞或培养基中取出再与杂质分开,而获得与使用目的要求相适应的有一定纯度酶产品的过程。

8. 生物反应器 系指在生物体外利用酶或生物体(如微生物)所具有生物功能模拟生物反应而设计的装置。以酶为催化剂进行反应所需要的设备称为酶反应器(enzyme reactor),可用于溶液酶,也可用于固定化酶。性能优良的酶反应器,可大大提高生产效率。

例如,利用固定化青霉素酰化酶可大量制备青霉素的中间体 6-氨基青霉烷酸。再如,利用酶可实现手性制药。合成手性药物的生物转化反应可分为两类:一类是把外消旋体拆分为两个光活性的对映体;另一类是从外消旋或前手性的前体出发,通过催化反应制得不对称的光活性产物。

9. 抗体工程 系指通过抗体分子结构和功能关系有计划改造抗体基因序列而改善抗体功能的技术。

10. 多克隆抗体 系指将某种天然抗原免疫动物成熟的 B 细胞克隆受到抗原刺激产生并分泌到血清和体液中抗体的技术,这是早期制备抗体的方法,因血清中的抗体是多种单克隆抗体的混合物,其抗体的不均一性,限制了其应用。

11. 单克隆抗体 系指用 B 淋巴细胞杂交瘤技术制备出均一性抗体的技术。这种单克隆抗体多是由鼠 B 细胞与鼠骨髓瘤细胞经细胞融合形成的杂交瘤细胞分泌的,具有鼠源性,进入人体会引起机体的排异反应;完整抗体分子的分子量较大,在体内穿透血管的能力较差;生产成本太高,不适合大规模工业化生产。

12. 基因工程抗体技术 系指将抗体的基因按不同需要进行加工、改造和重新装配并导入适当受体细胞中进行表达得到基因工程抗体分子的技术。该方法仍未能制备针对稀有抗原的抗体和人源性抗体,无法改善抗体的亲和力。这些缺点限制了基因工程抗体的应用。组合化学方法应用到抗体工程领域产生的抗体库技术,使人们找到了解决这些问题的有效方法。

至今全球已报道抗体有 10 多万种,其中基因工程抗体有 1000 多种,人源化抗体有 200 多种。目前抗体开发热点已从鼠嵌合抗体转向人抗体,尤其是完全人源化技术。从 1997 年批准第一个抗肿瘤抗体药物上市至今,国际上已有 41 个抗体药物,销售额 3.1 亿美元,2008 年增长至 400 亿美元,2012 年超过 600 亿美元。抗体药物年销售额增速高达 56%,是全部药品销售增速的 6 倍。2012 年世界 10 大畅销药中,有 6 个是抗体药物,其中阿达木单抗销售额高达 95 亿美元。我国批准上市的抗体药物共 9 个,产业规模 2 亿~3 亿美元,但销售额不到生物技术药物的 2%,低于全球 34% 的平均水平,这也预示着我国抗体药物市场发展潜力巨大。

四、微生物工程

微生物工程(microbial engineering)系指利用微生物生长和代谢活动生产各种药物的工程技术,又叫发酵工程。其是生物技术最先走向产业化的关键技术领域。虽然人们在几千年前就巧妙地利用微生物发酵制备啤酒、葡萄酒、干酪、酱、酱油等,但作为现代科学概念的微生物发酵工业是在 20 世纪 40 年代随着抗生素大规模深层发酵工艺的建立和抗生素工业的兴起而迅速发展的。随着发酵过程有关理论研究深入,生物反应器和传感器的改进,以及自动控制技术的发展,微生物工程技术日趋完善,成为生物技术的重要组成部分。现代发酵工程不仅包括菌体和代谢产物的生产,还包括微生物功能的利用,涉及生产菌种的选育、发酵条件的优化与控制、反应器的设计及产物的分离、提取与精制等。发酵类型可以分为微生物菌体发酵、微生物酶发酵、微生物代谢产物发酵、微生物的转化发酵和生物工程细胞的发酵。现代发酵技术在传统发酵基础上结合了现代 DNA 重组、细胞融合、分子修饰和改造等技术。发酵工业发展迅速是因为微生物种类繁多、繁殖速度快、代谢能力强,易通过人工诱变获得有易突变株;微生物酶的种类很多,能催化各种生物化学反应,并利用廉价有机物、无机物等营养源合成有价值的代谢物。微生物发酵不受气候等自然条件限制,并且生产设备简单。

抗生素的用量在一些国家约占临床用药的 50%,我国抗生素的产值大约占到了医药品总产值的 20%。多数抗生素是发酵产品,某些半合成抗生素生产所用的母核也是发酵产物。发酵工程生产的药品除了抗生素还有氨基酸、维生素、激素、核苷酸、工业用酶等。随着分子生物学、量子生物学、遗传学和生化工程学等学科和技术的发展,发酵工程技术在生物制药领域的应用将进一步扩大。

第三节 生 化 药 物

一、基 本 概 念

1. 生化药物的特点 生化药物组成复杂,除氨基酸、核苷酸、辅酶及甾体激素等属化学结构明确的小分子化合物外,大部分为大分子物质,分子量一般为几千至几十万,大分子的生化药物即使组分相同,分子量不同也可能导致生理活性不同;生化药物种类多、有效成分含量低;药物活性与分子空间构象相关,大分子生化药物往往需用氨基酸序列等生化法证实其结构,酶类药物需进行效价测定或酶活力测定,以表明其有效成分含量的高低;活性物质离开生物体后,稳定性差;多肽或蛋白质类药物制备工艺条件的变化可导致蛋白质失活,故需用生物检定法检定生物活性;生化药物性质特殊,制备技术条件要求高,易引入特殊杂质,需做安全性检查,如热原检查、过敏试验、异常毒性试验。

2. 生化药物原料的选择原则 主要有:①生物材料来源新鲜而丰富;②有效成分含量高;③成本低;④杂质少。

3. 生物材料的保存方法 主要有冷冻法、−40℃速冻、有机溶剂脱水法、防腐剂保鲜法。

4. 影响生化药物稳定性的因素 主要有 pH、温度、离子强度、金属离子、溶剂等因素。

5. 生化药物的提取原则 系利用有效成分溶解特性,尽量提出有效成分,减少杂质溶出。

6. 生化药物的提取及其溶剂 主要依据"相似相溶"的原理选择有机溶剂进行提取,常用的有甲醇、乙醇、丙酮、丁醇等极性溶剂和乙醚、氯仿、苯等非极性溶剂。水溶性、盐溶性生化物质的提取,可用酸、碱或盐水溶液为提取剂;水、盐系统无法提取蛋白质或酶的提取,可用表面活性剂或有机溶剂进行液-液提取(即萃取)或固-液提取(浸取)。

7. 细胞的破碎 主要有机械法和非机械法,前者包括球磨法、高压匀浆法、超声破碎法等;而后者包括酶溶法、化学渗透法、反复冻融法、干燥法等,其中酶溶法条件温和、可选择性地催化细胞壁反应,而不破坏细胞内的其他物质,但成本较高限制了应用。

8. 生化药物的分离方法 主要有固液分离重力沉降、离心分离和过滤等方法。

(1) 沉淀:系指物理环境变化引起溶解度降低而出现生化药物固体凝聚的现象。根据沉淀原理不同,可分为盐析法、有机溶剂沉淀法和等电点沉淀法等。水溶液中蛋白质的溶解度一般在生理离子强度范围内(0.15 ~ 0.2mol/L)最大,低于或高于此范围时溶解度均降低。

(2) 盐析:系指在高离子强度溶液中蛋白质溶解度降低而发生沉淀的现象,为此,通过调节盐浓度使混合蛋白质溶液中蛋白质分段析出,可达到分离纯化蛋白质的目的,这也称为分段盐析法。常用的盐主要有硫酸铵、硫酸钠、硫酸镁、氯化钠、磷酸二氢钠等。

（3）有机溶剂沉淀法：系指将有机溶剂加入水蛋白质溶液中使蛋白质溶解度降低而沉淀析出的方法。许多能与水互溶的有机溶剂如乙醇、丙酮、甲醇和乙腈，常用于低盐浓度下沉淀蛋白质。

（4）等电点沉淀法：系指处于等电点时溶液中两性蛋白质分子表面电荷为零，而赖以稳定电荷层及水化膜削弱或破坏使蛋白质分子间引力增加而溶解度降低析出沉淀的操作。

（5）色谱法，也称层析，系根据混合物中溶质在互不相溶两相之间分配差别而引起迁移速度不同而分离的方法。根据流动相物态不同，可分为气相色谱法、液相色谱法和超临界流体色谱法等；根据固定相的形状不同，可分为柱色谱法、纸色谱法和薄层色谱法等；根据分离机制，可分为吸附色谱法、分配色谱法、离子交换色谱法、凝胶色谱法和亲和色谱法等。吸附色谱是利用吸附剂对不同物质的吸附能力不同而使混合溶液中各组分相互分离的方法。凝胶过滤色谱的分离机制是按分子大小分离。凝胶为三维网状结构，可对大小流动产生不同的阻滞作用。离子及可离解的化合物，氨基酸、核酸等可考虑离子交换色谱，其原理是组分在固定相上发生的反复离子交换反应；组分与离子交换剂之间亲和力的大小与离子半径、电荷、存在形式等有关。亲和色谱的原理是利用生物大分子和固定相表面存在的某种特异性亲和力，进行选择性分离。

9. 生化药物的制备方法　一般工艺过程为生物材料、发酵或培养液预处理（清洗、加热、调 pH、凝聚、絮凝等）、细胞分离（沉降、离心、过滤）后得到的上清液（含胞外产品）直接初步纯化（沉淀、吸附、萃取、过滤）、高度纯化（离子交换色谱、亲和色谱、疏水色谱、吸附色谱及电泳等）、成品加工（无菌过滤、超滤、浓缩、冷冻干燥、喷雾干燥、结晶等）；细胞分离后得到的细胞经破碎（高压均质处理、研磨、溶菌处理）后收集的上清液可同上述法处理。

二、氨基酸类药物

1. 氨基酸类药物　系小分子药物。《中国药典》（2010 年版）收载了氨基酸类药物29个品种，51 个标准，较 2005 年版新增品种和标准包括乙酰谷酰胺（原料、注射液）、谷丙甘氨酸胶囊、胱氨酸片、甲硫氨酸片、乙酰半胱氨酸颗粒等。

2. 氨基酸类药物的分类　可分为：①单氨基酸：如苯丙氨酸、半胱氨酸、赖氨酸；②氨基酸衍生物：如 l-半胱氨酸乙酯盐酸盐、谷胺酰胺、s-羟色氨酸；③复合氨基酸：系多种氨基酸的混合物。根据氨基酸的结构和功能，可分为蛋白氨基酸和非蛋白氨基酸。前者又叫基本氨基酸，参与蛋白质的组成，人体蛋白氨基酸不足时，会导致代谢紊乱引发疾病；后者主要是蛋白氨基酸的类似物或取代衍生物，参与激素、抗生素等含氮物质的合成等，或具有抗癌、抗菌、抗结核、护肝、降血压、升血压的作用。

3. 氨基酸类药物的制备方法　主要有水解法、化学合成法、发酵法和酶法等方法。

三、多肽与蛋白质类药物

多肽与蛋白质类药物可用于艾滋病、肿瘤、肝炎、糖尿病、慢性疼痛等疾病。《中国药典》（2010 年版）收载了 14 个品种 30 个标准，较 2005 年版新增品种和标准有生长抑素（原料和粉针剂）、鲑降钙素（原料）、醋酸奥曲肽（原料、注射液和粉针剂）和胸腺法新（原料、粉针剂）等。

1. 多肽类药物 系以多肽激素和多肽细胞生长因子为主的一大类内源性活性成分。细胞生长调节因子通常在靶细胞上有特异性受体，仅微量就可调控效应细胞的生长、增殖和分化。本类药物有：①消化道多肽：如促胰液素、胃泌素、胆囊收缩素、血管活性肠肽、神经降压肽等；②垂体多肽：如促肾上腺皮质激素、促胃液素、加压素、催产素、α-促黑素等；③下丘脑多肽：如促甲状腺素释放激素、促性腺激素释放激素、生长激素抑制激素、生长激素释放激素、促黑细胞激素抑制激素等；④脑多肽：如由人及动物脑和脑脊液中分离出来的多肽、蛋氨酸脑啡肽和亮氨酸脑啡肽；⑤激肽类：如血管紧张肽；⑥其他肽类，如谷脱甘肽、降钙素、睡眠肽、松果肽、血活素、胸腺素、循环胸腺因子、胸腺体液因子等。

2. 蛋白质类药物 本类药物有蛋白质类激素、蛋白质细胞生长调节因子、血浆蛋白质类、黏蛋白、胶原蛋白、蛋白酶抑制剂，具有调节机体各系统和细胞的生长、被动免疫、替代疗法和抗凝血等作用。

（1）蛋白质类激素：有生长素、甲状旁腺素、催乳素、促甲状腺素、促泡激素、人绒毛膜促性腺激素豆、促黄体激素。

（2）蛋白质类药物：来源于①猪或牛的有纤维蛋白原、纤维蛋白、胃膜素（糖蛋白）、明胶、明胶海绵、精蛋白、抑素（糖蛋白）、唾液素（糖蛋白）、腮腺素、水蛭素、肝细胞生长因子等；②植物的有植物凝集素、天花粉蛋白、蓖麻和相思豆毒蛋白等。

3. 多肽与蛋白质类药物的生产方法 主要有化学合成法、传统生化提取法、基因重组法和酶转化法等方法。

（1）化学合成法：系指自碳端向氮端重复添加氨基酸制得多肽与蛋白质类药物的方法，其有液相合成法和固相合成法。1953年人工合成了第一个有生物活性的多肽（催产素），于1965年中国合成了胰岛素。

（2）传统的生化提取法：系从自然或通过培养动植物、微生物和海洋生物细胞等直接提取多肽与蛋白质类药物的方法。常用的提取分离法有沉淀法（盐析、有机溶剂沉淀、等电点沉淀、结晶等）、超滤法、膜分离法、离心分离法、凝胶过滤法、离子交换层析、亲和层析等。

（3）基因重组法：系利用原核生物或简单真核生物如酵母菌作为工程菌（活细胞）通过将含有编码某蛋白或多肽碱基序列插入一段DNA载体（如质粒）中表达而制得相应多肽与蛋白质类药物的方法。

四、核酸类药物

本类药物主要用于治疗病毒、心脑血管损伤、脑缺氧等疾病。《中国药典》（2010年版）收载本类药物11个品种，51个标准。较2005年版新增品种和标准有：环磷腺苷（原料、粉针剂）。

1. 核酸类药物的分类与作用 其可分为具有天然结构的核酸类药物和自然结构碱基、核苷、核苷酸结构的类似物或聚合物等。前者主要有ATP、GTP、CTP、UTP、IMP、辅酶A、辅酶I等，其多数是生物体自身能合成的物质，有助于改善物质代谢和能量平衡，修复受损组织，促使缺氧组织恢复正常生理功能，临床上广泛用于放射病、血小板减少症、白细胞减少症、急慢性肝炎、心血管疾病和肌肉萎缩等的治疗，毒副作用小。后者是当今人类治疗病毒、肿瘤、艾滋病的重要手段。

2. 核酸类药物的制备方法 以具有天然结构的核酸类药物为例，其制备（或生产）基本上都可以经微生物发酵或从生物资源中提取而制得。

（1）发酵法：其生产具有产率高、周期短、控制容易和产量大等特点。

（2）微生物提取法：即从微生物中提取 RNA 是工业上最实际和有效的方法，一些最常见的菌体都含有丰富的核酸资源。工业用 DNA 的提取主要从冷冻鱼精中提取。DNA 约占冷冻鱼精中核蛋白的 2/3。

（3）化学-酶合成法制备：系由自然结构的核酸类物质进行半合成为结构改造物而制得自然结构碱基、核苷、核苷酸结构的类似物或聚合物，其具有收率较高、成本较低等特点。

（4）酶解法：可制备脱氧核苷酸。磷酸二酯酶在合适的条件下降解细胞内的 RNA 可产生 5′-核苷酸。中国用谷氨酸产生菌体自溶法生产 5′-核苷酸。

五、酶 类 药 物

早期酶制剂主要用于治疗消化道疾病、烧伤及感染引起炎症疾病，现在国内外已广泛用于多种疾病治疗，可供口服或注射。中国药典 2010 年版收载酶类药物 11 个品种，24 个标准，较 2005 年版新增品种和标准有胰激肽原酶原料、门冬酰胺酶（埃希）、门冬酰胺酶（欧文）。

1. 酶类药物的分类与作用　　酶类药物包括促消化酶类药物、消炎酶类药物、与纤维蛋白溶解作用有关酶类药物、抗肿瘤酶类药物、临床诊断用酶类药物及其他医用酶类药物等。①胃蛋白酶：能水解大多数天然蛋白质的底物。②溶菌酶：具有抗菌、抗病毒、抗炎症作用。③弹性蛋白酶：具有降血脂，防止动脉斑块形成，降血压，增加心肌血流量和提高血中 cAMP 含量等功能。④组织纤溶酶原激活剂与纤维蛋白结合产生复合物：能高效、特异地激活血凝块中的纤溶酶原，是高效特异性血栓溶解药物。⑤胰激肽原酶：系从猪胰中提取的蛋白酶，是一类血管扩张药物，有改善微循环、降低血黏度等作用，主要用于微循环障碍性疾病。⑥天冬酰胺酶：系酰胺基水解酶，用于治疗白血病。⑦超氧化物歧化酶：临床应用集中在自身免疫性疾病上，也用于抗辐射、抗肿瘤、治疗氧中毒、心肌缺氧与缺血再灌注综合征及某些心血管疾病。

2. 酶类药物的制备方法　　主要有提取法、发酵法和基因重组法等制备方法。

酶作为生物催化剂普遍存在于动植物和微生物中，可直接从生物体中提取分离获得。如药用胃蛋白酶系从猪、牛、羊等家畜的胃黏膜中提取，常用的脱脂剂有乙醚、氯仿、四氯化碳。目前酶类药物的工业大规模生产一般都是以微生物为主要来源，发酵法制备酶类主要包括高产菌株的选育、发酵工艺的优化、固体或液体培养等，发酵温度、发酵培养基 pH、通气和搅拌、泡沫等因素都可能影响产量和质量。

六、糖 类 药 物

《中国药典》（2010 年版）收载多糖类药物 6 个品种，18 个标准，较 2005 年版新增品种和标准有硫酸软骨素钠（原料药、片剂、胶囊剂）。

1. 糖类药物的分类与作用　　按照含有糖基数目，可分为单糖及其衍生物类药物、低聚糖类药物和多糖类药物三类。一是单糖类药物：主要包括葡萄糖、果糖、氨基葡萄糖等。其中葡萄糖是细胞生命活动所需的主要能源物质，也是 DNA 和 RNA 的组成成分。1,6-二磷酸果糖是果糖的 1,6-二磷酸酯，用于急性心肌梗死、心功能不全、心肌缺血发作的急救。二是低聚糖类药物：主要有麦芽糖、蔗糖和乳糖等。蔗糖以口服的方法补充人体能量。三是多糖类药物:①由单糖脱水缩合而成的淀粉、纤维素和糖原等,作为储能物质存在于细胞内。②右旋糖酐、甘露聚糖、香菇多糖、茯苓多糖等,具有调节免疫功能、抗感染作用、可促进细胞 DNA 及蛋白质的合成、抗氧化、防辐射。③肝素(属酸性黏多糖)系天然抗凝剂。④硫酸软骨素、小分子量肝素等,具有降血脂、降血胆固醇、抗动脉粥样硬化作用,可用于防治冠心病和动脉硬化等。

2. 糖类药物的制备方法　主要有提取法、发酵法和酶转化法等方法。

七、脂　类　药　物

1. 脂类药物　系指脂肪、类脂及其衍生物的总称。《中国药典》(2010 年版)收载脂质类药物 2 个品种,4 个标准,较 2005 年版新增品种和标准有多烯酸乙酯(原料药物、软胶囊)。

2. 脂类药物的分类与作用

(1) 不饱和脂肪酸类药物:主要包括前列腺素、亚油酸、亚麻酸、花生四烯酸及二十碳五烯酸等。其中,多烯酸乙酯含二十碳五烯酸乙酯和二十二碳六烯酸乙酯(系降血脂物),具有降低血清甘油三酯和总胆固醇的作用;前列腺素是多种同类化合物的总称,生理作用极为广泛。

(2) 固醇类药物:主要包括胆固醇、麦角固醇及 β-谷甾醇。

(3) 胆酸类化合物:系指人及动物肝脏产生的甾类化合物,可促进脂肪消化吸收,促进肠道正常菌群繁殖,抑制致病菌生长。胆酸钠用于治疗胆囊炎、胆汁缺乏症及消化不良。鹅去氧胆酸及熊去氧胆酸均可用于治疗胆石症,后者还用于治疗高血压、急性及慢性肝炎。

(4) 磷脂类药物:主要有卵磷脂及脑磷脂,临床上用于治疗神经衰弱及防止动脉粥样硬化。

(5) 色素类药物:有胆红素、胆绿素、血红素、原卟啉、血卟啉及其衍生物。胆红素系由四个吡咯环构成的线性化合物,为抗氧化剂,有清除氧自由基功能,用于消炎,也是人工牛黄重要成分。

(6) 人工牛黄:系根据天然牛黄组成而人工配制的脂类药物,其主要成分为胆红素、胆酸、猪胆酸、胆固醇及无机盐等。

3. 脂类药物的制备方法　其有提取法、化学合成或半合成法、生物转化法和水解法等。

(1) 提取法:卵磷脂、脑磷脂、亚麻油、花生四烯酸及前列腺素等脂类药物在生物体或生物转化反应体系中常以游离形式存在,根据各种成分的溶解性质,可采用相应溶剂系统直接抽提出粗品,再经过各种分离纯化技术和精制方法得到纯品。

(2) 化学合成或半合成法:系指来源于生物的某些脂类药物可以用相应有机化合物或来源于生物体的某些成分为原料,采用化学合成或半合成法制备。

(3) 生物转化法:系指发酵、动植物细胞培养及酶工程的技术。例如,微生物发酵法或烟草细胞培养法生产辅酶 Q10;牛磺石胆酸经微生物羟化酶转化为牛磺熊去氧胆酸。

(4) 水解法:在体内有些脂类药物与其他成分构成复合物,含这些成分的组织需经过水解或适当处理后再水解,然后分离纯化得到,如脑干中胆固醇酯经丙酮抽提,浓缩后残留物用乙醇结晶,再用硫酸水解和结晶即得胆固醇。

八、维生素及辅酶类药物

1. 维生素（vitamin） 系指维持人体正常代谢必需的微量营养素,其大多数维生素是生化反应过程中酶的辅酶、辅基,或是辅酶、辅基的组成部分,有的可在体内转变为激素。

2. 维生素的分类 按维生素的溶解度,可分为水溶性维生素和脂溶性维生素。前者包括维生素 B 类（B_1、B_2、B_6、B_{12} 等）、维生素 C、烟酸、烟酰胺、肌醇、叶酸。后者包括维生素 A、维生素 D、维生素 E、维生素 K。

3. 维生素的制备方法 其主要有化学合成法、半合成法、发酵法和生物提取法等方法。维生素及辅酶类药物在工业上大多数是通过化学合成法获得的,近代的化学合成常与酶促合成、酶拆分等结合在一起,以改进工艺条件,提高收率和经济效益。

第四节 生 物 制 品

一、基 本 概 念

1. 生物制品（biological products） 系指应用传统技术或现代生物技术将以微生物、细胞、动物或人源组织和体液等为原料制成的药品,可用于人类疾病的预防、治疗和诊断。人用生物制品包括细菌类疫苗（含类毒素）、病毒类疫苗、抗毒素及抗血清、血液制品、细胞因子、生长因子、酶、体内及体外诊断制品,以及其他生物活性制剂,如毒素、抗原、变态反应原、单克隆抗体、抗原抗体复合物、免疫调节剂及微生态制剂等。《中国药典》(2010 年版)三部收载生物制品品种共计 131 种,其中新增 37 种,修订 94 种。

2. 生物制品的分类

（1） 按组成及用途分类:①疫苗（vaccine）,系由细菌或病毒灭活而制成,如卡介苗;②血液制品（blood products）,如治疗用人血白蛋白;③重组 DNA 制品,如可促进创面愈合的外用重组牛碱性成纤维细胞生长因子;④免疫血清,如治疗用的抗眼镜蛇毒血清;⑤诊断制品,如用于结核病临床诊断的结核菌素纯蛋白衍生物;⑥其他制品,如治疗用 A 型肉毒毒素制剂、微生态制剂和卡介菌多糖、核酸制剂等。

（2） 按传染病的预防分类:①疫苗。②类毒素,系由细胞外毒素经甲醛处理失去毒性而保留免疫原性而得的,如破伤风类毒素。③γ-球蛋白,可作为预防制剂,如乙型肝炎特异γ-球蛋白。

（3） 治疗用生物制品:包括各种血液制品和免疫制剂。

（4） 按治疗机制分类:可分为特异(抗毒素和 γ-球蛋白)和非特异(干扰素和人白蛋白等)生物制品。

3. 生物制品的命名 参照中国生物制品传统命名及 WHO 规程命名,即(制法或群、型别)+(病名、微生物名、组分、人名或材料)+(品种名)。生物制品存在多种制法者需标明,如重组 DNA。若同时有液体制剂和冻干制剂者,冻干制剂应加"冻干"二字,只有冻干制剂,亦可加"冻干"二字,如冻干人凝血因子Ⅷ。特定途径使用的必须标明,如皮内注射用卡介苗。细菌类治疗用制品可在基本名称后加"制剂",如治疗用短棒状杆菌制剂。成人用或青少年用制品,可在基本名称后用括号注明。预防人、畜共患疾病的同名同型制品应标明人用。一种制剂包含几个不同抗原成分的制品,应于制品种类前加"联合",如吸附无细胞百日咳、白喉、破伤风联合疫苗。一种制剂包含同一制品的不同群、型别者,应于制品种类前加"多价或 n 价",并加括号注明群、型名称,如双价肾综合征出血热灭活疫苗。为阐明制品性质,必要时在基本名称的品种前加灭活、活、纯化等词,如麻疹减毒活疫苗。

二、疫　　苗

1. 疫苗　系用细菌、病毒、肿瘤细胞等制成使机体产生特异性免疫反应的生物制剂。

2. 疫苗的分类

(1) 按来源:其可分为细菌类疫苗、病毒类疫苗和联合疫苗。

1) 细菌类疫苗:系由细菌、螺旋体或其衍生物制成的灭活疫苗、减毒活疫苗、重组 DNA 疫苗、亚单位疫苗等,如卡介苗、伤寒 Vi 多糖疫苗、破伤风疫苗(类毒素)。

2) 病毒类疫苗:系由病毒、衣原体、立克次体或其衍生物制成的减毒活疫苗、灭活疫苗、重组 DNA 疫苗、亚单位疫苗等,如麻疹减毒活疫苗、重组(CHO 细胞)乙型肝炎疫苗等。

3) 联合疫苗:系由两种或两种以上疫苗原液配制成的具有多种免疫原性的灭活疫苗或活疫苗,如百日咳、白喉、破伤风联合疫苗(DTP),麻疹、流行性腮腺炎、风疹联合疫苗(MMR)。

(2) 按制备方法:其可分为灭活疫苗、减毒活疫苗、亚单位疫苗和基因工程疫苗类。

1) 灭活疫苗:免疫效果良好,在 2~8℃下一般可保存 1 年以上,没有毒力返祖的风险,但对人体刺激时间短,要获得强而持久的免疫力,一般需要加入佐剂,且需多次、大剂量注射,并缺乏自然感染的局部免疫保护。

2) 减毒活疫苗:接种后,可使机体发生类似隐性感染或轻度感染的反应,但不产生临床症状,免疫效果强而持久,一般只需接种 1 次且用量较小,除刺激机体产生细胞免疫和体液免疫外,尚能产生局部免疫保护,但减毒活疫苗须在低温条件下保存及运输,有效期相对较短,存在毒力返祖风险。

3) 亚单位疫苗:在大分子抗原携带的多种特异性的抗原决定簇中,只有少量抗原部位对保护性免疫应答起重要作用,需与佐剂合用才能产生好的免疫效果,但不良反应较少。流感裂解疫苗的免疫效果及安全性已在临床得到肯定。

4) 基因工程疫苗:是应用基因工程技术制出的不含感染性物质的亚单位疫苗、稳定的以活病毒为载体的减毒疫苗,以及能预防多种疾病的多价疫苗,具有安全、有效、免疫应答长久、联合免疫易于实现等优点。

(3) 按使用方式:其可分为一类疫苗和二类疫苗。

1) 一类疫苗是政府免费向公民提供,公民应当依照政府的规定受种的疫苗,如卡介苗、脊髓灰质炎疫苗、百白破混合制剂、白破疫苗、麻疹疫苗、新生儿乙肝疫苗、乙脑疫苗、A 群流脑疫苗、甲肝疫苗等。

2) 二类疫苗是由公民自费并且自愿受种的其他疫苗,如乙肝疫苗、甲肝疫苗、减毒乙脑疫苗、流感疫苗、麻风腺联合疫苗、水痘疫苗、高效价免疫球蛋白、流脑 A、C 结合疫苗。使用生物制品后可能会发生不良反应,这与制品的菌种毒种、型别、抗原浓度、所用培养基、灭活或减毒过程、佐剂、保护剂、受者个体差异、年龄、性别、接种史、传染病史、被动获得抗体等因素有关。接种疫苗和类毒素常见的反应如细菌内毒素引起的毒性反应,所有细菌制剂都可能引起发热和局部肿、痛、热的炎症反应,一般接种后 48 小时内发生。精制类毒素和病毒类疫苗的反应较轻。

3. 疫苗的制备方法　不同的疫苗采用的制备方法不同。

（1）灭活疫苗：系指采用加热或化学剂（通常用福尔马林）将培养病毒或细菌灭活再经纯化制得的疫苗。其基本程序包括菌种的选择、菌液培养、灭活、配苗与分装。目前我国使用的有百白破疫苗、流行性感冒疫苗、狂犬病疫苗和甲肝灭活疫苗等。

（2）减毒活疫苗：系指用甲醛处理病原体保持了抗原性的一类疫苗，即使病原体 A 亚单位（毒性亚单位）结构改变而毒性减弱，但 B 亚单位（结合亚单位）活性保持不变。目前临床使用的有麻疹减毒活疫苗、冻干水痘减毒活疫苗、甲型肝炎减毒活疫苗、冻干甲肝减毒活疫苗、乙型脑炎减毒活疫苗、风疹减毒活疫苗、腮腺炎减毒活疫苗、口服脊髓灰质炎减毒活疫苗、口服狂犬病减毒活疫苗等。

（3）基因工程疫苗（engineering vaccine）：系指采用 DNA 重组生物技术将天然或人工合成遗传物质定向插入细菌、酵母菌或哺乳动物细胞中使之充分表达再经纯化后而制得的疫苗。例如，将编码乙型肝炎表面抗原基因插入酵母菌基因组而制成 DNA 重组乙型肝炎疫苗；将流感病毒血凝素、乙肝表面抗原、单纯疱疹病毒基因插入牛痘苗基因组而制成多价疫苗等。

三、血液制品

1. 血液制品　系指各种人血浆蛋白药品，其主要包括人血白蛋白、人胎盘血白蛋白、静脉注射用人免疫球蛋白、肌内注射人免疫球蛋白、组胺人免疫球蛋白、特异性免疫球蛋白、乙型肝炎、狂犬病、破伤风免疫球蛋白、人凝血因子Ⅷ、人凝血酶原复合物、人纤维蛋白原、抗人淋巴细胞免疫球蛋白等。2010～2012 年美国批准了 11 个血液制品。

2. 血液制品的原料　是人血浆，其中水占 92%～93%，蛋白质仅有 7%～8%。

3. 血液制品的作用　可用于诊断、治疗或被动免疫预防等。①人血白蛋白：用于治疗创伤性、出血性休克，严重烧伤及低蛋白血症。②静脉注射或肌内注射人免疫球蛋白：用于预防麻疹、传染性肝炎等，与抗生素合用可提高对某些严细菌及病毒性感染的疗效。③组胺人免疫球蛋白：用于病毒性感染，预防麻疹和传染性肝炎。④人胎盘血白蛋白：治疗创伤性、出血性休克，严重烧伤及低蛋白血症。⑤人凝血因子Ⅷ用于防治甲型血友病的出血症状。⑥人凝血酶原复合物主要用于治疗先天性和获得性凝血因子Ⅱ、Ⅶ、Ⅸ、Ⅹ 缺乏症。⑦抗人淋巴细胞免疫球蛋白主要用于临床器官移植的免疫排斥预防及治疗，骨髓移植的移植物抗宿主要应预防，以及再生障碍性贫血等病的治疗。⑧狂犬病患者血白蛋白用于狂犬病的防治。破伤风免疫球蛋白防治破伤风。⑨人纤维蛋白原：用于治疗产后大出血和纤维蛋白原缺乏造成凝血障碍。⑩乙型肝炎免疫球蛋白用于乙型肝炎的预防。

4. 血液制品的生产　传统人血白蛋白和人血免疫球蛋白类制品全部采用低温乙醇法生产，并加入了一步或两步清除/灭活工艺，近年来国外开始采用新的分离技术和方法推广应用。

四、重组细胞因子

1. 重组细胞因子（recombinant cytokine）　系指利用基因工程技术生产的细胞因子药品，可用于治疗肿瘤、感染、造血障碍等。常见的重组细胞因子类药物有干扰素（IFN）、重组人粒细胞集落刺激因子（G-CSF）、重组人白介素（rhIL）等。

2. 干扰素 为治疗乙型肝炎的一线药物,我国已批准用于治疗乙型肝炎的重组 IFN 包括 IFNα-1b、IFNα-2a 及 IFNα-2b。α-干扰素是国际公认的治疗毛细胞白血病的首选药物,有效率达 60%,且不良反应轻。中国常用的基因工程重组 DNA 制备的干扰素,大多以大肠埃希菌为表达受体,是目前研究应用最多的生物激活素。

3. 重组人粒细胞集落刺激因子 主要成分是基因重组产生的糖蛋白造血因子,G-CSF 可促进粒细胞集落的形成,临床应用于骨髓移植后促进中性粒细胞的升高,肿瘤、白血病化疗后的中性粒细胞减少症等。

4. 重组人促红细胞生成素(rhEPO) 属重组集落刺激因子,在骨髓造血微环境下促进红细胞的生成,治疗肾衰竭所致的贫血、癌性贫血、结缔组织病贫血、骨髓增生异常综合征贫血。研制 rhEPO 的主要环节包括获得人促红细胞生成素基因、建立重组人促红细胞生成素的有效表达系统、纯化等。重组人白介素-2(IL-2)是 T 细胞生长因子,增强 T 细胞的杀伤活性,临床主要用于抗病毒感染,如乙肝;抗细菌感染,如分枝杆菌引起的慢性感染:麻风病、肺结核胞内寄生菌感染性疾病、白色念球菌感染;抗寄生虫感染,如治疗疟疾;艾滋病的治疗;肿瘤治疗,如肾细胞癌;抗血压作用;免疫佐剂等。

5. 重组人白介素-11(rhIL-11) 临床主要用于治疗实体瘤、非髓性白血病化疗后Ⅲ、Ⅳ度血小板减少症的治疗等。

6. 肿瘤坏死因子(tumor necrosis factor,TNF) 主要用于临床诊断:活动期肿瘤患者血清中 TNF 水平高,而非活动期则低;评价预后:患者血中的 TNF 水平与某些疾病的死亡率呈正相关;检测肾移植排斥反应时血清中 TNF 增高,检测患者血中的 TNF 水平有助于监测肾移植排斥反应;临床治疗肿瘤:如乳腺癌、肺癌、结肠癌及黑色素瘤等。

五、免疫血清

1. 免疫血清(antisera) 系由特定抗原免疫动物所得血浆制成的,也叫抗血清,其包括抗菌血清、抗病毒血清和抗毒素。免疫血清含有特异性抗体。高效价、高特异性的免疫血清可作为免疫学诊断的试剂。

2. 抗菌血清 系用细菌或病毒本身免疫马或其他动物所得的免疫血清,又称抗病毒血清,如抗蝮蛇毒血清、抗五步蛇毒血清、抗狂犬病血清。中国产有近 50 种毒蛇,抗蛇毒血清以蛇毒为抗原给实验动物反复进行注射免疫使其产生抗体后采血分离提纯而成。

注射抗蛇毒血清可使人体立即获得对相应蛇毒的抵抗力,是蛇伤的人工被动免疫。

3. 抗毒素 系用细菌类毒素或毒素免疫马或其他动物所得的免疫血清,又称抗毒血清,如破伤风抗毒素、白喉抗毒素、肉毒抗毒素。破伤风抗毒素是用破伤风类毒素免疫马血清经物理、化学方法精制而成,用于救治破伤风患者时控制病情,并常用于有破伤风潜在危险的外伤患者,作为被动免疫预防注射。破伤风抗毒素对于人体而言是异种蛋白,具有抗原性,注射后易出现过敏反应,用药前需做过敏试验。

六、诊断制品

1. 诊断制品(diagnostic reagents) 其包括体外和体内诊断制品。

2. 诊断制品的分类 其主要可分为:①体内试验诊断制剂类。常用的有布鲁斯氏菌素、结核菌素和锡克试验毒素(白喉)三种,皮内注射 0.1ml,观察反应来判断是否患过相应疾病或免疫接种成功否。②一般传染病的诊断制剂类,包括各种诊断菌液、病毒液和诊断血清。③诊断肿瘤用制剂,如甲胎蛋白血清、癌胚抗原诊断试剂盒等。④测定免疫水平的诊断制剂。测定人体内所含的 IgG 等免疫球蛋白,以 Ig 单价诊断血清与患者血清作定量测定,用于疾病诊断、治疗及机体免疫功能的测定。⑤激素用诊断制剂,如妊娠诊断制剂。

3. 体外诊断制品　系由特定抗原、抗体或有关生物物质制成的免疫诊断试剂或诊断试剂盒,如伤寒、副伤寒、变形杆菌诊断菌液,沙门氏菌属诊断血清,HBsAg 酶联免疫诊断试剂盒等,用于体外免疫诊断。

4. 体内诊断制品　系由变态反应原或有关抗原材料制成的免疫诊断试剂,如卡介菌纯蛋白衍生物、布氏菌纯蛋白衍生物、锡克试验毒素、单克隆抗体等,用于体内免疫诊断。

第五节　海洋生物制药

一、基本概念

1. 海洋　全球总面积约 5.1 亿平方千米,其中海洋面积约 3.61 亿平方千米(占总地表面积的 71%),中国内海和边海的水域面积有 470 多万平方千米,因此,海洋资源十分丰富。

2. 海洋生物　系指海洋里的各种生物,主要有海洋动物、海洋植物、微生物及病毒等,其中海洋动物可分为无脊椎动物和脊椎动物。前者包括各种螺类和贝类,后者包括各种鱼类和大型海洋动物,如鲸鱼、鲨鱼等,都是具有明确药理作用的活性物质。

3. 海洋生物的基本情况　我国海洋生物种类约占全世界的 10%,而数量占 50%。我国海域海洋生物已有记录的为 20278 种,它们隶属于 5 个生物界、44 个生物门。其中动物界种类 12794 种,原核生物界 229 种。

4. 海洋生物的分类　按分布,可以分为水域海洋生物和滩涂海洋生物两大类。前者有鱼类、头足类(如乌贼,也叫墨鱼)和虾、蟹类,它们是最主要的海洋生物。其中以鱼类的品种最多,数量最大,构成了水域海洋生物的主体。其种数的分布趋势是南多北少,即南海的种类较多,而黄海、渤海的种类较少。后者共有 1580 多种,其中以软体动物(即贝类)最多,有 513 种,其次是海藻,有 358 种,甲壳类(即虾、蟹)有 308 种,其他类群种类很少。我国沿海滩涂生物的种数与海域生物一样,也是自北向南逐渐增多。

5. 海洋生物活性物质　系指存在于海洋生物体内的海洋药用物质、生物信息物质、海洋生物毒素和生物功能材料等,对生命现象具有影响的物质,一般都以微量形式存在,其包括几丁聚糖、鱼油中的 EPA 和 DHA 等。

6. 海洋生物活性物质的分类　按结构,可分为脂质、糖类、苷类、氨基酸、多肽、酶、萜类、类胡萝卜素、甾类、非肽含氮类化合物等。

7. 海洋生物药物的发展过程　我国应用海洋生物药物治疗疾病历史悠久。

(1)据记载,《黄帝内经》、《神农本草经》、《本草纲目》等收载的来源于海洋生物的中药已达百余种,其中仅《本草纲目》中收录的药用海洋生物就达 90 多种。

(2)中国应用海洋药物已逾两千年,如海带治疗甲状腺肿大、石药利尿、乌贼的墨囊治疗妇科疾病、鲍鱼的石决明明目、鹧鸪菜驱蛔虫。海蛰能"消疾引积,止带祛风",可治"妇人劳损,积血带下,小儿风疾丹毒"。

(3)我国已发现具有药用价值的生物 700 多种,有多种海洋中成药应用于临床。例如,

①用牡蛎为主要原料的春血安、妇科止血灵、血牡片、海珍宝口服液、活力钙、金牡蛎、海力宝;②用乌贼为主要原料的乌贝散、海墨素片,含海蛇成分的海蛇追风酒、海蛇酊等;③鲍鱼的外壳(系名贵中药的石决明),具有疗肝、肺风热、清除内胀的功效,而鲍鱼肉可以补肝肾、益经明目、开胃营养;④海水珍珠具有美容和药用价值,有镇静安神、清肝明目、解毒生津的功效;⑤海藻提取物褐藻多糖硫酸酯,可制成海洋西药,用于肾病综合征和中早期慢性肾衰竭疾病;⑥角沙硒系深海巨型鲨肝脏中的一种生化物质,可抗癌,对肝炎、心脏病、高血压等疾病有效。

(4) 全球对海洋生物药物的研究主要着眼于寻找抗肿瘤、防治心血管疾病、止血、抗凝、抗炎、抗真菌、抗细菌和抗病毒等药物。

海洋生物在其生长和代谢过程中,产生了上千种具有特殊生理功能的活性物质,许多特异的化学结构类型是陆地生物体内难以发现的,不少海洋生物活性物质具有抗肿瘤、抗病毒、抗艾滋病、抗心血管疾病、抗老年痴呆症及抗疲劳、增强免疫、延缓衰老等功效。

8. 海洋生物制药 系指利用海洋生物生产预防、治疗和诊断药物的过程。现已成为药用海洋生物资源开发的主流,其包括研究海洋生物药物的来源、分布、形态、鉴别、采集加工、化学成分、药理作用、炮制、制剂、临床前研究及临床应用等。

二、海洋植物类药物

1. 海洋植物(marine plants) 系指海洋中利用叶绿素进行光合作用生产有机物的自养型生物,系初级生产者,其海洋植物门类甚多,从低等的无真细胞核藻类(即原核细胞的蓝藻门和原绿藻门),到具有真细胞核(即真核细胞)的红藻门、褐藻门和绿藻门,乃至高等的种子植物等 13 个门,共 1 万多种。

2. 海洋植物的有效成分 海洋植物中提取的化合物中约 3.5% 有抗癌活性或细胞毒活性。

3. 海洋植物的典型代表

(1) 海带:含有碘(0.3% ~0.7%)等多种矿物质和多种维生素,可预治甲状腺疾病。

(2) 鹧鸪菜:是一种常见的药用红藻,中国自古以来就用作驱除蛔虫。

(3) 鹅掌菜:可治吐血病,具有食用和药用价值的海藻还有紫菜、裙带菜、石花菜等。

(4) 红藻:有预防和治疗坏血病的记录。

(5) 凹顶藻的代谢物:在体外有明显的抗菌作用,作用强度可与链霉素相比。

(6) 杨叶肖槿中提取到的含绵酚的膏状物,具有很强的消炎作用。

三、海洋动物类药物

从海洋生物中已分离纯化出具有生物活性的多种天然有机化合物。

1. 多糖类药物 如从刺参体壁和内脏中获得的胶性黏多糖,具显著抗凝、抗肿瘤活性;海参黏多糖、刺参黏多糖是心脑血管的活性物质。

2. 聚醚类药物 来自海洋的聚醚类化合物多数是毒素,有强烈的生物活性。例如,沙群海葵毒素是非蛋白中最毒的毒素,可治疗艾氏腹水癌小鼠;可促使血管强烈收缩和管状动脉痉挛。河豚毒素和石房蛤毒素是肌肉神经的阻滞剂,能阻抑钠离子传导,药理作用类似局麻药物,但强度要比常用的局麻药高千倍。沙蚕毒素有杀虫作用。

3. 大环内酯类药物 从海鞘中分离出的一种含有噻唑环的大环内酯对 KB 细胞有较强的抗肿瘤活性。从苔藓虫分离出的苔藓虫素对白血病细胞株有较强的杀灭作用。

4. 萜类药物 海绵中海洋萜类非常丰富,多为倍半萜、二萜、二倍半萜,从海绵中分离出来的倍半萜有抗 HIV 活性和细胞毒性,但是对正常的人外周淋巴细胞无抑制作用。

5. 生物碱类药物 生物碱是生物体内一类含氮有机化合物的总称,从海绵中分离出的生物碱在体内对 RNA 病毒有抑制作用,可望成为抗病毒、抗肿瘤药物。

6. 肽类药物 海葵多肽毒素有较强的心肌收缩作用,但对心律无影响,可望开发成替代洋地黄毒苷(常见心律不齐的不良反应)的生物药物。麝香鞘毒素为内癸肽,具有持续的降血压作用,是迄今为止人们所知道的活性最强的降血压物质,其效应比硝酸甘油强几千倍。鱼类中分离出的多肽可选择性扩张血管,降低血压。

7. 苷和苷类药物 海参中提取的海参皂苷,抗真菌有效率达 88.5%,是人类历史上第一个从动物中找到的抗真菌皂苷。海星中提取的海星皂苷有抑制真菌的作用。以加勒比海隐南瓜海绵中核苷海绵胸苷和海绵尿苷为基础,制得的阿糖胞苷(抗代谢药物),可治白血病。

8. 不饱和脂肪酸类药物 主要有二十碳四烯酸(AA)、二十碳五烯酸(EPA)、二十二碳六烯酸(DHA)。其中 EPA 可以治疗动脉粥样硬化和脑血栓,并有增强免疫和抗癌作用。

9. 其他类药物 从海绵中分离出的两种取代芳香醛的化合物能抑制金黄色葡萄球菌和枯草杆菌的生长。鲨鱼软骨中发现的生长抑制因子能阻止肿瘤血管生长,其抗肿瘤活性比小牛软骨提取物强 10 万倍,临床抑癌效率达到 60%。深海巨型鲨肝脏中所含的角鲨烯,可治疗癌症、肝炎、心脏病、高血压等疾病。乌贼的内壳即海螺鞘可治疗胃病,用作止血剂。

四、其他海洋类相关药物

1. 头孢菌素 系从海洋污泥中分离出来的真菌顶头孢的代谢产物,其抑菌作用不强,但可分解为 7-氨基头孢霉烷酸,从而制取半合成的一系列头孢菌素类抗生素(已用于临床)。

2. 灰色链霉菌 SS-20 系从日本相模湾浅海泥中分离得的灰色链霉菌 SS-20,对革兰阳性菌有抑制作用。

第七章

药 物 制 剂

第一节　基 础 知 识

一、基 本 概 念

1. 药剂学　系指研究药物制剂的基本理论、处方设计、制备工艺、质量控制和合理应用的综合性技术科学。其可分为化学药剂学(简称药剂学)、中药药剂学和生物药剂学。

2. 药物剂型　系指为适应治疗、诊断或预防需要制成的药物应用形式,简称剂型。

3. 药物制剂　系根据药典或药政管理部门批准标准制成药物剂型的具体品种,简称制剂。

4. 剂型的分类　可分为化学药物制剂、中药药物制剂和生物药物制剂,见表7-1。

表 7-1　药物制剂类型及代表剂型表

类型		代表剂型
化学药物制剂		片剂、散剂、颗粒剂、胶囊剂、滴丸剂、小丸、栓剂、软膏剂、眼膏剂、凝胶剂、气雾剂、膜剂、涂膜剂、注射剂、滴眼剂、液体制剂、溶胶剂、混悬剂、乳剂、糖浆剂、乳剂、洗剂、滴耳剂、灌洗剂、微型胶囊、缓释控释制剂、经皮吸收制剂、脂质体
中药药物制剂	传统制剂	汤剂、曲剂、丸剂、散剂、膏剂、酒剂、坐剂、导剂、洗剂、滴耳剂、糖浆剂、脏器制剂、铅硬膏、蜡丸、浓缩丸、锭剂、条剂、灸剂、朱砂丸
	现代制剂	片剂、散剂、颗粒剂、胶囊剂、丸剂、浸出药剂、液体药剂、外用膏剂、气雾剂、注射剂、滴眼液、栓剂、膜剂、植入剂、缓释控释制剂、经皮吸收制剂、脂质体
生物药物制剂		注射剂、缓释或控释制剂、黏膜给药制剂(口服、鼻腔、口腔、直肠、眼内、肺部给药及经皮给药)、亚微粒载药系统、微乳和复乳剂、毫微囊和微球、脂质体

5. 药物制剂的研究与任务　可从科研、生产、临床等方面归纳为:基本理论研究、新剂型、新辅料、新机械和新设备、中药新剂型、生物药物制剂、医药新技术等。

二、粉 体 学

1. 粉体学　系指研究各种粒子集合体(称为粉体)表面、力学和电学等性质的应用学科。

2. 粉体的性质　主要涉及粒子大小、粒度分布、比表面积、孔隙率、密度、流动性、吸湿性、润湿性等。

3. 粉体学在药剂学中的应用　药物粒子大小影响制剂的外观质量、色泽、味道、成形性、装量或重量差异、含量均匀度、稳定性、溶出度和生物利用度等。

三、药物制剂的稳定性

1. 药物制剂的基本要求 其基本要求为安全、有效和稳定。

2. 药物制剂的稳定性 系指从制备到使用过程中药物制剂质量发生变化的速度和程度,是评价药物制剂质量的最重要指标之一。一般涉及化学、物理和生物学等三个方面的稳定性。

3. 药物制剂中药物的化学降解途径 主要涉及水解、氧化、异构化、聚合、脱羧等。

4. 影响药物制剂降解的因素 主要有处方因素和非处方因素两方面。前者系指组成成分化学结构、pH、广义酸碱催化、溶剂、离子强度、药物间相互影响、赋形剂与附加剂、表面活性剂和处方中辅料等,其考察的意义在于设计合理的处方,选择适宜剂型和生产工艺。后者系指温度、光线、空气(氧)、金属离子、湿度、水分、制备工艺、包装材料等环境因素,其考察的意义在于可决定药物制剂的包装和储藏条件。

5. 药物制剂稳定性的特点 反应类型多样、反应速度较慢、表里变化不一等特点。

6. 药物制剂稳定性的影响因素 其影响因素有固体药物晶型变化和固体药物制剂吸湿性等。

7. 药物制剂稳定性的评价 采用加速试验和留样观察试验方法,进行系统分析和判断,做到四确定:即确定生产条件、确定储存条件、确定包装材料与容器、确定有效期。

8. 稳定性试验的方法 按《中国药典》的药物稳定性试验指导原则,进行影响因素试验、加速试验与长期试验,探测药品在生产、储藏期内质量变化的规律,为剂型选择、处方拟定、制备工艺、包装储存条件等提供科学依据,制定药品有效期,保证药品的安全性和有效性。

四、药物制剂的配伍变化

1. 药物配伍 系指药剂生产或临床用药中有目的有规则地将两种或两种以上的药物、辅料等配合在一起使用的过程。药物配伍后有时只发生一种配伍变化,有时同时发生几种配伍变化。若药物之间配伍不合理,除在体外发生物理、化学性质改变外,还可能在体内发生相互作用,导致药物中毒或失效;有的虽在体外无可见的配伍变化,但进入体内却发生相互作用。因此药物能否配伍应用,归根结底要看对机体产生的影响。

2. 药物配伍变化 系指药物配伍后在理化性质或生理效应方面产生的变化。

3. 配伍禁忌 系指不利于生产、应用和临床治疗的药物配伍变化。其可能引起药物作用减弱或消失,甚至于引起毒性增强的变化。

4. 配伍变化的目的 主要有三点:一是产生协同作用,以增强药物疗效,如复方乙酰水杨酸片等。二是提高疗效,减少不良反应,减少或延缓耐药性的发生,如阿莫西林与克拉维酸配伍联用。三是利用拮抗作用,以克服某些药物的偏性或毒副作用,如用吗啡镇痛时常与阿托品配伍,以消除吗啡对呼吸中枢的抑制作用等。

5. 配伍变化的类型 可分为物理、化学与药理等三个方面的配伍变化。

6. 物理配伍变化 系指几种药物配伍而发生分散状态或其他物理性质的变化,其常见的有三个方面:一是溶解度的改变,不同性质溶剂制成的液体制剂配合时,药物有可能会因在混合溶液体系中溶解度降低而析出沉淀,或产生分层现象。二是潮解、液化和结块,吸湿性强的药物或制剂如干浸膏、冲剂、干酵母等在配伍时,或在制备、应用与储存过程中可能发生潮解与液化。三是分散状态与粒径的变化,乳剂、混悬剂与其他药物配伍,可能出现粒径变大,或久贮后产生粒径变大,分散相聚结而分层的现象。某些胶体溶液可因电解质或脱水剂的加入,产生絮凝、凝聚,甚至于沉淀等。

7. 化学配伍变化　主要有五个方面:一是变色,因药物制剂配伍引起氧化、还原、聚合、分解等反应,可产生有色化合物使颜色发生变化。二是混浊或沉淀,液体剂型配伍不当可产生此现象。三是产气,有些药物配伍时偶尔发生产气现象,如溴化铵和利尿药物配伍,可分解产生氨气;而有些配伍产生气体属于正常现象,如泡腾散剂与泡腾片剂。四是分解破坏甚至疗效下降,有些药物制剂配伍后,由于改变了 pH、离子强度、溶剂等条件,可能影响药物制剂的稳定性。五是发生爆炸,大多数系由强氧化剂与强还原剂配伍引起,如高锰酸钾与甘油、氯化钾与硫、强氧化剂与蔗糖或葡萄糖等药物混合研磨时可能发生爆炸。

8. 配伍变化的处理原则　根据配伍用药的目的,发挥药物制剂的疗效,保证用药安全。

9. 配伍变化的处理方法　主要有五种:一是改变贮存条件;二是改变调配次序;三是改变溶剂或添加助溶剂;四是调整溶液的 pH;五是改变有效成分或改变剂型。

10. 注射液的配伍　为防止各种注射液发生配伍禁忌,保证药物的有效作用,特别是输液(特殊注射剂)时,常与其他注射液配伍,为此应注意:一是血液,因成分复杂,与药物的注射液混合后可能引起溶血、血细胞凝集等现象。二是甘露醇,20% 甘露醇注射液为一过饱和溶液,加入氯化钾、氯化钠等药物溶液可引起甘露醇结晶析出。三是静脉注射用脂肪乳剂,加入其他药物可能引起粒子的粒径增大,或产生破乳,此类制剂与其他注射液的配伍应慎重。

11. 注射液配伍变化的原因　主要原因有十二点:一是溶剂组成改变,非水溶剂制剂与输液配伍,当溶剂组成改变时可能使药物析出。二是 pH 改变,pH 相差较大的制剂配伍,当pH 改变时可能引起沉淀析出或变色。三是缓冲容量,某些药物会在有缓冲剂的注射液配伍中析出沉淀。四是盐析作用,胶体分散体系加到含有电解质输液中,会因盐析作用而产生凝聚。五是离子作用,有些离子能加速药物的水解反应。六是直接反应,某些药物可直接与输液中的某种成分反应。七是配合量,制剂配合量多少会影响药物的浓度,而在一定浓度下药物可能出现沉淀,或降解速度增加。八是混合顺序,制剂配伍,可通过改变混合顺序方法来克服某些药物配伍时产生的沉淀现象。九是反应时间,许多药物在溶液中反应很慢,特别是个别药物注射液混合后几小时出现沉淀,为此应用时应在规定时间内输完。十是氧与二氧化碳的影响,有些药物制成注射液时,需在安瓿内填充惰性气体,防止药物氧化,而有些药物如苯妥英钠、硫喷妥钠注射剂因吸收二氧化碳导致 pH 下降,析出沉淀。十一是光敏感性,某些药物如两性霉素 B、磺胺嘧啶钠、维生素 B_2 等对光敏感,应避光。十二是成分的纯度,由于药物的纯度不够,某些制剂在配伍时发生异常现象。

第二节　药　剂　学

一、片　剂

1. 片剂　系指药物与辅料均匀混合后压制而成的片状固体制剂。其片状主要形式有圆片或异形片等,可分为内服或外用。片剂已成为临床上主要而广泛应用的常用剂型之一。

2. 片剂的特点 其特点为质量稳定;剂量准确;携带、运输、贮存及应用方便;生产机械自动化程度高,产量大,成本及售价较低;可制成各种类型满足医疗或预防的要求。其不足为某些患者及昏迷患者不宜吞服;难溶性药物片剂有时会出现溶出度和生物利用度较低等。

3. 片剂的种类 主要有压制片、口服片剂、口腔用片剂、外用片和其他片剂等,见表7-2。

表 7-2 药物片剂分类型及特点与用途表

类型	分类	定义	特点与用途
压制片	素片/片心	药物与赋形剂混合,经制粒、压制而成的片剂	用于各种片剂
口服片剂	包衣片	系指在片心(压制片)外包有衣膜的片剂	
	咀嚼片	系指于口腔中咀嚼后吞服的片剂	适用于小儿、吞咽困难的患者
	泡腾片	系指遇水可产生气体而呈泡腾状的片剂	适用于儿童、老人和不能吞服者
	分散片	系指在水中能迅速崩解并均匀分散的片剂	适用于难溶性药物
	多层片	系指由两层及其以上层不同药物组成的片剂	各层含不同药物
	缓释、控释片	系指在规定的释放介质中缓慢地、恒速释放药物而延长作用时间的片剂	血药浓度平稳、服药次数少、作用时间长
口腔用片剂	含片	系指口腔中缓慢融化而产生治疗作用的片剂	有消炎、杀菌、收敛、止痛作用
	舌下片	系指药物经舌下黏膜吸收发挥治疗作用的片剂	可避免药物的肝脏首过效应
	口腔贴片	系指粘贴于口腔经黏膜吸收起局部或全身治疗作用的片剂	有杀菌、消炎等作用
外用片	阴道用片	系指置于阴道内应用的片剂	有杀菌、消炎等作用
	外用溶液片	系加水或缓冲溶液制成一定浓度溶液的片剂	供外用
其他片剂	微囊片	系指固体或液体药物利用微囊化工艺经压制成的片剂	延缓释放,减少毒副作用,掩盖不良异味与刺激性

4. 片剂的质量要求 其主要有六点:一是硬度适中;二是色泽均匀,外观光洁;三是重量差异符合要求,含量准确;四是崩解时限或溶出度应符合要求;五是小剂量药物或作用较剧烈的药物,含量均匀度应符合要求;六是微生物限度符合规定。

5. 片剂常用的辅料 主要有填充剂、润湿剂、黏合剂、崩解剂和润滑剂等,其作用为填充、润湿、黏合、崩解和润滑等。

6. 片剂的制备工艺 主要有湿法制粒压片和干法压片(主要包括粉末直接压片和干法制粒压片)两种工艺制备。其生产过程和人员卫生、厂房与设施、物料与产品管理等均需符合片剂生产的 GMP 要求。

7. 湿法制粒压片 系指将湿法制粒的颗粒经干燥后压片的工艺过程,其工艺流程为:

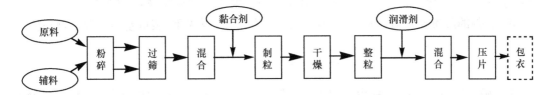

原料 辅料 → 粉碎 → 过筛 → 混合 ← 黏合剂 → 制粒 → 干燥 → 整粒 → 混合 ← 润滑剂 → 压片 → 包衣

8. 湿法制粒 系指将药物和辅料粉末混合均匀后加入润湿剂或液体黏合剂制备颗粒的方法。其主要有挤压制粒法、流化制粒法、喷雾制粒法和高速搅拌制粒法等。该方法制得的颗粒具有外形美观、流动性好、耐磨性较强、压缩成形性好等优点,是片剂生产中应用最为广泛的方法,但本法不适宜于热敏性、湿敏性等物料。

9. 包衣 可分为糖衣、薄膜衣(胃溶型、肠溶型和水不溶型)等。其目的在于掩味;防潮、避光、隔绝空气以增加药物的稳定性;控制药物在胃肠道的一定部位释放或缓慢释放;肠溶衣;可将有配伍变化的药物分置于片芯和衣层,以免发生变化;改善片剂的外观和便于识别。可采用滚转、埋管式、流化床和压制等包衣方法。

10. 片剂的质量检查 《中国药典》收载的片剂质量检查项目主要有:性状、鉴别、含量测定、重量差异、崩解时限、硬度、脆碎度、溶出度、有关物质、含量均匀度和微生物限度等。

11. 片剂制备中可能发生的问题及解决办法 主要有七个方面:一是裂片,系指片剂发生裂开的现象。物料的压缩成形性差、压片机的使用不当等造成片剂内部压力分布不均匀,在应力集中处易于裂片。二是松片,系指片剂硬度不够而稍加触动即散碎的现象。原因系物料黏性差、压缩力不足等。三是黏冲,系指片剂表面被冲头粘去一部分而造成片面粗糙不平或有凹痕的现象。其主要原因有黏合剂的黏性过强,润滑剂选用不当或用量不足,颗粒含水较多,物料较易吸湿,环境湿度较大,冲头表面锈蚀、粗糙不光或刻字等,应针对不同原因,采取相应措施解决。四是片重差异超限,系指片重差异超过规定的范围。其主要原因是颗粒流动性不好、颗粒细粉太多或颗粒大小相差悬殊、加料斗内的颗粒时多时少等,应根据不同情况加以解决。五是崩解迟缓,系指片剂超过规定崩解时限的现象。其主要原因有①压缩力过大,片剂内部空隙小,影响水分渗入;②可溶性成分溶解,堵住毛细孔,影响水分渗入;③强塑性物料或黏合剂使片剂的结合力过强;④崩解能力不足以克服片剂的结合力等。六是溶出超限,系指片剂在规定时间内未能溶解出规定量的现象。其主要原因有片剂崩解迟缓(黏合剂加入过多或黏性太强造成结合紧密,崩解剂加入不足或崩解能力不足以克服结合力)、颗粒过硬(颗粒水分过干、黏合剂粘结力过强)、药物本身的溶解度差等。应针对不同影响因素,采取相应措施解决。七是片剂含量不均匀,特别是对于小剂量的药物来说,除了混合不均匀以外,可溶性成分在颗粒之间的迁移是其含量均匀度不合格的一个重要原因。

二、散　剂

1. 散剂(powders) 系指药物或与适宜辅料经粉碎而均匀混合制成的干燥粉末状制剂。散剂可分为口服用散剂和局部用散剂。

2. 散剂的特点 主要有四点:一是比表面积大,起效快。二是外用覆盖面大,具保护、收敛作用。三是制备工艺简单,剂量易控制,便于小儿服用。四是储存、运输和携带较方便。

3. 散剂的制备 一般制备工艺流程为:物料前处理→粉碎→筛分→按处方称量→混

合→分剂量→质量检查→包装→成品。环境相对湿度应控制在药物 CRH 值以下。

4. 散剂的质量要求与检查　有粒度、外观均匀度、干燥失重、装量差异和微生物限度。

三、颗 粒 剂

1. 颗粒剂（granules）　系指药物与适宜辅料制成的具有一定粒度的干燥制剂,可分为可溶性颗粒、混悬颗粒、泡腾颗粒、肠溶颗粒和缓释颗粒等,供口服用。

2. 颗粒剂的特点　其特点是携带方便、直接吞服、用水溶解或分散服用、溶出和吸收快等。

3. 颗粒剂的制备　目前有传统过筛制粒法和一步制粒法,前者的工艺流程为:物料前处理→粉碎→筛分→按处方称量→混合→制软材→制粒→干燥→整粒与分级→装袋→质量检查→包装→成品。后者系先进的方法,即采用流化床等设备,将物料的混合、制粒和干燥等过程在同一设备完成,该方法生产效率高,制得的颗粒质量好等。

4. 颗粒剂质量要求及检查　有外观、粒度、干燥失重、溶化性、装量差异和微生物限度。

四、胶 囊 剂

1. 胶囊剂　系指将药物或药物与辅料混合均匀后充填于空心胶囊或密封于软质囊材中的固体制剂。其中空心胶囊和软质囊材的材料主要是明胶、甘油和水。

2. 胶囊剂的分类　可分为硬胶囊、软胶囊、缓释胶囊和肠溶胶囊等。

3. 胶囊剂的特点　具有掩盖药物不良气味、提高药物稳定性、药物生物利用度较高、可弥补其他剂型的不足、可延缓药物的释放和定位释药等特点。

4. 胶囊剂的制备方法　包括硬胶囊和软胶囊等方法。前者的制备一般分为空心胶囊制备、填充物料的制备、填充和封口等工艺过程。填充物料的制备与散剂、颗粒剂和片剂的相关工艺基本相同。而后者可采用滴制法和压制法等方法制备。

5. 胶囊剂不宜的药物　主要有水溶液性或稀乙醇溶液性的药物(会使囊壁溶化);风化性药物(可使囊材软化);吸湿性很强的药物(可使囊壁脆裂);易溶性的刺激性药物等。

6. 硬胶囊的质量检查　有外观、水分、装量差异、崩解时限、溶出度和微生物限度等。

7. 胶囊剂的包装与储存　包装系指密封性能好的玻璃容器或透湿系数小的铝塑和铝材包装。储存条件:在相对湿度(RH)40% ~55% 条件下储存。

五、栓 剂

1. 栓剂（suppository）　系指药物和适宜基质制成的具有一定形状供腔道给药的固体状外用制剂,可分为局部作用和全身作用。前者是不需吸收的,通常的药物如痔疮药物、局麻药物、消毒剂等,而后者一般要求药物释放迅速,特别是解热镇痛类药物宜迅速释放并吸收。

2. 栓剂的分类　按使用腔道不同,分为直肠栓、阴道栓、尿道栓、鼻用栓和耳用栓等。按制备工艺和释药特点,分为双层栓、中空栓、泡腾栓、控释栓、其他缓释栓等。

3. 栓剂的作用　在腔道可起到润滑、抗菌、消炎、杀虫、收敛、止痛、止痒等局部治疗作用,也可通过吸收入血发挥镇痛、镇静、兴奋、扩张支气管和血管等全身治疗作用。

4. 栓剂基质的分类　可分为油脂性基质和水溶性基质。前者有可可豆脂、脂肪酸甘油酯、氢化植物油等。后者有甘油明胶、聚乙二醇、聚氧乙烯(40)、硬脂酸酯类、泊洛沙姆等。

5. 栓剂的附加剂 有硬化剂、增稠剂、乳化剂、吸收促进剂、着色剂、抗氧剂和防腐剂。

6. 栓剂的制备 常采用搓捏法、冷压法和热熔法等方法。

7. 包装储存 通常采用蜡纸或锡纸包裹后装盒,干燥阴凉处(30℃以下)储存。

8. 影响栓剂中药物吸收的因素 主要因素有三个方面:一是生理因素,根据栓剂在直肠吸收的特点,药物吸收途径有:①经直肠上静脉、门静脉进入肝脏,在肝脏代谢后转运至全身;②通过直肠中静脉和直肠下静脉及虹管静脉进入下腔静脉,绕过肝脏而直接进入体循环。因此栓剂在应用时塞入距肛门口约2cm处为宜,这样给药总量的50%~75%的药物不经过肝脏直接进入血液循环。二是药物理化性质,完全解离药物吸收差,而非解离药物易透过直肠黏膜吸收入血液,酸性药物pKa在4以上、碱性药物pKb低于8.5者可被直肠黏膜迅速吸收。三是基质和附加剂,局部作用的栓剂一般选用水溶性基质,因局部用药的腔道液体有限,使基质的溶解速度受限,药物释放缓慢。全身作用的栓剂,根据药物性质一般应选择与药物溶解性相反的基质,有利于药物释放,增加吸收。

9. 栓剂的质量要求与检查 主要有外观、重量差异、融变时限和微生物限度等。

六、软膏剂、眼膏剂和凝胶剂

1. 软膏剂 系指药物与适宜基质均匀混合制成适宜稠度的半固体外用制剂。

2. 软膏剂的基质 主要有三类:一是油脂性基质,有烃类(凡士林、石蜡)、油脂类(脂肪酸甘油酯、氢化植物油)、类脂类(羊毛脂、蜂蜡与鲸蜡、二甲基硅油)等。二是乳剂型基质,由水相、油相和乳化剂三部分组成。油相有硬脂酸、蜂蜡、石蜡等;乳化剂有:①皂类(一价皂、多价皂);②高级脂肪醇与脂肪醇硫酸酯类;③多元醇酯类(硬脂酸甘油酯、司盘、吐温);④聚氧乙烯醚类(平平加O、乳化剂OP)。三是水溶性基质,有常用的聚乙二醇等。

3. 软膏剂的制备 基质的处理→配制(药物及附加剂与基质的混合)→灌装→包装。

4. 软膏剂的质量检查 除各品种项下的具体规定外,主要需进行物理性质的检测(熔点、黏度和稠度、酸碱度、物理外观)、刺激性、稳定性、药物释放、穿透及吸收的测定等。

5. 软膏剂的包装储存 应需要常温避光、密闭储存。

6. 眼膏剂 系指药物与适宜基质制成的专供眼用的灭菌软膏剂,优点为疗效持久且适用于对水不稳定的药物。其常用基质,一般用凡士林8份,液状石蜡和羊毛脂各1份混合而成。

7. 眼膏剂的制备 与一般软膏剂制法基本相同,但须在净化条件下进行,严格灭菌。

8. 眼膏剂的质量检查 有装量、金属性异物、颗粒细度、微生物限度和无菌检查等。

9. 凝胶剂 系指药物与能形成凝胶剂的辅料制成的均一、混悬或乳剂型的胶状稠厚液体或半固体制剂,供内服或外用。

10. 水性凝胶基质 ①甘油明胶:甘油(10%~30%)和明胶(1%~3%)加水至100%,加热制成。②甲基纤维素、羧甲基纤维素钠、羟丙甲纤维素等。③卡波姆。

11. 凝胶剂的制备 按凝胶剂基质配制方法制备成基质,将溶于水或甘油中的水溶性药物,或分散于水或甘油中的水不溶性药物加入基质中搅拌均匀,即可。

12. 凝胶剂的质量检查 主要有最低装量、微生物限度等检查。

七、气雾剂

1. 气雾剂 系指药物与适宜抛射剂封装于具有特制阀门耐压容器中的制剂,其借助抛射剂压力将内容物呈雾状喷出,可用于肺部吸入或直接喷至腔道黏膜、皮肤及空间消毒等。

2. 雾剂的特点 其优点系具有速效和定位作用、增加药物稳定性、提高生物利用度、给药剂量准确、对创面的机械刺激性小。其缺点为生产成本高,有致冷效应,达一定浓度时可致敏心脏,吸入气雾剂因干扰因素较多而吸收不完全等。

3. 气雾剂的分类

(1) 按给药途径:可分为吸入、非吸入和外用等气雾剂。

(2) 按相组成:可分为二相和三相等气雾剂。

(3) 按用途:可分为呼吸道吸入、皮肤和黏膜等气雾剂。

4. 气雾剂的组成 主要由药物与附加剂、抛射剂、耐压容器和阀门系统等组成。

5. 气雾剂的制备

(1) 处方设计:气雾剂的处方组成,除选择适宜的抛射剂外,还应根据药物的理化性质,选择适宜的附加剂,配制成一定类型的气雾剂。

(2) 制备工艺:①容器、阀门系统的处理与装配。②药物的配制与分装。③抛射剂的填充。

6. 质量评价 二相气雾剂应为澄清、均匀的溶液;三相气雾剂药物粒度大小应控制在 $10\mu m$ 以下,大多数应为 $5\mu m$ 左右,并应进行包装容器和喷射情况的逐项检查。

八、注射剂与滴眼剂

1. 注射剂(injections) 系指由药物制成而供注入体内的灭菌溶液、乳状液和混悬液,以及供临用前配成溶液或混悬液的无菌粉末。

2. 注射剂的特点 其优点有五点:一是药效迅速(所有剂型中起效最快,可用于抢救危重患者)。二是剂量准确,作用可靠。三是适用于不宜口服给药的药物。四是适用于不宜口服给药的患者。五是定位、靶向及长效作用。其缺点有两点:一是安全性及机体顺应性差,使用不便,注射疼痛。二是制备过程复杂,成本较高,稳定性较差等。

3. 注射剂的分类 可分为四类:一是溶液型注射剂,可用水、油或其他非水溶剂为溶剂制成。二是乳剂型注射剂,由水不溶性液体药物制成。三是混悬型注射剂,水中难溶或注射后要求延长药效作用的药物,可制成水或油的混悬液,一般只供肌内注射。四是注射用无菌粉末,由遇水不稳定的药物制成,系临用前用适宜的灭菌注射溶剂溶解或混悬而成的制剂。

4. 注射剂的给药途径 可分为静脉注射、肌内注射、皮下注射和皮内注射等。

5. 注射剂的质量要求 系所有剂型中最高的,主要有七个方面:一是无菌。二是无热原。三是可见异物与不溶性微粒应符合《中国药典》要求。四是安全性,不得对组织产生刺激或毒性反应,特别是一些非水溶剂和附加剂。五是 pH 要求与血液或组织 pH 相等或接近(血液 pH=7.4),一般注射剂要求 pH=4~9。六是渗透压,要求与血浆产生的渗透压相等或接近,供静脉注射用的大容量注射剂还要求具有等张性。七是稳定性,要求注射剂具有必要的物理、化学和生物稳定性,确保产品在储藏期间安全有效。

6. 注射剂的溶剂 主要有水性溶剂(主要为注射用水)、注射用植物油(主要为注射大豆油)及其他非水溶剂(乙醇、丙二醇及聚乙二醇的水溶液)等。

(1) 水性溶剂:详见第十四章第三节药品生产的管理。

(2) 注射用油:《中国药典》对注射用油的质量要求有明确规定,应无异臭、无酸败味;色泽不得深于黄色 6 号标准比色液;在 10℃时应保持澄明。

(3) 注射用非水溶剂:注射剂中常需加入一种或一种以上非水有机溶剂来增加药物溶

解度或稳定性。选用的这些溶剂,应具有低毒性及低刺激性、高稳定性及高沸点(以便进行加热灭菌),同时在较宽的温度范围内具有较低黏度并容易纯化。主要有:①乙醇:乙醇与水、甘油可任意混合,供肌内或静脉注射浓度可高达50%,如氢化可的松注射液,但浓度超过10%肌内注射就有疼痛感。②丙二醇:使用1,2-丙二醇,与乙醇、甘油、水相混溶。能溶解许多水不溶性药物,可用作注射剂的溶剂,可供肌内及静脉注射。③聚乙二醇:供注射用的为平均分子量为300及400的聚乙二醇,能与水、乙醇混合。本品为无色黏稠液体,化学性质稳定,不水解,常作为注射剂的溶剂,如戊巴比妥钠注射液,以聚乙二醇400、乙醇及水为混合溶剂。常用浓度为1%~50%。④甘油:甘油与水、乙醇可任意混合。对许多药物有较大溶解度,由于黏度大、刺激性强,不能单独作为注射剂的溶剂,常与乙醇、丙二醇、水等混合应用。常用浓度为1%~50%。

7. 注射剂的附加剂　系指能增加注射剂主药稳定性及有效性的物质,也可称辅料。

(1) 选用原则:在有效浓度时对机体无毒;与主药无配伍禁忌;不影响主药疗效;对产品含量测定无干扰。

(2) 增加主药溶解度的附加剂:主要有聚山梨酯-80(吐温-80)、聚氧乙烯蓖麻油等。

(3) 帮助主药混悬或乳化的附加剂:主要有羧甲基纤维素钠、甲基纤维素、聚山梨酯-80、油酸山梨坦(司盘-80)、普朗罗尼克(pluronic)F-68等。

(4) 防止主药氧化的附加剂:主要有抗氧剂(如亚硫酸氢钠、半胱氨酸)、惰性气体(如N_2、CO_2)、金属离子配合物(如乙二胺四乙酸二钠)等。

(5) 减轻疼痛的附加剂:主要有苯甲醇、盐酸普鲁卡因、三氯叔丁醇、盐酸利多卡因等。

(6) 其他:主要有抑菌剂、调整pH的附加剂、调整渗透压的附加剂等。

8. 热原　系指细菌、真菌微生物的代谢产物。其中革兰阴性杆菌的热原作用最强。热原系由磷脂、脂多糖及蛋白质组成,也称内毒素,其中脂多糖有极强热原活性。

(1) 性质:①耐热性:热原60℃加热1小时不受任何影响,100℃也不发生热解,180℃时3~4小时、250℃时30~45分钟、650℃时1分钟可被彻底破坏,应注意通常注射剂的灭菌条件不足以破坏热原;②热原能溶于水;③不挥发性:热原本身不挥发,但蒸馏时可能随水蒸气雾滴带入蒸馏水,应采取措施防止;④滤过性:热原体积小,注射剂的常规滤器不能截留,但超滤膜可截留;⑤吸附性:热原可被活性炭吸附,然后被常规滤器除去;⑥被化学试剂破坏:强酸强碱、强氧化剂能破坏热原。其他如超声波也能破坏热原。

(2) 作用:含有热原的注射液,特别是输液输入体内会引起热原反应。注射0.5小时,人体即产生发冷、寒战、体温升高、出汗、恶心呕吐等不良反应,有时体温可升至40℃,严重者出现昏迷、虚脱,甚至危及生命。

(3) 污染途径:主要途径有原料、溶剂、器具、管道、设备、制备过程、灭菌后的包装、输液器等。

(4) 检查方法:主要方法有家兔法、鲎试验法等。

(5) 除去热原的方法:可采用高温法、酸碱法、吸附法、超滤法、凝胶过滤法、蒸馏法及反渗透法等除去热原。

9. 灭菌法　系指杀灭或除去物料中所有微生物繁殖体和芽孢的方法,主要有物理灭菌方法和化学灭菌方法。前者主要有干热灭菌法、湿热灭菌法、射线灭菌法、滤过除菌法等,而后者主要有气体灭菌法和药液法。前者系利用环氧乙烷等化学物质的气体进行杀菌的方法。后者系利用药液杀灭微生物的方法,如0.1%~0.2%的苯扎溴铵溶液、75%乙醇等。

10. 无菌操作法 系指整个过程控制在无菌条件下进行的一种操作方法。

11. 无菌检查法 系指检查药品与辅料是否无菌的一种方法。

12. 注射剂的制备 注射剂的制备工艺流程如下：

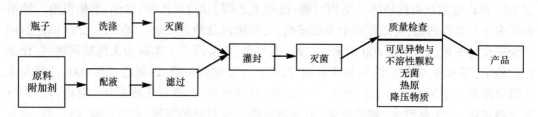

13. 输液剂(infusion solution) 系指由静脉滴注输入体内的大剂量注射液,可分为电解质输液、营养输液、胶体输液、含药输液等。其制备与质量要求与注射剂相似,其生产须在取得输液 GMP 证书的输液车间进行。其主要可能存在三个问题,即可见异物与不溶性微粒、染菌和热原反应。可采取控制原辅料质量、输液容器与附件质量和加强工艺过程管理等措施解决可见异物与不溶性微粒问题;通过减少生产过程中的污染、严格灭菌条件和严密包装等防止染菌和热原污染。

14. 混悬液型注射剂 系指将不溶性固体药物分散于液体分散介质中制成的注射剂,可供肌内注射,系固液分散的不稳定体系。溶剂一般选用注射用水或注射用油;制备水性混悬剂所需的润湿剂一般选用聚山梨酯-80,常用量为 0.1% ~ 0.2%（g/ml）;助悬剂一般选用羧甲基纤维素钠、甲基纤维素、低聚海藻酸钠等,用量为 0.5% ~1% 。其制备与质量要求除了应符合一般注射剂规定以外,必须注意分散微粒大小及其在分散介质中的分散程度,以确保体系的稳定。一般注射剂,混悬颗粒应小于 15μm,15 ~20μm 的颗粒应不超过 10%。

15. 注射用无菌粉末 系指水中不稳定药物制成供注射用的无菌粉末制剂,简称为粉针剂,可分为注射用无菌分装制品和注射用冷冻干燥制品。前者系将已经用灭菌溶剂法或喷雾干燥法精制而得的无菌药物粉末在无菌条件下分装而得,常见于抗生素药品（如注射用青霉素钠等）,其工艺流程为无菌原辅料→分装→密封→质量检查→贴签→产品。后者系将灌装药液的安瓿进行冷冻干燥后封口而得,常见于生物制品（如辅酶类）,其工艺流程为配液→过滤→分装（安瓿或小瓶）→装入冻干箱→预冻→减压（升华干燥）→升温→再干燥→产品。

16. 血浆代用液 系指代替人体全血的等渗而无毒胶体溶液,也称血浆扩张剂。其主要有多糖类、蛋白质类、合成高分子聚合物类等。其作用为静脉注射代血浆能暂时维持血压或增加血容量,可用于因出血、烫伤、外伤所引起的休克或失血之症。其质量要求为:①溶液的渗透压应与血浆相近;②无毒性,无蓄积作用,不发生发热、抗原性、过敏性或其他反应;③在血液循环系统中,能保留较长时间,半衰期为 5 ~7 小时,无利尿作用;④在血液中停留期间,不影响人体组织与血液正常的生理功能;⑤溶液 pH 应为 6 ~8,其中所含的电解质不得超过下列浓度:钾 6mmol/L,钠 156mmol/L,钙 3mmol/L,镁 1.5mmol/L,无机磷 1.4mmol/L,氯离子 110mmol/L;⑥无菌,无热原反应;⑦性质稳定,能经受较高温度的灭菌。

17. 眼用液体制剂 系指供滴眼、洗眼或眼内注射用以治疗或诊断眼部疾病的液体制剂。可分为三类:一是滴眼剂,系指药物与适宜辅料制成的供滴眼用的无菌液体制剂。以水溶液为主。二是洗眼剂,系指由药物与适宜辅料制成的无菌澄明水溶液,可供冲洗眼部异物或分泌液、中和外来化学物质的眼用液体制剂。三是眼内注射溶液,系指由药物与适宜辅料制得的无菌澄明溶液,供眼周围组织(包括球结膜下、筋膜下及球后)或眼内注射(包括房前注射、房前冲洗、玻璃体内注射、玻璃体内灌注等)的无菌眼用液体制剂。

18. 眼用液体制剂的处方设计 主要考虑药物的溶解度、稳定性、刺激性和无菌度等问题。可通过加入适宜附加剂来解决。其常用的附加剂主要有 pH 调节剂、渗透压调节剂、抗氧剂、黏度调节剂和防腐剂等。其制备和质量要求与注射剂基本相同。

九、液 体 制 剂

1. 液体制剂 系指药物分散在适宜介质中制成液体形态的制剂,可供内服或外用。其理化性质、稳定性、药效,甚至于毒性都与药物分散度的大小有密切关系。

2. 液体制剂的特点 其特点为药物分散度大(吸收快,起效快)、给药方式多、便于分次服用、刺激性小等,而不足为药物易降解、液体携带不便、易霉变、非均相的稳定性差等。

3. 液体制剂的质量要求 主要有:①溶液型应为澄明溶液,乳浊液型或混悬液型的药物粒子应分散均匀;②浓度准确;③刺激性小;④防腐能力强;⑤质量稳定,不易霉变等。

4. 液体制剂分类

(1) 按分散系统:可分为均相(如低分子和高分子溶液剂)和非均相(如溶胶剂、混悬剂和乳剂)液体制剂。

(2) 按给药途径:可分为内服 (如糖浆剂、乳剂)和外用(如皮肤用洗剂等、五官科用滴耳剂等、腔道用灌洗剂等)液体制剂。

5. 液体制剂的溶剂 其溶剂有极性溶剂如水和甘油等;半极性溶剂如乙醇、丙二醇和聚乙二醇等;非极性溶剂如脂肪油、液体石蜡和乙酸乙酯等。

6. 液体制剂的附加剂 有助溶剂、抗氧剂、甜味剂、着色剂、稳定剂和防腐剂等。其中,防腐剂有羟苯酯类(尼泊金类)、苯甲酸及其盐、山梨酸及其盐、苯扎溴铵和醋酸氯己定等。矫味剂有甜味剂(甘露醇、糖精钠等)、芳香剂(薄荷水、苹果香精等)、胶浆剂和泡腾剂等。着色剂有天然色素氧化铁,胡萝卜素,合成色素日落黄等。

7. 溶液剂 系指药物以分子或离子状态均匀分散于溶剂中形成的澄明液体制剂,如糖浆剂、芳香水剂、甘油剂和酊剂等,可口服和外用。其制备方法有溶解法和稀释法两种。

8. 糖浆剂 系指药物或芳香物质的浓蔗糖水溶液,可用作矫味剂、助悬剂等,可用热溶法、冷溶法和混合法制备。其主要特点是掩味性强、易于服用等。其质量要求为:糖浆剂含糖量应符合规定;一般应检查相对密度和 pH 等;制剂应澄清,在储存期间不得有酸败、异臭、产生气体或其他变质现象。药材提取的糖浆剂,允许含少量轻摇即可再分散的沉淀。

9. 芳香水剂 系指挥发性芳香药物(为挥发油)的饱和或近饱和水溶液。其质量要求为:澄明、无异味、无异臭、无沉淀和杂质。其可用于矫味、矫臭,以及作分散剂。纯挥发油多用溶解法和稀释法制备;含挥发性成分的药材多用蒸馏法提取。芳香水剂不宜大量配制和久储。

10. 醑剂 系指含挥发性药物的乙醇溶液,可供内服或外用。醑剂浓度一般为5% ~ 10%,亦有20%者。乙醇的浓度一般为60% ~ 90%。

11. 酊剂 系指药物用规定浓度乙醇浸出或溶解而制成的澄清液体制剂,可用流浸膏稀释制备,可供内服或外用。酊剂的浓度除另有规定外,含剧毒药品(材)的酊剂,每100ml相当于原药物10g;其他酊剂每100ml相当于原药物20g。

12. 甘油剂 系指药物溶于甘油中制成的专供外用的溶液剂,常用于口腔科、耳鼻喉科。对刺激性药物有一定的缓和作用,制成的甘油剂也较稳定。甘油吸湿性大,应密闭保存。

13. 高分子溶液剂 系指高分子药物溶解于溶剂中制成的均匀分散的液体制剂。其制备需经过有限溶胀(水分子渗入到高分子化合物分子间的空隙中,与高分子中的亲水基团发生水化作用而使体积膨胀,结果使高分子空隙间充满了水分子的过程)和无限溶胀(有限溶胀后,高分子空隙间存在水分子,降低了高分子分子间的作用力,溶胀过程继续进行,最后高分子化合物完全分散在水中而形成高分子溶液)的过程。

14. 溶胶剂 系指固体药物以纳米粒(1~100nm)分散在水中形成的非均相液体制剂。溶胶亦称疏水胶体,分散的纳米粒称胶粒。胶粒是多分子聚集体,具有极大的分散度,属热力学不稳定体系。胶体氯化银、蛋白银是典型的溶胶。目前溶胶剂很少使用。

15. 表面活性剂 系指能使液体的表面张力显著下降的物质。其分子中有亲水基团及亲油基团,其具有增溶、润湿、消泡、起泡和杀菌等作用。其可分为阴离子型表面活性剂(高级脂肪酸类、硫酸化物和磺酸化物等)、阳离子型表面活性剂(苯扎溴铵和苯扎氯铵等)、两性离子型表面活性剂(卵磷脂等)、非离子型表面活性剂(脂肪酸甘油酯、司盘和吐温等)。

16. 增加药物溶解度的方法 主要通过制成可溶性盐、引入亲水基团、应用助溶剂、使用潜溶剂和加入增溶剂(表面活性剂)等方法,可增加药物溶解度。

17. 乳剂 系指互不相溶两相混合的液体制剂,由水相、油相和乳化剂组成,可分为普通乳、亚微乳和微乳。乳剂中液滴的分散度很大,药物吸收和药效发挥很快,生物利用度高。

18. 混悬剂 系指难溶性固体药物以微粒状态分散于介质中形成的非均相液体制剂。

十、固体分散体、包合物和微型胶囊

1. 固体分散体(solid dispersion,SD) 系指药物与载体混合制成的高度分散体。药物在载体材料中以分子、胶态、微晶或无定形状态分散,这种技术称为固体分散技术。其类型主要有速释型、肠溶型、缓释控释型等。固体分散体可作为中间体,根据需要可制成胶囊剂、片剂、软膏剂、栓剂及注射剂等。其特点有三点:一是具有速效、缓释、控释作用,当固体分散体采用水溶性材料为载体时,可改善难溶性药物的溶出与吸收,有望提高药物在体内的生物利用度;若固体分散体采用难溶性或肠溶性材料时,可使药物具有缓释或肠溶特性。二是可增加药物的化学稳定性,因为载体材料对药物分子具有包蔽作用。三是可使液体药物固体化,有利于液体药物的广泛应用。

2. 包合物(inclusion compound) 系指将药物分子包藏在另一种分子空穴结构内的复合物,其作用可增大溶解度,提高稳定性,使液体药物粉末化,防止挥发性成分挥发,掩盖药物的不良气味或味道,调节释放速率,提高药物的生物利用度,降低药物刺激性与毒副作用等。其过程是物理过程而不是化学过程,系由主分子和客分子组成,外层具有包合作用的分子称为主分子(host molecule),如直链淀粉、环糊精(cyclodextrin,CD)等,被包合到主分子空间的药物,称为客分子(guest molecule),可以氢键方式与主分子结合。一般情况下,被包合的有机药物分子应符合下列条件之一:药物分子原子数大于5;如具有稠环,稠环数应小于5;药物分子量为100~400;水中溶解度小于10g/L,熔点低于250℃。

3. 环糊精 系指6~12个葡萄糖分子通过α-1,4苷键环合的低聚化合物。其系白色结晶性粉末,熔点约300℃,呈上宽下窄中空的环筒状。环筒外面是亲水性的表面,内部系一定尺寸的疏水管腔,可依据空腔大小进行分子识别。它包括由6、7或8个葡萄糖分子连接而成相应的α-CD、β-CD和γ-CD。其中β-环糊精是最常用的,对酸较不稳定,对碱、热和机械作用都相当稳定。

4. 微型包囊(microcapsules)　系指利用天然的或合成的高分子材料(囊材)将固态或液态药物(囊心物)包裹而成药库型的微囊;或者使药物溶解或分散在高分子材料中形成骨架型(matrix type)微小球状的实体,又称微球(microspheres)。其目的是掩味;防止药物在胃内失活或减少对胃的刺激;提高药物的稳定性;减少复方药物配伍变化;使液态药物固态化便于应用与储存;可制备缓释或控释制剂;使药物浓集于靶区,提高疗效,降低毒副作用;可将活细胞或生物活性物质包囊。微型包囊可作为中间体,根据需要可制成片剂、胶囊剂、软膏剂、栓剂及注射剂等。例如,复方维生素微囊片、牡荆油微囊片、降低刺激性的吲哚美辛微囊片、延长药效的复方甲地孕酮微囊注射液、增加吸收的促肝细胞生长素微囊等。

十一、缓释与控释制剂

1. 缓释、控释制剂的特点　其特点有三点:一是减少给药次数,对半衰期短而需要频繁给药的药物,可以减少给药次数,提高患者顺应性。特别适用于需要长期给药的慢性疾病患者,如心绞痛、高血压、哮喘等。二是使血药浓度平稳,避免峰谷现象,有利于降低药物的毒副作用。三是可减少用药的总剂量,减少总剂量而得到与普通制剂同样或更优的治疗效果。

2. 缓释、控释制剂的选药原则　其药物的剂量不大,半衰期适中,溶解度不太低,不良反应较少,最好在整个消化道都可被吸收。

3. 缓释制剂(sustained release preparation)　系指能按要求缓慢地通过规定释放介质非恒速释放药物使给药频率至少减少一半还能显著增加患者顺应性或疗效的制剂。缓释制剂中药物释放主要为一级速度过程。

(1) 缓释制剂不宜的药物:主要有:①溶解度过低的药物;②吸收过差与过易或吸收无规律及受影响的药物;③单服剂量过大的药物;④生物半衰期过长或过短的药物;⑤药效剧烈的药物;⑥肠中需在特定部位主动吸收的药物等。

(2) 缓释制剂的类型:①按途径,可分为胃肠道给药和非胃肠道给药,前者有片剂(包衣片、骨架片、多层片)、丸剂、胶囊剂(肠溶、药树脂、涂膜)等,后者有注射剂、栓剂、膜剂、植入剂等。②按骨架分散型,可分为:水溶性骨架,常用羧甲基纤维素(CMC)、羟丙基甲基纤维素(HPMC)、聚乙烯吡咯烷酮(PVP)等;脂溶性骨架,常用脂肪、蜡类物质等;不溶性骨架,常用不溶性无毒塑料等。③其他缓释制剂:主要有膜控型、缓释乳剂、缓释膜剂等。

4. 控释制剂(controlled release preparation)　系指定时、定量、匀速地通过规定释放介质释放药物使血药浓度更加平稳还能显著增加患者顺应性的制剂。控释制剂中药物释放主要为零级或接近零级速度过程。

(1) 控释制剂的组成:主要由药物贮库(贮库式、整体式、包膜整体式)、控释膜、能源和传递孔道组成。

(2) 控释制剂的机制:主要有溶出原理、扩散原理、溶蚀与扩散、溶出结合、渗透压原理、离子交换作用等。

(3) 控释制剂的分类:①按途径,可分为口服、透皮、眼用、直肠、子宫内和皮下植入等。②按剂型,可分为片剂、丸剂、胶囊剂、注射剂、栓剂、膜剂、植入剂、贴剂等。③其他控释制剂,主要有骨架型等。

十二、经皮给药制剂

1. 经皮给药制剂(transdermal drug delivery system,transdermal therapeutic system,TDDS,

TTS) 系指药物透过皮肤吸收经全身血液循环在各组织或病变部位起治疗或预防作用的制剂。其可用于局部或全身的慢性疾病和镇痛治疗及预防。

2. 经皮给药制剂的特点 其特点有四:一是可将血药浓度较长时间稳定在治疗有效浓度范围内,血药浓度更为平稳。二是可避免胃肠道及肝的首过作用。三是可减少给药次数,提高患者的顺应性。四是可提高安全性,降低不良反应发生率,可很容易地将贴剂移去,与口服或注射给药相比,危险性降低。

3. 经皮给药制剂的理想候选药物 系指作用剧烈而剂量很小的药物。

4. 经皮给药制剂的局限性 对皮肤刺激性强、致敏性高、吸收率低的药物均不适合。

5. 经皮给药制剂的剂型 主要有贴剂(patch)、软膏剂、硬膏剂、涂剂和气雾剂等。

6. 贴剂的基本组成 主要由背衬层、药物储库、控释膜、黏附层和保护层等5层组成。其中背衬层系一层柔软的复合铝箔膜,可防止药物流失和潮解;药物储库由药物、高分子基质材料、透皮促进剂等组成,既能提供释放的药物,又能提供释药的能量;控释膜一般是由乙烯-乙酸乙烯共聚物和致孔剂组成的微孔膜,可控制药物的释放;黏附层是由无刺激性和过敏性的黏合剂组成,理想的黏附层可容易的黏附于皮肤上,并在撕去后皮肤上无残留;保护层为附加的塑料保护薄膜,临用时撕去。

7. 药物经皮肤吸收的路径 主要有两条路径:一是经表皮途径,药物透过表皮角质层进入活性表皮,扩散至真皮被毛细血管吸收进入体循环的途径,此途径是药物经皮吸收的主要途径。二是经附属器(包括汗腺、毛囊和皮脂腺)途径,它们从皮肤表面一直延伸到达真皮,其总表面积占皮肤总表面积的1%左右,一般情况下皮肤附属器不是药物吸收的主要途径,但大分子药物及离子型药物很难通过富含类脂的角质层,此途径系透过皮肤的主要途径。

8. 影响药物吸收的主要屏障 系指表皮中的角质层,由无生命活性的多层扁平角质细胞组成,具有类脂膜特性,是影响药物吸收的主要屏障。

9. 药物经皮吸收的主要影响因素 主要因素有三个方面:一是药物性质,要求药物在水和类脂中的溶解度应大于1mg/ml,分子量小于400,饱和水溶液中的pH为5~9,油水分配系数较大。理想药物每日剂量以不超过5mg为宜。二是辅料组成和性质,油脂性基质可减少汗液的蒸发,使汗液在皮肤内蓄积,增加皮肤角质层的水化作用(可使表皮组织软化,导致“海绵”现象),而有利于增加药物的透皮速率。三是应用的条件,经皮吸收制剂与皮肤接触的时间越长,吸收率越高;与皮肤接触的药物浓度越高,药物经皮吸收速率越大;贴敷的面积越大,药物吸收量越大。

十三、靶 向 制 剂

1. 靶向制剂(targeting preparation) 系指借助载体将药物通过胃肠道或全身血液循环而选择性地浓集定位于靶组织、靶器官、靶细胞或细胞内结构的制剂,又称靶向给药系统(targeting drug delivery system,TDDS)。其制剂设计时应利用人体生物学的特性,如免疫系统、pH梯度、受体介导、毛细血管直径差异、特殊酶降解、病变部位的特殊化学环境。

2. 靶向制剂的三要素 系指具备定位浓集、控制释药及无毒可生物降解。

3. 靶向制剂的特点 其特点为可将药物靶向至特定组织和器官,使药物浓度较高并维持较长时间,而提高疗效,同时避免全身分布所引起的毒性反应,减少药物用量。

4. 靶向制剂的分类 按给药途径,可分为注射和非注射用靶向制剂两大类;按分布水平,可分为一级(器官)靶向、二级(组织)靶向、三级(细胞)靶向和四级(亚细胞、分子)靶向;按载体材料组成、粒径大小、形态特征和靶向原理,可分为微球(囊)、纳米球(囊、粒)、脂质体、乳剂、大分子药物载体和前体药物等;按靶向性源动力,可分为被动靶向、主动靶向(免疫载体、前体药物等)和物理化学靶向(磁性、栓塞)等。

5. 被动靶向制剂(passive targeting perparation) 狭义上系指载药微粒(纳米粒)被单核-巨噬细胞系统的巨噬细胞(尤其是肝的 Kupffer 细胞)摄取至肝、脾等器官的靶向制剂;而广义上系指利用载体(组成、粒径和电荷等)特征通过体内各组织细胞的内吞、融合和吸附,毛细血管截留,或利用病变组织毛细血管高通透性等特征实现靶向给药的靶向制剂。

一般情况下,静脉给药时,粒径的大小直接影响制剂的分布。当粒径大于 $7\mu m$ 时,可被肺的最小毛细血管机械性过滤;而 $2 \sim 7\mu m$ 的粒子可以通过此血管床,进入肝、脾等组织;$0.05 \sim 2\ \mu m$ 的粒子很快被网状内皮系统(RES)吞噬,可靶向于肝脏;小于 $0.1\mu m$ 的粒子,可通过肝脏,进入脾、骨髓。粒子表面荷电性,对其分布也有影响,荷负电的粒子要比中性或正电的粒子从血中清除快。被动靶向制剂包括脂质体、纳米球(囊)、微球(囊)等。

6. 主动靶向制剂(active targeting preparation) 系指用修饰的药物载体将药物定向地运送到靶区浓集发挥药效的靶向制剂。当载药微粒经表面修饰后,可减少巨噬细胞识别率,减少在肝内的浓集,或连接有特定配体可与靶细胞的受体结合,或连接单克隆抗体成为免疫微粒,从而改变微粒在体内的自然分布而到达特定的靶部位;亦可将药物修饰成前体药物,在特定靶位被激活而发挥作用。如果微粒要通过主动靶向到达靶部位而不被毛细血管(直径 $4 \sim 7\ \mu m$)截留,通常粒径不应大于 $4\ \mu m$。

7. 物理化学靶向制剂 系指应用某些物理化学方法使药物在特定部位发挥药效的靶向制剂。其主要有磁导向制剂、热敏感制剂、pH 敏感制剂等。

第三节 中药药剂学

一、基 本 概 念

1. 中药药剂学 系指以中医药理论为指导研究中药的药剂学。

2. 中药药剂学的任务 系指将中药制成安全、有效、质量可控和稳定适宜的剂型,以满足临床医疗的需要。

3. 中药剂型的分类

(1) 按发展历程:可分为传统剂型、现代剂型两类。

(2) 按物态:可分为固体、半固体、液体和气体等。

(3) 按制法:可分为将主要工序采用同样方法制备的剂型列为一类。

(4) 按给药途径和方法:可分为胃肠道和非胃肠道给药的剂型。

(5) 按分散系统:可分为真溶液类、胶体溶液类、乳浊液类、混悬液类、气体类、固体类等剂型。

4. 中药剂型的选择原则

(1) 根据防治疾病需要选择:由于病有缓急,症有表里,须因病施治,对症下药,因此,对剂型也各不相同。为适应给药部位特点需要,也须选用不同剂型。

(2) 根据药物性质选择:中药的药物性质主要包括药性特点、理化性质、生物药剂学性质等方面内容,在很大程度上影响着剂型的选择。

（3）根据"五方便"要求选择剂型:即根据便于服用、携带、生产、运输、储藏等的要求来选择适当的剂型。

5. 中药调剂 系根据医师处方将饮片或制剂调配成方剂供用的操作过程,可分为中药饮片调剂和中成药调剂,其一般程序包括审方、计价、调配、复核、包装、发药等6个程序。

6. 中药调剂的特点 其具有临用时调配性。

7. 中药处方 系指中医师经诊断为预防或治疗患者疾病而写给药房配制中药制剂的文件,应包括处方的前记、正文和后记3个部分。

（1）中药处方的种类:主要包括法定处方、协议处方、医师处方、经方、验方、古方、时方、单方、秘方等。

（2）中药处方的特点:主要有三点,一是处方正文中所用中药按"君、臣、佐、使"和药引子书写。二是处方药名应用正名。若用别名,或"并开"须书写清楚。若涉及"注脚",通常是注明对饮片的特殊炮制要求及对煎药法的要求。三是饮片、中成药和西药分别开处方,其中饮片处方一般以单日剂量书写,同时注明总剂数;中成药处方与西药处方相同。

（3）中药处方调配:系指调剂人员按中药处方配制药剂的过程。其工作过程为接中药处方、审核处方、计算药价、调配、复核、发药等。

（4）其他形式的饮片:主要有中药配方颗粒、小包装中药饮片、中药超微饮片等。

8. 中药制剂的原料 系指中药制剂中使用的中药饮片及其加工品,即中药饮片、植物油和提取物等。其主要特点为多样性,具体涉及药物的来源、品种、成分、性味、功效,以及采取、加工、运输和储藏等影响因素。

9. 中药制剂的辅料 系指生产药品和调配处方时使用的赋形剂和附加剂。其特点有两点,一是作为药引;二是来自天然,药辅合一。

二、中药制药卫生

1. 中药制药卫生 系指药剂的微生物学质量要求,以及促使药剂达到相关要求拟采取的有效措施和方法。

2. 中药制药卫生的重要性 中药制药只有严格按照 GMP 要求组织生产,符合法定药品质量标准,并且在运输、储藏、使用等各环节保持质量均一而稳定的药品,其主要涉及中药及其制剂微生物学的要求及其达到要求拟采取的措施与方法;研究如何防止被微生物污染,如何抑制微生物的生长繁殖,如何除去或杀灭微生物,确保药品质量,保证用药安全而有效,这将具有十分重要的意义。

3. 中药制药环境的基本要求 可参见:①《中华人民共和国药品管理法(2001)》第二章第八条之规定,开办药品生产企业条件之一是必须"具有与所生产药品相适应的厂房、设施和卫生环境"。②《药品生产质量管理规范(GMP,2010)》关于实施制药环境卫生管理基本准则的规定,以及对药品生产企业环境、布局、厂房和设施等方面的具体基本要求。

4. 中药剂型的卫生标准与检验方法 需按《中国药典》(2010 年版)附录ⅩⅢA-D 的方法,应检查热原、无菌、微生物限度、细菌内毒素。

三、中药的粉碎、筛析与混合

1. 中药的粉碎 系指利用机械力将大块固体中药碎成规定细度的操作过程。

2. 粉碎的目的 有五点:①增加药物的表面积,促进药物的溶解与吸收,提高药物的生物利用度;②便于调剂和服用;③加速中药中有效成分的浸出或溶出;④为制备多种剂型奠定基础;⑤有利于药物的干燥与储存。

3. 粉碎的方法 主要有干法粉碎、湿法粉碎、低温粉碎和超微粉碎等。

4. 中药的筛析 系指粉碎后的药物固体粉末通过网孔性工具的分离过程。

5. 筛析的目的 其目的是将粉碎好的药物固体粉末分成不同等级,供制备各种剂型的需要,保证制剂中药物的均一性。

6. 粉末的分等 可为最粗粉、粗粉、中粉、细粉、最细粉、极细粉。

7. 中药的混合 系指将两种及以上固体粉末相互均匀分散的操作过程。其目的是使多组分物质含量均匀一致。其主要有搅拌混合、研磨混合和过筛混合。

四、中药的浸提、分离、精制、浓缩与干燥

1. 中药浸提 系指采用适当溶剂和方法从中药材中浸出有效部位或有效成分的过程。其过程包括浸润与渗透阶段、解吸与溶解阶段、浸出成分扩散阶段。

2. 影响中药浸提的因素 主要有药材粒度(主要影响渗透与扩散两个阶段)、药材成分、浸提温度、浸提时间、浓度梯度、溶剂 pH、浸提过程、浸提压力等。

3. 中药浸提的溶剂 常用的有水、乙醇、乙醚、氯仿、石油醚等其他有机溶剂。

4. 中药浸提的方法 常用的有煎煮法、浸渍法、渗漉法、回流法、水蒸气蒸馏法、超临界流体提取法、微波提取即微波辅助提取。

5. 中药的分离 系指将固体与液体非均相体系用适当方法分开的操作过程。其常用的方法有沉降分离法、离心分离法、过滤分离法。

6. 中药的精制 系指采用适当方法和设备除去中药提取液中杂质的操作过程。其常用的精制方法有水提醇沉淀法、醇提水沉淀法、大孔树脂吸附法、超滤法、酸碱法、盐析法、澄清剂法、透析法、萃取法等。

7. 中药的浓缩 系指在沸腾状态下利用传热汽化作用将挥发性大小不同的物质进行分离,并从液体中除去溶剂得到浓缩液的操作过程。

8. 中药浓缩的方法 由于中药提取液有的稀,有的黏;有的对热稳定,有的对热极敏感;有的蒸发浓缩时易产生泡沫;有的易结晶;有的需要浓缩至高密度;有的浓缩时需同时回收挥散蒸汽等。为此,须根据中药提取液的性质与蒸发浓缩的要求,选择适宜的蒸发浓缩方法与设备。其主要的方法有常压蒸发、减压蒸发、薄膜蒸发、多效蒸发法等。

9. 中药的干燥 系指利用热能除去固体物质或膏状物中所含的水分或其他溶剂而获得干燥物品的操作过程。

10. 干燥的方法 主要有烘干法、减压干燥法(或真空干燥)、喷雾干燥法、沸腾干燥法(又称流床干燥)、冷冻干燥法、红外线干燥法、微波干燥法、鼓式干燥法和吸湿干燥法等。

11. 影响干燥的因素 主要有被干燥物料的性质、干燥介质的温度及湿度与流速、干燥速度与干燥方法、压力与蒸发量。

12. 干燥速率与干燥曲线 系指在单位时间内、单位干燥面积上被干燥物料中水分的汽化量。其可用微分形式表示: $U = \dfrac{dw'}{sdt}$。

五、中药片剂

与化学药物片剂相比,中药片剂除中药原料来源不同外,其他基本相似。按中药原料处理方法,可分为四类:一是全浸膏片,系指将药材用适宜的溶剂和方法提取制得浸膏,以全量浸膏制成的片剂。二是半浸膏片,系指将部分药材细粉与稠浸膏混合制成的片剂。三是全粉片,系指将处方中全部药材粉碎成细粉并加适宜辅料制成的片剂。四是提纯片,系指将处方中药材经过提取而得到单体或有效部位提纯物细粉为原料并加适宜辅料制成的片剂。

六、中药散剂

1. 中药散剂 系指中药原料药物经粉碎、均匀混合制成的粉末状制剂。

2. 中药散剂的特点 其特点有四点:一是分散度大,起效迅速。二是剂量可随症加减,尤其适用于婴儿、老人。三是制备简单,对溃疡、外伤等能起到收敛保护作用。四是比表面积大。其不足为散剂口感差、剂量较大的还会造成服用困难等。其不宜用于腐蚀性强,易吸潮变质,有嗅味、刺激性、挥发性成分等药物。

3. 中药散剂的分类 主要有①按用途,分为内服散剂和外用散剂。②按药物组成,分为单方散剂和复方散剂。③按药物性质,分为一般散剂和特殊散剂。后者分为含毒性药物、低共熔混合物、含液体药物等散剂。④按剂量,分为单剂量散剂和多剂量散剂。

4. 中药散剂的制备 一般制备过程为原料→粉碎→过筛→混合→分剂量→包装→成品。

5. 中药散剂的质量要求与检查 按《中国药典》(2010 年版)一部附录,散剂应检查形状、粒度、水分、装量差异(单剂量包装的散剂)、装量(多剂量包装的散剂)、无菌、微生物限度。

七、中药颗粒剂

1. 中药颗粒剂 系指中药提取物与适宜辅料或饮片细粉制成的具有一定粒度的干燥制剂。

2. 中药颗粒剂的粒度规定 一般不能通过 1 号筛与能通过 5 号筛的总和不超过 15%。

3. 中药颗粒剂的特点 其特点为:吸收快,显效迅速;剂量小,口感好,可调色、香、味,尤其适合儿童用药;生产设备简单易操作;服用、携带、储藏和运输都很方便等。其不足之处为:成本相对较高;含有中药浸膏或以糖为主要赋形剂的颗粒剂容易吸潮结块、潮解,从而发生微生物繁殖、药物降解等变化,故应注意选择密封防潮的包装材料和干燥条件储存。

4. 中药颗粒剂的分类 可分为:①可溶颗粒:又可分为水溶颗粒和酒溶颗粒。②混悬颗粒:含有水不溶性药物原料细粉或中药材细粉的颗粒,加水冲服呈均匀混悬状。③泡腾颗粒:利用有机酸与弱碱遇水作用产生二氧化碳气体,使药液产生气泡呈泡腾状态。

5. 中药颗粒剂的制粒方法 其主要方法有挤出制粒、高速搅拌制粒(又称快速搅拌制粒)、流化床制粒(又称泡腾制粒、一步制粒)、喷雾干燥制粒、滚转法制粒、离心转动制粒、干法制粒、复合型制粒机。

6. 中药颗粒剂的质量要求与检查　按照《中国药典》(2010 年版)一部收载的中药颗粒剂质量检查项目主要有：性状、外观、粒度、水分、干燥失重、溶化性、装量差异和微生物限度。

八、中药胶囊剂

1. 中药胶囊剂的分类　主要可为三类：一是硬胶囊剂，系指将提取物、提取物加饮片细粉或饮片细粉，或与适宜辅料制成的均匀粉末、细小颗粒、小丸、半固体或液体等，填充于空心胶囊中的胶囊剂；二是软胶囊剂，系指将提取物、液体药物或与适宜辅料混匀后用滴制法或压制法密封于软质囊材中的胶囊剂；三是肠溶胶囊剂，系指不溶于胃液，但能在肠液中崩解或释放的胶囊剂。

2. 中药胶囊剂的制备　与化学药物胶囊剂的制备相似。

3. 中药胶囊剂的质量要求与检查　有性状、水分、装量差异、崩解时限、微生物限度等。

九、中药丸剂

1. 中药丸剂(pills)　系指饮片细粉或其提取物加适宜黏合剂或其他辅料制成的球形或类球形制剂。

2. 中药丸剂的特点　其特点为①有些新型丸剂可起速效作用，而传统丸剂药效作用迟缓；②可缓和某些药物的毒副作用；③可减缓药物成分挥发或掩盖异味等。其不足为丸剂多以原粉入药，若生产控制不严，易导致制剂微生物超标，服用剂量偏大，儿童服用困难。

3. 丸剂的分类　按制备方法、辅料和赋形剂，可分为蜜丸、水蜜丸、水丸、糊丸、蜡丸、浓缩丸、滴丸等多种类型。根据制法，可分为泛制丸、塑制丸、滴制丸等。

4. 中药丸剂的制备方法　主要有泛制法、塑制法、滴制法、离心造丸法、挤出-滚圆成丸法、流化床喷涂制丸法等方法。其中泛制法的制备过程为原料的准备、起模(粉末直接起模法或湿颗粒起模)、成型、盖面、干燥、选丸(滚筒筛或立式检丸器)。塑制法的制备过程为原料的准备、制软材、制丸、干燥、选丸、盖面。

5. 中药丸剂的质量要求与检查　按《中国药典》(2010 年版)一部附录的丸剂质量要求与检查主要有性状、水分、重量差异、装量差异、装量、溶散时限、微生物限度等。

6. 中药丸剂的包衣　主要有药物衣、保护衣、肠溶衣三类。其目的为①掩盖恶臭、异味，使丸面平滑、美观，便于吞服。②防止主药氧化、变质或挥发。③防止吸潮及虫蛀。④根据医疗需要，将处方中部分药物作为包衣材料包于丸剂表面，服用后首先发挥药效。⑤包肠溶衣可避免药物对胃的刺激，或肠溶缓释。其包衣方法一般采用泛制法，如水丸包朱砂衣。

7. 水丸(water pills)　系指饮片细粉以水(或根据具体情况用黄酒、醋、稀药汁、糖液等)为黏合剂制成的丸剂。其特点有四点：一是以水或水性液体为赋形剂(如水、酒、醋)。二是一般不另加其他固体赋形剂，含中药量高。三是丸粒小，表面致密光滑，既便于吞服又不易吸潮，利于储藏。四是控制药物释放速度和部位，当采用泛制法制丸时，可将有刺激气味、易挥发、不稳定的药物泛入内层，降低对消化道的刺激性，提高稳定性，也可将速释药物泛入外层，缓释药物泛入内层，或将药物分别包衣，而达到目的。水丸的规格历代均以实物比拟，如芥子大、梧桐子大、赤小豆大等。现在统一以重量为标准。

8. 蜜丸（honeyed pills） 系指饮片细粉以蜂蜜为黏合剂制成的丸剂。其可分为大蜜丸和小蜜丸,前者为每丸重量在 0.5g(含 0.5g)以上的,后者为每丸重量在 0.5g 以下的。采用塑制法制备。其赋形剂是蜂蜜,主要成分是葡萄糖和果糖,另含有有机酸、挥发油、维生素、无机盐等营养成分。中医认为具有补中、润燥、止痛、解毒、缓和药性、矫味矫嗅等作用。

9. 浓缩丸（concentrated pills） 系指将饮片或部分饮片提取浓缩后与适宜辅料或其余饮片细粉以水、蜂蜜或蜂蜜和水为黏合剂制成的丸剂,又称药膏丸、浸膏丸。其制备可采用塑制法、泛制法、压制法等。此法不足为提取、浓缩和干燥工序的受热时间较长,若工艺处理不当,可能会使有些成分稳定性受到影响,将导致药效降低。

10. 水蜜丸（water honeyed pills） 系指饮片细粉以蜂蜜和水为黏合剂制成的丸剂。其具有丸粒小、光滑圆整、易于吞服等特点。将炼蜜用沸水稀释后作为黏合剂,同蜜丸相比,可节省蜂蜜,降低成本,并利于储存。其制备可用塑制法和泛制法等。前者一般系黏性的药材,每 100g 细粉用炼蜜 40g 左右。将炼蜜加水,搅匀,煮沸,滤过,即可。后者应注意起模时必须用水,以免粘结。

11. 糊丸（flour and water paste pill） 系指饮片细粉以米粉、米糊或面糊等为黏合剂制成的丸剂。以米糊或面糊为黏合剂,糊丸特点为丸粒坚硬,在胃内溶散迟缓,释药缓慢,故可延长药效;能减少药物对胃肠道的刺激,故适宜于含有毒性或刺激性较强的药物。其制备方法有泛制法和塑制法,其中制糊方法有冲糊法、煮糊法、蒸糊法三种。

12. 蜡丸（wax pill） 系指饮片细粉以蜂蜡为黏合剂制成的丸剂。其主要含脂肪酸、游离脂肪醇等极性小成分。其特点为药物通过蜂蜡逐步溶蚀等方式缓慢持久释放而延长药效,并能防止药物中毒或防止对胃肠道的刺激。其制备常采用塑制法制备。

13. 微丸（pellets） 系指粒径小于 3mm 的各类圆球实体。按《中国药典》(2010 年版)二部,直径小于 0.5mm ~ 3.5mm 的圆球实体,称为小丸,可分为快速、慢速或控制释放的小丸。

(1) 特点:其特点有五点,①药物在胃肠道表面分布面积大,服后可迅速达到治疗浓度,提高生物利用度,减小局部刺激;②可由不同释药速度的多种小丸组成,制成零级、一级或快速释药的制剂;③基本不受胃排空因素的影响,药物的体内吸收速度均匀;④微丸含药百分率范围大,可为 1% ~95% ;⑤制备工艺简单。

(2) 制备工艺:可采用流化(沸腾)制粒法、喷雾制粒法、包衣锅法、挤出滚圆法、离心抛射法和匾滚丸法(中药)等方法制备。

14. 滴丸（dripping pill） 系指饮片经适宜方法提取纯化后与适宜基质加热熔融混匀后煤滴入不相混溶冷凝介质中制成球形或类球形的丸剂,主要供口服。

(1) 特点:其特点有七点,一是吸收迅速、生物利用度高;二是质量稳定,剂量准确;三是缓释、长效作用;四是可多部位用药。滴丸每丸重量可以从 5mg ~600mg,既可口服,也可耳、鼻、口腔等局部给药。五是设备简单,操作方便,生产效率高;六是工艺条件易于控制,可使液态药物固体化;七是可制成各种类型;其只适于小剂量药物。其不足为载药量较小,服药数量较大,限制了中药滴丸品种的应用。

(2) 基质:应与药物不发生化学反应,不影响疗效与检测;室温下呈固体状态,受热呈液态,遇骤冷能凝固;对人体无害。常用的基质有水溶性(聚乙二醇类、明胶等)和脂溶性(有硬脂酸、单硬脂酸甘油酯等)。

(3) 冷凝介质:系指用于冷却滴出滴液并使之冷凝成固体丸剂的液体。应符合要求:

①安全无害,不溶解主药和基质,也不与主药和基质发生化学反应;②密度与滴液密度相近,使滴丸在冷凝介质中,缓缓下沉或上浮,以使其能充分凝固,丸形圆整。

（4）制备方法:非水溶性基质采用水性冷凝液;水溶性基质采用油性冷凝液,可采用单品种、多品种、定量泵及向上涌等四种滴丸机制备。

十、中药浸出药剂

1. 浸出药剂 系指用适宜溶剂和方法浸提饮片中有效成分制成供内服外用的一类制剂。

2. 浸出药剂的特点 其特点有三点:一是中药复方浸出制剂,因多种成分相辅相成或相互制约,不仅可以增强疗效,还可降低毒性。二是提高了中药有效成分的浓度,服用量较少,使用方便。三是浸出药剂中流浸膏、浸膏常用作原料,供进一步制备其他中药剂型。

3. 浸出药剂的种类 主要有水浸出型、含醇浸出剂型、含糖浸出剂型。

4. 汤剂（decoction） 系指用水煎煮药材饮片或粗粒取汁而得的液体制剂,又称汤液。

（1）汤剂的制备:采用煎煮法制备。将饮片加适量水浸渍适当时间,加热至沸腾,并维持微沸状态一定时间,滤取煎出液,药渣再依法加水煎煮 1～2 次,合并各次煎液,即得。

（2）汤剂的质量要求:应具处方中药物的特殊气味,无焦糊气味,且无残渣、沉淀和结块。有胶类烊化加入者,应混合均匀,不聚结沉降。有粉末状药物加入者,经搅拌应分散均匀,不结块,不沉降。

（3）汤剂的研究:煎煮过程对药效有影响,中药汤剂多为复方,群药合煎过程中药物成分间可能产生增容、水解、蒸发挥散、氧化、聚合等多种理化反应,合煎液与方药单煎合并液化学组成的差异往往导致两者在药效上存在差异。

（4）汤剂的剂型改进:传统中药汤剂需临用前煎煮制备,难以适应现代社会快节奏的生活方式和临床应用的需要。随着中医临床时间和中西医结合救治危急重症等研究工作的展开,汤剂的剂型改进也取得了一定成效。

5. 合剂（mixture） 系指饮片用水或其他溶剂,采用适宜方法提取制成的口服液体制剂。单剂量灌装者也可称"口服液"。其制备主要过程有浸提、精制、浓缩、配液、分装、灭菌。

6. 糖浆剂（syrup） 系指含有提取物的浓蔗糖水溶液,可分为三类:单糖浆、芳香糖浆与药用糖浆。其制备方法有热熔法、冷溶法、混合法等。中药糖浆剂多用此法制备。其质量按《中国药典》(2010 年版)一部附录检查主要有性状、相对密度、pH、装量、微生物限度等。

7. 煎膏剂（electuary） 系指饮片用水煎煮并浓缩再加炼蜜或糖(或转化糖)制成的半流体制剂。其制备过程包括煎煮、浓缩、炼糖或炼蜜、收膏、分装与储存等。其质量按《中国药典》(2010 年版)附录要求与检查主要有性状、相对密度、不溶物、装量、微生物限度等。

8. 酒剂与酊剂（medicinal liquor and tincture） 从本质上讲,均属于含醇浸出剂型,而不同在于制备方法,前者系指饮片用蒸馏酒提取制成的澄清液体制剂,又名酒药(medicinal liquor),其制备方法有冷浸法、热浸法、渗漉法、回流热浸法等,后者系指原料药物用规定浓度的乙醇提取或溶解而制成的,也可用流浸膏稀释制成,其制备方法有溶解法、稀释法、浸渍法、渗漉法。酒剂与酊剂的质量按《中国药典》(2010 年版)附录的检查主要有性状、乙醇量、总固体、甲醇量、装量、微生物限度等。注意本类制剂虽然易于保存,但乙醇本身有一定药理作用,故儿童、孕妇及心脏病、高血压等患者不宜服用。

9. 其他浸出药剂　主要有三类:一是流浸膏剂(fluid extract),系指饮片用适宜的溶剂提取有效成分,蒸去部分溶剂,调整浓度至规定标准的制剂。除另有规定外,流浸膏剂每1ml相当于原饮片1g。二是浸膏剂(extract),系指饮片用适宜的溶剂提取有效成分,蒸去大部分或全部溶剂,调整浓度至规定标准的制剂。除另有规定外,浸膏剂每1g相当于原饮片2~5g。三是茶剂(medicinal tea),系指饮片或提取物(液)与茶叶或其他辅料混合制成的内服制剂。茶剂系传统剂型,多应用与治疗食积停滞、感冒咳嗽等症,如午时茶、神曲茶等。

十一、中药液体药剂

1. 液体药剂(liquid pharmaceutical preparations)　系指药物分散在液体分散介质(溶剂)中制成的液态剂型,系临床上广泛应用的一类剂型。

2. 液体药剂的特点　其特点有药物吸收快,作用较迅速;给药途径广泛,可内服、外用,也可腔道用等;使用方便,易于分剂量,尤其适用于婴幼儿和老年患者;能减少某些药物的刺激性;某些固体药物制成液体制剂后,能提高其生物利用度等优点。

3. 液体药剂的分类　按分散系统,可分为溶液型、胶体溶液型、混悬液型、乳浊液型等四类液体药剂。按给药途径,可分为内服和外用液体药剂,前者有合剂、糖浆剂、口服乳剂、口服混悬剂等。后者有皮肤、五官科、直肠、阴道、尿道等液体药剂。

4. 液体药剂的常用溶剂　主要有水、乙醇、甘油、丙二醇、聚乙二醇、油酸乙酯、肉豆蔻酸异丙酯、脂肪油、液状石蜡等。

5. 真溶液型液体药剂　系指药物以小分子或离子状态分散在溶剂中形成供内服或外用的液体药剂。其主要包括溶液剂、芳香水剂、甘油剂、醑剂等剂型。

(1)溶液剂(solutions):系指药物溶解于溶剂形成的澄明液体药剂,供内服或外用。其制备方法有溶解法、稀释法和化学反应法等。

(2)芳香水剂:系指挥发油或其他挥发性芳香药物的饱和或近饱和的澄明水溶液。通常制成浓的芳香水剂,临用时再稀释。个别可用水和乙醇的混合液做溶剂。其制备方法因原料的不同而异。纯净的挥发油多用溶解法或稀释法,含挥发性成分的植物药材多用蒸馏法。

(3)药露:系含挥发性成分药材用水蒸气法制成的芳香水剂,也称露剂。

(4)甘油剂:系指中药的甘油溶液。其专供口腔、鼻腔、耳腔与咽喉患处外用,利用甘油具有黏稠性、防腐性和吸湿性,对皮肤黏膜有柔润和保护作用,附着于皮肤黏膜能使药物滞留患处而起延效作用,且具有一定的防腐作用。

(5)醑剂(spirits):系指挥发性药物的浓乙醇溶液。凡用于制备芳香水剂的药物一般都可以制成醑剂,供外用或内服。醑剂含乙醇量一般为60%~90%。挥发性药物在乙醇中的溶解度比在水中大,当醑剂与水为溶剂的制剂混合时,往往会发生浑浊。

6. 胶体溶液型液体药剂(colloidal solution)　系指质点大小在1~100nm范围分散相分散在分散介质中形成的液体药剂,可分为高分子溶液和溶胶。前者系指高分子化合物以单分子形式分散于溶剂中构成的溶液,如蛋白质、酶类、纤维素类、右旋糖酐、聚维酮等。其具有带电性和渗透压特性。渗透压的大小与高分子溶液的浓度有关。前者多采用溶解法制备。后者系指分散相质点以多分子聚集体(胶体微粒)分散于溶剂中组成的胶体分散体系,又称疏水胶体,系一种高度分散的热力学不稳定体系,其外观可与溶液一样是透明的,但有丁达尔现象,可采用分散法和凝聚法制备。分散法主要有研磨法、胶溶法和超声波分散法。

7. 乳浊液型液体药剂　系指两种互不相溶液体经乳化制成非均相分散体系的液体药剂,也称乳剂。其中一种液体是水或水溶液,另一种是与水不相溶的有机液体,又称"油"。

（1）乳剂的类型:根据乳滴的大小分为三种:①普通乳（emulsions）;②亚微乳（submicron emulsions）;③微乳（microemulsions）,也称为纳米乳（nano emulsions）。

（2）乳剂的形式:可分为油为分散相和水为分散相,前者系分散在水中,称为水包油（O/W）型乳剂,后者系分散在油中,称为油包水（W/O）型乳剂。

（3）乳剂的乳化剂:其常用的有:①表面活性剂:主要有阴离子、阳离子、非离子等表面活性剂;②天然或合成乳化剂:主要有阿拉伯胶、明胶、磷脂、胆固醇、西黄蓍胶、白及胶、酪蛋白、果胶、琼脂、海藻酸盐及甲基纤维素等;③固体粉末:不溶性的固体粉末可用作水油两相间的乳化剂。

（4）乳剂的制备:主要有干胶法、湿胶法、新生皂法、相交替法、机械法等。

（5）乳剂的质量要求与检查:按《中国药典》（2010 年版）二部附录的乳剂质量检查有性状、装量、乳滴大小、分层现象、乳滴合并速度、黏度、稳定常数、温度加速稳定性实验。

8. 混悬液型液体药剂　系指难溶性固体药物以微粒状态分散于分散介质中形成的非均相的液体制剂,也称为混悬剂（suspensions）。

（1）混悬剂的稳定剂:包括润湿剂、助悬剂、絮凝剂和反絮凝剂。

（2）混悬液的制备:主要有分散法和凝聚法（物理凝聚法和化学凝聚法）。

（3）混悬剂的质量要求与检查:按《中国药典》（2010 年版）二部附录混悬剂的质量要求与检查有性状、装量、微粒大小、沉降体积比、中心分散试验、絮凝度（β 值）等。

十二、中药外用膏剂

1. 中药外用膏剂　系指用适宜的基质将中药制成外用的半固体或近似固体的一类剂型。

2. 中药外用膏剂的特点　其特点为易涂布或粘贴于皮肤、黏膜或创面上,起保护创面、润滑皮肤和局部治疗作用,或透过皮肤起全身治疗作用。广泛应用于皮肤与外科。

3. 中药外用膏剂的分类　按基质及形态,可分为软膏剂（ointments）和硬膏剂。

4. 软膏剂　系指饮片细粉及提取物与适宜基质均匀混合制成的半固体外用制剂。其主要起润滑、保护和局部治疗作用,少数能经皮吸收产生全身治疗作用,多用于慢性皮肤病,禁用于急性皮肤损害部位。

5. 硬膏剂　系指将原料药物溶解或混合于黏性基质而摊涂于背衬材料制成的供贴敷使用的近似固体的外用剂型。药物可透过皮肤起局部或全身治疗作用。

6. 膏药　系指饮片、食用植物油与红丹（铅丹）或宫粉（铅粉）炼制成膏料而摊涂于裱褙材料制成供皮肤贴敷的外用制剂。前者称为黑膏药,一般为黑色坚韧固体,用前须烘热软化后贴于皮肤上;后者称为白膏药。按《中国药典》（2010 年版）一部附录的膏药质量要求与检查有外观、软化点、重量差异限度等。

7. 贴膏剂　系指饮片药物或提取物与适宜基质和基材制成供皮肤贴敷的片状外用制剂。贴膏剂用于局部或全身性作用,可分为橡胶膏剂、凝胶膏剂和贴剂等。

（1）橡胶膏剂:系指中药提取物与橡胶等基质混匀后并涂布与背衬材料上制成的贴膏剂,其黏着力强,与黑膏药相比可直接贴于皮肤,对衣物污染较轻,携带使用均方便,可分为含药和不含药两类。前者常用于治疗风湿痛、跌打损伤等;后者可保护伤口、防止皮肤皲裂。

（2）凝胶膏剂:系指饮片和（或）提取物与适宜的亲水性基质混匀后并涂布于背衬材料上制成的贴膏剂,原称巴布膏剂(简称巴布剂)。它系由古老的泥罨剂发展而来,20世纪70年代开始,日本、欧洲等对其不断改进,由泥状凝胶膏剂发展成为定型凝胶膏剂,该种剂型应用于中药贴膏剂,在我国正在受到高度重视,是一种具有广阔发展前景的外用制剂。

（3）贴剂:系指提取物与适宜的高分子材料制成的一种薄片状贴膏剂,也称经皮给药系统或称经皮治疗系统。它主要由背衬层、药物储库层、粘贴层及防黏层组成。透皮贴剂中除药物、透皮促进剂外,还需要控制药物释放速率的高分子物质、固定贴剂的压敏胶、背衬材料与保护膜等。贴剂仅适合于药理作用强、剂量小（<50mg/d）、分子质量小（<600）、在水和油中溶解度均较大（>1mg/ml）的药物。其制备比较复杂,成本较高。

十三、中药气雾剂

1. 中药气雾剂（aerosols）　系指饮片细粉及提取物与适宜抛射剂共同封装于特制阀门装置耐压容器中而借助抛射剂压力将内容物喷出呈雾状、泡沫状或其他形态的制剂。

2. 中药气雾剂的特点　其优点有四点:一是喷出物为雾粒或雾滴,可直达吸收或作用部位,有速效和定位作用;二是中药封于密闭容器,避免与外界接触,不易被微生物污染,提高了药物稳定性;三是通过阀门控制剂量,喷出雾粒微小且分布均匀,使用方便,用药剂量较准确;四是喷雾给药可减少局部涂药的疼痛与感染,同时避免胃肠道给药的副作用。其不足有五点:一是若封装不严密,因抛射剂渗漏易失效;二是遇热或受撞击易发生爆炸;三是需特殊机械设备,生产成本较高,操作麻烦;四是抛射剂有高度挥发性,且具致冷效应,多次使用于受伤皮肤上,可引起不适;五是供吸入气雾剂,因肺部吸收干扰因素较多,吸收不完全。

3. 中药气雾剂的分类　按分散系统,可分为溶液型、乳剂型、混悬型。按途径,可分为呼吸道吸入气雾剂(可起全身作用)、皮肤和黏膜给药气雾剂、空间消毒用气雾剂。按相组成,可分为二相气雾剂、三相气雾剂。按给药定量与否,可分为定量气雾剂和非定量气雾剂。

4. 中药气雾剂的组成　系由中药溶液、附加剂和抛射剂组成。

5. 中药气雾剂的机制　当阀门打开时,容器内压力骤然降低,抛射剂急剧汽化,克服了液体分子间引力,将药物分散成微粒,通过阀门系统抛射出来。抛射剂的沸点和蒸汽压对制剂的成型、雾滴的大小、干湿及泡沫状态等起着决定性的作用。

6. 中药气雾剂的质量要求与检查　按《中国药典》(2010年版)一部附录的气雾剂质量要求与检查有容器和阀门检查、破损与漏气检查、喷射试验和装量检查、粒度、无菌、微生物限度等。

十四、中药其他剂型

1. 膜剂（films）　系将药物溶解或分散于成膜材料溶液中或包裹于成膜材料隔室内的薄膜状分剂量制剂,常供口服或黏膜用。

2. 涂膜剂　系将高分子成膜材料及药物溶解在挥发性有机溶剂中制成的可涂布成膜的外用胶体溶液制剂。常以乙醇为溶剂,成膜材料常用聚乙烯醇、聚乙烯吡咯烷酮、丙烯酸树脂类、聚乙烯醇缩甲乙醛、聚乙烯醇缩丁醛等。增塑剂有甘油、丙二醇、邻苯二甲酸二丁酯等。必要时可加入适宜附加剂。涂膜剂制备工艺简单，不用背衬材料，无需特殊设备，其形成的薄膜，可以保护创面，同时逐渐释放所含药物而起治疗作用。

3. 凝胶剂 系指提取物与适宜基质制成具凝胶特性的半固体或稠厚液体制剂，可分为水性凝胶和油性凝胶。其用于皮肤及体腔如鼻腔、阴道和直肠，应避光，密闭储存，并应防冻。

4. 糊剂 系指中药与适宜基质制成糊状的制剂，为含多量粉末与软膏剂类似的制剂，含固体粉末一般在 25% 以上，有的高达 75%，具有较高稠度、较大吸水能力和较低的油腻性，一般不影响皮肤的正常功能，具收敛、消毒、吸收分泌物等作用，适用于亚急性皮肤炎、湿疹等渗出性慢性皮肤病。

5. 海绵剂（spongia） 系指亲水胶体溶液经发泡、固化、冷冻、干燥制成的海绵状固体灭菌剂型，可分为明胶海绵和淀粉海绵，前者以蛋白质为原料制成，后者以碳水化合物为原料制成。其特点为海绵剂质软而疏松、坚韧而具有极强的吸水性，一般为块状，亦有粉状、颗粒状或纸状者。其多用于外科辅助止血、消炎及止痛。

6. 丹药（pill and powder made of melted or sublimated minerals） 系指汞及某些矿物药在高温条件下经烧炼制成的不同结晶形状的无机化合物。按制备方法可分为升丹和降丹，按色泽可分为红丹和白丹。升丹及红丹的典型代表是红升丹（HgO），降丹及白丹的典型代表是白降丹（$HgCl_2$）。其特点为丹药具有用量少、药效确切、用法多样化等，但丹药为汞盐，毒性较大，使用不当易导致重金属中毒，且炼制过程产生大量有毒或刺激性气体，易污染环境，现品种越来越少，许多制法与经验已失传或近将失传。一般用于外科及皮肤科。

7. 烟剂（smoke generator） 系指将中药掺入烟丝中卷制成香烟形供点燃吸入用的剂型，也称药物香烟，主要用于呼吸道疾病的治疗。

8. 烟熏剂（smoke fumigant） 系指借助某些易燃物质经燃烧产生烟雾达到杀虫、灭菌及预防与治疗疾病，或利用穴位灸燃产生温热来治疗疾病的剂型。

9. 香囊（袋）剂（aromatic bag formula） 系将含挥发性成分的中药装入布制囊（袋）中并敷于患处、接触机体或刺激穴位而起外用内治作用的剂型。

10. 锭剂（lozenge） 系指中药或与适宜黏合剂加工制成不同形状的固体剂型。

11. 糕剂 系指中药、米粉与蔗糖蒸制而成的块状剂型。

12. 钉剂 系指中药与糯米粉混匀，加水加热制成软材，分剂量后搓制成细长而两端尖锐如钉（或锥形）的外用固体剂型。

13. 线剂（thread formula） 系将丝线或棉线置药液中浸煮再经干燥制成的外用剂型。

14. 条剂（stripe formula） 系将中药黏附于桑皮纸上捻成细条的外用剂型，又称纸捻。

15. 灸剂（moxibustion formula） 系指将艾叶捣碾成绒状或另加其他药料卷制成卷烟状或捻成其他形状供熏灼穴位或其他患部的外用剂型。

16. 熨剂（compression formula） 系指将煅制铁砂、药汁与米醋拌匀并晾干而制成的外用固体剂型。

17. 棒剂（club formula） 系指将药物制成小棒状的外用固体剂型，常用于眼科，也可用于皮肤、黏膜或牙周袋内，起腐蚀、收敛等作用。

18. 离子导入剂（penetration of ions） 系指用粒子导入技术将药物制剂与物理疗法相结合的临床用药形式。

19. 沐浴剂(bath formula) 系指将中药单独或加入适宜表面活性剂后制成的供加入或浸入沐浴用水中的液体或固体中药制剂。

十五、中药注射剂(附:滴眼液)

中药注射剂研究内容与化学药物注射剂相比基本相似,不同之处如下。

1. 中药注射剂(traditional chinese medicine injection) 系指将中药饮片经提取纯化后制成供注入人体内灭菌的液体制剂。

2. 中药注射剂原料的准备 主要有

(1)中药预处理:选用的中药原料必须首先确定品种与来源,经鉴定符合要求后,还要进行预处理。

(2)中药注射用原液的制备:①蒸馏法;②水醇法;③醇水法;④双提法;⑤超滤法。

(3)除去注射剂原液中鞣质的方法:①明胶沉淀法;②醇溶液调 pH 法;③聚酰胺吸附法;④其他方法:根据实际情况,除去鞣质还可采用酸性水溶液沉淀法、超滤法、铅盐沉淀法等。

3. 中药注射剂的质量控制 按《中国药典》(2010 年版)一部附录的一般注射剂质量标准。其控制项目与方法主要有:中药的来源、产地、采收季节、炮制加工、储存条件等方面,同时注意中药本身成分的多样性和提取制备方法。这些方面的研究对于中药注射剂有效成分含量的确定、杂质的控制、质量稳定性提供了保证。其中杂质或异物检查主要有:可见异物、不溶性微粒、有关物质、重金属、砷盐、pH、安全性检查、所含成分的检测、总固体含量等。

4. 中药眼用液体制剂 系指由饮片或其提取物制成直接用于眼部的液体制剂(滴眼剂)。

十六、新型给药系统与制剂新技术

1. 微囊与微球的制备技术 前者系利用天然的或合成的高分子材料(囊材)作为囊膜将固体或液体药物(囊心物)包裹而成的微小胶囊。后者系指药物分散或被吸附在高分子材料中形成的骨架型微小球形或类球形实体。微囊与微球的粒径均属于微米级。其特点为:①掩盖药物的不良气味及口味,如鱼肝油、大蒜素等药物。②提高药物的稳定性。③防止药物在胃内失活或减少对胃的刺激性。④使液态药物固态化,便于储存或再制成各种剂型。⑤减少复方药物的配伍变化。⑥使药物具有控释或缓释的性能,如应用成膜材料、可生物降解材料、亲水性凝胶等作为囊材可达到药物控释或缓释的目的。⑦使药物具有靶向性。⑧可将活细胞或活性生物材料包裹,从而使其具有很好的生物相容性与稳定性。⑨栓塞性微球直接经动脉管导入,阻塞在肿瘤血管,断绝肿瘤组织养分和抑杀癌细胞,为双重抗肿瘤药剂。

2. 纳米乳 系指粒径为 $10 \sim 100nm$ 液滴分散在另一种液体中形成热力学稳定的胶体溶液。其是极具潜力的新型药物载体,主要特点有三点:一是可提高难溶性药物溶解度,提高生物利用度,并可经口服、注射或皮肤用药等多种途径给药。二是可根据需要达到缓释或靶向的目的,毒性小,安全性高。三是稳定性好,易于制备和保存,对于易水解的药物有保护作用。

3. 亚微乳 系指粒径为 $100 \sim 1000nm$ 的乳剂,可作为载药体系,通常由油相、水相、乳化剂和稳定剂组成。其外观不透明,呈浑浊或乳状,稳定性不如纳米乳,可热压灭菌,但加热时间太长或数次加热,会分层。其主要的特点包括:①提高药物稳定性;②增加难溶性药物溶解度;③使药物具有靶向性;④降低毒副作用和刺激性;⑤提高体内及经皮吸收率等。

4. 纳米粒(nanopartiles) 系指将药物溶解、吸附或包裹于载体高分子材料中制成粒径为 10 ~ 100nm 的固态胶体载药微粒,可分为骨架实体型的纳米球和膜壳药库型的纳米囊。它既可作为理想静脉注射的药物载体,亦可供口服或其他途径给药。其特点为:①可缓释药物,延长药物的作用时间;②靶向给药,纳米粒经静脉注射,一般被巨噬细胞摄取,主要分布于肝(60% ~ 90%)、脾(2% ~ 10%)和肺(3% ~ 10%),少量进入骨髓;③提高生物利用度,减少给药剂量,从而减轻或避免毒副作用;④保护药物,提高药物的稳定性,可避免多肽等药物在消化道的失活。

5. 脂质体(liposomes) 系将药物包封于类脂质双分子层内而形成的微型小囊,也称为类脂小球或液晶微囊。其粒径大小可从几十纳米到几十微米,双分子层的厚度约 4nm。其特点有五点:一是具有靶向性和淋巴定向性。二是具有缓释性。三是可降低药物毒性。四是具有细胞亲和性和组织相容性。五是提高药物的稳定性。

第四节　生物药物制剂

一、基本概念

1. 生物药物制剂 系指用生物药物制成的制剂。

2. 生物药物制剂的分类 按生物药物,可分为多肽、蛋白质、核酸、糖类、脂类等制剂。按剂型,可分为注射剂、缓释制剂、控释制剂、黏膜剂等。按途径,可分为注射(液体制剂和注射用无菌粉末)和非注射(鼻腔、口腔、直肠、眼内、肺部及经皮)等给药途径。

3. 生物药物制剂的特点 其特点有四点:一是绝大多数系内源性的生物大分子;二是临床药物使用剂量小;三是药理活性高;四是副作用少且很少过敏反应。但其不足有五点:一是生物药物稳定性很差,二是在酸、碱及体内环境下易失活;三是生物药物分子量大,且以多聚体存在;四是口服给药不易吸收,一般只有注射给药;五是在体内半衰期短。

4. 生物药物制剂的应用 其可用于预防、治疗和诊断疾病。其中用于防治传染病的生物制品可分为人工自动免疫制品(如疫苗和类毒素等)和人工被动免疫制品(如丙种球蛋白、白喉抗毒素、破伤风抗毒素等)。

二、多肽与蛋白质类药物制剂

(一)多肽与蛋白质类药物的注射剂

1. 多肽与蛋白类质药物的普通注射剂 与化学药物注射剂要求基本相同,而主要不同在两个方面:一是本类药物稳定性评价时一般不能用高温加速试验方法预测药物的室温有效期,因其在高温与室温下的变化是不一致的。二是本类药物的稳定性,主要涉及六个方面:①缓冲液 pH:大多数多肽类与蛋白类药物在 pH4 ~ 10 范围是比较稳定的,在等电点时最稳定。常用的缓冲剂有枸橼酸盐缓冲盐、磷酸缓冲盐等。②盐类:无机盐类对蛋白质的稳定性和溶剂度有比较复杂的影响。③表面活性剂:本类药物对表面活性是非常敏感的。含长链脂肪酸的离子型表面活性剂或其中性化合物均可引起蛋白质的变性。少量非离子型表面活性剂可防止蛋白质的聚集。④糖和多元醇：糖和多元醇可增加蛋白质药物在水中的稳定性。常用的糖类有蔗糖、葡萄糖、海藻糖等，多元醇有甘油、甘露醇、山梨醇、和肌醇等。⑤大分子化合物：血清蛋白（HSA）可稳定多肽类与蛋白类药物。⑥氨基酸：一些氨基酸如组氨酸、甘氨酸、天冬氨酸钠、谷氨酸等可增加蛋白质药物在给定 pH 下溶解度，并提高其稳定性。

2. 多肽与蛋白质类药物的缓控释注射剂　主要有三类：一是微球注射剂：①特点：通过皮下或肌肉给药，延长作用时间，减少给药次数，提高顺应性；②制备材料：常用有 PLGA、PLA 等；③制备方法：主要有复乳-液中干燥法、低温喷雾提取、相分离法、喷雾干燥法、熔融-挤出法等；④影响释药的因素：主要有骨架材料的种类和比例、制备工艺、微球的形态、结构、粒径及粒径分布、微球中蛋白多肽药物的包封率和载药量、微球中药物的状态与载体之间的相互作用等。二是疫苗微球注射制剂：系指一次注射可在体内长时间连续释放或一次注射不同微球的混合物，使其在不同时间分别以脉冲模式释放。三是缓释、控释植入剂：注射型无需手术，不良反应较大。已上市的典型品种如高舍瑞林。

（二）多肽与蛋白质类药物的黏膜给药

1. 多肽与蛋白质类药物的鼻腔黏膜给药

（1）特点：其特点有四点，一是鼻腔黏膜上有众多的细微绒毛，可以大大增加药物吸收的有效表面积。二是上皮细胞下毛细血管丰富，药物吸收迅速。三是小分子药物从鼻腔吸收迅速而有效，可不添加任何吸收促进剂，生物利用度平均为 70% 左右。当药物分子量在 6000 以上时须选用适当的吸收促进剂。四是鼻腔中黏液纤毛以平均 5mm/min 速度将所滴入的药物清除，这就大大缩短了药物与吸附表面相接触时间，直接影响药物的吸收与疗效。其不足系肽类与蛋白类药物通过黏膜和在黏膜表面时可能受到蛋白酶和氨肽酶降解。

（2）药物：其主要为肽类药物如垂体激素、催产素、加压素及其类似物等。例如，①去氨加压素（DDAVP），因鼻吸收好，代谢清除少，不良反应小，故为治疗尿崩症的首选给药方法。②醋酸那法瑞林和醋酸布舍瑞林（LHRH 激动剂类似物），都有鼻内喷雾剂的商品。LHRH 类似物的鼻腔给药是仅次于注射的有效给药方式。③胰岛素、鼻腔气雾剂可长期用于治疗 1 型糖尿病。

2. 多肽与蛋白质类药物的口腔黏膜给药

（1）特点：其特点有五点，一是口腔黏膜的血管丰富；二是药物吸收后可避免肝脏首过效应，容易直接进入全身血液循环；三是有利于药物附着，无类似于鼻粘毛排斥的作用；四是受刺激的能力也较强，容量大；五是在紧急情况下，口腔给药系统易于移除。其不足是口腔黏膜是多层鳞状上皮细胞，类似皮肤，药物不太容易通过。

（2）贴剂的剂型：其贴剂可以做成片剂、棒剂、粉剂、软膏等剂型。

（3）口腔粘贴制剂：一个理想的口腔粘贴剂应该体积小，柔性好且黏附性强，能保证与黏膜紧密接触，抵抗唾液、舌及颊运动的干扰。粘贴剂中的药物直接经黏膜吸收。

（4）舌下片：本制剂中的药物溶解后再被口腔黏膜吸收。例如，曾有人将猪胸腺提取物制成舌下片（1987 年），每片含分子量在 13500 以下的多肽 3.3mg，用于临床。观察其对儿童反复呼吸道感染和哮喘反复发作的作用。结果多数有症状改善，半数有免疫指标改善。

3. 多肽与蛋白质类药物的直肠黏膜给药

（1）特点：一是直肠的 pH 较温和，二是不存在破坏药物的酶。

（2）途径：一条是经直肠上静脉及门静脉而入肝脏，在肝脏进行代谢后再转运至全身；一条是通过直肠中静脉和直肠下静脉及肝管静脉进入下腔静脉，绕过肝脏而直接进入血循环。

（3）药物：主要有胰岛素、五肽促胃酸激素、促胃液素等。

（4）直肠吸收促进剂：常用的有水杨酸盐和十二烷基硫酸钠等，两者均可引起直肠黏膜通透性增加。前者所致黏膜通透性改变是暂时的，用缓冲液冲洗直肠 5 分钟即可消除，而后者系离子型表面活性剂的代表，所致通透性改变是持久的，不能用缓冲液冲洗消除。经研究结果表明，水杨酸盐可能不引起膜的持久性改变，而十二烷基硫酸钠却显示对膜有损害。

4. 多肽与蛋白质类药物的眼黏膜给药

（1）吸收途径：有经鼻泪管系统中的结膜黏膜与鼻黏膜进入血液；经角膜渗透进入全身的血液循环。无论是经哪一条途径，多肽类药物的吸收必须依赖于跨膜转运。

（2）特点：其特点有五点，一是眼部给药剂量准确；二是眼部给药显得容易、经济；三是全身吸收速率迅速；四是眼组织对发生免疫反应的敏感性比其他组织低得多；五是可以避免肝脏的首过效应。

（3）剂型：主要有微粒、眼胶、离子交换树脂等，这些制剂可克服普通滴眼剂，剂量难以准确的缺点，并能延长肽类药物的作用时间。

5. 多肽与蛋白类药物的肺部给药

（1）特点：其特点有三点，一是由于肺泡表面积大、肺泡上皮细胞通透性高；二是生物代谢酶活性远比肝脏低、经肺吸收的药物无首过效应；三是适合于活性高、只需很少量药物就能显效的多肽和蛋白质类药物的全身性给药。

（2）剂型：主要有脂质体、微球、前体药物或药物与大分子的结合物、将药物制成难溶性前体药物或与难溶性化合物形成共沉淀物，以及形成环糊精包合物等。

（3）药物：主要有胰岛素。

（三）多肽与蛋白质类药物的口服给药

1. 口服给药的障碍　一般认为，多肽类与蛋白质类药物作为口服给药必须克服三个障碍：一是胃酸及各种蛋白水解酶的破坏；二是肠道对其药物几乎不吸收；三是肝脏的首过效应。

2. 口服给药的剂型　主要有定向肠溶的制剂、微乳或复乳剂、脂质体、毫微囊及微球等。

3. 口服药物释放系统设计需考虑的因素　主要考虑体内酶的影响和药物的稳定性，前者系指胃肠道酶（胃蛋白酶、胰蛋白酶、弹性蛋白酶、胰凝乳蛋白酶、羧基肽蛋白酶 A 等）对药物的降解作用，可在剂型中加入酶抑制剂（如大豆胰蛋白酶抑制剂、抑凝乳蛋白酶素）使药物稳定。后者系指对具有药物作用的稳定剂（如十二烷基麦芽糖化物）和吸收促进剂（如表面活性剂、胆酸及其碱金属盐、十二烷基硫酸钠、癸酸钠及水杨酸钠等，其中苄泽类表面活性剂中，Brij-58 最为有效，能造成肠壁可逆性损伤而增加肠壁的通透性）。

（四）多肽类与蛋白类药物的肠道特定部位给药系统

本类药物制剂主要是利用结肠中细菌产生的肽酶使某些制剂可以在结肠定位释放药

物。例如,用聚合物对胰岛素微丸包衣,微丸进入大肠包衣层降解,药物释放而产生降血糖作用。

三、多肽与蛋白质类药物制剂的研究

1. 给药系统的处方设计　其设计取决于药物的理化性质和生物学性质,包括药物分子大小、半衰期、免疫原性、构象稳定性、剂量、部位、速率、动力学、药效学、毒理学,以及任何杂质等。对于一些规律性调节人体功能的生物药物,如后叶加压素、降钙素和黄体生成激素释放激素(LHRH),须设计成脉冲给药剂型而不是普通稳定持续地释放药物的剂型。

2. 处方前的研究内容　其关键研究内容有药物溶解度,稳定性,对光、热、温度、pH 等敏感性的因素,赋形剂(防腐剂、抗氧剂、稳定剂和分散剂)对稳定性和配伍影响,药物以结晶或无定形粉末的形式存在,批与批之间水分含量不同,两性电离和等电点的性质等。

3. 多肽与蛋白质类药物的自身聚集　以胰岛素为例,它自身可以形成二聚体、六聚体,甚至是多聚体,其聚集物可吸附在容器表面,这是输注泵系统长期使用的主要障碍。经研究发现,当加入尿素、酸性氨基酸类(如天冬氨酸和谷氨酸)、甘油、EDTA、赖氨酸、Tris 缓冲液及碳酸盐缓冲液等合适的附加剂可以减少胰岛素的自身聚集。

4. 多肽类与蛋白质类药物的稳定性　其稳定性问题在生物药物制剂中比在化学药物中更为突出。以胰岛素为例,胰蛋白酶水解胰岛素 B 链 C 端的 8 肽,剩余的 43 肽只有胰岛素活力的 1%,若将二硫键还原使胰岛素 A、B 两链分开,则活性完全消失。当 B22 位精氨酸的胍基被结合后,活力只有 1%,而精氨酸被其他碱性氨基酸取代后,则仍有一定活力。

5. 多肽与蛋白质类药物的体内药动学　本类药物的有效剂量低;半衰期都很短,有的只有几分钟甚至更短;药物的代谢很复杂,药动学与药效学之间的关系复杂,代谢物或降解产物可能与母体药物结构非常接近,若代谢物也具有生物学活性,那么单凭母体药物的药动学研究不足以确定给药方案。例如,黄体生成激素释放激素(LHRH)激动剂类似物的脉冲式给药和连续给药,所得效果相反,前者导致生育,后者导致不孕。再如,后叶加压素,以脉冲给药可模拟正常的生理节律,以稳定持续地释放药物使得受体快速脱敏,活性降低。

6. 多肽类与蛋白质类药物的分析方法　主要有生物测定法、理化分析方法等,前者一直是某些多肽类与蛋白质类药物检查和效价测定的方法,但普通生物测定法耗时而且结果变异大,不适合自动化的要求。后者专属性强,主要包括紫外分光光度计法、高效液相色谱法、电泳法及免疫分析法等较精确的生物测定法。例如,对于胰岛素的效价测定,HPLC 法被认为优于家兔法及小鼠血糖法。此外,HPLC 法能够区分猪、牛及人体胰岛素,而且重现性好。对于需要进行稳定性加速试验的胰岛素或其注射液而言,HPLC 法具有很强的分辨率,能够测定其降解产物的含量,而这些是小鼠血糖法和免疫化学法不能做到的。

第八章

药　理　学

第一节　总　论

一、基本概念

1. 药理学(pharmacology)　系指研究药物与机体(含病原体)相互作用及作用规律的学科,由药物效应动力学(药效学)和药物代谢动力学(药动学)组成。

2. 药理学的任务　系通过动物实验了解和阐明药物作用的特点、规律及机制,为开发新药、评价药物、合理用药、发挥药物最佳疗效、减少不良反应提供理论依据。

3. 药物效应动力学　系药物对机体的作用,也称药效学(pharmacodynamics),包括药物作用机制、药物剂量与效应之间关系。这既是临床合理用药的依据,也是药物作用的基础。

4. 药物代谢动力学　系研究机体对药物的作用,也称药动学(pharmacokinetics),包括吸收、分布、代谢、排泄。研究药物体内过程及体内药物浓度随时间变化的规律,利用药动学规律可计算药物剂量,了解所需血药浓度并掌握药效的持续时间,制订合理的给药方案。

二、药物的基本作用

1. 药物作用(drug action)　系指药物与机体器官、组织或细胞大分子相互作用引起机体的一系列生理生化变化。其表现形式有两种,一是兴奋或亢进作用;二是抑制作用,这是药物的基本作用,具有两重性(即防治作用和不良反应)。这就意味着同一药物对不同器官相同组织作用可能引起性质相反的效应。例如,肾上腺素使皮肤黏膜的血管平滑肌收缩,而对骨骼肌的血管平滑肌却表现松弛(扩张)作用。所以,药物对机体功能的影响是错综复杂的。

2. 兴奋作用　系指药物使人体生理功能增强的作用,又称亢进作用,如反射加强、腺体分泌增加,以及肌肉的收缩等。

3. 抑制作用　系指药物使人体的生理功能减弱的表现,如反射的减弱、腺体分泌的减少,以及肌肉的松弛等。

4. 局部作用　系指药物未经吸收进入血液而主要在用药部位发生的作用。

5. 吸收作用　系指药物自用药部位吸收进入血液循环到达各组织或器官所发生的作用。

6. 选择作用　系指许多药物在适当剂量时仅对机体的某一器官或组织产生明显的作用,而对其他器官或组织作用轻微或几乎不产生作用,这种现象就是药物的"选择作用"。药物的选择作用代表了药物的主要防治作用,是选择用药的主要依据。

7. 防治作用　系指药物对疾病的有益作用,包括预防作用和治疗作用,前者为利用药物进行疾病的预防;后者为药物的主要作用,一般分为对症治疗与对因治疗。

8. 对因治疗 系指利用药物消除致病因子的治疗,或称治本,如抗生素消除体内致病菌。

9. 对症治疗 系指利用药物改善疾病的症状,也称治标。

10. 药物的不良反应(adverse drug reactions,ADR) 系指与用药目的不相符并给患者带来不适或痛苦反应的统称,包括副作用、毒性反应、变态反应、特异质反应、后遗效应、停药反应、继发反应。

11. 副作用(side effects) 系指与治疗剂量下发生的与药物治疗目的无关的不良反应。

12. 毒性反应(toxic reaction) 系指因用药剂量过大或用药时间过长所引起的不良反应,可分为急性毒性反应和慢性毒性反应(包括三致反应)等。

13. 变态反应(allergic reaction) 系指抗原(药品或其他致敏原)刺激机体发生的一种对机体有损害的病理性免疫反应,也称过敏反应。其与用药的剂量无关,一般仅见于少数过敏体质患者。不同的药物可以产生相同的症状,轻者如荨麻疹、药热、哮喘、血管神经性水肿等,重者可出现剥脱性皮炎、造血系统抑制、过敏性休克,如不及时抢救可危及生命。对于抑制变态反应的药物或过敏体质的患者,用药前应做过敏实验,阳性反应者禁用。

14. 停药反应(withdrawal reaction) 系指突然停用长期服用的药物后使原有疾病加剧的反应。其主要表现是症状的反跳现象(rebaund reaction)。

15. 特异质反应(idiosyncratic reaction) 系指少数人对药物反应特别敏感,反应性质也可能与常人不同,但药理效应基本一致,反应程度与剂量成比例,拮抗药救治可能有效。

16. 耐药性 系指接触药物后形成抗药性变异的细菌、病毒和寄生虫等对药物敏感性下降甚至消失,可分为先天耐药性和后天耐药性。前者多受遗传因素影响,在初次用药时即出现;后者则因反复使用某种药使病原体的反应性减弱而获得。

17. 依赖性 系指一些作用于中枢神经系统的药物连续应用后所致的依赖和需求,可分为精神和躯体依赖性两种。前者也称"心理依赖性",是一种强烈、迫切地要求服用某种药品以获得愉快与满足感的欲望。后者也称"生理性依赖",是指用药者被迫性的要求连续定期使用某种药品,以得到欣快感,一旦停药会产生戒断反应。

18. 继发反应 系指由药物的治疗作用引发的不良后果。

19. 后遗反应 系指血药浓度已降到最低有效浓度以下仍然残留的药物效应。

20. 三致反应 即指"致畸(teratogenesis)、致癌(carcinogenesis)、致突变(mutagenesis)",属于慢性毒性范畴,系药物影响细胞 DNA 而在分裂过程中发生遗传异常,诱发畸胎和癌变。

21. 药理效应(pharmacological effect) 系指药物作用的结果,是机体反应的表现。

22. 药物量效关系 系指在一定的剂量范围内,药物效应与剂量成正比的比例关系。用效应强度为纵坐标,药物剂量或药物浓度为横坐标作图所得曲线称量-效曲线。

23. 量反应 系指药理效应强弱呈量连续性变化,可用数量和百分率表示。如血压、心律。

24. 质反应 系指药理效应不随其剂量或浓度增减呈连续性的量变化,而为反应性质的变化,一般以阳性或阴性、全或无的方式表示,如存活率与死亡率等。

25. 最小有效浓度 系指能引起效应的最小药量或最小药物浓度,亦称阈剂量或阈浓度。

26. 半数有效量 系指能引起 50% 阳性反应（质反应）或 50% 最大效应（量反应）的剂量，具体可称为半数有效剂量（ED_{50}）。

27. 最大效应 系指药物能引起的最大反应，又称效能，它反映药物的内在活性。

28. 半数致死量（LD_{50}） 系指能引起 50% 死亡的剂量。

29. 最小致死量（minimum lethal dose） 系指刚能引起死亡的阈剂量。

30. 极量 引起最大效应而不发生中毒的剂量，是由药典规定的药物最大允许用量。

31. 治疗指数（therapeutic index，TI） 系指药物 LD_{50}/ED_{50} 的比值，用以表示药物的安全性。此值越大越安全。较好的药物安全性指标是 $ED_{95} \sim LD_5$，称为安全范围。

32. 药物效应强度（potency） 系指能引起等效反应（一般采用 50% 效应量）的相对浓度或剂量，其值越小则强度越大，即用药量越大者效价强度越小。它反映药物与受体亲和力。

三、药物的作用机制

1. 药物作用机制（mechanism of action） 系指药物分子与机体靶细胞中分子如何相互作用的过程。这是贯穿于药品合理使用与药物研发过程中的核心问题。

2. 药物作用机制的方式 主要有特异性受体、非特异性作用（理化特性）、影响酶活性、影响代谢过程、影响核酸代谢、影响生理活性物质及其转运、影响离子通道、影响免疫功能。

3. 直接作用 系指药物与器官组织直接接触后所产生的药物效应，如肼苯哒嗪直接作用于血管平滑肌使之松弛而产生的降压作用。

4. 间接作用 系指由药物的某一作用而引起的另一作用，常常通过神经反射或体液调节引起，又称继发作用，如洋地黄的直接作用是兴奋心肌，加强心肌收缩力，改善心力衰竭症状，而随之产生的利尿、消肿等则属继发作用；肼苯哒嗪的降压作用为直接作用，在明显降压后反射性地引起心率加快则属间接作用。

5. 受体（receptor） 系指细胞中能识别其周围环境某种微量药物的蛋白组分，可被视为一个"感觉器"，其作用是药物与受体结合通过中介信息转导与放大系统触发随后的生理反应或药理效应。受体分子在细胞中含量极微，1mg 组织一般只含 10fmol 左右。

6. 配体（ligand） 系指能与受体特异性结合的物质。多数配体在 1pmol/L ~ 1nmol/L 的浓度时即可引起细胞的药理效应。反应之所以如此灵敏主要是靠后续的信息转导系统，如细胞内第二信使（second messenger）的放大、分化及整合功能。另外，受体对相应配体有极高的识别能力，二者之间是生命活动中的一种偶合，每个受体都有相应的内源性配体，如神经递质、激素、自身活性物（autocoid）等。

7. 受体存在的部位 其位于细胞膜、细胞质和细胞核。

8. 受体的类型 主要有 G 蛋白偶联受体、配体门控的离子通道受体、酪氨酸激酶受体、细胞内受体及其他酶类受体。

9. 受体的特点 其特点有饱和性、特异性、可逆性、灵敏性、多样性、亲和性等。

10. 药物与受体的作用 其作用有两个方面，一个方面是依赖于药物特定的化学结构，以及该结构与受体的空间互补性，另一方面是取决于药物与受体的结合方式。其作用方式有两种，一种是结构特异性药物，另一种是结构非特异性药物。

11. 药物与受体的结合方式 可分为化学方式和物理方式，前者经共价键形成不可逆复合物（少见）；后者经氢键、离子键、离子偶极、范德华引力和疏水作用等形成可逆复合物。

12. 结构特异性药物　系指药物的药效作用依赖于药物分子特异的化学结构,大多数药物属于结构特异性药物。能被受体所识别并结合的三维结构要素的组合又称为药效团。

13. 结构非特异性药物　系指药物的作用主要依赖于药物的理化性质,如全身麻醉药物的麻醉作用与药物的脂水分配系数有关。

14. 激动药物(agonist)　系指能与受体结合并激活受体的配体。

15. 拮抗药物(antagonist)　系指能与受体结合但不能激活受体的配体。它可分为竞争性拮抗药物(competitive antagonist)和非竞争性拮抗药物(noncompetitive antagonist)。前者系指能与激动药互相竞争与受体的结合,这种结合是可逆性的;后者与受体结合非常牢固,分解很慢或是不可逆转,使能与配体结合的受体数量减少,另一类非竞争性拮抗药可阻断受体后某一中介反应环节而使受体-效应功能容量减少。

16. 第二信使　系指将受体与配体结合的信息增强并传递给效应机制产生其特定生理功能或药理效应的细胞内物质,主要有 G 蛋白、环磷腺苷、环磷鸟苷、肌醇磷脂和钙离子。

四、药物的药动学研究

1. 药动学研究的内容　其研究内容为药物的吸收、分布、代谢、排泄,以及药物在体内的动态变化规律。

2. 首过效应(第一关卡效应)　首过效应药物经胃肠道吸收随血流进入肝时,有些药物可被肠道酶破坏,或在肝受到药酶代谢,从而使进入体循环的药量减少。

3. 生物利用度　系指药物经非血管途径给药被机体吸收进入体循环速度和程度的一种量度,是用来评价制剂优劣的重要参数。是药物吸收速度与程度的一种量度。它分为绝对生物利用度和相对生物利用度。前者 = AUC Po/AUCIV,后者 = AUC 试/AUC 标。生物利用度可通过药-时曲线上三个重要参数的确定,来对两种制剂进行比较:药-时曲线下面积、C_{max}、T_{max}。在仿制药改变剂型时作生物等效性的评价。

4. 峰浓度　系指非血管途径给药时药-时曲线峰的最高点,而达峰浓度所需要的时间称达峰时间(peak time,T_{max})。

5. 有效血药浓度范围　系指最低有效浓度(阈浓度)与最低中毒浓度之间范围,就是通常所说的治疗量范围。

6. 稳态血药浓度　系指按一级动力学消除的药物,多次给药后体内消除药物量与进入体内药物量相等时的药物浓度。

7. 血药浓度-时间曲线下面积　系指单剂量一次静脉或口服给药后血药浓度随时间而变化曲线和横坐标所围成的面积。面积大小可反映药物进入血循环的总量。以时间为横坐标,以血药浓度为纵坐标,所得曲线称血药浓度-时间曲线,反映血药浓度动态变化的情况。

8. 半衰期　系指血浆药物浓度下降一半所需要的时间。其长短反映体内药物消除速度,是临床确定给药间隔长短的重要参数之一。

9. 表观分布容积　系指药物在体内分布达到动态平衡时,体内药量和血药浓度的比值。V_d 并不是一个真正的生理容积空间,但可根据 V_d 的大小推测药物在体内的分布范围。V_d 越大,分布越广泛。

10. 药物的一级动力学消除　系指体内药物按恒定比例消除,在单位时间内消除的药量与血浆药物浓度成正比,其半衰期为固定值。大多数的药物在体内按此种方式消除。

五、影响药物作用的因素

1. 药物因素 主要有剂量、时间、疗程、给药途径和药物相互作用等。

2. 机体因素 主要有年龄、性别、病理因素、精神因素、遗传因素等。

第二节 化学治疗药物

一、β-内酰胺类抗生素

(一) 青霉素类抗生素

1. 青霉素 G 用于敏感的各种球菌、革兰阳性杆菌及螺旋体所致的各种感染,如溶血性链球菌、肺炎链球菌、白喉杆菌、破伤风杆菌、脑膜炎双球菌、钩端螺旋体、梅毒螺旋体等引起的感染性疾病。主要不良反应是过敏,最严重的是过敏性休克。若发生过敏性休克,立即皮下或肌内注射 0.1% 肾上腺素 0.5～1.0ml,必要时联合糖皮质激素及抗组胺药物。

2. 半合成青霉素 对青霉素 G 敏感的细菌,其作用不及青霉素 G,与青霉素 G 有交叉过敏。

(1) 青霉素 V(penicillin V):抗菌谱与青霉素 G 相同,耐酸,可口服,不耐酶,抗菌活性不及青霉素 G,不能用于严重感染,用于革兰阳性球菌引起的轻度感染。

(2) 耐酶青霉素:包括苯唑西林(oxacillin)、氯唑西林(cloxacillin)、氟氯西林(flucloxacillin)、双氯西林(dicloxacillin)等。其特点是耐酶,对产酶的金黄色葡萄球菌有效,耐酸可口服。其用于耐青霉素 G 的金黄色葡萄球菌感染,如败血症、心内膜炎。

(3) 广谱青霉素:对革兰阳性菌和阴性菌均有杀灭作用,耐酸不耐酶,包括氨苄西林(ampicillin)、阿莫西林(amoxicillin)等。前者用于肠球菌、大肠埃希菌、变形杆菌、伤寒沙门菌、流感杆菌等感染;后者抗菌谱与前者相似,但对肺炎链球菌、流感嗜血杆菌作用强,用于敏感菌所致的呼吸道、尿路、胆管等感染及伤寒,对幽门螺杆菌的作用也较强。

(4) 抗铜绿假单胞菌青霉素:对铜绿假单胞菌、变形杆菌抗菌活性强。①美洛西林,用于铜绿假单胞菌、大肠埃希菌及其他肠杆菌科细菌感染。②替卡西林,用于铜绿假单胞菌感染,对呼吸道、泌尿道感染疗效也佳,可与庆大霉素联用。③哌拉西林,具有低毒、抗菌谱广及抗菌作用强的优点,用于铜绿假单胞菌、大肠埃希菌、流感杆菌、变形杆菌、伤寒杆菌等引起的各种感染,是治疗革兰阴性菌所致感染的重要药物,但对 β-内酰胺酶不稳定。

(5) 抗革兰阴性杆菌青霉素:对革兰阴性菌作用强、抗菌谱广,对革兰阳性菌作用差。它主要包括美西林(mecillinam)、替莫西林(temocillin)等。

(二) 头孢菌素类抗生素 (cephalosporins)

本类药物与青霉素一样有 β-内酰胺环。其抗菌谱广、杀菌力强、对 β-内酰胺酶稳定,过敏反应较少,但与青霉素有部分交叉过敏及交叉耐药现象。

(1) 第一代头孢菌素类抗生素:主要有头孢唑林、头孢噻吩、头孢羟氨苄等,对革兰阳性菌作用强,而对革兰阴性菌作用弱,用于敏感菌所致的呼吸道、尿路、皮肤及软组织感染,对肾脏有一定毒性。

（2）第二代头孢菌素类抗生素：主要有头孢克洛、头孢呋辛、头孢丙烯等。其对革兰阳性菌作用与第一代头孢菌素相仿或略差；对革兰阴性菌作用增强，对肾脏的毒性较第一代有所降低；可引起凝血酶原或血小板减少；用于敏感菌所致肺炎、胆管感染、菌血症、尿路感染和其他组织器官感染等。头孢呋辛易透过血-脑脊液屏障，对脑膜炎有较好疗效。头孢克洛对葡萄球菌、溶血性链球菌、大肠埃希菌等有效，铜绿假单胞菌、不动杆菌多数变形杆菌对其耐药。

（3）第三代头孢菌素类抗生素：主要有头孢哌酮、头孢他啶、头孢噻肟、头孢曲松等。其对革兰阳性菌作用不及第一、二代头孢菌素，对革兰阴性菌作用强，对厌氧菌有较强作用，对 β-内酰胺酶有较高稳定性，几乎无肾毒性。其可引起不耐乙醇现象及二重感染，用于危及生命的败血症、脑膜炎、肺炎等严重感染，尤其耐药菌引起的严重感染。头孢噻肟用于大肠埃希菌、流感杆菌、泌尿生殖道感染及败血症等。

（4）第四代头孢菌素类抗生素：主要有头孢吡肟、头孢匹罗。对革兰阴、阳性菌作用强，对厌氧菌有较强作用。对 β-内酰胺酶稳定，几乎无肾毒性。用于敏感菌所致严重感染，尤其适用于严重多重耐药细菌感染和院内感染。

（三）其他 β-内酰胺类抗生素

本类药物主要有三个，一是亚胺培南（imipenem），系碳青霉烯类抗生素，抗菌谱广，用于其他药物疗效不佳的革兰阳性和革兰阴性需氧菌和厌氧菌引起的各种严重感染。由于在体内易被肾脱氢肽酶灭活，与该酶抑制剂西司他汀配伍，该复方制剂称为泰能（tienam）。二是氨曲南，系第一个单环 β-内酰胺类抗生素，对需氧革兰阴性菌具有强大杀菌作用，并具有耐酶、低毒、对青霉素等无交叉过敏等优点，常作为氨基苷类的替代品使用。三是 β-内酰胺酶抑制剂，有克拉维酸、舒巴坦、他唑巴坦。它们抑制细菌产生的 β-内酰胺酶活性，与其他 β-内酰胺类药物合用，增强抗菌活性，使耐药菌株对药物敏感。奥格门汀为克拉维酸与阿莫西林复方制剂，为一线口服抗感染药物。

二、大环内酯、林可霉素及多肽类抗生素

1. 大环内酯类抗生素的共性　第一代大环内酯类（红霉素），对大多数革兰阳性菌、部分革兰阴性菌和厌氧菌有强的抗菌活性，对螺旋体、肺炎支原体、衣原体、立克次体、弓形虫、非典型病原体也有良好作用。第二代大环内酯类（罗红霉素、克拉霉素、阿奇霉素）抗菌谱扩大，对革兰阴性菌抗菌活性提高。第三代大环内酯类（泰利霉素、噻霉素）对大环内酯类敏感菌、耐药呼吸道病原体如耐红霉素的链球菌等均有良好的抗菌活性。大环内酯类不可逆结合到细菌核糖体 50S 亚基上，抑制细菌蛋白质的合成从而产生抗菌作用，为抑菌剂。红霉素口服吸收少，二、三代药物口服吸收较好，能广泛分布到除脑脊液外的各种体液和组织，主要在肝脏代谢。其主要用于链球菌、军团菌、衣原体、支原体等引起的感染。不良反应为胃肠道反应、肝损害、变态反应。长期大量应用可引起二重感染、耳毒性。

2. 大环内酯类各药物的特点　①红霉素（erythromycin）：系用于军团病、百日咳、空肠弯曲菌肠炎和支原体肺炎的首选药物，也用于口腔厌氧菌感染、肺炎衣原体、肺炎支原体、溶脲脲原体等所致呼吸道及泌尿生殖道感染。其可作为妊娠期一线药物用于泌尿生殖系统衣原体感染，也用于婴儿衣原体肺炎和新生儿眼炎。其主要不良反应为胃肠道反应。②罗红霉素（roxithromycin）：抗菌谱与抗菌作用与红霉素相仿，不良反应为胃肠道反

应,发生率明显低于红霉素。③克拉霉素(clarithromycin):抗菌活性为大环内酯类最强者,对金黄色葡萄球菌和化脓性链球菌的 PAE 比红霉素强 3 倍。主要不良反应为胃肠道反应、头痛、肝功能异常。④阿奇霉素(azithromycin):抗嗜肺军团菌、流感嗜血杆菌、支原体、衣原体活性高于红霉素,对肺炎支原体活性为大环内酯类最强者。不良反应轻,发生率明显低于红霉素。

3. 林可霉素类抗生素 包括克林霉素(clindamycin)和林可霉素(lincomycin)。两者抗菌谱相同,对革兰阳性菌及厌氧菌抗菌活性强。作用机制与大环内酯类相同,不宜与大环内酯类联用。其用于厌氧菌、革兰阳性菌引起的各类感染、金黄色葡萄球菌引起的骨髓炎。不良反应为胃肠道反应,偶见伪膜性肠炎、变态反应和肝毒性。其中克林霉素口服吸收好且毒性小。

4. 多肽类抗生素 其代表药有万古霉素(vancomycin)、去甲万古霉素(norvancomycin)、替考拉宁(teicoplanin)等。通过影响细菌细胞壁的合成产生杀菌作用。细菌不易对其产生耐药性。对耐甲氧西林葡萄球菌、肠球菌、草绿色链球菌等革兰阳性球菌有强大的杀菌作用。用于耐青霉素和头孢菌素的革兰阳性菌所致严重感染,是治疗 MRSA 和耐甲氧西林表皮葡萄球菌(MRSE)感染的首选药物;用于对 β-内酰胺类过敏者的严重葡萄球菌感染。不良反应为斑块皮疹和过敏性休克,可出现"红人综合征"。肾功能不全或剂量过大可产生耳毒性和肾毒性。

三、氨基糖苷类抗生素

1. 氨基糖苷类抗生素的共性 氨基糖苷类(aminoglycosides)抗菌药物作用于细菌的核糖体,抑制细菌蛋白质合成的多个环节。其具有较长时间的 PAE,属浓度依赖性抗菌药物。临床用于治疗需氧革兰阴性杆菌所致的严重感染,与青霉素类及头孢类具有协同作用。不良反应主要有耳毒性、肾毒性、神经肌肉阻断、变态反应等。

2. 常用氨基糖苷类抗生素 主要有四个:一是链霉素,主要用于土拉菌病和鼠疫,与四环素联用主要治疗鼠疫;与抗结核药联用治疗结核病;与青霉素联用治疗链球菌及肠球菌引起的心内膜炎。其易引起变态反应,可引起过敏性休克。二是庆大霉素,系治疗各种革兰阴性杆菌的主要药物,是沙雷菌属感染的首选药物,对各种肠杆菌科、克雷伯菌属、变形杆菌属等及铜绿假单胞菌具有良好的作用。其不良反应是耳毒性。三是阿米卡星,系本类药物中抗菌谱最广的抗生素,对阴性杆菌和金黄色葡萄球菌作用强。其优点为对钝化酶稳定,不易失去抗菌活性。与半合成青霉素或头孢类合用获协同抗菌效果。其最主要的不良反应是耳蜗神经损害。四是奈替米星,对大多数革兰阴性杆菌尤其肠杆菌科细菌均有强大抗菌活性,对葡萄球菌和其他阳性球菌作用较好,对多种氨基糖苷类钝化酶稳定。本品系本类药物中耳、肾毒性的最低者。

四、四环素和氯霉素

(一)四环素类抗菌药物

1. 四环素类抗菌药物的共性 系广谱抗生素,对革兰阳性菌作用优于革兰阴性菌。由于其耐药性,目前主要用于立克次体、衣原体、支原体、螺旋体引起的感染,系治疗肉芽肿鞘杆菌引起的腹股沟肉芽肿、霍乱及布鲁菌病的首选药物。不良反应有消化道反应、二重感染、影响牙齿和骨骼发育、肝肾毒性及光敏反应等。

2. 常用四环素类抗菌药物 主要有四个:一是四环素,用于立克次体、支原体、衣原体、螺旋体感染。二是米诺环素,抗菌活性比四环素强2~4倍,极易透过皮肤,特别适于治疗痤疮,易出现前庭功能改变。三是多西环素,抗菌活性比四环素强2~10倍,不良反应较四环素少。替代四环素用于各种敏感病原体感染,对治疗肾功能不全患者肾外感染较安全。四是美他环素,体内分布广泛,对某些四环素及土霉素耐药的菌株仍敏感。

(二) 氯霉素

氯霉素(chloramphenicol),口服吸收迅速而完全,血浆半衰期2.5小时,6~8小时后仍然维持有效血药浓度。氯霉素广泛分布于各组织和体液中,脑脊液中的浓度较其他抗生素为高,在肝脏中代谢。抗菌作用机制是与核蛋白体50S亚基结合,抑制肽酰基转移酶,从而抑制蛋白质合成。虽然抗菌谱广,但由于其抑制骨髓造血功能,目前仅用于治疗其他药物疗效较差的严重感染,如多药耐药的流感嗜血杆菌引起的脑膜炎等。主要不良反应是抑制骨髓造血功能。症状有二:一为可逆的各类血细胞减少;二是不可逆的再生障碍性贫血,虽然少见,但死亡率高。新生儿与早产儿剂量过大可发生循环衰竭(灰婴综合征)。

五、人工合成抗菌药物

1. 喹诺酮类抗菌药物的共性 又称氟喹诺酮类抗菌药物,其主要系第三和第四代药物。其抗菌谱广,对革兰阴性菌、革兰阳性菌、衣原体、支原体、军团菌及结核杆菌均有效,尤其对革兰阴性菌包括铜绿假单胞菌具有强大的抗菌活性,为浓度依赖型杀菌药。通过抑制DNA回旋酶或拓扑异构酶Ⅳ,阻碍DNA合成而导致细菌死亡。口服吸收迅速而完全,1~2小时达血药峰值,半衰期较长,体内分布广泛,但血浆蛋白结合率低,大多数药物以原型经肾排泄。用于敏感菌所致的泌尿生殖道、呼吸道、肠道等感染。不良反应轻微,常见的有消化道反应、神经系统反应、光毒性、跟腱炎及肝损害等。不宜用于孕妇及18岁以下青少年、儿童等。

2. 常用喹诺酮类抗菌药物 主要有五个:一是诺氟沙星,用于革兰阳性球菌和革兰阴性菌引起的感染,如敏感菌所致的尿路、前列腺、肠道、伤寒等感染。二是环丙沙星,用于敏感菌所致的泌尿道、胃肠道、呼吸道、骨关节、腹腔等感染,用于流行性脑膜炎、化脓性脑膜炎、前列腺炎。三是左氧氟沙星,抗菌活性是氧氟沙星的2倍,对葡萄球菌和厌氧菌的活性分别是环丙沙星的2~4倍和4倍,适于中重度敏感菌所致的感染,不良反应小。四是司帕沙星,用于敏感菌引起的外科、妇科、泌尿道、生殖道、皮肤软组织等感染,也可治疗异烟肼、利福平耐药的结核患者。其光敏反应发生率较高。五是莫西沙星,用于敏感菌所致呼吸道、泌尿生殖道、皮肤软组织感染、社区获得性肺炎等。其不良反应率较低。

3. 磺胺类药物的共性与药物 详见第四章第二节药物化学。

六、抗真菌药物

(一) 抗浅表真菌感染药物

抗浅表真菌感染药物主要有四个:一是特比萘芬,对浅表真菌如皮肤真菌、曲霉菌皮炎肉芽菌等有活性,对酵母菌和白色念珠菌无效,可外用或口服治疗手癣、足癣、体癣、甲癣。二是咪康唑,对浅部真菌及深部真菌均有抗菌作用。由于全身应用不良反应较多,局部用于皮肤、黏膜真菌感染。三是酮康唑,广谱抗真菌药物,对多种浅部真菌及深部真菌均有抗菌作用。临床用于多种浅部和深部真菌感染。由于全身应用毒性作用大,仅作局部用药。四是克霉唑,口服吸收差,全身用药不良反应多,仅局部用于浅部真菌及皮肤黏膜念珠菌感染。

(二) 抗深部真菌感染药物

抗深部真菌感染药物主要有四个:一是两性霉素 B,系治疗深部真菌感染的首选药物,用于真菌性肺炎、心内膜炎、脑膜炎、尿路感染等。静脉用药毒性较大。二是氟胞嘧啶,用于念珠菌、隐球菌和其他敏感真菌引起的肺部感染、尿路感染、败血症等,常与两性霉素 B 合用治疗深部真菌感染。三是氟康唑,用于全身性深部真菌感染的首选药物。四是伊曲康唑,用于浅部真菌及深部真菌感染,是治疗罕见真菌如组织胞浆菌和芽生菌感染的首选药物。

七、抗病毒药物

(一) 抗人免疫缺陷病毒药物

1. 齐多夫定(zidovudine) 在 HIV 感染的细胞内转化为活性三磷酸体(AZTTP),竞争性抑制 HIV 反转录酶,阻碍病毒复制和繁殖。其对 HIV$_1$ 和 HIV$_2$ 均有抑制作用,用于 HIV 病毒感染、HIV 诱发的痴呆和血栓性血小板减少症,有骨髓抑制作用,肝功能不全者易引起毒性反应。

2. 其他药物 ①扎西他滨:单用疗效不及齐多夫定,常与齐多夫定和一种蛋白酶抑制药合用于艾滋病及其综合征治疗,可出现剂量依赖性外周神经炎。②司他夫定:用于不能耐受齐多夫定或齐多夫定治疗无效者,不能与齐多夫定合用,与拉米夫定有协同作用,可出现外周神经炎。③拉米夫定:常与司他夫定或齐多夫定合用用于 HIV 感染。④去羟肌苷:为严重 HIV 感染的常选药物,尤其适用于齐多夫定不能耐受或治疗无效的患者。

(二) 抗流感病毒药物

1. 金刚乙胺(rimantadine) 作用于具有离子通道的 M2 蛋白而影响病毒脱壳,抑制病毒核酸释放入胞浆,抑制甲型流感病毒早期的复制和增殖。药物也通过影响血凝素而干扰病毒组装。其主要用于亚洲甲型流感的预防和治疗。感染早期用药能缩短病程,减轻症状,并有明显的退热作用。常见的不良反应为常见头痛、兴奋、震颤、共济失调等中枢神经系统反应;严重者可出现神经错乱、癫痫样症状,甚至昏迷。

2. 扎那米韦(zanamivir) 抑制流感病毒神经氨酸酶,阻止感染细胞释放病毒,阻止病毒在呼吸道扩散。其用于甲型和乙型流感预防和治疗,对耐金刚乙胺的病毒仍有抑制作用。不良反应有恶心、呕吐和支气管痉挛,对患哮喘或气管慢性阻塞性疾病者可出现肺功能状态恶化。

3. 奥司他韦(oseltamivir) 抑制甲型和乙型流感病毒神经氨酸酶活性,而抑制流感病毒复制和播散。其是防治流感病毒较为有效药物,用于成人和 1 岁以上儿童的甲型和乙型流感治疗;13岁以上青少年的甲型和乙型流感的预防。第一次用药可发生一过性恶心、呕吐等症状。

（三）抗疱疹病毒药物

1. 阿昔洛韦（aciclovir） 高选择性的抗疱疹病毒药物。本品在疱疹病毒感染的细胞内转化为三磷酸无环鸟苷,对病毒 DNA 聚合酶产生抑制作用,阻止病毒 DNA 的复制过程。具有广谱的抗疱疹病毒活性,对单纯疱疹、带状疱疹病毒有很强的抑制作用。局部用药治疗单纯疱疹性角膜炎,皮肤、黏膜疱疹病毒感染,生殖器疱疹和带状疱疹;静脉注射或口服给药治疗单纯疱疹病毒所致的各种感染、EB 病毒感染、艾滋病患者并发水痘、带状疱疹等。

2. 阿糖腺苷（vidarabine） 在体内被代谢为阿糖次黄嘌呤核苷,两者在胸苷激酶的作用下转化为三磷酸活性体,抑制病毒 DNA 的复制,抑制疱疹病毒。主要用于 HSV 脑炎、角膜炎;新生儿单纯疱疹、艾滋病患者合并带状疱疹等。

3. 曲氟尿苷（trifluridine） 主要抑制单纯疱疹病毒Ⅰ型和Ⅱ型、牛痘病毒和一些腺病毒。治疗疱疹性角膜炎和上皮角膜炎,对阿糖胞苷和碘苷治疗无效患者仍有效。

（四）抗肝炎病毒药物

1. 拉米夫定（lamivudine） 抑制 HIV 病毒的反转录酶,对 HIV 的复制有很强的抑制作用;抑制 HBV 病毒 DNA 多聚酶,产生抗 HBV 的作用。主要用于治疗 HIV 感染和慢性乙型肝炎。常见的不良反应有头痛等中枢症状和消化道反应;耳、鼻、喉部疼痛或不适。

2. 阿德福韦酯（adefovir dipivoxil） 为广谱抗病毒药,其对反转录病毒、痘病毒、疱疹病毒和嗜肝病毒均有很强的抑制作用,快速有效降低乙肝患者血清中病毒的 DNA 水平。需长期服药抑制病毒合成,停药可导致病情复发,可作拉米夫定耐药者抗病毒治疗。

3. 干扰素（interferon,IFN） 为广谱抗病毒药,通过诱导机体细胞产生抗病毒蛋白酶,抑制病毒复制。IFNs 通过抗病毒作用和免疫调节作用而抗病毒感染。用于多种病毒感染性疾病,如慢性病毒性肝炎、流感及其他上呼吸道感染、病毒性心肌炎、流行性腮腺炎、乙型肝炎、带状疱疹等,亦用于抗肿瘤。主要不良反应为流感样综合征,如一过性发热、寒战等。

八、抗结核病药物和抗麻风病药物

（一）抗结核病药物

1. 异烟肼（isoniazid） 口服吸收快而完全,穿透力强,分布于全身体液和组织。主要在肝内乙酰化代谢。仅对结核杆菌有抗菌作用,抑制分枝菌酸的合成产生抗结核杆菌作用。为治疗各种类型结核病的首选药,单用易产生耐药性,常与其他抗结核病药联合。单用时可预防结核病。主要不良反应包括:周围神经炎,肝损伤,过敏等。

2. 利福平（rifampicin） 口服吸收好,穿透力强,分布于全身体液和组织,能杀灭细胞内外结核杆菌和敏感细菌。在肝内代谢。抗菌谱广,对结核杆菌、麻风杆菌、革兰阳性菌尤其是耐药金黄色葡萄球菌有强大的抗菌作用;对革兰阴性菌、某些病毒和沙眼衣原体也有抑制作用。通过抑制依赖 DNA 的 RNA 多聚酶,阻断 RNA 的转录过程,而抑制细菌繁殖。用于各种结核病、耐药金黄色葡萄球菌及其他敏感菌的感染,对严重的胆道感染也有效。也可治疗麻风病、局部应用治疗沙眼。不良反应为消化道反应及肝损害。

3. 乙胺丁醇（ethambutol）　口服易吸收,生物利用度高,大部分以原形由尿中排出,排泄缓慢,肾功能不全时可引起蓄积中毒,应减少用量。本药仅对结核杆菌有抗菌作用。抗结核杆菌作用比异烟肼、利福平和链霉素弱。单用可产生耐药性,临床常与其他抗结核病药合用,治疗各种结核病和重症患者。长期大量用药可致球后视神经炎。

4. 链霉素（streptomycin）　不易透过细胞膜,仅对胞外结核菌有效,不易透过血-脑脊液屏障,结核性脑膜炎效果差。多与其他抗结核药联用治疗早期以渗入为主的结核。

5. 吡嗪酰胺（pyrazinamide）　酸性环境中抗菌作用强,单用迅速耐药,常在抗结核药联合用药时附加本品。本药易出现肝损伤、高尿酸血症,禁用于肝功能异常者。

6. 对氨基水杨酸（para-aminosalicylic acid）　对结核杆菌仅有抑制作用,抗结核杆菌活性弱,多作为二线用药,单药易产生耐药,单用效果差,多联合。

7. 抗结核病药物合理应用原则　早期用药;联合用药;长期、全疗程、规范用药。

（二）抗麻风病药物

1. 氨苯砜（dapsone）　系抑制二氢蝶酸合酶,干扰四氢叶酸的生成产生抗菌作用,是治疗麻风病的首选药物。为防止耐药性,常与利福平联合应用。本药易引起溶血和发绀,剂量过大可致剥脱性皮炎及肝损害。治疗早期或增量过快可发生麻风症状加剧的反应,称"砜综合征"。

2. 沙利度胺（thalidomide）　与抗麻风药物合用以减少麻风反应。用于各型麻风反应如发热、结节红斑等,光敏性皮肤病如多形性日光疹等。该药物有强致畸作用,故禁用于孕妇。

九、抗寄生虫药物

（一）抗疟药物

1. 氯喹（chloroquine）　能杀灭红细胞内期的间日疟、三日疟及敏感的恶性疟原虫,药效强大,作用迅速、持久,能迅速控制疟疾症状的发作,对恶性疟和三日疟有根治作用;对红细胞外期无效,不能作病因性预防和间日疟的根治。用于控制疟疾的急性发作和根治恶性疟、治疗肠外阿米巴病和自身免疫性疾病如类风湿关节炎等。不良反应有头晕、头痛、胃肠不适等。长期大剂量使用可引起蓄积中毒,出现眼、耳毒性、心血管反应等,可致畸。

2. 青蒿素（artemisinin）　对红细胞内期各种疟原虫有强大的杀灭作用,包括耐氯喹虫株,对红外期疟原虫无效。它具有高效、速效、低毒的特点,但有效血药浓度维持时间短。临床主要用于控制间日疟和恶性疟的症状,以及耐氯喹及耐多药的恶性疟的治疗尤其是脑型恶性疟。它易复燃及产生耐药。常见的不良反应为胃肠道反应,偶见有四肢麻木感和心动过速。

3. 奎宁（quinine）　与氯喹相比,作用弱、维持时间短、毒性大。用于耐氯喹及耐多药的恶性疟,尤其是脑型恶性疟的治疗。此外,奎宁对心脏有抑制作用,有退热作用,对妊娠子宫有轻微兴奋作用。其常出现金鸡纳反应、发生急性溶血,引起高热、寒战、血红蛋白尿等。

4. 乙胺嘧啶（pyrimethamine）　抑制疟原虫二氢叶酸还原酶,影响叶酸代谢过程,阻碍核酸合成。对原发性红细胞外期疟原虫有抑制作用,是病因性预防的首选药物。

5. 伯氨喹（primaquine）　对继发性红细胞外期及各型疟原虫的配子体均有较强杀灭作

用,对红细胞内期作用较弱。作为控制复发和阻止疟疾传播的首选药物。本品毒性大,不宜久用。

(二)抗阿米巴病药与抗滴虫病药物

1. 甲硝唑(metronidazole) 对组织内阿米巴滋养体有很强的直接杀灭作用,同时对阴道滴虫、贾第鞭毛虫和所有厌氧球菌、革兰阴性厌氧杆菌和革兰阳性厌氧芽孢杆菌尤其脆弱杆菌均有较强杀灭作用。用于急慢性阿米巴痢疾和肠外阿米巴病、泌尿生殖道滴虫感染、贾第鞭毛虫病、厌氧菌引起的产后盆腔感染、口腔急性感染和腹腔感染及由此引发的败血症等。常见的不良反应有中枢及消化道症状,以及白细胞暂时性减少,有致畸作用,并影响乙醛代谢。

2. 替硝唑(tinidazole) 其特点为血浆半衰期较长,有效血药浓度可维持 72 小时,毒性低。对阿米巴痢疾和肠外阿米巴病的疗效与甲硝唑相当,也用于阴道滴虫病和厌氧菌感染。

(三)抗血吸虫病药物

吡喹酮(praziquantel)对多种血吸虫具有杀灭作用,系一种高效、低毒、口服应用的新型广谱抗血吸虫病药物。其对华支睾吸虫、姜片虫有效;对牛肉绦虫、猪肉绦虫及其幼虫引起的囊虫病、包虫病等都有一定疗效。本品作为治疗血吸虫及绦虫的首选药,不良反应低而轻。

(四)抗肠蠕虫病药物

1. 甲苯咪唑(mebendazole) 对多种肠道寄生虫如蛔虫、钩虫、蛲虫、鞭虫、绦虫及肠道粪类圆线虫有显著疗效,对成虫和幼虫都有杀灭作用,甚至对丝虫和囊虫也有一定疗效。本药具有抑制虫卵发育作用,因而可抑制传播,有致畸作用,孕妇、2 岁以下儿童及过敏者禁用。

2. 阿苯达唑(albendazole) 系高效广谱低毒的抗虫药物,对蛔虫、蛲虫、钩虫、鞭虫、绦虫和粪类圆线虫等感染均有驱虫作用。对肠道外寄生虫病如棘球蚴病、囊虫病、旋毛虫病、肺吸虫病、华支睾吸虫病、脑囊虫病等也有较好疗效。不良反应轻,有致畸和胚胎毒作用。

3. 左旋咪唑(levamisole) 主要用于蛔虫、钩虫及蛔钩混合感染。

4. 噻嘧啶(pyrantel) 对蛔虫、钩虫、蛲虫感染均有较好疗效。

5. 恩波维铵(pyrvinium embonate) 系蛲虫单一感染的首选药物。

十、抗恶性肿瘤药物

1. 抗恶性肿瘤药物的分类及其作用机制

(1) 干扰核酸(DNA、RNA)生物合成的药物:①嘌呤核苷酸合成抑制剂,如巯嘌呤等。②胸苷酸合成酶抑制剂,如氟尿嘧啶等。③二氢叶酸还原酶抑制剂,如甲氨蝶呤等。④核苷酸还原酶抑制剂,如羟基脲等。⑤DNA 多聚酶抑制剂,如阿糖胞苷等。

(2) 直接破坏 DNA 结构和功能的药物:烷化剂、丝裂霉素、顺铂等经共价键直接与 DNA 交叉联结;博莱霉素靠产生自由基与 DNA 作用,破坏 DNA 功能。

(3) 干扰 RNA 转录的药物:放线菌素类、柔红霉素、阿霉素等可嵌入 DNA 碱基对中,阻碍 RNA 转录。

（4）影响蛋白质合成和功能的药物：干扰氨基酸供应，干扰细胞内蛋白质的合成和装配，如门冬酰胺酶、紫杉醇、秋水仙碱、长春碱类。

（5）影响体内激素平衡的药物：本类药物通过改变激素平衡而发挥作用，如雌激素、孕激素、雄激素和肾上腺皮质激素等。

（6）新型抗肿瘤药：如拓扑异构酶抑制剂伊立替康，酪氨酸激酶抑制剂伊马替尼等。

2. 常用抗恶性肿瘤药物

（1）干扰核酸生物合成药物：主要药物四个，一是氟尿嘧啶，用于消化道肿瘤如胃癌、肠癌、肝癌等，对其他实体瘤如乳腺癌、卵巢癌等也有效。主要不良反应为消化道症状，此外有脱发及骨髓抑制。二是巯嘌呤，用于治疗急性白血病，但起效慢，多做维持治疗。其对绒毛膜上皮癌、恶性葡萄胎有一定作用，还可作为免疫抑制剂用于肾病综合征等自身免疫性疾病。主要不良反应为骨髓抑制，还可产生高尿酸血症。三是甲氨蝶呤，用于急性白血病，对绒毛膜上皮癌也较好，也可用于乳腺癌、膀胱癌等。其主要毒性为骨髓抑制和消化道毒性，长期用药肝肾功能易损害。四是阿糖胞苷，治疗急性非淋巴细胞白血病首选，对成人急性非淋巴细胞白血病特别有效，其主要不良反应为骨髓抑制。

（2）直接破坏 DNA 结构和功能药物：主要药物五个，一是环磷酰胺，抗瘤谱广，对恶性淋巴瘤、多发性骨髓瘤、急性淋巴细胞白血病、慢性粒细胞白血病效果较好。它为最常用的烷化剂，多联合用药。不良反应为消化道毒性和骨髓抑制，出血性膀胱炎为其特殊的不良反应，可致癌、致畸、致突变。二是白消安，用于慢性髓性白血病，但对急变期或急性粒细胞性白血病无效。主要不良反应为骨髓抑制，生殖毒性，久用可引起肺纤维化。三是丝裂霉素，具有广谱抗肿瘤作用，用于各种实体瘤如胃癌、乳腺癌、肺癌、肝癌等，对精原细胞癌和癌性腹膜炎也有一定疗效。其主要毒性为持久的骨髓抑制，局部刺激性大。四是博来霉素，对睾丸或卵巢的生殖细胞肿瘤效果较好，对鳞状上皮癌和恶性淋巴瘤有较好疗效。常与顺铂、长春碱等其他抗癌药物合用，疗效明显增强。最严重的毒性为肺毒性，可引起肺纤维化，对骨髓抑制作用轻。五是顺铂，抗瘤谱较广，作用较强而持久。联合用药治疗睾丸癌、卵巢癌、膀胱癌等。肾功能损害较常见，还有耳毒性及轻度骨髓抑制。

（3）干扰 RNA 转录药物：主要药物两个，一是放线菌素 D，用于放疗、手术后的间充质细胞瘤治疗，与氟尿嘧啶或甲氨蝶呤合用治疗绒癌效果较好。不良反应为骨髓抑制、消化道症状。二是多柔比星，对急性白血病和恶性淋巴瘤有效，对其他实体瘤也有效，尤其是乳腺癌。不良反应有骨髓抑制、心脏毒性（可引起心电图异常、心动过速等）。

（4）影响蛋白质合成和功能药物：主要药物四个，一是长春碱，抗瘤谱较广，与顺铂和博来霉素合用是治疗睾丸癌的首选，也用于急性白血病、恶性淋巴瘤等。主要的不良反应为骨髓抑制。二是长春新碱，用于急性淋巴细胞性白血病、霍奇金病和恶性淋巴瘤，对骨髓抑制作用轻，但有神经毒性，引起神经炎等。三是紫杉醇，是治疗卵巢癌和乳腺癌的一线药物，对顽固性、抗铂类药物卵巢癌也有效。此外对肺癌、黑色素瘤、头颈部肿瘤等也有效。主要的不良反应为骨髓抑制，此外还有神经毒性及心脏毒性。四是三尖杉酯碱，对急性粒细胞性白血病效果较好，对其各型白血病、恶性淋巴瘤、肺癌、绒癌等也有效。不良反应表现为骨髓抑制、心脏毒性及消化道反应。

（5）影响体内激素平衡药物：主要药物三个，一是氨鲁米特，抑制雌激素合成，用于晚期及转移性乳腺癌的治疗,尤其是含有雌激素受体的肿瘤,但逐渐被他莫昔芬取代。因其抑制肾上腺皮质激素合成,可用于库欣综合征治疗。二是他莫昔芬,雌激素受体拮抗剂,用于雌激素受体阳性的晚期乳腺癌,是停经后晚期乳腺癌的首选药物,对晚期卵巢癌、宫体癌等有效。主要的不良反应为消化道反应、暂时性血细胞减少等。大剂量可引起视网膜和角膜受损。三是氟他胺,为雄激素拮抗剂,常与亮丙瑞林合用,治疗转移性前列腺癌,还可用于老年性前列腺肥大的治疗。不良反应为男子乳腺女性化。

第三节　神经系统药物

一、传出神经系统药物

(一)胆碱酯酶抑制药及胆碱酯酶复活药物

抗胆碱酯酶药和乙酰胆碱一样,也能与胆碱酯酶结合,但结合较牢固,水解较慢,使酶失去活性,胆碱能神经末梢释放的乙酰胆碱便大量堆积,表现 M 及 N 样作用。

1. 易逆性抗胆碱酯酶药物　主要药物两个:一是新斯的明,对心血管、腺体、眼和支气管平滑肌作用较弱,对胃肠道和膀胱平滑肌有较强的兴奋作用;而对骨骼肌的兴奋作用最强,因为它除通过抑制胆碱酯酶而发挥作用外,还能直接激动骨骼肌运动终板上的 N_2 胆碱受体,以及促进运动神经末梢释放乙酰胆碱。本药用于重症肌无力、手术后腹气胀及尿潴留、阵发性室上性心动过速及非去极化型肌松药的解毒。不良反应有恶心、呕吐、出汗、心动过缓等,过量可引起胆碱能危象,肌无力加重。二是毒扁豆碱,易通过血-脑脊液屏障而影响中枢功能,作用选择性低、毒性大。局部滴眼通过缩瞳、降低眼内压治疗青光眼。其作用强、持久、刺激性大。

2. 难逆性抗胆碱酯酶药物　有机磷酸酯类药物如敌百虫、敌敌畏等与胆碱酯酶不可逆结合,使乙酰胆碱大量堆积,产生 M 样、N 样及中枢中毒症状。M 样症状主要表现为:瞳孔缩小、腺体分泌增加、心动过缓、血压下降等;N 样症状:肌肉震颤、抽搐;中枢先兴奋后抑制。对中毒者的解救,首先应使患者脱离中毒环境,洗胃,并及时应用阿托品及胆碱酯酶复活药。

3. 胆碱酯酶复活药物　碘解磷定,静脉注射后迅速分布全身各脏器,与磷酰化胆碱酯酶或游离的有机磷酸酯类结合生成磷酰化解磷定排出体外,使胆碱酯酶复活。对内吸磷、马拉硫磷和对硫磷中毒的疗效较好,对敌百虫、敌敌畏中毒的疗效稍差,而对乐果中毒则无效。静脉注射过快可引起乏力、视物模糊等,剂量过大可加剧有机磷中毒。

(二)M 胆碱受体阻断药物

1. 阿托品及其他生物碱　主要药物三个:一是阿托品,竞争性拮抗乙酰胆碱或胆碱受体激动药对 M 胆碱受体的激动作用,产生抑制腺体分泌、松弛内脏平滑肌、加快心率,对眼的调节(扩瞳、升高眼内压、调节麻痹),兴奋中枢作用。大剂量时可扩张血管。用于解除内脏平滑肌痉挛、麻醉前给药及严重的流涎或盗汗、验光配镜和检查眼底、解救有机磷酸酯中毒、缓慢性心律失常、抗休克等。不良反应有口干、心率加快、视物模糊等。阿托品中毒时中枢兴奋显著,可用镇静药及抗惊厥药对抗中枢症状,拟胆碱药对抗外周作用,人工呼吸及吸氧对抗呼吸抑制。青光眼和前列腺肥大患者禁用。二是山莨菪碱,不易入中枢神经系统,解除内脏平滑肌痉挛和血管痉挛作用似阿托品,对眼和腺体作用弱,用于感染性休克,内脏绞痛的治疗。三是东莨菪碱,具有中枢神经抑制作用。本药对腺体(较阿托品强)和眼作用强,而对心血管和平滑肌作用相对较弱,用于麻醉前给药、预防晕动病和其他原因呕吐、帕金森病。

2. 常用的阿托品合成代用品 主要有扩瞳药物和解痉药物,前者主要有后马托品(homatropine)、托吡卡胺(tropicamide)及尤卡托品(eucatropine)等,该类药物作用短暂,主要用于眼科检查。后者有季铵类的溴丙胺太林(propantheline bromide),该药对胃肠道平滑肌作用强,用于胃及十二指肠溃疡、胃肠痉挛及妊娠呕吐。叔铵类有贝那替嗪(benactyzine),对有焦虑症状的溃疡患者有较好的作用。哌仑西平(pirenzepine)抑制胃酸作用强,用于消化性溃疡治疗。

(三) 肾上腺素受体激动药物

1. 肾上腺素 肾上腺素能激动 α 和 β 两类受体,产生较强的 α 型和 β 型作用。它可使心脏兴奋、血管收缩,血压的影响随剂量的变化而不同,可舒张支气管平滑肌,升高血糖,大剂量时兴奋中枢。临床用于治疗过敏性休克、心脏骤停、支气管哮喘急性发作、减少局麻药吸收、局部止血等。不良反应有心悸、头痛、激动不安等。剂量过大或给药过快引起心律失常和血压剧增。禁用于器质性心脏病、高血压、甲状腺功能亢进、糖尿病、心源性哮喘等。

2. 多巴胺 治疗剂量主要激动多巴胺受体使肾血管和内脏血管舒张,同时激动心脏 β_1 受体,使心输出量增加。大剂量激动血管的 α 受体使血管收缩。用于感染、创伤引起的休克,尤适用于休克伴心肌收缩力减弱及尿量减少的患者,也与呋塞米合用治疗急性肾衰竭。

3. 去甲肾上腺素 去甲肾上腺素激动 α_1 和 α_2 受体,对心脏 β_1 受体作用较弱,对 β_2 受体几无作用,可使心脏兴奋、血管收缩、血压升高,用于休克早期、上消化道出血的止血。

4. 伪麻黄碱(pseudoephedrine) 对血管的收缩作用具选择性,主要影响上呼吸道血管,用于各种原因引起的鼻塞、流涕。

5. 异丙肾上腺素(isoprenaline) 异丙肾上腺素激动 β_1 和 β_2 受体,对 α 受体基本无作用。本药可使心脏兴奋、心率加快、支气管平滑肌舒张、糖原和脂肪分解,血糖升高。主要用于支气管哮喘急性发作、房室传导阻滞、心脏骤停的治疗。不良反应主要为头晕、心悸、皮肤潮红等。本药易引起哮喘患者心肌缺氧加重、心律失常。冠心病、心肌炎、甲亢患者禁用。

(四) 肾上腺素受体阻断药物

1. 酚妥拉明(phentolamine) 属短效 α 受体阻断药物,舒张血管平滑肌,对心脏无直接作用。使血管舒张、血压下降,引起反射性心率加快、心输出量增加。用于外周血管痉挛性疾病、抗休克、缓解嗜铬细胞瘤引起的高血压、治疗充血性心力衰竭。

2. 普萘洛尔(propranolol) 具较强的 β 受体阻断作用,对 β_1 和 β_2 受体无选择性,无内在拟交感活性。用药后使心率减慢,心收缩力和输出量减低,心肌耗氧量明显减少;肾素分泌减少,肾素血管紧张素醛固酮系统活性降低;对高血压患者可使血压下降,但支气管阻力也有一定程度的增高。本药可用于心律失常、心绞痛心肌梗死、高血压、扩张型心肌病、甲状腺功能亢进等的治疗。久用不能突然停药。不良反应为诱发哮喘、急性心力衰竭、心动过缓、低血压等。严重左心功能不全、支气管哮喘、缓慢性心律失常、房室传导阻滞患者禁用。

二、镇静催眠药物

（一）苯二氮䓬类药物

1. 苯二氮䓬类药物的共性 其共性有四点：一是小于镇静剂量的苯二氮䓬类药物作用于大脑边缘系统即产生抗焦虑作用，可用于焦虑症及一些焦虑状态的治疗。二是随着剂量增大，可有镇静催眠作用，明显缩短或取消非快动眼睡眠第4相，因此可减少发生于此时期的夜惊或夜游症，但对快动眼睡眠（REMS）影响较小，停药后出现反跳性REMS延长较巴比妥类轻，可产生近似生理性睡眠；地西泮为代表的本类药物已几乎取代了巴比妥类，成为临床上最常用的一类镇静催眠药。三是本类药多有很强的抗惊厥和抗癫痫作用。地西泮是癫痫持续状态的首选药，也用于子痫、小儿高热、破伤风等所致惊厥。苯二氮䓬类药物抑制脊髓多突触反射，产生较强的中枢性肌松作用。用于大脑或脊髓损伤引起的肌肉僵直及缓解腰肌劳损引起的肌肉痉挛。当BDZ药物与$GABA_A$受体上BDZ受体结合时，可促进GABA与$GABA_A$受体结合，使cl^-通道开放的频率增加，使更多的cl^-内流而产生超极化。从而增强了GABA的抑制效应。口服安全范围大，不良反应主要有：后遗效应（可出现头昏、嗜睡和乏力）等，大剂量可致共济失调。四是长期应用可有耐受性和依赖性，久服突然停药可出现戒断症状，如焦虑、失眠、震颤、心动过速及惊厥等，但远比巴比妥类的戒断症状轻。肝肾功能不全、青光眼、重症肌无力及老年人、高空作业人员、驾驶员慎用。

2. 苯二氮䓬类代表药物 主要六个：一是地西泮，系最常用的镇静、催眠、抗焦虑药物。几乎取代了巴比妥类药物，成为临床最常用的一类镇静催眠药物。用于各种失眠症、麻醉前给药。其抗惊厥和抗癫痫作用强，用于各种原因引起的惊厥，是癫痫持续状态治疗的首选药物。本药具有中枢性肌松作用，此作用的同时不影响正常活动，可引起暂时性记忆缺失。安全范围大，最常见的不良反应为后遗效应，静脉注射过快可致呼吸暂停或心脏骤停。本药可通过胎盘和排入乳汁，孕妇和哺乳妇不宜应用。二是氟硝西泮，与地西泮作用相似。用于各型失眠症，能迅速诱导入睡，也可用于诱导麻醉。三是劳拉西泮，与地西泮作用相似。但抗焦虑作用强于地西泮，用于焦虑症、骨骼肌痉挛及失眠症。四是奥沙西泮，是地西泮的主要代谢物，抗焦虑与抗惊厥作用较强，催眠与肌肉松弛作用较弱。主要用于焦虑症，也用于失眠和癫痫的辅助治疗。五是艾司唑仑，镇静催眠作用比硝西泮强2.5～4倍，但抗癫痫、抗惊厥作用较硝西泮弱，中枢肌松作用弱于其他苯二氮䓬类药物，用于各型失眠症和焦虑症。六是三唑仑，作用与地西泮相似，具有速效、短效、强效的特点。其催眠作用、肌松作用和抗焦虑作用分别为地西泮的45倍、30倍和10倍。适用于各种类型失眠症和焦虑症，尤其对焦虑性失眠疗效好。

（二）巴比妥类药物

巴比妥类药物（barbiturates），小剂量镇静，中等剂量催眠，可缩短REMS（快动眼睡眠）睡眠时相。久用停药后，引起REMS"反跳性"延长，伴有恶梦增多等症状已不常规作镇静催眠药使用。苯巴比妥（phenobarbital）有较强的抗惊厥作用及抗癫痫作用，可用于癫痫大发作和癫痫持续状态的治疗。用于小儿高热、破伤风、子痫、脑膜炎、脑炎及中枢兴奋药引起的惊厥。短效及超短效巴比妥类美索巴比妥（methohexital）和硫喷妥（thiopental）等静脉注射可产生短暂的麻醉作用。与解热镇痛药合用,能加强后者的镇痛作用。此外也能增强其他药物的中枢抑制作用。本类药物主要用于抗惊厥及静脉复合麻醉用药。不良反应较多,主要有后遗效应（眩晕、困倦、精神不振、精细运动不协调等）;耐受性及依赖性（长期应用产生精神依赖性和躯体依赖性）。突然停药时产生戒断症状;中等剂量即可抑制呼吸中枢,中毒剂量可致昏迷、呼吸衰竭而死亡;变态反应（皮疹、剥脱性皮炎等）;肝药酶诱导作用产生药物相互作用。呼吸抑制是中毒死亡的主要原因。

（三）其他镇静催眠药物

1. 唑吡坦（zolpidem） 具有快速镇静催眠作用,可以缩短入睡时间,不改变睡眠结构,对慢波睡眠和快动眼睡眠影响小,增加总的睡眠时间和改善睡眠质量,用于各种类型的失眠。

2. 佐匹克隆（zopiclone） 速效,作用强于苯二氮䓬类药物,适用于各种类型的失眠。服用时间不宜超过 4 周,与乙醇、红霉素合用会加重神经运动功能损害。

3. 扎来普隆（zaleplon） 速效、短效,几乎无后遗效应,用于入睡困难失眠症短期治疗。

4. 水合氯醛（chloral hydrate） 用于顽固性失眠或对其他失眠药效果不佳者;小儿 CT、MRI、腰穿等检查及操作之前给药,起镇静作用;大剂量有抗惊厥作用,用于子痫、破伤风及小儿高热惊厥。本药安全范围较小,对胃肠道有刺激性。

5. 甲喹酮（methaqualone）除具有镇静催眠作用外,还有抗惊厥、局部麻醉、止咳及抗组胺作用。主要用于神经衰弱、失眠、麻醉前给药。

三、抗癫痫药物和抗惊厥药物

（一）抗癫痫药物

1. 苯妥英钠（phenytoin sodium） 具有抗癫痫、抗中枢疼痛综合征及抗心律失常作用。药理作用的基础是膜稳定作用,对细胞膜 Na^+ 通道具有选择性阻断作用。临床主要用于癫痫大发作的治疗,对局限性发作和精神运动性发作也有效,但对小发作无效;也用于中枢性痛征如三叉神经痛、舌咽神经痛和坐骨神经痛等及快速性心律失常的治疗（尤其地高辛中毒导致的心律失常）。常见的不良反应有:局部刺激[胃肠反应、齿龈增生（发生率约20%）,静脉注射可发生静脉炎];神经系统反应（眩晕、精神紧张、头痛等症）。药量过大引起急性中毒,可致共济失调、眼球震颤、复视等,严重者可出现精神错乱、昏睡甚至昏迷;长期应用可导致叶酸缺乏,发生巨幼红细胞性贫血;还出现过敏反应（偶可引起皮疹、粒细胞缺乏）。妊娠早期应用可致畸胎。

2. 卡马西平（carbamazepine） 安全、有效、广谱的抗癫痫药物,还具有抗躁狂抑郁症和抗利尿作用。本药是癫痫精神运动性发作的首选药。对大发作和混合型癫痫也有效;对中枢性痛征如三叉神经和舌咽神经痛有较好疗效;对锂盐无效的躁狂抑郁症疗效好,也用于神经源性尿崩症。最常见的不良反应为复视和共济失调;高剂量可引起房室传导阻滞及嗜睡,应该控制剂量;其他反应有眩晕、恶心、呕吐、皮疹等,罕见再障和粒细胞减少,过敏反应。

3. 乙琥胺（ethosuximide） 对小发作（失神性发作）有效,其疗效虽不及氯硝西泮,但是不良反应及耐受性的产生较少,故为防治小发作的首选药。其对其他类型癫痫无效。常见的不良反应为消化道和中枢神经系统症状;有精神病史者可引起精神行为异常。

4. 丙戊酸钠(sodium valproate) 是广谱抗癫痫药物。对各种癫痫均有一定疗效。对小发作效果好,疗效优于乙琥胺,但因有肝毒性,小发作仍选用乙琥胺。在小发作合并大发作时作为首选药使用。不良反应较轻,严重毒性为肝功能损害,约25%~40%的患者服药后出现。

5. 其他抗癫痫药物 主要药物五个:一是苯巴比妥,用于癫痫大发作及治疗癫痫持续状态,具有起效快、疗效好、毒性低的优点,但对中枢有明显抑制作用。对单纯性局限发作及精神运动性发作亦有效。二是扑米酮,对大发作和局限性发作疗效好,但价格较贵,故只能用于其他药物不能控制的患者。其不宜与苯巴比妥合用。三是苯二氮䓬类药物:①地西泮是癫痫持续状态的首选药,静脉注射显效快,且较其他药物安全。②氯硝西泮是BDZ类药物中抗癫痫谱比较广的抗癫痫药物。抗惊厥作用强,而镇静催眠作用弱。对癫痫小发作疗效较地西泮强,可减少发作或完全终止发作。静脉注射也可以治疗癫痫持续状态。对肌阵挛性发作、婴儿痉挛也有良效。四是氨己烯酸,控制难治性癫痫的发作频率,对部分性发作疗效优于全身性发作,对小发作、肌阵挛性发作无效。五是托吡酯,对单纯部分性癫痫发作和复杂部分性发作都有效,对小儿各型癫痫疗效较好,也用于成人癫痫部分性发作的辅助治疗和难治性部分性癫痫发作的治疗。

(二)抗惊厥药物

硫酸镁(magnesium sulfate)给药途径不同,可产生完全不同的药理作用。口服给药,因很少吸收,有泻下及利胆作用;注射给药引起中枢抑制和骨骼肌松弛;当外用热敷时产生消炎消肿作用。抗惊厥作用是由于Mg^{2+}能与Ca^{2+}竞争,干扰了乙酰胆碱的释放,从而阻滞神经肌肉接头的传递,产生肌肉松弛作用。常以肌内注射或静脉注射给药。用于缓解子痫、破伤风等惊厥,也常用于高血压危象的救治。血镁过高可引起呼吸抑制、血压降低、心脏骤停。

四、治疗中枢神经退行性病变药物

(一)抗帕金森病药物

1. 左旋多巴(levodopa) 口服在小肠迅速吸收,药物必须以原形进入脑内才能发挥疗效,但大部分左旋多巴(99%)吸收后在外周组织中脱羧生成多巴胺(DA)。DA难以通过血-脑脊液屏障,故进入中枢的左旋多巴仅为用药量的1%左右,不仅疗效减弱而且外周不良反应增多。左旋多巴进入中枢后转变为多巴胺,补充纹状体中DA的不足,使DA和ACh两种递质重新取得平衡,从而产生抗帕金森病的作用;中枢多巴胺作用于垂体腺细胞,促进催乳素抑制因子释放,减少催乳素的分泌。临床用于治疗各种类型帕金森病、肝性脑病(服用左旋多巴可使肝性脑病患者意识苏醒,但不能改善肝脏损伤与肝功能)。主要不良反应有:消化道反应、心血管反应,可引起轻度体位性低血压、心律失常、心绞痛和心动过速等;精神障碍:表现为失眠、焦虑、噩梦、狂躁等兴奋症状;运动障碍;"开-关"现象:多发生于持续服药1年以上的患者;老年人易发生排尿困难。

2. 卡比多巴(carbidopa) 为外周氨基酸脱羧酶抑制剂,不能通过血-脑脊液屏障进入脑,单用无抗帕金森病作用。它和左旋多巴合用时,可抑制外周的左旋多巴转化为多巴胺,降低外周 DA 的生成,使循环血中左旋多巴含量增高 5~10 倍,因而可使较多的左旋多巴到达黑质-纹状体而发挥作用,从而提高左旋多巴的疗效,减少不良反应。卡比多巴主要与左旋多巴合用治疗各种原因引起的帕金森病。

3. 司来吉兰(selegiline) 抑制纹状体中的 MAO-B(B 型单胺氧化酶),减少 DA 降解,增加 DA 在脑内的浓度。其单独使用无效,常与左旋多巴合用,可减少后者的剂量和不良反应,使左旋多巴的"开关"现象消失。偶有兴奋、失眠、幻觉、恶心、低血压和运动障碍等不良反应。大剂量有可能引起高血压危象。

4. 恩他卡朋(entacapone) 选择性外周儿茶酚氧位甲基转移酶(COMT)抑制剂,不能通过血-脑脊液屏障,故不影响脑内 COMT。本药能延长左旋多巴半衰期,使更多的左旋多巴进入脑组织。其单独使用无效,常与左旋多巴合用,尤其适用于症状波动的患者,延长"开"期,明显缩短"关"期。长期应用的不良反应为运动障碍、恶心、腹泻及尿液颜色呈现红棕色等。

5. 硝替卡朋(nitecapone) 对外周 COMT 抑制作用强、毒性低。其与左旋多巴合用,明显增强后者疗效。

6. 溴隐亭(bromocriptine) 大剂量激动黑质-纹状体通路的 D_2 受体,用于左旋多巴效差或不能耐受的帕金森病。本药对震颤的作用较明显,显效快,作用时间长。不良反应较左旋多巴多见,可有中枢及消化道症状,也可出现低血压、多动症、运动障碍及精神症状。长期应用有增加心肌纤维化的风险。

7. 普拉克索(pramipexole) 选择性激动 D_3 受体,单独应用对早期帕金森病有改善,尚可减轻帕金森病患者的抑郁症状。其与左旋多巴联合应用治疗症帕金森病,可降低左旋多巴的剂量,减轻症状波动现象。

8. 金刚烷胺(amantadine) 促进患者黑质-纹状体内所保留的完整的多巴胺能神经末梢释放 DA,增强突触前 DA 的合成和抑制 DA 再摄取,并有直接激动 DA 受体及较弱的抗胆碱作用。本药用于不能耐受左旋多巴治疗的帕金森病患者,对震颤麻痹有明显疗效,对肌肉僵直、运动徐缓均有缓解作用。长期应用因儿茶酚胺释放,外周血管收缩引起下肢皮肤网状青斑、踝部水肿。老年患者大剂量应用可引起幻觉、谵妄。

9. 苯海索(trihexyphenidyl) 中枢胆碱受体阻断剂,对抗精神病药引起的帕金森综合征也有效。其抗震颤效果较好,改善僵直及运动障碍疗效不如左旋多巴,对继发症状如过度流涎有改善作用。不良反应较多但轻微,窄角型青光眼、前列腺肥大慎用。

(二)抗老年痴呆症药物

1. 多奈哌齐(donepezil) 可逆性胆碱酯酶抑制剂,用于轻、中度 AD 的治疗。常见不良反应:腹泻、肌肉痉挛、恶心呕吐、失眠和头晕,连续用药 2~3 周后可自行消失。

2. 加兰他敏(galanthamine) 可逆性胆碱酯酶抑制剂,对神经元中的胆碱酯酶有高度选择性,主要用于治疗轻、中度 AD,用药 6~8 周后疗效显著,但没有肝毒性,可望成为治疗 AD 的首选药。治疗初期主要有恶心、呕吐及腹泻等不良反应。

3. 利斯的明(rivastigmine) 可逆性胆碱酯酶抑制剂,对中枢胆碱酯酶(AchE)的抑制作用强。它对轻、中度 AD 患者有效,尤其适用于患有心脏、肝脏及肾脏等疾病的 AD 患者。不良反应轻,最常见的是消化道症状。

4. 石杉碱甲（huperzine A）　高选择性的胆碱酯酶可逆性抑制剂,可显著改善记忆和认知功能,适用于老年性记忆功能减退及老年性痴呆患者。口服吸收完全,生物利用度为97%。不良反应:恶心、头晕、多汗腹痛、视物模糊等。

5. 美金刚（memantine）　是一种非竞争性 NMDA（N-甲基-D-天门冬氨酸）受体阻断剂,单用或与 AchE 抑制剂同时使用,可使 AD 患者的认知功能显著改善,延缓疾病的进展,同时具有很好的耐受性。不良反应:常见幻觉、意识混沌、头晕、头痛和疲倦。

五、抗精神失常药物

（一）抗精神病药物

1. 抗精神病药物的分类　可分为第一代和第二代抗精神病药物。前者代表药物有氯丙嗪、奋乃静、氟哌啶醇、舒必利等,后者代表药物有氯氮平、奥氮平、喹硫平、利培酮、齐拉西酮、阿立哌唑等。

2. 氯丙嗪（chlorpromazine）　系 D_2 受体阻断剂,对 α 受体和 M 受体等也有阻断作用,作用广泛,不良反应较多。本药通过阻断中枢 D_2 受体产生抗精神病、镇吐、调节体温等作用;也减少下丘脑催乳素抑制因子的释放,抑制促性腺激素释放因子、ACTH 的释放,抑制垂体生长激素分泌。本药在外周阻断 α 受体扩张血管、降低血压,但反复应用产生耐受性。阻断 M 受体可引起口干、便秘、视力模糊等。本药用于控制精神分裂症,对精神运动兴奋和幻觉妄想的疗效尤为突出;也用于药物、尿毒症、恶性肿瘤、放射病等所致呕吐,对顽固性呃逆有显著疗效,但对晕动病引起的呕吐无效;本品与哌替啶及异丙嗪合用于人工冬眠,配合物理降温用于低温麻醉。其常见不良反应为中枢抑制症状（嗜睡、淡漠、无力等）;M 受体阻断症状（视物模糊、口干、便秘、无汗和眼内压升高等）;α 受体阻断症状（鼻塞、血压下降、直立性低血压及心悸等）;长期用药后产生锥体外系反应（急性肌张力障碍、药源性帕金森综合征、静坐不能、迟发性运动障碍）;抗精神病药恶性综合征;惊厥与癫痫;变态反应;内分泌系统紊乱等。

3. 氟哌啶醇（haloperidol）　其抗精神病及引起锥体外系不良反应均较显著。本药主要用于兴奋、躁动、幻觉、妄想为主的精神分裂症及躁狂症,对氯丙嗪无效的患者仍有效。本药可致畸,大剂量引起心律失常,心功能不全者、基底神经节病变者禁用。

4. 舒必利（sulpiride）　用于精神分裂症的幻觉妄想型或紧张型,对精神分裂症的阴性症状如情绪低落等也有效,对顽固性恶心呕吐也有效。不良反应有失眠、多梦、烦躁、月经不调、泌乳、运动失调等。

5. 氯氮平（clozapine）　系特异性阻断 D_4 受体,也可阻断 $5-HT_{2A}$ 受体,协调 DA 与 5-HT 系统的相互作用。抗精神病作用较强而迅速,对精神分裂症阳性和阴性症状均有效。本药用于急、慢性精神分裂症及对其他药物无效的患者,也可用于氯丙嗪等引起的迟发性运动障碍。其锥体外系不良反应轻,可引起嗜睡和体重增加,因粒细胞减少严重,限制了本品使用。

6. 奥氮平（olanzapine）　其作用、适应证与氯氮平相似,但不良反应较氯氮平少,特别是不引起粒细胞的减少。

7. 喹硫平（quetiapine）　对精神分裂症阳性症状者疗效好,同时能改善认知功能;对老年精神障碍疗效较好。常见的不良反应为体位性低血压、转氨酶升高、血脂紊乱、困倦等。

8. 利培酮（risperidone） 与 D_2 和 5-HT 受体有很高的亲和力,对精神分裂症阳性和阴性患者均有效。本药用于首发急性和慢性患者,对精神分裂症患者的认知功能障碍和继发性抑郁也有作用。锥体外系不良反应轻,可出现体位性低血压、泌乳素水平增高、体重增加、疲劳等。

9. 齐拉西酮（ziprasidone） 用于急性、慢性精神分裂症及其他各种精神疾病引起的阳性和阴性患者,并改善患者认知功能。耐受性较好,药物可引起心律失常。

10. 阿立哌唑（aripiprazole） 系 D_2 和 5-HT_{1A} 受体部分激动剂,5-HT_2 阻断剂,具有稳定多巴胺系统活性作用。本品对精神分裂症阳性和阴性患者均有效,长期应用还可降低精神分裂症复发率,改善情绪和认知功能障碍。不良反应少而轻微,主要有头痛、失眠、焦虑等。

（二）抗躁狂症药物

碳酸锂（lithium carbonate）治疗剂量对正常人精神活动无明显影响,但可显著改善躁狂症或躁狂抑郁症患者失眠、多动等症状,使行为、言语恢复正常,亦可改善精神分裂症的情感障碍。本品用于躁狂症或躁狂抑郁症的躁狂状态,对精神分裂症的兴奋躁动、抑郁症也有一定疗效;还可用于强迫症、经前期紧张症等。其不良反应较多,安全范围窄。用药早期出现中枢神经系统、消化道、多尿等症状,晚期有抗甲状腺、体重增加等。中毒出现脑病综合症状。

（三）抗抑郁症药物

1. 抗抑郁症药物的分类 主要有五类:一是非选择性 5-HT 和 NA 再摄取抑制剂,丙咪嗪、阿米替林、多塞平等。二是选择性 NA 再摄取抑制剂,地昔帕明、马普替林、米安色林、去甲替林等。三是选择性 5-HT 再摄取抑制剂,氟西汀、帕罗西汀、氟伏沙明、舍曲林等。四是 5-HT_2 受体拮抗药物,曲唑酮。五是单胺氧化酶抑制剂,吗氯贝胺、苯乙肼、异卡波肼等。

2. 丙米嗪（imipramine） 通过抑制 5-HT 和 NA 再摄取使抑郁患者精神振奋,情绪提高,但起效缓慢,需用药 2~4 周后才显效。本品对 M 受体和 α 受体有阻断作用,用于各种类型抑郁症,但对精神分裂症伴发的抑郁状态疗效较差;也可用于遗尿症。不良反应有口干、扩瞳、心动过速、视物模糊等;头晕、失眠、精神紊乱、震颤。大剂量可引起癫痫样发作。

3. 文拉法辛（venlafaxine） 能阻滞 5-HT 及 NA 再摄取,对各种抑郁症均有效。不良反应少,主要有食欲减退、恶心、呕吐、嗜睡、口干、头昏、便秘、出汗等。本品可引起高血压。

4. 地昔帕明（desipramine） 系强效选择性 NA 再摄取抑制剂,对 DA 摄取有一定抑制作用,对 H_1 受体有强拮抗作用,对 α 和 M 受体拮抗作用较弱。本品用于轻、中度抑郁症、遗尿症。不良反应少,但对心脏影响与丙米嗪相似,过量导致心律失常、震颤、惊厥、口干及便秘等。

5. 马普替林（maprotiline） 系选择性 NA 再摄取抑制剂,对 5-HT 摄取基本无影响,有安定作用,用于迟钝型和激越型抑郁症。本品起效快,不良反应有口干、便秘、视力模糊等。

6. 氟西汀（fluoxetine） 系强效选择性 5-HT 再摄取抑制药物,能延长和增加 5-HT 作用,用于伴有焦虑的各种抑郁症,对强迫症、贪食症、社交恐惧症和神经性厌食症亦有疗效。不良反应有恶心、头痛、乏力失眠、厌食、体重下降、震颤等。本品不宜与单胺氧化酶抑制剂合用。

7. 帕罗西汀（paroxetine）　通过阻断 5-HT 的再摄取而提高神经突触间隙 5-HT 的浓度,其用途与不良反应和氟西汀相似。

8. 舍曲林（sertraline）　选择性抑制 5-HT 再摄取的抗抑郁药物,其用途与不良反应和氟西汀相似。本品基本无抗胆碱作用。不良反应比三环类抗抑郁药少,偶见男性射精延迟。

9. 曲唑酮（trazodone）　系选择性地阻断 5-HT 的再摄取,抑制 NA 再摄取作用较弱。本品用于其他抗抑郁药治疗无效的顽固性抑郁症,尤其适用于老年或伴有心血管疾病的抑郁症患者。不良反应较少而轻微,最常见的是倦睡。

10. 托洛沙酮（toloxatone）　系选择性抑制单胺氧化酶 A 活性,从而阻止 5-HT 和 NA 代谢,用于神经官能性抑郁症、神经质和非神经质性抑郁症、退化性抑郁症、躁狂抑郁性患者的抑郁或痴呆期。本品偶见消化道反应、头痛、头晕等。

六、镇痛药物

1. 阿片受体激动药物　详见第四章第二节药物化学。

2. 阿片受体部分激动药和激动-拮抗药物　详见第四章第二节药物化学。

3. 其他镇痛药物　主要药物六个:一是罗痛定（rotundine）,其镇痛作用较哌替啶弱,较解热镇痛药物强,可能与阻断脑内多巴胺受体及促进脑啡肽和内啡肽释放有关。其主要用于胃肠及肝胆系统引起的钝痛、头痛、月经痛等,也可用于分娩痛、失眠的治疗,无成瘾性。二是布桂嗪（bucinnazine）,其镇痛为吗啡的 1/3,对皮肤、黏膜及运动器官的疼痛有明显的镇痛作用,用于偏头痛、三叉神经痛、炎症性及外伤性疼痛、关节痛、痛经及癌症疼痛等,有一定成瘾性。三是奈福泮（nefopam）:其镇痛为吗啡的 1/3。其镇痛持续较长,无成瘾性,用于创伤、术后、癌症引起的疼痛;也用于肌痛、牙痛及急性内脏平滑肌绞痛。四是高乌甲素（lappaconitine）:其镇痛作用与哌替啶相似,但镇痛维持时间较长。本品具有解热、局麻等作用,无成瘾性,用于癌症疼痛阶梯疗法中的轻度和中度疼痛。五是氟吡汀（flupirtine）:对多种疼痛效果好,有肌肉松弛和神经保护作用。本品可有效缓解肌紧张引起的急性和慢性疼痛,缓解骨骼肌疼痛和骨质疏松引起的疼痛,无药物依赖性。六是齐考诺肽（ziconotide）:能阻止初级传入神经末梢兴奋性神经递质的释放,阻断痛觉传入而止痛。本品鞘内注射治疗带状疱疹后遗神经痛、幻肢痛、HIV 相关神经病理性疼痛、难治性癌痛等。本品无耐受性和成瘾性。

4. 阿片受体拮抗药物　主要有纳洛酮（Naloxone）和纳曲酮（Naltrexone）等,对 μ、δ、κ 三受体均有拮抗作用。本品无明显药理效应,但与阿片受体的亲和力比吗啡强,能竞争性拮抗吗啡和阿片类物质与阿片受体结合。其用于阿片类药物中毒,迅速缓解呼吸抑制及其他中枢抑制症状,使昏迷患者复苏;还用于乙醇和一氧化碳中毒、缺血性脑血管疾病、心力衰竭等。

七、解热镇痛抗炎药物

1. 非选择性环氧酶抑制药物　详见第四章第二节药物化学。

2. 选择性环氧酶-2 抑制药物　详见第四章第二节药物化学。

3. 抗痛风药物　主要药物两个:一是秋水仙碱（colchicine）,通过抑制中性粒细胞的趋化、黏附和浸润；减少粒细胞分泌的炎性酶类和乳酸类；减少单核细胞和中性白细胞释放前列腺素和白三烯等发挥抗痛风作用。本品用于急性痛风性关节炎，用药后数小时关节红、肿、热、痛等症状消退；通过抑制细胞有丝分裂，治疗白血病、乳腺癌等；也用于硬皮病、原发性胆汁性肝硬化、酒精性肝硬化等。二是别嘌醇(allopurinol)，通过抑制尿酸合成使尿酸生成减少，避免尿酸盐结晶的沉积，用于原发性或继发性痛风。

第四节　心血管系统药物

一、抗心律失常药物

1. 抗心律失常药物的药理作用及机制　①降低自律性；②减少后除极和触发活动；③改变膜反应性和传导性从而消除折返。

2. 抗心律失常药物的分类与代表药物　详见第四章第二节药物化学。

二、抗心力衰竭药物

1. 血管紧张素转化酶抑制药物(ACEI)　主要有卡托普利(captopril)、依那普利(enalapril)、西拉普利(cilazapril)、福辛普利(fosinopril)等，通过抑制血管紧张素转化酶(ACE)活性，减少血管紧张素Ⅱ(AngⅡ)和醛固酮的生成，降低缓激肽的降解。从而抑制心肌及血管重构、扩张血管影响血流动力学、抑制交感神经活性、保护血管内皮细胞，使心脏负荷减轻，心功能改善。该类药物对各阶段心力衰竭均有改善作用，消除症状，降低病死率，还能延缓早期心功能不全者的进展，延缓心衰的发生。该类药物作为心衰治疗的一线药物，与利尿药物合用，用于心力衰竭。其对舒张性心衰者疗效明显优于强心苷类。其抑制心肌及血管的肥厚、增生作用有时间依赖性，需用药半年以上才能充分显效。

2. AT1受体阻断药物　主要有氯沙坦(losartan)、缬沙坦(valsartan)、厄贝沙坦(irbesartan)等，直接阻断AngⅡ与AT1(血管紧张素Ⅱ受体)的结合，对抗AngⅡ缩血管及促生长作用，能预防及逆转心血管的重构，抗心力衰竭作用与ACEI相似，但不增加缓激肽水平，显著减轻咳嗽、血管神经性水肿等不良反应，常用于不能耐受ACEI的心力衰竭患者。

3. 强心苷类药物　主要有地高辛(digoxin)、去乙酰毛花苷(deslanoside，西地兰)、毒毛花苷K(strophanthin K)、洋地黄毒苷(digitoxin)，临床常用地高辛。地高辛具有增强心肌收缩力、减慢心率、抑制房室传导作用，用于慢性心功能不全、某些心律失常(心房纤颤、心房扑动、阵发性室上性心动过速)的治疗。其安全范围小，个体差异大，易出现中毒。胃肠道反应是中毒的早期症状，色视(黄视、红视和绿视)为严重中毒的信号。心脏毒性是最危险的毒性反应，可出现各种类型的心律失常。

4. 利尿药物　本类药物促进Na^+、水的排泄，减少血容量并减少血管壁细胞内Ca^{2+}的含量，使血管壁的张力下降，外周阻力降低，从而降低心脏前、后负荷，改善心功能。本类药物用于消除或缓解静脉淤血及其所引发的肺水肿和外周水肿，改善室壁张力，增加心内膜下血供。本类药物尤为适用于伴有水肿或有明显充血和淤血的心衰患者。本类药物常需与ACEI联合应用，增强疗效，降低不良反应。用药期间应注意补钾。①轻度心力衰竭：可单用噻嗪类利尿药物。②中度心力衰竭：可将呋塞米或噻嗪类利尿药物与保钾利尿药物(螺内酯)合用。③严重心力衰竭、慢性心力衰竭急性发作、急性肺水肿、全身水肿：可将呋塞米与螺内酯合用。

5. 其他类药物 主要有①卡维地洛,系 α、β 受体阻断药物,通过阻断受体使心肌氧耗量降低,使心功能明显改善。本品用于慢性心功能不全,患者耐受性好,可用于心功能比较稳定Ⅱ～Ⅲ级的心力衰竭患者,尤为适用于基础病因为扩张型心肌病的患者。②多巴酚丁胺,激动心脏 β_1 受体,增强心肌收缩力,增加心排出量,改善心、肾功能,短期内应用可改善症状。但不降低心力衰竭患者的死亡率,并且使心率加快,心肌耗氧量增加,易诱发心律失常等。③米力农,系磷酸二酯酶抑制剂,通过抑制磷酸二酯酶Ⅲ(PDE-Ⅲ)活性,升高细胞内cAMP(环磷酸腺苷)水平,而产生心收缩力加强和扩张血管作用。本品用于严重心力衰竭患者。

三、抗高血压药物

1. 抗高血压药物的分类及其代表药物 详见第四章第二节药物化学。

2. 抗高血压药物的合理应用

(1)抗高血压药物合理应用的原则:主要有四项,①小剂量开始;②优先选择长效制剂;③联合用药;④个体化用药。

(2)抗高血压药物合理应用的作用有四:一是控制血压;二是推迟动脉粥样硬化的形成和发展;三是减少脑、心、肾等并发症;四是降低死亡率、延长寿命。

(3)高血压治疗强调综合治疗,主要有两种方式:一是非药物治疗,即改善患者的生活方式,控制危险因素。例如,戒烟,这是预防心血管疾病最有效的方式;减轻体重;节制饮酒;限制钠盐,饮食中钠盐总量应低于 6g/d;增加体力活动;避免心理因素和环境压力。二是药物治疗,应做到有效治疗与终生治疗,有效的治疗就是将血压控制在 140/90mmHg 以下。原发性高血压原因不明,目前无法根治,需要终生治疗。应优先选用治疗高血压的一线药物(噻嗪类利尿药、β 受体阻断药、钙通道阻滞药、血管紧张素转化酶抑制药及 AT1 受体阻断药)。根据患者的年龄、性别、种族、病理特点、相伴的其他疾病及药物特点,近十多年来主张采用个体化的治疗方案,让患者得到最佳的抗高血压治疗,并且防止动脉粥样硬化的发展,并根据合并症选用适宜的抗高血压药物。

四、抗心绞痛药物

1. 硝酸酯类药物 主要药物两个:一是硝酸甘油(nitroglycerin),口服首过消除明显,生物利用度仅 8%,故不宜口服给药。舌下给药 1～2 分钟就可生效,3～10 分钟作用达高峰,持续 20～30 分钟。静脉注射 1～2 分钟起效,维持 3～5 分钟。硝酸酯类舒张血管平滑肌,目前认为与它生成一氧化氮(NO)有关。其主要药理作用是扩张外周血管,从而改善心肌血流动力学使心肌耗氧量降低(扩张全身的小静脉使回心血量减少;也有一定扩张小动脉作用,使外周阻力下降,减少左心室做功);改善缺血区心肌血液供应(扩张较大的冠状动脉和侧枝血管,使冠状动脉血流重新分布)。临床用于各种类型心绞痛的预防和治疗,是目前抗心绞痛药中最有效的药物。还可用于充血性心力衰竭及急性心肌梗死的治疗。对由于冠状动脉痉挛引起的变异型心绞痛,硝酸甘油可舒张冠状动脉,解除冠状动脉痉挛,而呈现有益作用。一般不良反应多为血管扩张表现,常见头痛,易引起头面颈皮肤潮红、眼压升高、颅内压升高、直立性低血压。剂量过大引起高铁血红蛋白血症,可静脉注射亚甲蓝对抗。连续用药 2～3 周可产生耐受性,停药 1～2 周可消失,调整给药剂量,减少给药频率,以及间歇给药,可减少耐受性的产生。二是单硝酸异山梨酯(isosorbide mononitrate):无首过消除,生物利用度达 100%。本品用于冠心病的长期治疗和预防心绞痛发作,也用于心肌梗死后治疗和肺动脉高压治疗。

2. β 受体阻断药物　主要药物为普萘洛尔(propranolol),阻断 β 受体,降低心肌耗氧量;同时改善缺血区血液供应(增加缺血区血流量,减慢心率,心舒张期相对延长,有利于血液从心外膜血管流向易缺血的心内膜区);改善心肌代谢;促进氧合血红蛋白解离,从而增加全身组织包括心脏供氧。本品用于对硝酸酯类不敏感或疗效差的稳定型心绞痛,特别适用于伴有心率快或高血压的心绞痛患者。本品对不稳定型心绞痛尤其交感神经张力高的患者,降低疼痛阈值,预防缺血复发和猝死,但不宜用于变异型心绞痛,因为药物会加重心肌缺血。其与硝酸酯类合用增强疗效,降低不良反应。与硝酸酯类合用的合理性:①两药合用均降低心肌耗氧量,增加心肌缺血区供血供氧,产生协同作用。②普萘洛尔能对抗硝酸酯类引起的心率加快,心收缩力增加之不足。硝酸酯类抵消普萘洛尔所导致的冠脉收缩和心室容积增大之不足。

3. 钙通道阻滞药物　主要药物两个:一是硝苯地平(nifedipine),降低心肌氧耗量(通过抑制血管平滑肌和心肌细胞 Ca^{2+} 内流,使外周血管尤其小动脉扩张,外周阻力降低;心肌收缩力降低),增加心肌的血液供应(扩张冠状血管作用强,解除冠脉痉挛),保护缺血心肌细胞(减轻缺血心肌细胞的钙超负荷,避免心肌坏死)。本品对变异型心绞痛的效果好,对稳定型和不稳定型心绞痛也有效;对伴有哮喘和阻塞性肺疾病患者更为适用。因其降压作用可反射性加快心率,增加心肌氧耗量,故对稳定型心绞痛疗效不及普萘洛尔,但两者合用可增强疗效,减少不良反应。二是地尔硫䓬,能选择性扩张冠状动脉,对外周血管作用较弱,具有减慢心率和抑制传导作用及非特异性抗交感作用,可用于各型心绞痛治疗。

4. 其他抗心绞痛药物　主要药物两个:一是双嘧达莫(dipyridamole),为腺苷增强剂,明显扩张冠状血管,能显著持久地增加冠状动脉血流量,增加心肌供氧。因缺血区血流量无明显增加,故对心绞痛疗效不确切。但长期应用双嘧达莫,由于促进侧支循环形成,以及具有抗血小板聚集作用,对冠心病的防治有益。二是曲美他嗪(trimetazidine),为血管扩张药物,增加冠脉血流量及外周循环血流量;同时降低心脏负荷,降低心肌耗氧量,改善心肌氧的供需平衡;此外尚能改善心内膜血流供应,促进侧支循环的建立。其作用较硝酸甘油出现慢,但持久。本品用于预防心绞痛发作,也用于冠状动脉功能不全、陈旧性心肌梗死、神经组织缺血等。

五、调血脂药物和抗动脉粥样硬化药物

(一) 调血脂药物

1. 他汀类药物　主要有洛伐他汀(lovastatin)、辛伐他汀(simvastatin)、阿托伐他汀(atorvastatin)、普伐他汀(pravastatin)等,具有调血脂作用,其降低 LDL-C 的作用最强,TC 次之,降 TG 作用很小。药物抑制肝脏内羟甲基戊二酰辅酶 A 还原酶(HMG-CoA)从而抑制了胆固醇的合成。他汀类还改善血管内皮功能、抑制血管平滑肌细胞的增殖和迁移,并具有抗氧化作用、抗炎作用、抑制血小板聚集和抗血栓作用等。其主要用于杂合子家族性和非家族性Ⅱa、Ⅱb 和Ⅲ型高脂蛋白血症;还可用于 2 型糖尿病和肾病综合征引起的高胆固醇血症;对纯合子家族性高脂血症难以生效,对高 TG 血症疗效不显著;还可用于肾病综合征、血管成形术后再狭窄及预防心脑血管急性事件。不良反应较小而轻,大剂量有胃肠反应、肌痛、无症状性氨基转移酶升高等,偶见肌酸磷酸激酶升高、横纹肌溶解症等。

2. 考来烯胺(cholestyramine) 进入肠道后不被吸收,与胆汁酸牢固结合阻滞胆汁酸的肝肠循环和反复利用,从而大量消耗胆固醇,使血浆 TC 和 LDL-C 水平降低。本品适用于Ⅱa及Ⅱb型高脂蛋白血症、杂合子家族性高脂蛋白血症,对纯合子家族性高胆固醇血症无效,对Ⅱb型高脂蛋白血症者,应与降 TG 和 VLDL 的药物配合应用。由于本药的剂量较大,又有特殊的臭味和刺激性,少数人用后可能有便秘、腹胀、嗳气和食欲减退等症状,还可出现短时的氨基转移酶升高、高氯酸血症或脂肪痢等,大都在两周后可逐渐消失;若便秘过久,应停药。

3. 贝特类药物 包括氯贝特(clofibrate)、吉非贝齐(gemfibrozil)、非诺贝特(fenofibrate)、苯扎贝特(benzafibrate)等。贝特类调血脂作用主要为降低血浆 TG、VLDL-C,对 TC 和 LDL-C 也有一定降低作用,并能升高 HDL-C;此外贝特类还有抗凝血、抗血栓和抗炎作用。药物通过激活过氧化物酶增殖激活受体 α(PPAR-α)产生降脂等作用。本类药物主要用于原发性高 TG 血症,对Ⅲ型高脂蛋白血症和混合型高脂蛋白血症也有较好的疗效,也可用于 2 型糖尿病的高脂血症,主要为消化道不良反应。如与口服抗凝药同用,可使抗凝活性增强,常需减少抗凝药的剂量;与他汀类药联合应用,有增加肌病发生的可能。

4. 烟酸(nicotinic acid) 大剂量能降低血浆 TG 和 VLDL,降低 LDL 作用慢而弱,可降低 Lp(a),能升高血浆 HDL。可用于多种高脂血症。其与他汀类或贝特类药物合用疗效增强。不良反应有皮肤潮红、瘙痒、消化道溃疡、皮肤干燥、色素沉着或棘皮症等。

(二)其他抗动脉粥样硬化药物

1. 普罗布考(probucol) 具有强抗氧化作用,阻断脂质过氧化,抑制 ox-LDL(氧化 LDL)生成及其引起的一系列病变过程,也能降低血浆 TC 和 LDL-C,但使 HDL-C 及 Apo-AI 也明显下降。长期应用普罗布考可使冠心病发病率降低,已形成的动脉粥样硬化病变停止发展或消退。临床用于各种类型的高胆固醇血症,包括纯合子和杂合子型家族性高胆固醇血症。

2. 藻酸双酯钠(polysaccharide sulfate) 具有调血脂、抗血栓形成、保护动脉内皮、阻滞动脉粥样硬化病变的发展等作用,用于缺血性心、脑血管病治疗等。

六、利尿药物和脱水药物

1. 利尿药物的作用部位与分类(表 8-1)。

表 8-1 利尿药物的作用部位与分类表

分类	药物	作用部位与机制	主要用途
强效利尿药物	呋塞米	髓袢升支粗段 抑制 Na^+-K^+-$2Cl^-$ 转运系统	顽固性和严重水肿,急性肺水肿和脑水肿,急、慢性肾衰竭,加速某些毒物的排泄,高钙血症
中效利尿药物	氢氯噻嗪	远曲小管近端,抑制 Na^+-Cl^- 转运系统,轻度抑制碳酸酐酶	各种原因引起的轻、中度水肿,高血压、慢性心功能不全、尿崩症
低效利尿药物	氨苯蝶啶	远曲小管和集合管,减少 Na^+ 重吸收,抑制 Na^+-K^+ 交换	常与排钾利尿药合用治疗顽固性水肿
	螺内酯	拮抗醛固酮受体	用于充血性心力衰竭、肝硬化及肾病综合征等

2. 脱水药物　本类药物系治疗脑水肿首选药物,也用于青光眼急性发作及手术前降眼压,还可与强效利尿药合用于急性肾衰竭。其代表药物为甘露醇(mannitol),其静脉注射后,能迅速提高血浆渗透压而产生脱水作用;同时也产生渗透性利尿作用。

第五节　血液、呼吸、消化系统药物

一、血液系统药物

1. 抗凝血药物　主要药物两个:一是肝素(heparin),体内、体外均有抗凝作用,抗凝作用强大、迅速而短暂。此外还有抗血小板聚集、降低血黏度、抗炎、调血脂和保护血管内皮作用。本品可防止血栓形成和扩大,但对已形成的血栓无溶栓作用。口服无效,常静脉给药。用于防治:血栓栓塞性疾病如心肌梗死、肺栓塞、外周静脉血栓和心血管手术时栓塞等;弥散性血管内凝血症(DIC)的高凝期;还可用于输血、体外循环和血液透析时的抗凝。其毒性较低,肌内注射可引起局部血肿,过量易致出血,一旦出血立即停药,用鱼精蛋白对抗。二是华法林(warfarin):抗凝起效缓慢、持久,口服有效,体内有效,体外无效。本品用于防治血栓性疾病,先用肝素,再用华法林维持,过量易引起出血。对轻度出血者,减量或停药即可缓解;对中重度者,应给予维生素 K 及输新鲜血或血浆对抗。

2. 促凝血药物　主要药物两个:一是维生素 K(vitamin K),参与凝血因子的生成,用于各种原因引起的维生素 K 缺乏症,如胆汁分泌不足、早产儿及新生儿肝脏合成功能不足等;也可用于肝脏疾病引起的凝血酶原和其他凝血因子合成减少;还可用于双香豆素类(华法林)或水杨酸过量引起的出血等。二是抗纤维蛋白溶解药物,如氨甲苯酸(aminomethylbenzoic acid)和氨甲环酸(transamic acid),用于纤溶亢进所致的出血,如脏器外伤、术后的异常出血及鼻、喉、口腔局部止血,也可用于血友病的辅助治疗。

3. 抗血小板药物　主要药物三个:一是阿司匹林(aspirin),通过抑制血小板环氧酶,使 TXA_2 减少,抑制血小板聚集。小剂量用于预防脑血栓,也用于心绞痛、心肌梗死、缺血性中风的预防和治疗。所用剂量显著小于解热镇痛所用剂量。二是双嘧达莫(dipyridamole),主要提高 cAMP 含量,也抑制血小板 TXA_2 生成。其用于防治血管栓塞性疾病和人工瓣膜置换术后的患者,防止血栓形成。三是噻氯匹定(ticlopidine),能抑制 ADP、胶原、凝血酶、花生四烯酸等多种诱导剂引起的血小板聚集。其用于预防和治疗因血小板高聚集状态引起的疾病,如脑中风和心肌梗死,以及外周动脉血栓性疾病。

4. 纤维蛋白溶解药物　主要药物三个:一是链激酶(streptokinase),激活纤溶酶,促进纤维蛋白溶解,使新形成的血栓溶解。在血栓栓塞早期应用,可缓解组织缺血坏死,可引起过敏反应。二是尿激酶(urokinase),用途与链激酶相似,没有抗原性,但价格较高。三是重组组织型纤溶酶原激活剂(recombinant tissue-type plasminogen activator,r-tPA),促进纤溶酶原激活形成纤溶酶,溶血栓作用强,对血栓有选择性,出血倾向比其他药物轻。其主要用于心肌梗死、脑梗死、肺栓塞等。药物使用越早溶栓效果越好。

5. 抗贫血药物　主要药物四个:一是铁剂(iron),用于各种原因引起的缺铁性贫血,如月经过多、消化道溃疡、痔疮等慢性失血及营养不良、妊娠、儿童生长期等。口服首选硫酸亚铁(ferrous sulfate)。二是叶酸(folic acid),用于各种原因引起的巨幼红细胞性贫血,与维生素 B_{12} 合用效较好。叶酸对抗药甲氨蝶呤、乙胺嘧啶等所致的巨幼红细胞性贫血,需用甲酰四氢叶酸钙(calcium leucovorin)治疗。三是维生素 B_{12}(VitaminB$_{12}$),用于恶性贫血及巨幼红细胞性贫血、神经炎、神经萎缩、再生障碍性贫血、小儿生长发育不良等的辅助治疗。四是重组人促红素(recombinant human erythropoietin),用于慢性肾衰血透患者、肾性贫血、早产儿贫血、肿瘤放化疗的贫血。

6. 造血细胞生长因子 如重组人粒细胞集落刺激因子(recombinant human granulocyte colony-stimulating factor):用于肿瘤放疗、化疗引起骨髓抑制及自体骨髓移植所致的白细胞减少,并可预防因白细胞减少引起的并发感染,也用于再生障碍性贫血及急性白血病。

二、呼吸系统药物

1. 平喘药物 主要药物有七个:一是异丙肾上腺素(isoprenaline),选择作用于 β 受体,对 $β_1$ 和 $β_2$ 受体无选择性。其平喘作用强大,可吸入给药。用于治疗哮喘急性发作,但心率增快、心悸、肌震颤等不良反应较多。哮喘患者如有严重缺氧或剂量太大易致心律失常,甚至心室颤动、突然死亡。二是沙丁胺醇(salbutamol),选择性激动 $β_2$ 受体,起效快,作用短暂,多用于哮喘急性发作,缓解急性症状。心脏兴奋性小,不良反应少。三是克伦特罗(clenbuterol),选择性激动 $β_2$ 受体,作用强大,松弛支气管平滑肌作用显著大于沙丁胺醇,不良反应较少。四是氨茶碱(aminophylline),临床用于各种哮喘及急性心功能不全,与其他平喘药合用可增强疗效。五是二羟丙茶碱(diprophylline),对胃刺激性小,对心脏兴奋作用弱。本品主要用于伴有心动过速或不宜使用肾上腺素类药及氨茶碱的哮喘患者。六是色甘酸钠(disodium cromoglycate),主要用于预防哮喘发作,能防止变态反应或运动引起的速发和迟发性哮喘发作,也可用于过敏性鼻炎、溃疡性结肠炎及其他胃肠道过敏性疾病。七是二丙酸倍氯米松(beclomethasone dipropionate),可以长期低剂量或短期高剂量吸入应用于中度或重度哮喘患者,主要用于激素依赖性哮喘患者。

2. 镇咳药物 主要药物有三个:一是可待因(codeine),阿片生物碱之一,有镇咳、镇痛作用。其镇咳作用强而迅速,镇咳剂量不抑制呼吸,成瘾性也较吗啡弱。临床主要用于剧烈的刺激性干咳,也用于中等强度的疼痛。二是右美沙芬(dextromethorphan),中枢性镇咳药,强度与可待因相等,但无成瘾性,无镇痛作用,用于干咳。三是喷托维林(pentoxyverine),选择性抑制咳嗽中枢,强度为可待因的1/3,并有阿托品样作用和局部麻醉作用,能松弛支气管平滑肌和抑制呼吸道感受器。该药适用于上呼吸道感染引起的无痰干咳和百日咳。

3. 祛痰药物 主要药物有三个:一是氯化铵(ammonium chloride),本品很少单独应用,常与其他药物配伍制成复方,应用于急、慢性呼吸道炎症而痰多不易咳出的患者。二是氨溴索(ambroxol),用于各种原因引起的痰多及排痰功能不良的急慢性呼吸道疾病。三是溴己新(bromhexine),可裂解黏痰中的黏多糖,并抑制其合成,使痰液变稀,也有镇咳作用。其适用于慢性支气管炎、哮喘及支气管扩张症、肺气肿等痰液黏稠不易咳出患者。

三、消化系统药物

1. 抗消化性溃疡药物 主要药物有四个:一是碳酸氢钠(sodium bicarbonate),中和过多胃酸,升高胃内 pH,消除胃酸的刺激损害,用于消化性溃疡。不良反应有引起嗳气及继发性胃酸增多。二是 H_2 受体阻断药物,主要有西咪替丁(cimetidine)、雷尼替丁(ranitidine)和法莫替丁(famotidine)等,通过阻断胃壁细胞上的 H_2 受体,抑制胃酸分泌。本类药物用于胃及十二指肠溃疡、胃食管反流病、胃酸分泌过多症等疾病治疗。不良反应有轻度腹泻、头晕及皮疹。西咪替丁有抗雄激素作用、抑制肝药酶。三是奥美拉唑(omeprazole,OME),为质子泵抑制剂,兼有抗幽门螺杆菌的作用,用于胃及十二指肠溃疡、胃食管反流病、胃酸分泌过多症、幽门螺杆菌感染等治疗。不良反应有头痛、嗜睡及胃肠道症状等。四是米索前列醇(misoprostol),为胃黏膜保护药物,用于胃、十二指肠溃疡及急性胃炎引起的消化道出血等。对长期应用非甾体抗炎药引起的消化性溃疡、胃出血有特效。

2. 助消化药物 主要药物有两个:一是胃蛋白酶(pepsin),用于胃蛋白酶缺乏症及消化机能减退者。二是乳酶生(lactasin),用于消化不良、腹胀及小儿消化不良性腹泻,不宜与具有抗乳酸杆菌作用的抗生素合用。

3. 止吐药物和促胃肠运动药物 主要药物有四个:一是甲氧氯普胺(metoclopramide),阻断延髓催吐化学感受区的 D_2 受体,发挥止吐作用;阻断胃肠多巴胺受体,发挥胃肠促动药作用。本药常用于包括肿瘤化疗、放疗所引起的各种呕吐,对胃肠的促动作用可治疗慢性功能性消化不良引起的胃肠运动障碍包括恶心、呕吐等症。大剂量静脉注射或长期应用,可引起锥体外系反应,如肌震颤、震颤麻痹、坐立不安等。二是西沙必利(cisapride),促进食管、胃、小肠直至结肠的运动,无锥体外系不良反应,用于治疗胃肠运动障碍性疾病,包括胃食管返流、慢性功能性和非溃疡性消化不良、胃轻瘫及便秘等,有良好效果。可能有严重的心脏不良反应,应注意。三是多潘立酮(domperidone),阻断多巴胺受体而止吐,不易通过血-脑脊液屏障。外周作用能阻断多巴胺对胃肠肌层神经丛突触后胆碱能神经元的抑制作用,加强胃肠蠕动,促进胃的排空与协调胃肠运动,防止食物反流,发挥胃肠促动药的作用。对偏头痛、颅外伤、放射治疗引起的恶心、呕吐有效,对胃肠运动障碍性疾病也有效。不良反应较轻,遇有轻度腹部痉挛,注射给药引起过敏。四是昂丹司琼(ondansetron),选择性阻断中枢及迷走神经传入纤维 5-HT$_3$ 受体,产生强大止吐作用,对抗肿瘤药顺铂、环磷酰胺、阿霉素等引起呕吐均有效,止吐作用迅速强大。用于化疗、放疗、手术引起的恶心、呕吐。不良反应较轻。

4. 泻药和止泻药物 主要药物四个:一是硫酸镁(magnesium sulfate),主要用于手术或结肠镜检查前排空肠内容物、排除肠内毒物及某些驱肠虫药服后连虫带药一起排出。二是乳果糖(lactulose),用于老年便秘患者,还用于慢性门脉高压及肝性脑病。三是酚酞(phenolphthalein),作用温和,适用于慢性便秘。四是地芬诺酯(diphenoxylate),作用于外周阿片受体,用于急、慢性功能性腹泻。

第六节　内分泌系统药物

一、肾上腺皮质激素类药物

1. 体内过程特点 口服或注射都可吸收。氢化可的松入血约90%与血浆蛋白结合,其中80%与皮质激素结合球蛋白(CBG)特异性结合,10%与白蛋白结合。CBG 主要在肝脏合成。肝病时 CBG 合成减少,肾脏疾病时则因蛋白质从尿中排出,都使 CBG 水平降低,游离型药物则增加。故肝、肾疾病时糖皮质激素的作用可增强,较易发生不良反应。主要在肝脏代谢,代谢物大部分从尿排出。根据生物半衰期,可分为短效、中效和长效三类:①可的松(cortisone)和氢化可的松(hydrocortisone)一次用药作用维持 8～12 小时,属短效类。②泼尼松(prednisone)和泼尼松龙(prednisolone)一次用药作用维持 12～36 小时,属中效类。③地塞米松(dexamethasone)和倍他米松(betamethasone)一次用药作用维持 36～72 小时,属长效类。随药物作用时间增长,药物抗炎作用增强,对糖代谢的影响加大,对水盐代谢的影响降低。

2. 药理作用 5 抗 5 多和 2 少,神经兴奋骨疏松。具体而言,5 抗指抗炎、抗毒、抗休克、免疫抑制、退热;5 多指红细胞、血红蛋白、血小板、纤维蛋白、中性粒细胞增多;2 少指淋巴细胞、嗜酸性粒细胞减少。此外,还可使中枢神经系统兴奋,对骨骼可造成骨质疏松症。

3. 主要作用机制 激活糖皮质激素受体,调节炎症相关基因的表达。新的认识中还与抑制炎症细胞浸润,减少炎症因子的产生,干扰转录因子的活性等有关。

4. 临床应用 ①替代疗法:急性或慢性肾上腺皮质功能不全、脑垂体前叶功能减退症和肾上腺次全切除术后的补充,应选用氢化可的松。②自身免疫性疾病与过敏性疾病。③严重感染:用于中毒性感染伴休克者,如中毒性菌痢、中毒性肺炎、重症伤寒、暴发性流行性脑膜炎、急性粟粒性肺结核及败血症等。防止某些炎症后遗症如结核性脑膜炎、心包炎等。④抗休克:用于各种休克。⑤肾脏疾病:肾病综合征、急性肾炎。⑥血液系统疾病:急性淋巴细胞性白血病、淋巴瘤、再生障碍性贫血、粒细胞减少症、血小板减少症和过敏性紫癜等。⑦脑水肿和急性脊髓损伤。

5. 不良反应

(1) 长期大剂量引起的不良反应:①肾上腺皮质功能亢进综合征。②诱发或加重感染。③诱发或加重胃、十二指肠溃疡,甚至导致消化道出血或穿孔。④引起骨质疏松、肌肉萎缩、伤口愈合延迟等。

(2) 停药反应:包括医源性皮质功能不全及反跳现象。

6. 禁忌证 严重精神病、癫痫、活动性消化性溃疡、抗菌药物不能有效控制的病毒及真菌感染、肾上腺皮质功能亢进症、创伤或手术恢复期、骨质疏松、骨折者;严重高血压、糖尿病及妊娠初期和产褥期。

二、甲状腺激素和抗甲状腺药物

1. 甲状腺激素药物 主要有三碘甲状腺原氨酸(triiodothyronine,T_3)和甲状腺素(thyroxin,T_4)。它们的药理作用为维持正常生长发育及促进代谢。T_3 和 T_4 对脑和长骨的生长发育具有重要作用,缺乏会导致智力低下和身材矮小。该类药物主要用于甲减的替代补充治疗,如呆小病、黏液性水肿、单纯性甲状腺肿。过量可引起甲亢,如多汗、体重下降、急躁、失眠、神经过敏等,甚至出现震颤、发热等。在老人和心脏病患者,可发生心绞痛和心肌梗死。

2. 抗甲状腺药物 主要有四类:一是硫脲类药物,甲巯咪唑(thiamazole)和丙硫氧嘧啶(propylthiouracil)通过抑制过氧化物酶活性,抑制甲状腺激素的合成,同时具有一定免疫抑制作用。丙硫氧嘧啶可抑制 T_4 在外周脱碘转化为 T_3。临床主要用于甲亢内科治疗、甲状腺手术前准备、甲状腺危象的治疗。常见的不良反应有过敏反应和粒细胞缺乏症。二是碘(iodine),小剂量碘预防单纯性甲状腺肿;大剂量碘具有抗甲状腺作用,用于甲亢术前准备及甲状腺危象的治疗。三是放射性碘,用于不宜手术或手术后复发及硫脲类无效或过敏的甲亢患者,也可用于甲状腺功能检查。四是普萘洛尔,用于不宜手术、不宜用抗甲状腺药

及 ^{131} I 治疗的甲亢患者,以及甲状腺手术前准备、甲状腺危象的辅助治疗。其与硫脲类药物合用则疗效迅速而显著。

三、胰岛素和口服降血糖药物

1. 胰岛素(insulin) 有降低血糖(加速葡萄糖的氧化分解,增加糖原合成和储存、抑制糖异生),增加脂肪酸和氨基酸的转运,促进蛋白质、脂肪的合成,抑制分解作用。本品用于1 型糖尿病,重度 2 型糖尿病饮食控制或口服降血糖药无效者,糖尿病合并感染、高热、甲亢、消耗性疾病、妊娠、分娩、手术、创伤等患者,糖尿病酮症酸中毒或糖尿病高渗性昏迷者及胰腺切除术后的治疗;还可治疗高钾血症和纠正细胞内缺钾。不良反应为低血糖等。

2. 口服降血糖药物 主要药物有五个:一是格列本脲(glibenclamide)和格列齐特(gliclazide),具有降低血糖、抗利尿、影响凝血功能等作用。药物主要通过促进胰岛素释放产生降糖作用,故胰岛功能完全丧失者无效。其用于饮食控制无效的 2 型糖尿病;对胰岛素产生耐受性的患者及尿崩症患者。不良反应为胃肠道反应。较严重的为持久性低血糖症,常因药物过量所致。二是二甲双胍(metformin),通过促进组织对葡萄糖的摄取和利用,增加组织无氧酵解,抑制葡萄糖在肠道的吸收,抑制肝糖原异生,以及拮抗胰高血糖素等途径降糖。单独应用或与磺酰脲类联合应用可增加患者对胰岛素的敏感性且不增加体重,显著降低糖尿病相关血管并发症的危险,用于轻度 2 型糖尿病患者,尤适用于肥胖及单用饮食控制无效患者。三是阿卡波糖(Acarbose),通过抑制肠道的 α-葡萄糖苷酶,影响葡萄糖的吸收,控制餐后血糖的升高。可单用也可与其他降糖药合用治疗各型糖尿病,特别是老年糖尿病患者。不良反应为消化道反应,如腹胀、排气多、腹泻等。四是罗格列酮(rosiglitazone)和吡格列酮(pioglitazone),为胰岛素增敏剂,通过激活过氧化物酶增殖激活受体 γ(PPAR-γ)改善胰岛素抵抗,降低高血糖;改善脂肪代谢紊乱,能显著降低 2 型糖尿病患者三酰甘油,增加总胆固醇和 HDL-C 的水平;防治 2 型糖尿病血管并发症;改善胰岛 β 细胞功能 。其主要用于治疗其他降血糖药疗效不佳的 2 型糖尿病患者,尤其是有胰岛素抵抗的糖尿病患者。五是瑞格列奈(repaglinide),为餐时血糖调节剂,优点是可以模仿胰岛素的生理性分泌,由此有效地控制餐后高血糖。其用于饮食控制及运动锻炼无效的 2 型糖尿病患者,与二甲双胍合用对控制血糖有协同作用。

四、性激素类药物和影响生殖功能药物

1. 子宫兴奋药物 主要药物有四个:一是缩宫素(oxytocin),促进子宫平滑肌收缩。小剂量用于催生和引产,对胎位正常,无产道障碍,宫缩无力难产者,可促进分娩;大剂量用于产后止血,引起子宫强直性收缩,压迫子宫肌层内血管而止血。但作用时间短,应加用麦角制剂使子宫维持收缩状态。剂量过大易致子宫强直性收缩,有导致胎儿窒息或子宫破裂的危险,应严格掌握剂量。本品对产道异常、胎位不正、头盆不称、前置胎盘、3 次妊娠以上的经产妇或有剖腹产史者禁用。非人工合成的缩宫素有升高血压和过敏反应,故高血压、冠心病,有过敏史者禁用提取的缩宫素。二是麦角生物碱(ergot alkaloids),有兴奋子宫、收缩末梢血管、阻断 α 受体作用。三是麦角新碱(ergometrine),用于产后、刮宫后或其他原因引起的子宫出血及产后子宫复旧,注射麦角新碱可引起恶心、呕吐、血压升高,伴有妊娠毒血症的产妇应慎用。本品偶可见过敏反应,严重者出现呼吸困难,长期使用可损害血管内皮细胞。四是麦角胺(ergotamine):用于偏头痛治疗。

2. 性激素类药物 主要药物有六个:一是雌二醇(estradiol),具有促进女性成熟、使子宫内膜增殖参与月经周期形成、抗排卵,小剂量刺激乳腺增生发育和分泌,轻度水、钠潴留,促凝血等作用。本品用于更年期妇女减轻绝经期综合征症状、功能性子宫出血、替代治疗、晚期乳腺癌、乳房胀痛、前列腺癌、青春期痤疮、避孕、骨质疏松等。不良反应有厌食、恶心等。长期大剂量应用可使子宫内膜过度增生及子宫出血,水钠潴留,高血压、水肿及加重心力衰竭。二是氯米芬(chloramiphene),与雌激素竞争垂体前叶的雌激素受体,拮抗雌激素的负反馈调节作用,促进腺垂体分泌促性腺激素,从而诱使排卵。用于功能性不孕症、功能性子宫出血、晚期乳腺癌及长期应用避孕药后发生的闭经等。三是他莫昔芬(tamoxifen);系雌二醇竞争性拮抗剂,能与乳腺细胞的雌激素受体结合,抑制依赖雌激素才能生长的肿瘤细胞。其用于绝经期后晚期乳腺癌患者。四是甲羟孕酮(medroxyprogesterone):在月经后期,使子宫内膜由增殖期转为分泌期,有利于孕卵着床与胚胎发育;并抑制子宫收缩、促进乳腺腺泡发育;大剂量能抑制排卵;竞争性地对抗醛固酮,促进 Na^+、水排泄;促进蛋白质分解代谢,升高体温。其用于功能性子宫出血、痛经和子宫内膜异位症、先兆流产及习惯性流产、子宫内膜癌、良性前列腺肥大、前列腺癌、避孕等。长期应用使子宫内膜萎缩、月经量减少,并易发阴道真菌感染。五是甲睾酮(methyltestosterone),促进男性性征和性器官的发育成熟,较大剂量能抑制腺垂体分泌促性腺激素,对女性可减少卵巢分泌雌激素,尚有对抗雌激素作用,还具有同化作用及兴奋骨髓造血功能。可用于睾丸功能不全、功能性子宫出血、晚期乳腺癌和卵巢癌、再生障碍性贫血和其他原因的贫血及严重烧伤、手术后恢复期、慢性消耗性疾病、老年骨质疏松和肿瘤恶病质等患者。女性患者长期服用引起多毛、痤疮、声音变粗、闭经、乳腺退化、性欲改变等男性化改变。本药可引起胆汁淤积性黄疸、水钠潴留等。六是米非司酮(mifepristone):系孕激素受体的阻断药物。具有抗孕激素和抗皮质激素活性,还有微弱的雄激素活性。对抗黄体酮对子宫内膜的作用,具有抗着床作用。可作为事后避孕的有效措施;具有抗早孕作用,可终止早期妊娠。

3. 避孕药物 ①复方炔诺酮片和复方甲地孕酮片:主要通过抑制排卵产生避孕作用。从月经周期第 5 日开始,每晚服 1 片,连服 22 天,不能间断。停药 2 ~ 4 日,即可出现撤退性出血(月经)。如停药 7 日仍不来月经,应立即开始服下一周期药物。如有漏服应在 24 小时内补服 1 片;②双炔失碳酯:主要通过抗着床产生避孕作用。其优点是不受月经周期的限制,无论在排卵前、排卵期或排卵后服用,都可影响孕卵着床而避孕。房事后即服 1 片。

4. 治疗男性性功能障碍药物 如西地那非(sidenafil)选择性抑制磷酸二酯酶 V 的活性,阻断 cGMP 降解为 5′-cGMP,导致细胞内 Ca^{2+} 水平降低,而引起阴茎海绵体的平滑肌舒张,血流增加,阴茎勃起。本品用于阴茎勃起功能障碍。不良反应可见头痛、潮红、鼻塞及视觉异常等。

第七节 其他类药物

一、免疫调节药物

1. 免疫抑制药物 代表药物为环孢素(cyclosporin),其口服吸收慢而不完全,生物利用度20%~50%,半衰期14~16小时。肝代谢并以代谢物形式经胆汁入肠,随粪便排出,有肝肠循环。其个体差异大。药物选择性作用于 T 淋巴细胞活化初期,抑制辅助 T 淋巴细胞(Th)活化及细胞因子特别是白细胞介素-2 等的产生,从而抑制 Th 功能。本品用于肾、肝、心、肺、角膜、骨髓等组织器官移植后的排异反应,可与小剂量糖皮质激素合用。不良反应为肾毒性、肝损害等。

2. 免疫增强药物 主要药物有四个:一是左旋咪唑,可使受抑制的巨噬细胞和 T 细胞功能恢复正常,增强巨噬细胞的趋化作用和吞噬功能,也可促进 T 细胞分化并可诱导白细胞介素-2 的产生。本品对抗体生成有双向调节作用,使体液免疫功能低下者或病理性亢进者恢复正常,用于肿瘤手术、化疗和放疗的辅助治疗,免疫功能低下或缺陷者,慢性反复发作的细菌感染如麻风及布氏杆菌病、上呼吸道感染、顽固性支气管哮喘患者及自身免疫病等的治疗。不良反应有消化道、神经系统及变态等反应。二是卡介苗,用于多种肿瘤,其中,膀胱癌术后以 BCG 灌注防止肿瘤复发疗效佳,对黑色素瘤、白血病有一定疗效。三是白介素-2,用于恶性肿瘤及免疫缺陷病、自身免疫性疾病,一些病毒性疾病如肝炎,也可与抗艾滋病药物合用治疗艾滋病。四是干扰素(interferon),用于病毒性疾病,是治疗乙型和丙型肝炎的一线药,也用于肿瘤的治疗,与其他化疗药物合用可作为放疗、化疗和手术治疗的辅助药物等。

二、组胺受体阻断药物

1. H_1 受体阻断药物 可分为第一代和第二代,前者对 H_1 受体选择性低,对中枢神经作用强,有明显的镇静和抗胆碱作用。后者对 H_1 受体选择性高,难以透过血-脑脊液屏障,镇静等中枢神经作用弱。常用 H_1 受体阻断药物,见表8-2。

表8-2 常用 H_1 受体阻断药物表

代类	药物名称	镇静催眠	抗晕止吐	抗胆碱	维持时间	主要用途
第一代	苯海拉明	+++	++	+++	4~6 小时	皮肤黏膜过敏、晕动病
	异丙嗪	+++	++	+++	4~6 小时	皮肤黏膜过敏、晕动病
	氯苯那敏	+	+	++	4~6 小时	皮肤黏膜过敏
第二代	西替利嗪	−	−	−	12~24 小时	同上、慢性荨麻疹、异位性皮炎
	氯雷他定	−	−	−	24 小时	皮肤黏膜过敏、慢性荨麻疹
	阿司咪唑				10 天	
	吡咯醇胺				12 小时	同上、支气管哮喘

2. H_1 受体阻断药的不良反应 常见嗜睡、乏力等中枢抑制症状,异丙嗪、苯海拉明最明显。诱发心脏毒性,以特非那定、阿司咪唑多见,氯雷他定和西替利嗪也可出现。

3. H_2 受体阻断药物(见本章第五节)。

第九章

药物分析

药物分析是药学领域不可或缺的一个重要组成部分,是相关专业的一门主要专业课程。其主要运用物理学、化学、物理化学、生物学、微生物学及数学等方法与技术,研究化学药物、中药、生物药物及其制剂的质量控制方法,同时也研究药物制剂的体内分析方法。主要用于药物的研究、生产、经营、使用、监督等环节,确保药品安全、有效、质量可控。

(一) 药品质量标准

药品质量涉及药物的研制、生产、供应、临床及检验等诸多环节,需多方面、多学科、多部门的密切配合。药品质量标准是对药品质量、规格及检验方法所作的技术规定,是药品生产、供应、使用、检验和药政管理部门共同遵循的法律依据。根据使用范围的不同,我国的药品标准分为以下几类。

1. 法定药品质量标准(国家标准) 主要有"三性":一是权威性,系指国家药品标准为强制性标准,药品必须符合标准规定;药品标准收载的药物及其制剂,均应按标准规定的方法进行检验。若需采用其他方法,应将该方法与规定的方法进行比较试验,根据试验结果掌握使用,但在仲裁时,仍以现行国家药品标准规定的方法为准。我国现行的国家药品标准包括《中华人民共和国药典》和局(部)颁标准。二者在中华人民共和国境内均具有法律效力。二是科学性,系指药品标准规定的检验方法应具有专属性和灵敏性,以保证检验结果的准确性和可靠性。三是时效性:系指药品标准应随着生产技术水平的提高和检测手段的改进而不断修订和完善。

(1) 中华人民共和国药典(简称《中国药典》(Chinese pharmacopoeia, Ch. P):系由国家药典委员会编纂,经国家食品药品监督管理总局批准后颁布实施。目前,2010 年版《中国药典》的基本组成包括凡例、正文、附录和索引四个部分。共分为三部,一部收载药材及饮片、植物油脂和提取物、成方和单味制剂等,二部收载化学药品、抗生素、生化药品、放射性药品及药用辅料等,三部收载生物制品。药典的正文部分收载原料药、制剂及辅料的质量标准,其主要内容为:药品的性状、鉴别、检查、含量测定、类别、规格和储藏等。我国每 5 年修订一次药典。每次修订,无论是品种还是检验方法都有新的增补。

(2)《中华人民共和国食品药品监督管理局标准》(简称《局颁标准》或《局标准》):系由国家药典委员会编纂出版、国家食品药品监督管理总局颁布执行。

2. 临床研究用药品质量标准 已在研制的新药,在进行临床试验或使用之前应仅在临床试验期间有效,并且仅供研制单位与临床试验单位使用。

3. 暂行或试行药品标准 新药经临床试验或使用后,企业向国家食品药品监督管理总局申报试生产时所制订的药品质量标准称"暂行药品标准"。两年后,如果药品质量稳定,转为正式生产,此时,该标准称为"试行药品标准"。

4. 企业标准 系指药品生产企业为控制本企业药品质量自行制定的药品质量标准,一般高于国家药品标准,仅在本厂或本系统的管理中有约束力,属于非法定标准。

5. 国外药典 《美国药典》(USP)、《英国药典》(BP)、《欧洲药典》(Ph. Eur)和《日本药局方》(JP)等国外药典虽然在我国没有法律效力,但其有二个方面的作用:一是有利于开展药品国际贸易,促进药品生产和质量管理的国际交流;二是对于学习和借鉴国外药典中药物分析的先进技术与方法等,具有重要的参考价值。

(二) 药品检验工作的基本程序

1. 药品检验工作 系由各省、市、自治区药品检验所承担各辖区内的药品检验。而中国药品生物制品检定总所是国家检验药品及生物制品质量的法定机构和最高技术仲裁机构。

2. 药品检验工作的程序 包括取样、检验(性状、鉴别、检查、含量测定、记录、出检验报告等)。

3. 药品检验工作的作用 其作用主要是判断一个药品是否符合质量要求。

4. 药品检验方法学的验证 其主要注意八点:一是准确度:系指用该方法测定值与真实值或参考值接近的程度,常用回收率(%)表示。二是精密度:系指在规定测试条件下,同一均匀样品经多次取样测定所得结果之间的接近程度,常用标准偏差(standard deviation, s 或 SD)或相对标准偏差(relative standard deviation, RSD)表示。三是专属性:系指在其他成分(如杂质、降解产物、辅料等)可能存在情况下,所采用的方法能准确测定出被测物的能力,是对分析方法用于复杂样品分析时,抗干扰程度的度量。四是检测限(灵敏度):系指试样中被测物能被检测出的最低浓度或量,但不一定要准确定量。五是定量限:系指试样中被测物能被定量测定的最低量,其测定结果应具有一定准确度和精密度。六是范围:系指能达到一定精密度、准确度和线性的前提下,测定方法适用的高低限浓度或量的区间。七是线性:系指在一定的设计浓度范围内,测定结果(响应值)与试样中被测物浓度呈直线正比关系的程度。八是耐用性:系指在测定条件有小的变动时,分析相同样品所得试验结果的重现程度,反映测定结果不受影响的承受程度。

第一节 化学药物及其制剂的分析

一、化学药物分析

(一) 芳酸及其酯类药物的分析

芳酸及其酯类药物分子结构的共性是:既具有苯环,又具有羧基。游离羧基呈酸性,可成盐或酯。大多数药物中羧基直接与苯环相连,如水杨酸类和苯甲酸类药物。

1. 阿司匹林的分析 本品为水杨酸与乙酸所成的酯,在水中微溶,在乙醇中易溶,遇湿气即缓缓水解。其分子结构中有羧基,具有酸性。

(1) 鉴别:主要有三种方法,一是三氯化铁反应,因结构中有酚羟基或潜在酚羟基的药物,在中性或弱酸性(pH 为 4~6)条件下,与三氯化铁试液反应,生成紫堇色配位化合物。二是水解反应:本品与碳酸钠试液加热水解,生成水杨酸钠及醋酸钠,再加过量稀硫酸酸化,即析出水杨酸白色沉淀,并产生醋酸臭气。三是红外光谱法:本品的红外吸收光谱应与对照图谱一致。

(2) 杂质检查:主要检查三个项目,一是溶液的澄清度,按《中国药典》采用检查溶液澄清度的方法,限制本品原料药中无羧基(未反应酚类、副产物苯酚、醋酸苯酯、水杨酸苯酯及乙酰水杨酸苯酯等)的特殊杂质量。检查法为:取供试品 0.50g,加温热至约 45℃的碳酸钠试液 10ml 溶解后,溶液应澄清。二是游离水杨酸,生产过程中乙酰化不完全或储藏过程中水解产生的水杨酸对人体有毒性,而且分子中所含的酚羟基在空气中被逐渐氧化成一系列醌型有色物质,使本品成品变色。可《中国药典》2010 年版采用 HPLC 对阿司匹林中的游离水杨酸进行限量检查。三是有关物质:除"游离水杨酸"外的其他合成副产物。检查药物中遇硫酸易炭化或氧化而呈色的微量低分子有机杂质。

(3) 含量测定:利用本品游离羧基的酸性,以标准碱滴定液直接滴定。《中国药典》2010 年版采用直接滴定法测定本品原料药物的含量。测定方法:取供试品约 0.4g,精密称定,加中性乙醇(对酚酞指示液显中性)20ml,溶解后,加酚酞指示液 3 滴,用氢氧化钠滴定液(0.1mol/L)滴定,每 1ml 氢氧化钠滴定液(0.1mol/L)相当于 18.02mg 的 $C_9H_8O_4$。

测定中采用中性乙醇溶解样品,是为了防止本品酯结构在滴定时水解,同时避免溶剂中酸性杂质消耗滴定液而影响测定结果。本品是弱酸,用强碱滴定时,化学计量点偏碱性,故指示剂选用在碱性区变色的酚酞。滴定时应在不断振摇下稍快地进行,以防止局部碱度过大而促使其水解。

(二) 胺类药物的分析

《中国药典》收载的胺类药物品种很多,按化学结构可分为脂肪胺类、芳胺类、芳烃胺类、季铵盐类和磺酰胺类等药物。现重点介绍芳胺类药物的分析。

盐酸普鲁卡因 具芳伯氨基特性(能发生重氮化-偶合反应;能与芳醛缩合;易氧化变色);酯键易水解;游离碱难溶于水且碱性弱。

(1) 鉴别:主要有四种方法,一是水解反应,本品遇氢氧化钠试液即游离出普鲁卡因白色沉淀,该沉淀熔点低,受热成为油状,继续加热则水解,产生挥发性二乙氨基乙醇和对氨基苯甲酸钠。前者可使湿润的红色石蕊试纸变为蓝色。后者的水溶液放冷后,加盐酸酸化析出白色沉淀的对氨基苯甲酸,加入过量的盐酸,生成其盐酸盐而溶解。二是红外光谱法:本品的红外吸收光谱应与对照图谱一致。三是氯化物的反应(①沉淀反应:取供试品溶液,加硝酸使成酸性后,加硝酸银试液,即生成白色凝乳状沉淀;分离,沉淀加氨试液即溶解,再加稀硝酸酸化,沉淀复析出。②氧化还原反应:取供试品少量,置试管中,加等量的二氧化锰,混匀,加硫酸润湿,缓缓加热,即发生氯气,能使润湿的碘化钾淀粉试纸显蓝色)。四是芳香第一胺反应:本品在盐酸介质中与亚硝酸钠作用,生成重氮化盐,进一步与碱性 β-萘酚偶合,生成有色沉淀。

(2) 对氨基苯甲酸的检查:本品在制备过程和储藏中,都可能引入对氨基苯甲酸随储存时间的延长或受热,可进一步脱羧转化为苯胺,而苯胺又可被氧化为有色物,使注射剂变黄。已变黄的注射剂不仅疗效下降,而且毒性增加。《中国药典》2010 年版采用 HPLC 对盐酸普鲁卡因、盐酸普鲁卡因注射剂、注射用盐酸普鲁卡因中的对氨基苯甲酸进行限量检查。方法为:①色谱条件:以十八烷基硅烷键合硅胶为填充剂;以含 0.1% 庚烷磺酸钠的 0.05 mol/L 磷酸二氢钾溶液(用磷酸调节 pH 至 3.0)-甲醇(68∶32)为流动相;检测波长

279nm。②系统适用性试验:取系统适用性试验溶液取供试品溶液 1ml 与对照品溶液 9ml 混合均匀,即得。10μl,注入液相色谱仪,理论塔板数按对氨基苯甲酸峰计算应不低于 2000,盐酸普鲁卡因峰和对氨基苯甲酸峰的分离度应大于 2.0。③对照品溶液:取对氨基苯甲酸对照品,精密称定,加水溶解并定量制成每 1ml 中含有 1μg 的溶液,作为对照品溶液。④供试品溶液:取本品,精密称定,加水溶解并定量稀释制成每 1ml 中含有 0.2mg 的溶液,作为供试品溶液。⑤测定法:取对照品溶液 10μl,注入液相色谱仪,调节检查灵敏度,使主成分峰约为满量程的 20%。取对照品溶液和供试品溶液各 10μl,分别注入液相色谱仪,记录色谱图。供试品中如有与对氨基苯甲酸保留时间一致的色谱峰,并按外标法以峰面积计算,不得过 0.5%。

(3)含量测定:本品分子结构中含有芳伯氨基。《中国药典》(2010 年版)采用亚硝酸钠滴定法进行含量测定,用永停法指示终点。终点前,溶液中无亚硝酸,也无电流穿过电流计,指针指零。溶液中有微量亚硝酸时,电极即发生氧化-还原反应,线路中有电流通过,此时电流计指针突然偏转,并不再回复,即为滴定终点。测定法:取本品约 0.6g,精密称定,照永停滴定法,在 15 ~ 25℃,用亚硝酸钠滴定液(0.1mol/L)滴定。每 1ml 亚硝酸钠滴定液(0.1mol/L)相当于 27.28mg 的盐酸普鲁卡因 $C_{13}H_2ON_2O_2 \cdot HCl$。

(三) 生物碱类药物的分析

生物碱、类药物 系指存在于生物尤其是植物体内的一类含氮有机化合物,大多呈碱性,故有生物碱之称。多具有特殊而显著的药理或生理活性。现以盐酸麻黄碱为例作简介。

盐酸麻黄碱(苯烃胺类) 具有苯烃胺结构,其氮原子在侧链上,碱性较强,易与酸成盐。侧链上具有不对称碳原子,其比旋度为–33° ~ –35.5°。

(1)鉴别:其主要有三种方法:一是双缩脲反应:系芳环侧链具有氨基醇结构生物碱的特征反应。盐酸麻黄碱在碱性条件下与硫酸铜反应形成蓝紫色配位化合物,溶于乙醚层显紫红色;水层呈蓝色。二是氯化物的反应:本品为麻黄碱的盐酸盐,其水溶液显氯化物的鉴别反应。三是红外光谱法:本品的红外吸收图谱应与对照的图谱一致。

(2)检查:略。

(3)含量测定:《中国药典》(2010 年版)采用非水溶液滴定法测定盐酸麻黄碱原料药的含量。其原理为在非水酸性介质(如冰醋酸、醋酐等)中,可使生物碱类药物的弱碱性显著增强,而使滴定顺利进行。测定法:取盐酸麻黄碱约 0.15g,精密称定,加冰醋酸 10ml,加热溶解后,加醋酸汞试液 4ml 与结晶紫指示液 1 滴,用高氯酸滴定液(0.1mol/L)滴定至溶液显翠绿色,并将滴定结果用空白试验校正。每 1ml 的高氯酸滴定液(0.1mol/L)相当于 20.17mg 的 $C_{10}H_{15}NO \cdot HCl$。

(四) 维生素类药物的分析

维生素系指维持人体正常代谢功能所必需的活性物质。《中国药典》收载有维生素 A、维生素 E(脂溶性)、维生素 B_1、维生素 C(水溶性)等药品,现就有关分析方法作一介绍。

1. 维生素 E 的分析 本品(消旋-α-生育酚醋酸酯)为苯骈二氢吡喃醇衍生物。主要有四种异构体,其中 α 异构体生理活性最强,为微黄色或黄色透明的黏稠液体,易溶于乙醇、丙酮、乙醚、石油醚中,不溶于水。结构中有苯环,具紫外吸收;在无氧或其他氧化剂存在时,在酸性或碱性溶液中,加热可水解生成游离生育酚;在有氧或其他氧化剂存在时,则氧化生成醌型化合物。

(1) 鉴别:主要有四种方法,一是硝酸反应,维生素E在酸性条件下加热先水解为生育酚,进一步被硝酸氧化成生育红,显橙红色。二是水解后氧化反应:维生素E在碱性溶液中加热水解生成游离α-维生素E,并被三氯化铁氧化为对生育醌,同时生成亚铁离子,后者与联吡啶生成血红色配离子。三是红外光谱法:本品的红外吸收光谱应与对照图谱一致。四是GC法:在含量测定项目下记录的色谱图中,供试品溶液主峰的保留时间应与对照品溶液主峰的保留时间一致。

(2) 检查:①游离生育酚的检查:本品酯基易断裂,生成生育酚。生育酚具还原性,《中国药典》采用硫酸铈滴定法检查,二苯胺为指示剂,控制生育酚的限量为2.15%。检查法:取供试品0.10g,加无水乙醇5ml溶解后,加二苯胺试液1滴,用硫酸铈滴定液(0.01mol/L)滴定,消耗硫酸铈滴定液不得超过1.0ml。②有关物质:《中国药典》(2010年版)规定合成型维生素E需检查有关物质,测定法:取本品,用正己烷稀释制成每1ml中约含2.5mg的溶液,作为供试品溶液;精密量取适量,用正己烷定量稀释制成每1ml中含25mg的溶液,作为对照溶液。照含量测定项下的色谱条件,精密量取供试品和对照品溶液各1μl,分别注入气相色谱仪,记录色谱图至主成分峰保留时间的2倍,供试品溶液色谱图中如有杂质峰,α-生育酚(相对保留时间约为0.87)的峰面积不得大于对照溶液主峰面积(1.0%),其他单个杂质峰面积不得大于对照溶液主峰面积的1.5倍(1.5%),各杂质峰面积的和不得大于对照溶液主峰面积的2.5倍(2.5%)。③残留溶剂:《中国药典》(2010年版)规定天然型维生素E需检查残留溶剂正己烷,测定法:取本品,精密称定,加DMF溶解并定量稀释制成每1ml中约含50mg的溶液,作为供试品溶液;另取正己烷,加DMF定量稀释成每1ml中约含10mg的溶液,作为对照品溶液。照"残留溶剂测定法",以5%苯基甲基聚硅氧烷为固定相,起始柱温为50℃,维持8分钟后以每分钟45℃的速率升温至260℃,维持15分钟。在上述气相色谱条件下,分别取供试品溶液和对照品溶液进样,测定峰面积值,按外标法计算,供试品中含正己烷不得超过0.029%。

(3) 含量测定:《中国药典》(2010年版)采用气相色谱法测定其含量。①色谱条件与系统适用性试验:用硅酮(OV-17)为固定相,涂布浓度为2%的填充柱,柱温为265℃,理论板数按维生素E峰计算不低于500,维生素E峰与内标物质峰的分离度应符合要求。②校正因子测定:取正三十二烷适量,加正己烷溶解并稀释制成每1ml中含1.0mg的溶液,作为内标溶液。另取维生素E对照品约20mg,精密称定,置棕色具塞瓶中,精密加内标溶液10ml,密塞,振摇使溶解,取1～3μl注入气相色谱仪,计算校正因子。③测定法:取本品约20mg,精密称定,置棕色具塞瓶中,精密加内标溶液10ml,密塞,振摇使溶解,取1～3μl注入气相色谱仪,测定,计算,即得。

2. 维生素C的分析 本品在水中易溶,水溶液呈酸性,在乙醇中略溶,在三氯甲烷活乙醚中不溶。本品结构中有二烯醇基,具强还原性和弱酸性;内酯环在强碱中可水解;有共轭双键,具紫外吸收;有两个手性碳原子,四种光学异构体,其中以L(+)-维生素C的生物活性最强。

(1) 鉴别:主要有三种方法,一是与硝酸银反应,维生素C分子中有二烯醇基,具强还原性,可被硝酸银氧化为去氢维生素C,同时产生黑色银沉淀。鉴别法:取供试品0.2g,加水10ml溶解。取溶液5ml,加硝酸银试液0.5ml,即生成银的黑色沉淀。二是与二氯靛酚反应,2,6-二氯靛酚为一染料,其氧化型在酸性介质中为玫瑰红色,碱性介质中为蓝色。与维生素 C 作用后生成还原型的无色酚亚胺。鉴别法:取供试品 0.2g,加水 10ml 溶解,取溶液 5ml,加二氯靛酚钠试液 1~2 滴,试液的颜色即消失。三是红外光谱法,本品的红外吸收光谱应与对照图谱一致。

(2) 检查:略。

(3) 含量测定:维生素 C 具还原性,《中国药典》采用碘量法测定其含量。测定法:取本品约 0.2g,精密称定,加新沸过的冷水,100ml 使溶解,加淀粉指示液 1ml,立即用碘滴定液(0.05mol/L)滴定,至溶液显蓝色并持续 30 秒不褪。每 1ml 碘滴定液(0.05mol/L)相当于 8.806mg 的维生素 C($C_6H_8O_8$)。

(五) 甾体激素类药物的分析

一类具有环戊烷并多氢菲结构的化合物。根据其结构和药理作用的不同分为肾上腺皮质激素类、雄性激素及蛋白同化激素、孕激素类和雌性激素类。现以醋酸地塞米松为例进行分析。

醋酸地塞米松(肾上腺皮质激素类)结构特点是具有 21 个 C 原子,A 环具有 △4-3-酮基,C_{17} 具有 α-醇酮基的醋酸酯,C_{10}、C_{13} 具有角甲基,C_{11} 具有羟基。

(1) 鉴别:主要有三种方法:一是与斐林试剂的沉淀反应,皮质激素 C_{17}-α-醇酮基具有还原性,与斐林试剂反应生成橙红色氧化亚铜沉淀。鉴别法:取本品约 10mg,加甲醇 1ml,微温溶解后,加热的碱性酒石酸铜试液 1ml,即生成红色沉淀。二是醋酸酯反应,本品为甾体激素的醋酸酯,可在碱性条件下水解生成醋酸,醋酸再在硫酸存在条件下与乙醇发生酯化反应,生成具特殊臭气的乙酸乙酯,进行鉴别。鉴别法:取本品 50mg,加乙醇制氢氧化钾试液 2ml,置水浴中加热 5 分钟,放冷,加硫酸溶液(1→2)2ml,缓缓煮沸一分钟,即发生醋酸乙酯的香气。三是红外光谱法,本品的红外光吸收图谱应与对照图谱一致。

(2) 检查:有关物质检查,详见《中国药典》(2010 年版)采用 HPLC 进行有关物质的检查。

(3) 含量测定:高效液相色谱法具有样品用量少、灵敏度高、分离效能好、快速等许多优点,因此在甾体激素类药物的分析中,居各种分析方法之首。详见《中国药典》(2010 年版)采用高效液相色谱法测定醋酸地塞米松的含量。

(六) 抗生素类药物的分析

抗生素是一类在低微浓度下即可对某些生物(病原微生物)的生命活动有特异抑制作用的化学物质的总称。现以青霉素钠为例进行分析,详见附录 1,化学原料药物——青霉素钠的分析。

二、化学药物制剂分析

化学药物制剂系指化学药物制成供临床使用的适合形式。《中国药典》(2010 年版)一、二、三部附录"制剂通则"中已收载如片剂、注射剂、胶囊剂、颗粒剂和软膏剂等药物制剂。

与化学原料药物分析不同,除含主药外,往往还含有附加剂,附加剂有时会影响主药的测定,需对样品进行预处理如过滤、萃取、色谱分离等以消除其影响,或选择一些专属性更强的方法进行分析。其分析主要包括鉴别、检查和含量测定三个方面。

（1）鉴别：可以参考化学原料药物的鉴别法，但当附加剂对鉴别试验有干扰时，则不能使用。

（2）检查：主要有杂质检查和制剂检查。其杂质检查一般不需完全重复原料药的检查项目，而主要是检查在制剂的制备和储藏过程中可能产生的新杂质或数量可能有增加的原料药的杂质。制剂检查是为了保证药物制剂的稳定性、均一性和有效性，而对每种剂型进行的常规检查和对某些制剂进行的特殊检查（如含量均匀度检查、溶出度检查等）。

（3）含量测定：按药物性质、剂型、附加剂的种类含量多少及辅料对测定是否有干扰来确定。药物含量较低时，应选择灵敏度较高的方法；辅料对测定有干扰时，应选择专属性较强的方法。

（一）片剂的分析

1. 片剂的常规检查 《中国药典》制剂通则的片剂项下，除另有规定外，口服普通片应进行两项常规检查：即重量差异和崩解时限的检查。此外，《中国药典》(2010 年版) 二部中片剂项下还对含片、舌下片、可溶片、结肠定位肠溶片和泡腾片的检查法做了相关规定。

2. 片剂含量均匀度和溶出度的检查

（1）含量均匀度的检查

①含量均匀度：系指小剂量的片剂、胶囊剂、膜剂或注射用无菌粉末等每片（个）含量偏离标示量的程度。当片剂的含量较低时，药物在颗粒中的均匀度较难控制，仅靠重量差异的检查不能完全反映药物含量的均匀程度，因此《中国药典》从 1985 年起，收载了含量均匀度检查的项目。②除另有规定外，片剂、胶囊剂，每片（个）标示量小于 10mg 或主要含量小于每片重量 5% 者；其他制剂，每个标示量小于 2mg 或主要含量小于每个重量 2% 者，均应检查含量均匀度。复方制剂仅检查符合上述条件的组分。凡检查含量均匀度的制剂不再检查重（装）量差异。③检查法：除另有规定外，取供试品 10 片（个），按照各药品项下规定的方法，分别测定每片（个）以标示量为 100 的相对含量 X，求其均值 X 和标准差 S 以及标示量与均值之差的绝对值 A（A=|100-X|）；如 A+1.80S≤15.0，则供试品的含量均匀度符合规定；若 A+S>15.0，则不符合规定；若 A+1.80S>15.0，且 A+S≤15.0，则应另取 20 片（个）进行复试。根据初、复试结果，计算 30 片（个）的均值 X、标准差 S 和标示量与均值之差的绝对值 A；如 A+1.45S≤15.0，则供试品的含量均匀度符合规定；若 A+1.45S>15.0，则不符合规定。④如该药品项下规定含量均匀度的限度为±20% 或其他百分数时，应将上述各判断式中的 15.0 改为 20.0 或其他相应的数值，但判别式中的系数不变。

（2）溶出度的测定

①溶出度：系指药物从片剂或胶囊剂等固体制剂在规定溶剂中溶出的速度和程度。片剂等固体口服制剂服用后，在胃肠道要经过崩解、溶解、吸收等过程，才能产生药效，片剂崩解是药物溶出的前提，但由于受辅料、工艺条件的影响，崩解以后药物溶出的速度仍然会有差别。因此，溶出度是片剂质量控制的一个重要指标。②对难溶性（溶解度小于 0.1% ～1%) 的药物片剂一般都应作溶出度的检查。凡检查溶出度的制剂，不再进行崩解时限的检查。③检查法：有转篮法、浆法和小杯法。其中小杯法适用于药物含量较低片剂溶出度的测定。④结果判断：6 片（粒、袋）中每片（粒、袋）的溶出量，按标示量计算，均应不低于规定限度（Q）。6 片（粒、袋）中，如仅有 1～2 片（粒、袋）低于 Q，但不低于 Q-10% ，且其平均溶

出度不低于 Q,仍可判为符合规定。6 片(粒、袋)中有 1~2 片(粒、袋)低于 Q,其中仅有 1 片(粒、袋)低于 Q-10%,但不低于 Q-20%,且其平均溶出度不低于 Q 时,应另取 6 片(粒、袋)复试;初、复试的 12 片(粒、袋)中仅有 1~3 片(粒、袋)低于 Q,其中仅有 1 片(粒、袋)低于 Q-10%,但不低于 Q-20%,且其平均溶出度不低于 Q 时,可判为符合规定。以上结果判断中所标示的 10%、20% 是指相对于标示量的百分率(%)。⑤温度是影响溶出速率的重要因素。《中国药典》规定,溶出介质的温度应控制在 37℃±0.5℃,为保持测定温度的恒定,溶出度仪均有恒温装置,测定的容器置于水浴中,水浴的温度应能使容器内溶剂的温度保持在 37℃±0.5℃。转篮或搅拌桨的转速对溶出速率也会有影响,测定时应按药品质量标准的规定进行。

3. 含量测定结果的计算　由于制剂的含量限度是以含量占标示量的百分率来表示的,因此制剂含量测定的结果一般也应计算为含量占标示量的百分率,以便于判定。

4. 实例　现以阿司匹林片为例进行分析详见附录 2 化学药物制剂——阿司匹林片的分析。

(二) 注射剂的分析

注射剂系指药物与适宜溶剂制成的供注入体内的溶液、乳浊液或混悬液,以及供临用前配制或稀释成溶液或混悬液的粉末或浓溶液。

1. 注射剂的常规检查

(1) 装量

1) 注射液及注射用浓溶液的装量检查:为保证注射液的注射用量不少于标示量,需对注射液的装量进行检查。《中国药典》规定,注射液的标示装量为 2.0ml 或 2.0ml 以下者取供试品 5 支,2.0ml 以上至 50.0ml 者取供试品 3 支。开启时应注意避免损失,将内容物分别用相应体积的干燥注射器抽尽,注入经标化的量具内,在室温下检视;测定油溶液和混悬液的装量时,应先加温摇匀,再用干燥注射器抽尽,放冷至室温,同前法操作检视。每支注射液的装量均不得少于其标示量。标示装量为 50.0ml 以上的注射液及注射用无菌粉末照"最低装量检查法"检查,应符合规定。

2) 注射用无菌粉末的装量差异检查:为保证药物含量均匀性,其限度为平均装量 0.05g 以下至 0.05g、0.05g 以上至 0.15g、0.15g 以上至 0.50g 和 0.50g 以上,装量差异限度分别为 ±15%、±10%、±7% 和 ±5%。检查法:取供试品 5 瓶(支),除去标签、铝盖,容器外壁用乙醇洗净,干燥,开启时注意避免玻璃屑等异物落入容器中,分别迅速精密称定。倾出内容物,容器可用水、乙醇洗净,在适宜条件下干燥,再分别称定每一容器重量。求出每 1 瓶(支)装量与平均装量。每 1 瓶(支)中装量与平均装量相比较,应符合规定。若有 1 瓶(支)不符合规定,应另取 10 瓶(支)复试。

(2) 渗透压摩尔浓度检查:生物膜多具有半透膜的性质,溶剂通过半透膜由低浓度溶液向高浓度溶液扩散。渗透压在溶质扩散或生物膜的液体转运中起着非常重要的作用。凡处方中添加了渗透压调节剂的制剂,均应该控制其渗透压摩尔浓度。除另有规定外,静脉输液及椎管注射用注射液按品种项下的规定,参照渗透压摩尔浓度测定法检查,应符合规定。

（3）其他检查

1）可见异物：系指存在于注射剂、眼用液体制剂中，在规定条件下目视可以观测到的不溶性物质，其粒径或长度常大于 $50\mu m$。注射液中如有不溶性微粒或可见异物，会引发静脉炎、过敏及堵塞毛细血管等后果，须严格控制。除另有规定外，照可见异物检查法检查，应符合规定。

2）不溶性微粒检查：可见异物的检查由于采用目视检查的方法，一般只能检出 $50\mu m$ 以上的微粒，较小的则难以检出。静脉滴注用注射液直接进入静脉，用量大，应更严格控制不溶性微粒。《中国药典》2010 年版规定，本法系在可见异物检查符合规定后，用以检查静脉用注射剂（溶液型注射液、注射用无菌粉末、注射浓溶液）及供静脉注射用无菌原料药中不溶性微粒的大小及数量。不溶性微粒的检查法包括光阻法和显微计数法。静脉滴注用注射液装量在 100ml 以上者，每 1ml 中含 $10\mu m$ 以上的微粒不得超过 20 粒，含 $25\mu m$ 以上的微粒不得超过 2 粒。

3）澄明度检查：系检查注射液中是否有不溶性的异物。这是注射液的常规检查项目之一。若注射液中有不溶性微粒，可能引起静脉炎，过敏反应，较大的微粒甚至可以堵塞毛细血管。①检查按照注射液澄明度检查细则和判断标准进行。②检查装置：装有日光灯的伞棚式装置，背景用不反光的黑色绒布。无色溶液注射剂用照度为 1000～2000Lx 的装置，有色溶液注射液用照度为 2000～3000Lx 的装置。③检查法：先擦净安瓿的外壁，取规定的支数，于伞棚边缘处，手持安瓿颈部，使药液轻轻翻转，用目视，检品和人眼的距离应为 20～25cm。按上述方法检查，除特殊规定的品种外，不得发现有肉眼能见到的白块、纤维等异物，如发现有异物者，做不合格记。

4）无菌：照《中国药典》无菌检查法检查。检查应在洁净度 100 级单向流空气区域内进行，其全过程应严格遵守无菌操作，防止微生物感染。检查中应取相应溶剂和稀释剂同法操作，作为阴性对照。

5）细菌内毒素或热原：《中国药典》规定，除另有规定外，静脉用注射剂按各品种项下规定，照细菌内毒素检查法或热原检查法检查，应符合规定。供静脉滴注用的注射剂以及容易感染热原的品种，都须检查热原。《中国药典》采用家兔法进行热原检查。

2. 含量测定 注射剂在制备工艺中，常加入适宜的附加剂，如渗透压调节剂、pH 调节剂、增溶剂、抗氧剂、抑菌剂、乳化剂、助悬剂等。附加剂常对制剂的含量测定有干扰。需采用适当的方法排除。

3. 实例 《中国药典》（2010 年版）中维生素 C 注射液的分析也采用碘量法测定含量。即：精密量取本品适量（约相当于维生素 C 0.2g）加水 15ml 与丙酮 2ml，摇匀，放置 5 分钟，加稀醋酸 4ml 与淀粉指示液 1ml，用碘滴定液（0.05mol/L）滴定，至溶液显蓝色并持续 30 秒钟不褪。每 1ml 碘滴定液（0.05mol/L）相当于 8.806mg 的维生素 C（$C_6H_8O_6$）。加丙酮的目的是消除注射液中含有的抗氧剂亚硫酸氢钠对维生素 C 测定结果的影响。

（三）复方制剂的分析

1. 复方制剂 系指含有 2 种或 2 种以上药物的制剂。

2. 复方制剂分析，附加成分或辅粒会干扰测定 各药物之间亦会相互影响。若复方制剂中各有效成分之间不发生干扰，可不经分离直接测出各成分的含量；若各有效成分之间相互有干扰，则可根据它们的理化性质，采取适当的分离处理后，再分别进行测定。色谱法,如高效液相色谱法、气相色谱法等,同时具有分离和测定的功能,是目前复方制剂分析中应用最广泛的分析方法。

3. 复方对乙酰氨基酚片的含量测定　本片剂含对乙酰氨基酚、阿司匹林和咖啡因三种药物,我国局颁标准采用容量法分别测定三种药物的含量。具体测定原理为:一是采用亚硝酸钠滴定法测定对乙酰氨基酚的含量。于供试品中先加稀盐酸50ml,加热回流,使乙酰氨基水解,游离出芳伯氨基,再用亚硝酸钠滴定液滴定。阿司匹林和咖啡因无芳伯氨基,不干扰测定。二是阿司匹林具有羧基,采用酸碱滴定法测定其含量,对乙酰氨基酚和咖啡因不干扰测定。由于在制备片剂的过程中,为防止阿司匹林水解需加入枸橼酸或酒石酸作为稳定剂,这些酸性物质的存在,也要消耗氢氧化钠滴定溶液,致使测定结果偏高。为了消除枸橼酸或酒石酸的干扰,先用三氯甲烷提取出阿司匹林,枸橼酸或酒石酸在三氯甲烷中溶解度小,不会被提出。三是咖啡因为生物碱类药物,因其碱性很弱,1%的水溶液几乎近于中性,故一般生物碱的测定法均不适用。咖啡因在酸性条件下可与碘定量地生成沉淀,故可采用剩余碘量法测定其含量。

第二节　中药及其制剂分析

一、中药分析学

1. 中药分析学的任务及意义　以中医药理论为指导,运用现代分析理论和方法,研究中药质量,以保证中药使用安全、疗效可靠、质量稳定。《中国药典》(一部)收载的中药包括:药材和饮片、植物油脂和提取物、成方制剂和单味制剂等,品种共计2165种。中药材(植物药、动物药、矿物药)、中药原料药(饮片、配方颗粒、植物油脂和提取物)和中药制剂。

2. 特点　药材的种类繁多、分布广泛;化学成分的类型多、含量变化大、影响因素多;有效成分多不确定;杂质来源多。

3. 中药取样原则　可分类固体中药制剂的取样和液体中药制剂的取样。

(1)丸剂、片剂:成品取样一般为100g,压片后取样200片,丸剂取10丸。

(2)胶囊剂:称取不少于20粒胶囊,倾出其中的药料,称定空胶囊的重量,由总重中减去,即为胶囊内药料的重量。依标示量及供试量,称取部分药料供分析,一般取样量为100g。

(3)粉状制剂(散剂、颗粒剂):一般取样100g。可从包装的上、中、下三层及周围间隔相等部位取样若干,将所得样品混匀,按"圆锥四分法"从中取出所需供试量。

(4)口服液、糖浆、酊剂等:一般取样200ml。采用"分层取样法"均匀取样。

(5)注射液:灌封前,将注射液混合均匀,按液体制剂取样;已封安瓿的取样量为200支。

4. 中药及其制剂分析的一般程序　其主要包括取样、供试品制备与纯化(粉碎、提取、极性分段、分离与富集、衍生化等)、鉴别、检查、含量测定、报告等。

二、中药分析实例

人参的分析详见附录3中药——人参的分析。

三、中药制剂分析实例

六味地黄丸的分析　详见附录4中药制剂——六味地黄丸的分析。

第三节 生物药物及其制剂分析

一、生物药物分析

1. 生物药物制品的特点 分子量高、结构及构象特异性强、生物原料中活性成分含量低、分离纯化困难、微生物污染容易、稳定性差。

2. 生物制品的分类 可分为:预防类(疫苗)、治疗类(抗毒素及免疫血清、血液制品及细胞因子、DNA重组制品、单克隆抗体)和诊断类(体内诊断试剂和体外诊断试剂)。

3. 生物制品的通则 主要包括生物制品生产检定用菌毒种管理规程、生物制品国家标准物质制备和标定规程、生物制品分批规程、生物制品分装和冻干规程、生物制品包装规程、生物制品储藏和运输规程、免疫血清生产用马匹检疫和免疫规程、血液制品生产用人血浆和生物制品生产和检定用动物细胞基质制备及检定规程。

根据品种和剂型不同,生物制品的质量标准正文内容为:①品名(包括中文名、汉语拼音与英文名);②定义、组成及用途;③基本要求;④制造;⑤检定(原液、半成品、成品):鉴别试验、物理检查、化学检定;⑥保存、运输及有效期;⑦使用说明(预防类制品)。

生物制品常用的分析方法有酶分析法、免疫分析法和电泳分析法。

4. 生物制品分析

(1) 鉴别:理化鉴别法、生化鉴别法与生物鉴别法、免疫鉴别法、电泳法、肽图、氨基酸组成及其序列分析。

(2) 特殊杂质检查:①生物污染物:微生物污染、细胞成分(宿主细胞(菌)蛋白残留量的检查、外源DNA残留量的检查)、培养基成分。②产品相关杂质:生物制品在生产制造、分离纯化和储藏保存的过程中产生的与产品结构类似的同系物、异构体、突变物、氧化物、聚合体和降解产物等。③工艺添加剂:残余抗生素、乙醇、佐剂氢氧化铝等。

(3) 含量测定:①理化分析法:化学分析法(重量测定法、滴定分析法)、电化学分析法、光谱分析法(比色法、紫外分光、荧光分光光法)、色谱分析法(RP-HPLC、HPGFC、HPCE法)。②电泳法。③酶法:酶活力测定法、酶分析法。④生物检定法。

二、生物制品分析实例

选自《中国药典》(2010年版)人血白蛋白的分析及质量控制流程。本品系由健康人血浆,经低温乙醇蛋白分离法或经批准的其他分离方法分离纯化,并经60℃10小时加温灭活病毒后制成。含适宜稳定剂,不含防腐剂和抗生素。

(1) 基本要求:生产和检定用设施、原材料及辅料、水、器具、动物等应符合"凡例"的有关要求。生产过程中不得加入防腐剂或抗生素。

(2) 制造

1) 原料血浆:①血浆的采集和质量应符合"血液制品生产用人血浆"的规定。②组分Ⅳ沉淀为原材料时,应符合本品种附录"组分Ⅳ沉淀原料质量标准"。③组分Ⅳ沉淀应冻存于-30℃以下,运输温度不得超过-15℃。低温冰冻保存期不得超过1年。④组分Ⅳ沉淀应冻存于-30℃以下,并规定其有效期。

2) 原液:①采用低温乙醇蛋白分离法或经批准的其他分离法制备。组分Ⅳ沉淀为原料时也可用低温乙醇结合柱色谱法。②经纯化、超滤、除菌过滤后即为人血白蛋白原液。

3）半成品：①配制：制品中应加适量的稳定剂，按每1g蛋白质加入0.16mmol辛酸钠或0.08mmol辛酸钠和0.08mmol乙酰色氨酸钠。按成品规格以注射用水稀释蛋白质浓度，并适当调整pH及钠离子浓度。②病毒灭活：每批制品必须在60℃±0.5℃水浴中连续加温至少10小时，以灭活可能残留的污染病毒该灭活步骤可在除菌过滤前或除菌过滤分装后24小时内进行。

4）成品：①分批：应符合"生物制品分批规程"规定。②分装：应符合"生物制品分装和冻干规程"及附录ⅠA有关规定。③培育：分装后，置20～25℃至少4周或30～32℃至少14天后，逐瓶检查外观，应符合外观规定。出现浑浊或烟雾状沉淀之瓶应进行无菌检查，不合格者不能再用于生产。④规格：应为经批准的规格。⑤包装：应符合"生物制品包装规程"及附录ⅠA有关规定。

（3）检定

1）原液检定：①蛋白质含量：可采用双缩脲法（附录ⅥB第三法）测定，应大于成品规格。②纯度：应不低于蛋白质总量的96.0%（附录ⅣA）。③pH：用生理氯化钠溶液将供试品蛋白质含量稀释成10g/L，依法测定（附录ⅤA），pH应为6.4～7.4。④残余乙醇含量：可采用康卫扩散皿法（附录ⅥD）测定，应不高于0.025%。以上检定项目亦可在半成品检定时进行。

2）半成品检定：①无菌检查：依法检查（附录ⅫA），应符合规定。如半成品立即分装，可在除菌过滤后留样做无菌检查。②热原检查：依法检查（附录ⅫD），注射剂量按家兔体重每1kg注射0.6g蛋白质，应符合规定；或采用"细菌内毒素检查法"（附录ⅫE凝胶限度试验），蛋白质浓度分别为5%、10%、20%、25%时，其细菌内毒素限值（L）应分别小于0.5EU/ml、0.83EU/ml、1.67EU/ml、2.08EU/ml。

3）成品检定：详见附录5生物制品——人血白蛋白的分析。

（4）保存、运输及有效期：于2～8℃或室温避光保存和运输。自生产之日起，按批准的有效期执行。标签只能规定一种保存温度及有效期。

（5）附录：组分Ⅳ沉淀原料质量标准。

（6）使用说明：应符合"生物制品包装规程"规定和批准的内容。

第四节　体内药物分析

一、体内药物分析

1. 任务与意义　其主要包括药物代谢动力学参数的测定、TDM、内源性生物活性物质的测定和药物滥用的监测等。定性和定量分析药物在体内的吸收、分布、代谢、消除等动力学过程，为合理用药提供有用的信息。

2. 特点　干扰物多、待测物形式多而浓度低、批内样品间待测物浓度差异大、采样量少、机体差异较大、批内样品多、稳定性差、仪器配置高、方法验证复杂等。

3. 分析方法的设定　主要有三个步骤：一是做好文献分析，归纳与总结出哪些问题已解决，还存在哪些问题等。二是充分了解待测药物的理化性质与体内状况，如药动学参数、体内代谢情况等。三是明确建立的分析方法是测定药代动力学参数，还是监测血药浓度。

前者要求具有一定的灵敏度和准确度,同时应考虑不同时间取得样品中药物浓度变化较大的因素。后者要求方法简便、快速,还应考虑选择具有分离能力或专属测定方法同时测定药物及其代谢物。

4. 分析方法建立的一般实验步骤 主要有五个步骤:一是以纯品建立测定方法:取药物或其代谢物纯品适量,按拟定方法,求得浓度与测定值之间关系,线性回归,阐明最适测定浓度、检测灵敏度、测定最适条件如 pH、温度、反应时间等。二是考察空白生物样品的影响:取空白生物样品,按拟定方法处理,应力求减少体内样品中内源性杂质峰,对无法消除的内源性杂质峰应设法将其从待测药物的色谱区域内移开。能否取得良好的空白生物样品实验结果,是决定测定方法可行性的重要环节,必须设法解决。三是考察回收率及最低检测限:以水代替空白生物样品,添加标准,按拟定方法测定,了解提取回收率及最低检测浓度的情况,从而对萃取溶剂、pH、挥发浓缩等条件进行选择。四是建立标准曲线:于空白生物样品中添加一定量标准品,按拟定方法,求得样品回收率,建立标准曲线。若采用色谱法测定,应首先选择合适的内标,然后进行回收率的测定。五是体内样品的测定:按上述一至四步骤,用于体内样品的测定。同时应注意药物在体内变化;注意药物代谢和蛋白结合情况;选择避免干扰和适合样品情况的方法。

5. 体内样品 主要有体液(血样、尿液和唾液)、组织、排泄物等。

6. 体内样品制备的目的 ①降低背景干扰:消除或抑制内源性物质的干扰,提高特异性及回收率。②提高药物浓度:适应检测灵敏度的要求。③改变药物性质:药物的衍生化(化学改性),适应检测原理的要求,促进分离。④游离待测组分:释放血浆蛋白结合物、缀合物中的待测药物/代谢物,测得药物/代谢物的总浓度。⑤防止分析仪器污染:去蛋白、脂肪、不溶性颗粒等内源性物质。⑥便于自动化在线分析:提高工作效率、准确度及精密度。

7. 体内样品制备的方法 主要有两种:一是离线方法:主要有样品的破坏、缀水物的水解、分离与富集、化学衍生化。二是在线方法:主要有色谱分析法、免疫分析法和生物学方法。其中,色谱分析法主要包括气相色谱法(GC)、高效液相色谱法(HPLC)、色谱-质谱联用法(LC-MS、LC-MS/MS、GC-MS、GC-MS/MS)、液相色谱-飞行时间质谱联用法(LC-TOF-MS)等;免疫分析法主要有放射免疫分析法(RIA)、酶免疫分析法(EIA)、荧光免疫分析法(FIA)等;生物学方法或微生物学方法适用于体内样品中抗生素类药物的测定。

二、体内药物分析实例

人血浆中比索洛尔的 LC-MS 的测定。

(1) 仪器、药品与试剂:Agilent 1100VL 型液相色谱-质谱联用仪;Agilent ChemStation。

(2) 色谱和质谱条件:①色谱条件:ZORBAX SB-C_{18} 色谱柱(250mm×4.6mm,5μm,Agilent Technology);流动相为 10mmol·L^{-1} 醋酸铵水溶液(含 0.1% 的甲酸)-甲醇(32:65),流速为 1.0ml·min^{-1};柱温25℃。②质谱条件:采用气动辅助电喷雾离子化(ESI);选择性离子检测(SIM);正离子(Positive)检测;检测对象为 m/z326.4(比索洛尔的[M+H]$^+$离子)和 m/z 265.4(内标美托洛尔的[M+H]$^+$离子);传输区电压为 70V;干燥气流速为 10L·min^{-1};雾化室压力为 275.8kpa(40psi);干燥气温度为 350℃。

(3) 血浆样品处理:于 10ml 离心管中精密加血浆样品 1ml,内标溶液(0.5ng/ml)50μl,混匀,加1mol/L 氢氧化钠100μl,混匀,加乙酸乙酯5ml,旋涡3分钟,于4000r/min 离心8分钟,取上层有机相移至另一 10ml 干净离心管中,于 35℃水浴氮气流吹干。残渣用 100μl 流动相溶解,于 16000r/分钟离心 3 分钟,取上清液转移至自动进样器样品管中,进样 10μl,进行 HPLC-MS 分析。

（4）标准曲线制备及最低检测浓度测定:取空白血浆 1ml,加比索洛尔标准系列溶液,制成相当于比索洛尔浓度为 0.05、0.1、0.3、1、3、10、30、60 和 120ng/ml 的标准血浆样品,自加入内标溶液开始,按"（3）血浆样品的处理"方法操作,记录色谱图。计算比索洛尔峰面积 A_s 和内标峰面积 Ai 的比值 f(f = As/Ai)。以 f 对血药浓度（C,ng/ml）作权重回归计算,得回归方程 $f = 7.192 \times 10^{-4} + 4.328 \times 10^{-2}$ C（ r = 0.9969,权重系数 $w = 1/C^2$）,最低定量限为 0.05ng/ml,比索洛尔在 0.05 ~ 120ng/ml 浓度范围内线性关系良好。

（5）提取回收率和精密度:考察了比索洛尔在 0.15,15.0 和 100.0ng/ml 低、中、高 3 种浓度水平的血浆提取回收率和批内和批间精密度（RSD）。

（6）血浆样品稳定性考察:分别考察含比索洛尔浓度为 0.15 和 100.0ng/ml 的含药血浆样品在室温放置 8 小时、反复冻融 3 次及冻存 28 天条件下的稳定性。

（7）基质效应考察:分别取比索洛尔标准液适于离心管中,用甲醇配成浓度为 0.15、15.0 和 100.0ng/ml 的溶液各 10 份,每份 1ml,用氮气流吹干,其中 5 份以流动相 120μl 溶解残渣,吸取 10μl,进行 HPLC-MS 分析,记录比索洛尔的峰面积 As。另外 5 份以 120μl 空白血浆提取后的复溶液溶解残渣,吸取 10μl,进行 HPLC-MS 分析,记录比索洛尔的峰面积 Ax。介质效应（ME,%）= Ax/As×100,ME 值小于 115% 或大于 85%,则表明无介质效应,否则即表明有介质效应干扰测定。

第十章

临床药学

第一节　临床药学简介

一、基本概念

1. 临床药学　系指研究有效与合理用药防治疾病的药学学科。

2. 临床药学的研究对象　其研究对象是患者,尤其是肝肾功能不好的患者。

3. 临床药理的研究对象　其研究对象是正常健康人。

4. 临床药学的研究　其主要研究药物在人体内如何发挥最好的药物作用,侧重于药物与患者之间的关系,涉及药物、用药对象和给药方式;体现医疗水平与质量。

5. 临床药师　系指从事临床药学研究、教学和服务患者的高级科学技术人才。

6. 临床药师的职业定位　系作为医疗团队的成员之一,与医师共同承担药物治疗责任。

7. 临床药师的职责　详见本章第二节。

二、发展历史

1950 年起,美国推行的 Pharm. D.（药学博士）教育,不仅推动了美国临床药学事业发展,更使临床药师提供药学服务的概念深入人心。临床药学专业起于 20 世纪 60 年代。1966 年,美国加利福尼亚大学旧金山分校（UCSF）率先创立了临床药学专业;英国于 20 世纪 70 年代初开始推行临床药学,1978 年,英国第一个临床药学硕士培训班在 Manchester 创立,之后,其他综合大学和医药专业大学相继开设了临床药学课程并逐步设立为专业。

2000 年,根据 ACPE(美国药学教育认证委员会)要求,美国全面实施 Pharm. D. 教育,意味着 Pharm. D. 是临床药师职业的唯一入门水平和准入资格。

2007 年 7 月 1 日美国颁布了修订的 Pharm. D. 培养标准和指南,该新标准更加强调培养学生科学基础和实践能力,也先后被世界上大多数国家认可和采纳。

1989 年起,我国也开始推行临床药学,按科学学位方式培养,主要以 5 年制的培养为主(授予学士学位),以 7 年制为辅(授予硕士学位),每年全国招生数量约 1300 人。

经过 50 多年的发展,临床药学的成就和作用得到各国同行认可,其他欧美发达国家也相继开始推广实施。随后越来越多的医院采纳了临床药学实践。同时,临床药师也以自己在药品学和治疗学双重知识结合方面的优势,成为临床治疗团队中的一分子。具有 Pharm. D. 的临床药师再经 1~2 年的"住院药师"培训成为"专科临床药师"。

在美国,临床药学已经发展到了一个很高的阶段,药师(特别是第一线的青年药师)几乎都是临床药师,所以已经没有必要泛泛而谈临床药学,而特别称呼临床药师这个群体。

大家更关注的是如何做好药学实践（pharmacy practice）和药学服务（pharmacy services）工作。目前，基本以"药学实践"和"药学服务"这两个词已经取代了"临床药学"。

三、我国临床药学工作的现状

通过 20 多年来的努力，我国临床药学工作有较快而较大进展，但仍存在许多不足。

1. 临床药学工作尚未得到真正重视　我国近 10 年来临床药学工作有较大的发展与进步，三甲医院都成立了临床药学研究室，按要求配置了相应职数的药师，实际上，绝大多数的药师都还是从事或者偏重于药物制剂及其相关的研究工作，即使药师从事临床药学工作也仅限于对治疗药物的血药浓度监测，尚未真正将临床药学工作开展起来。

2. 临床药学工作的法规尚未完善　我国于 2002 年 1 月发布了《医疗机构药事管理暂行规定》明确提出要"逐步建立临床药师制"，并且"临床药师参与查房和会诊，参与危重患者的救治和病案讨论，对药物治疗提出建议"等。卫生部 2005 年在"医院管理年"活动中，将建立临床药师制，开展临床药学服务作为医院管理的必查内容之一；2007 年批准在全国42 家医院开展临床药师制度试点工作，标志着我国的临床药师制度进入正式试点和全面实施阶段，这表明医院的药学工作已开始进入"以服务患者为中心，促进合理用药为目标"的药学服务阶段。2011 年 3 月 1 日起实施的《医疗机构药事管理规定》要求，医疗机构应当配备临床药师，三级医院临床药师不少于 5 名，二级医院临床药师不少于 3 名。医疗机构药学专业技术人员不得少于本机构卫生专业技术人员的 8%。实际上，这方面工作在医院的开展已有一定发展但收效甚微，但随着我国临床药师制度的不断完善，和工作的不断深入，深信药师们通过不懈地努力将会得到医院的高度重视和支持，能真正做到走出药房，面向临床。

3. 临床药学课程设置欠合理，实习缺乏目标性　其主要表现有五点：一是未按临床药学专业培养要求设置课程，多数高校以现有药学专业课程为主，只是简单地配置了一些医学课程；二是师资力量匮乏，大多数高校缺乏临床药师，多以临床医师代教，或者委托其他医院临床教学；三是偏重于临床医学知识；四是未能将重点放在药物治疗学上，与专业培养目标不一致；五是缺少有意识地在实习过程中培养未来药师与医护人员及患者的沟通技能等。

4. 临床药学工作的硬件缺乏　要开展好临床药学工作及其服务，需要一定的检测仪器设备支撑，就我国的现状而言，绝大多数医院不谈高、精、尖的检测仪器设备，即使是低档次的仪器设备也不具备或者说很难备齐，其硬件条件亟待改善。

第二节　临床药学的主要工作

一、基本工作

1. 药事信息工作　其工作是为临床提供药事信息，主要工作有：①处方、病例用药分析，合理或不合理用药的事例。②监测药物不良反应，药源性疾病，药物交互作用。③危重疑难疾病抢救用药的方案及分析。④农药中毒的药物分析。⑤药品的质量与疗效。⑥注射剂混用的经验与问题。⑦老药新用、剂型改革后的疗效。⑧中草药制剂及生物药剂学与疗效关系。⑨新药与临床应用的评价。

2. 审核处方或用药医嘱　按《中华人民共和国药品管理法》第二十七条以及《处方管理办法》第三十三条、第三十五条、第三十六条和第三十七条的规定：药师必须认真负责地审核医师处方或医嘱用药的适宜性和"四查十对"，防止用药失误。

3. 参与患者的日常性查房、会诊、病例讨论　药师应提出对药物治疗的意见或建议，特别是患者在药物治疗过程中可能出现与药物相关的、已经存在的或潜在的药物治疗问题。对重点患者应实施用药监护，并写药历和总结药物治疗经验。

4. 指导护士用药与药品管理　药师应帮助并指导护士做好病房（区）药品的管理，特别是特殊管理药品、危害药品和高危药品的正确请领、适宜的保管和正确、适当的给患者用药。

5. 指导患者安全用药　按照医师用药医嘱，对患者的药物治疗进行用药教育和安全用药指导，宣传合理用药知识，提升其用药依从性。掌握与临床用药相关的药物信息，提供用药信息与药学咨询服务，向公众宣传合理用药知识；

6. 参与医疗质量管理　其重点应是：药品质量、药物合理应用、药品不良反应与药源性疾病及其预防、参与处方或用药医嘱点评等。

7. 开展抗菌药物临床应用监测　实施处方点评与超常预警，促进合理用药。

8. 药品的安全性与有效性监测　主要有两方面工作：一是参与新药临床试验和新药上市后安全性与有效性监测。二是监测住院患者的用药情况，监测药物主要有庆大霉素、妥布霉素、苯妥英钠、茶碱、地戈辛、奎尼丁、洋地黄毒苷、阿米卡星、万古霉素等。

二、重点工作

1. 建立治疗药物监测（therapeutic drug monitoring，TDM）　系指在药代动力学原理指导下应用现代分析技术测定患者血液或其他体液中治疗药物的体内代谢过程。用于药物治疗的评价，这是指导医生用药的依据。其目的是提出个体化给药方案，以提高药物的疗效，避免或减少毒副反应；同时也为药物过量中毒的诊断和处理提供有价值的实验室依据。治疗药物监测的流程：一般为治疗决策（医师/临床药师）→处方剂量（医师/临床药师）→初剂量设计（医师/临床药师）→调剂（药师）→投药（护师/药师）→观察（医师/临床药师/护师）→抽血（医师/临床药师/护师/检验师）→血药浓度监测（临床药师/检验师）→药动学处理（临床药师/医师）→调整给药方案（医师/临床药师）。

2. 减少药源性疾病　为避免超药品说明书用药、不合理用药及滥用药所造成的危害，药师应重点掌握临床用药情况，保证合理用药，提高疗效，减少药源性疾病的发生。

3. 指导合理用药　药师应进入临床，为医生提供用药咨询，积极参与制订个体化给药方案，以指导临床合理用药，为减少药物不良反应积累临床资料和经验。

4. 开展临床药学的研究工作　积极开展临床用药的监测，研究生物体液、血药浓度、药效及毒性的相互关系，同时开展药物代谢的研究工作，探讨最佳给药方案，以此提高用药的效果，减少不良反应的发生。

5. 建立药品不良反应报告和监测　各医院应积极建立药品不良反应报告和监测系统，按《药品不良反应报告和监测管理办法》执行。在临床工作实践中，药师应与医师、护理人员共同做好严重药品不良反应、用药错误和药害事件监测，并及时做好收集、整理和反馈工作。

6. 药品评价工作　作好新老药品的观察及疗效评价工作，并记录整理药物治疗的各种资料,为评价新老药品并提出改进和淘汰药物的品种提供科学依据。

第三节　临床药学专业介绍

一、培养目标与主要课程

1. 培养目标　本专业培养能保障临床医师安全、有效、经济和合理用药的临床药师。

2. 培养要求　主要学习药学及临床医学的基础知识及实践技能,接受临床药学实践、研究方法和技能的基本培训。掌握参与临床药物治疗方案的设计与实践、实施合理用药的基础知识及技能;熟悉临床药学技术工作、药品评价(新药评价及药品再评价)、药学信息与咨询服务,药品不良反应的监测与防治。

3. 基础课程　主要有大学英语、高等数学、数理统计、物理学等。

4. 专业基础课程　可分为医学基础类课程和化学类课程。前者主要有解剖学、生理学、生物化学、病理生理学、微生物学、免疫学、诊断学、内科学、外科学、妇科学、儿科学等。后者主要有基础化学、分析化学、有机化学等。

5. 专业课程　①专业核心课程:药物治疗学(将临床医学与治疗学授课整合)。②药学课程:包括天然药物化学、药物化学、药剂学、药物分析学、药理学、药物毒理学、临床药物代谢动力学、药品不良反应与药物警戒等。③人文社会科学类课程:包括药物经济学、药事管理、药师沟通技巧、医院药事法规与 GCP、药学伦理学、药学信息检索等。

二、修业年限

本专业的修业年限一般为五年。北京大学开设的是六年制,山东大学开设的是七年制。

三、我国临床药学专业的现状

随着医药科技事业的发展,人们对健康水平与生活质量有了更高的追求,同时也给临床药学专业带来机遇与挑战。据不完全统计,五年制临床药学专业 2009 年全国有 7 所院校招生 503 人,而 2013 年全国有 22 所院校招生达 1328 人。

与国外的临床药学及其专业培养目标相比,我国临床药学专业培养的人才从本质上而言还有相当的距离,其主要存在三个方面的问题:一是培养模式问题,以临床医生为主导"小医生"方式培养模式,致使临床药学学生远离本专业的培养目标。二是"三缺少"问题,就我国该专业的发展历程而言,也就短短的一二十年。目前存在的"三缺少"问题,即缺少专业核心课程《药物治疗学》的教材;缺少临床药师执教;缺少临床药学专业的培养标准。三是专业实习问题,现主要以临床医生为主导的临床药学专业实习模式,导致学生学习过于偏重医学知识而药学知识匮乏,失去了本专业合理用药的特点。为此,打破现行的临床药学人才培养模式,架构以临床药师为主的《药物治疗学》核心课程教学与专业实践,建立临床药师(为主)与临床医生(为辅)的临床药学人才培养的新模式,十分必要且迫在眉睫。

第十一章

药事管理学

1. "药事"(pharmaceutical affairs) 系指与药品的研制、生产、流通、使用、价格、广告、信息和监管等活动有关的事。

2. 药事管理学(pharmacy administration) 系指利用管理学、法学、经济学、社会学的理论和方法研究药事管理活动及其规律的综合应用性学科。

第一节 药事管理体制

一、药品监督管理机构

药品监督管理机构是国家药品监督管理的行政机关,主要依据国家的政策、法律,运用法定权力,为实现国家的医药卫生工作的社会目标,对药事进行有效的监督管理。

(一)国家药品监督管理部门及其职责

2013 年 3 月 10 日在第十二届全国人民代表大会第一次会议上根据《关于国务院机构改革和职能转变方案的说明》要求组建国家食品药品监督管理总局。其主要职责有十项。

(1)负责起草食品(含食品添加剂、保健食品,下同)安全、药品(含中药、民族药,下同)、医疗器械、化妆品监督管理的法律法规草案,拟订政策规划,制定部门规章,推动建立落实食品安全企业主体责任、地方人民政府负总责的机制,建立食品药品重大信息直报制度,并组织实施和监督检查,着力防范区域性、系统性食品药品安全风险。

(2)负责制定食品行政许可的实施办法并监督实施。建立食品安全隐患排查治理机制,制定全国食品安全检查年度计划、重大整顿治理方案并组织落实。负责建立食品安全信息统一公布制度,公布重大食品安全信息。参与制定食品安全风险监测计划、食品安全标准,根据食品安全风险监测计划开展食品安全风险监测工作。

(3)负责组织制定、公布国家药典等药品和医疗器械标准、分类管理制度并监督实施。负责制定药品和医疗器械研制、生产、经营、使用质量管理规范并监督实施。负责药品、医疗器械注册并监督检查。建立药品不良反应、医疗器械不良事件监测体系,并开展监测和处置工作。拟订并完善执业药师资格准入制度,指导监督执业药师注册工作。参与制定国家基本药物目录,配合实施国家基本药物制度。制定化妆品监督管理办法并监督实施。

(4)负责制定食品、药品、医疗器械、化妆品监督管理的稽查制度并组织实施,组织查处重大违法行为。建立问题产品召回和处置制度并监督实施。

(5)负责食品药品安全事故应急体系建设,组织和指导食品药品安全事故应急处置和调查处理工作,监督事故查处落实情况。

(6)负责制定食品药品安全科技发展规划并组织实施,推动食品药品检验检测体系、电子监管追溯体系和信息化建设。

（7）负责开展食品药品安全宣传、教育培训、国际交流与合作。推进诚信体系建设。

（8）指导地方食品药品监督管理工作,规范行政执法行为,完善行政执法与刑事司法衔接机制。

（9）承担国务院食品安全委员会日常工作。负责食品安全监督管理综合协调,推动健全协调联动机制。督促检查省级人民政府履行食品安全监督管理职责并负责考核评价。

（10）承办国务院及国务院食品安全委员会交办的其他事项。

（二）药品监督管理其他相关部门及其职责

1. 卫生行政部门（国家卫生和计划生育委员会）　2013年3月10日在第十二届全国人民代表大会第一次会议上根据《关于国务院机构改革和职能转变方案的说明》的要求组建国家卫生和计划生育委员会。同时,将人口计生委的研究拟订人口发展战略、规划及人口政策职责划入发展和改革委员会。国家中医药管理局由国家卫生和计划生育委员会管理。其主要职责是统筹规划医疗卫生和计划生育服务资源配置,组织制定国家基本药物制度,拟订计划生育政策,监督管理公共卫生和医疗服务,负责计划生育管理和服务工作等。

中医药管理部门的主要职责是负责拟定中医药和民族医药事业发展的规划、政策和相关标准以及中药资源保护、开发和合理利用。

2. 发展和改革宏观调控部门（发改委）　主要职责是负责监测和管理药品宏观经济;负责药品价格的监督管理工作。

3. 人力资源和社会保障部门（人保部门）　主要职责是统筹建立覆盖城乡的社会保障体系。负责统筹拟订医疗保险、生育保险政策、规划和标准;拟订医疗保险、生育保险基金管理办法;组织拟订定点医疗机构、药店的医疗保险服务和生育保险服务管理、结算办法及支付范围等工作,包括制定并发布《国家基本医疗保险、工伤保险和生育保险药品目录》。

4. 工商行政管理部门　负责药品生产、经营企业的工商登记、注册(营业执照),负责查处无照生产、经营药品的行为。负责药品广告监督与处罚发布虚假违法药品广告的行为。负责监督管理药品市场交易行为和网络商品交易行为,包括城乡集贸市场的中药材经营。

5. 工业和信息化管理部门（工信部）　负责拟定和实施生物医药产业的规划、政策和标准;承担医药行业管理工作;承担中药材生产扶持项目管理和国家药品储备管理工作。同时,配合药监部门加强对互联网药品广告的整治。

6. 商务管理部门（商务部）　作为药品流通行业的管理部门,负责研究制定药品流通行业发展规划、行业标准和有关政策,配合实施国家基本药物制度。

7. 中国海关　负责药品进出口口岸的设置;药品进口与出口的监管。

8. 公安部门　负责涉药刑事案件的受理和立案侦查;协同药监部门打击违法制售假、劣药品以及有关麻醉药品和精神药品生产、销售、使用中的违法犯罪行为。

9. 监察部门　负责调查处理药品监督管理人员的违法行政纪律的行为。

二、药品技术监督管理机构

1. 中国食品药品检定研究院　系国家食品药品监督管理总局的直属事业单位,是国家检验药品生物制品质量的法定机构。于2010年9月26日由中国药品生物制品检定所更名。

2. 中国食品药品检定研究院的职责 主要有十项职责:①承担依法实施药品审批和质量监督检查所需的检验和复验工作。②负责标定和管理国家药品标准品、对照品。③负责组织药品、医疗器械的质量抽查检验工作并提供质量公告的技术数据。④受国家食品药品监督管理总局委托,对省级药品检验所及口岸药品检验所进行实验室技术考核及业务指导,对药品生产、经营企业和医疗机构中的药品检验机构或人员进行业务指导。⑤受国家食品药品监督管理局委托,承担生物制品批签发的具体业务工作。⑥对有关直接接触药品的包装材料和容器、药用辅料的药用要求与标准进行实验室复核并提出复核意见。⑦承担司法机构委托的对涉嫌"足以危害人体健康"的假药进行药品含量和杂质成份等的技术鉴定。⑧承担药品、生物制品、医疗器械注册检验;协助国家食品药品监督管理局参与药品、医疗器械行政监督。⑨受国家食品药品监督管理局委托,承担有关药品、医疗器械、保健食品广告的技术监督。⑩对有关药品、生物制品注册标准进行实验室复核并提出复核意见。

3. 中国食品药品检定研究院的重点工作职责 主要有四项:①负责审批和注册检验、质量监督检验、抽查等各类检验工作;②标定对照品、标准品;③各类药品、内包材和药用辅料的标准复核;④承担国家药品安全评价工作。

4. 国家药典委员会 其任务和职责为:①编制《中华人民共和国药典》(以下简称《中国药典》)及其增补本。②组织制定和修订国家药品标准以及直接接触药品的包装材料和容器、药用辅料的药用要求与标准。③负责药品试行标准转为正式标准的技术审核工作。

5. 国家食品药品监督管理局药品审评中心 负责组织对药品注册申请进行技术审评。

6. 国家食品药品监督管理局药品评价中心(含国家药品不良反应监测中心) 主要职责为:①参与国家基本药物目录制定、调整的技术工作及其相关业务组织工作。②承担非处方药目录制定、调整的技术工作及其相关业务组织工作。③承担药品再评价和淘汰药品的技术工作及其相关业务组织工作。④承担全国药品不良反应监测的技术工作及其相关业务组织工作,对省、自治区、直辖市药品不良反应监测中心进行技术指导。⑤承担全国医疗器械上市后不良事件监测和再评价的技术工作及其相关业务组织工作,对省、自治区、直辖市医疗器械不良事件监测机构进行技术指导。

7. 国家食品药品监督管理局药品认证管理中心 系国家食品药品监督管理局的直属机构。职责为:①参与制定、修订 GXP。②对依法向国家食品药品监督管理局申请 GMP 认证的药品、医疗器械生产企业、GAP 认证的企业(单位)和 GCP 认定的医疗机构实施现场检查等相关工作。受国家食品药品监督管理局委托,对药品研究机构组织实施 GLP 现场检查等相关工作。③受国家食品药品监督管理局委托,对有关取得认证证书的单位实施跟踪检查和监督抽查。

8. 国家食品药品监督管理局执业药师资格认证中心 主要职责为:承担执业药师资格考试、注册、继续教育等专业技术业务组织工作。

9. 国家中药品种保护审评委员会 其与国家食品药品监督管理局保健食品审评中心实行一套机构、两块牌子管理。

第二节 药品质量及其监督检验

一、药品及其质量监督

1. 药品的质量特性 主要表现为有效性、安全性、稳定性和均一性等四个方面。

2. 药品的特殊性 药品是以货币交换形式到达患者的,所以它也是一种商品,但药品是以治病救人为目的,所以是特殊商品。其特殊性有四点:一是专属性:系表现在对症治疗,患什么病用什么药。它具有不可替代性。二是两重性:系指药品有防病治病的药效性,也有不良反应的毒性。三是重要性:由于药品与人们的生命有直接关系,确保药品质量尤为重要。四是时限性:只有防病治病时才有用。

3. 药品质量管理规范 主要涉及药物与药品研究、生产、流通和使用等过程中的质量管理规范,有五个方面:一是《药物非临床研究质量管理规范》,英文名 Good Laboratory Practice,简称 GLP。二是《药物临床试验质量管理规范》,英文名 Good Clinical Practice,简称 GCP。三是《药品生产质量管理规范》,英文名 Good Manufacturing Practice,简称 GMP。系药品生产和质量管理的基本准则。四是《药品经营质量管理规范》,英文名 Good Supply Practice,简称 GSP。系药品经营企业质量管理的基本准则。五是《中药材生产质量管理规范》,英文名 Good Agriculture Practice,简称为 GAP。系对中药材生产全过程进行规范化的质量管理制度。

4. 药品质量监督检验 可分为抽查检验、注册检验、指定检验和复验等类型。由国家设置的各级药品检验部门负责检验。

二、药品生产质量管理规范

1. 药品生产质量管理规范 系指药品生产全过程中用科学、合理、规范化条件和方法来保证生产出优良药品的一整套管理方法。英文名 Good Manufacturing Practices for Drugs,缩写 GMP,直译"优良的生产实践",系社会发展中医药实践教训的总结和人类智慧的结晶。

在我国,1982 年由中国医药工业公司制定了《GMP(试行)》,1988 年卫生部颁发《药品生产质量管理规范》,1992 年又颁发了修订版(1992 年版)。2011 年 1 月 17 日,国家食品药品监管局发布《药品生产质量管理规范(2010 年修订)》,自 2011 年 3 月 1 日起施行。血液制品、疫苗、注射剂等高风险药品,应在 2013 年 12 月 31 日前达到新版 GMP 要求,其他类别药品生产均应在 2015 年 12 月 31 日前达到新版 GMP 要求。

2. 药品生产质量管理规范的分类 按适用范围,可分为三类:一是具有国际性质,如WHO 的 GMP,北欧七国自由贸易联盟制订的 GMP(或 IPC:Pharmaceutic Inspection Convention)等。二是国家权力机构颁发,如中国卫生部及后来国家药品监督管理局、美国 FDA、英国卫生和社会保险部、日本厚生省等政府机关制订的 GMP。三是工业组织制订,如美国制药工业联合会制订的,其标准不低于美国政府制订的 GMP、中国医药工业公司制订的 GMP及其实施指南,甚至包括药厂或公司自己制订的 GMP。按性质,可分为两类:一是 GMP 作为法律规定,如中国、美国和日本的 GMP。二是将 GMP 作为建议性规定,对药品生产和质量管理起到指导性作用,如 WHO 的 GMP。

3. 药品生产质量管理规范的基本要求 主要有九点。

(1) 明确规定生产工艺,系统回顾并证明可持续稳定生产符合标准的产品。

(2) 生产工艺及其重大变更均经过验证。

(3) 已配备所需的资源,包括:①具有适当资质并经培训合格的人员,按操作规程正确操作;②足够的厂房和空间;③适用的设备和维修保障;④正确的原辅料、包装材料和标签;⑤批准的工艺规程和操作规程;⑥适当储运条件。

(4) 使用准确、易懂的语言制定操作规程。

（5）生产全过程有记录,偏差均经过调查并记录。

（6）批记录和发运记录能够追溯批产品的完整历史,并妥善保存、便于查阅。

（7）尽可能降低药品发运的质量风险。

（8）建立药品召回系统,可召回任何一批已发运销售的产品。

（9）审查药品的投诉,调查导致质量缺陷的原因,并采取措施,防止再次发生类似的质量缺陷。

4. 药品批次划分原则 主要有①大、小容量注射剂以同一配液罐一次配制药液生产的均质产品为一批。②粉针剂以同一批无菌原料药在同一批连续生产周期内生产的均质产品为一批。③冻干粉针以同一批药液用同一台冻干机在同一生产周期内生产的均质产品为一批。④眼用制剂、软膏剂、乳剂和混悬剂等以同一配制罐最终一次配制所生产的均质产品为一批。⑤连续生产的原料药,在一定时间间隔内生产的在规定限度内的均质产品为一批。⑥间歇生产的原料药,可由一定数量的产品经最后混合所得的在规定限度内的均质产品为一批。混合前的产品必须按同一工艺生产并符合质量标准,且有可追踪的记录。

5.《药品生产质量管理规范(2010年修订)》的特点 主要有①加强了药品生产质量管理体系建设,大幅提高对企业质量管理软件方面的要求。②全面强化了从业人员的素质要求。增加了对从事药品生产质量管理人员素质要求的条款和内容,并明确了职责。例如,新版药品GMP明确药品生产企业的关键人员包括企业负责人、生产管理负责人、质量管理负责人、质量受权人等必须具有资质和应履行职责。③细化了操作规程、生产记录等文件管理规定,增加了指导性和可操作性。④进一步完善了药品安全保障措施,引入了质量风险管理概念。

三、药品标准

1. 药品标准 系指对药品的质量指标、生产工艺和检验方法所作的技术要求和规定,其内容包括药品的名称、成分或处方的组成;含量及其检查、检验方法;制剂的辅料;允许的杂质及其限量要求以及药品的作用、用途、用法、用量;注意事项;储藏方法等。

2. 药品标准的分类 主要分为国家药品标准和炮制规范。

（1）国家药品标准:又分为《中国药典》、国家食品药品监督管理局颁布的药品标准和药品注册标准。

1）《中国药典》:①由国家药典委员会编纂,国家食品药品监督管理总局颁布。②《中国药典》是国家药品标准的核心,是国家为保证药品质量、保护人民用药安全有效而制定的法典。③中华人民共和国成立以后第一版:1953年版,以后各版依次是1963年版,1977年版,1985年版,1990年版,1995年版,2000年版,2005年版和现行2010年版(第九版)。第九版分三部:第一部主要收载中药材及中药成方制剂,第二部主要收载化学药物、抗生素及其制剂,第三部主要收载生物制品及其制剂。

2）国家食品药品监督管理总局颁布的药品标准:系指未列入《中国药典》而由国家食品药品监督管理局颁布的药品标准,以及与药品质量指标、生产工艺和检验方法相关的技术指导原则和规范。

3）药品注册标准:系指国家食品药品监督管理总局批准经申请人特定药品的标准,生产该药品的生产企业必须执行该注册标准。根据《标准化法》规定和国际惯例,国家标准是市场准入的最低标准,原则上行业标准高于国家标准,企业标准应高于行业标准。所以,药品注册标准不得低于《中国药典》的规定。

(2)炮制规范:系指中药饮片炮制规范。《药品管理法》规定,中药饮片必须按照国家药品标准炮制;国家药品标准没有规定的,必须按照省、自治区、直辖市人民政府药品监督管理部门制定的炮制规范炮制。省、自治区、直辖市人民政府药品监督管理部门制定的炮制规范应当报国务院药品监督管理部门备案。

3. 药品标准的管理

(1)载入《中国药典》的药品标准:是国家对同品种药品质量的最基本的要求,该药品的研制、生产、经营、使用、监督及检验等活动的标准均不得低于《中国药典》的要求。

(2)药品标准的修订与废止:《中国药典》的修订,一般每五年修订一次。

(3)2010年版《中国药典》的管理:现行版《中国药典》于2010年10月1日起执行。药品研制、生产、经营、使用和监督管理均应以《中国药典》为法定依据。

四、国家药品编码

1. 国家药品编码的适用范围　系指在药品研制、生产、经营、使用和监督管理中由计算机使用的表示特定信息的编码标识。国家药品编码以数字或数字与字母组合形式表现,适用于药品研究、生产、经营、使用和监督管理等各个领域,以及电子政务、电子商务的信息化建设、信息处理和信息交换。

2. 国家药品编码的编制原则　应遵循科学性、实用性、规范性、完整性与可操作性的原则,同时兼顾扩展性与可维护性。

3. 国家药品编码的编制分类　由本位码、监管码和分类码三部分组成。本位码由药品国别码、药品类别码、药品本体码、校验码依次连接而成。

4. 国家药品编码本位码编制规则　其药品编码本位码共14位,由药品国别码、药品类别码、药品本体码和校验码依次连接组成,不留空格。一是前2位,为药品国别码为"86",代表在我国境内生产、销售的所有药品。二是第3位,药品类别码为"9",代表药品。三是4到13位,为本体码,其中前5位,为药品企业标识,根据《企业法人营业执照》、《药品生产许可证》,遵循一照一证的原则,按照流水的方式编制;而后5位为药品产品标识,是指前5位确定的企业所拥有的所有药品产品。四是校验码,系国家药品编码本位码中的最后一个字符,通过特定的数学公式来检验国家药品编码本位码中前13位数字的正确性。

5. 国家药品编码的管理　国家药品编码本位码由国家局统一编制赋码,药品生产上市注册申请获得审批通过的同时获得国家药品编码,在生产、经营、使用和监督管理过程中使用。

第三节　中药管理

一、中药管理有关规定

(一)《药品管理法》对中药管理的规定

1. 中药材的管理　《药品管理法》中明确提出"国家实行中药品种保护制度。具体办法由国务院制定";"新发现和从国外引种的药材必须经国家药品监督管理部门审核批准后,方可销售";"地区性民间习用药材的管理办法,由国务院药品监督管理部门会同国务院中医药管理部门制定";"中药材的种植、采集和饲养的管理办法,由国务院另行制定"等中药监管的法律要求。同时还规定"城乡集市贸易市场可以出售中药材(国家另有规定除外)"。药品经营企业销售中药材,必须标明产地。实行批准文号管理的中药材、中药饮片品种目录由国务院药品监督管理部门会同国务院中医药管理部门制定。"这些规定一定程度上弥补了以往中药监管上的法律空白。

2. 中药饮片的管理 《药品管理法》中对中药饮片的监管要求包括:"中药饮片的炮制,必须按照国家药品标准炮制,国家药品标准没有规定的,必须按照省、自治区、直辖市药品监督管理部门制定的炮制规范炮制";"生产新药或者已有国家标准的药品,须经国家药品监督管理部门批准,并发给批准文号"。

(二)《药品管理法实施条例》对中药管理的规定

1. 国家鼓励培育中药材 对集中规模化栽培养殖,质量可以控制并符合国务院药品监督管理部门规定条件的中药材品种,实行批准文号管理。

2. 中药饮片 其包装应当选用与药品质量相适应的包装材料和容器;包装不符合规定的中药饮片,不得销售。中药饮片包装必须印有或贴有标签。

中药饮片的标签必须注明品名、规格、产地、生产企业、产品批号、生产日期,实施批准文号管理的中药饮片还必须注明药品批准文号。

(三)《中华人民共和国中医药条例》对中药管理的规定

2003年4月7日,国务院总理温家宝签署第374号国务院令,公布了《中华人民共和国中医药条例》,自2003年10月1日起施行。该条例规定,中药的研制、生产、经营、使用和监督管理依照《药品管理法》执行。

(四)《国务院关于扶持和促进中医药事业发展的若干意见》对中药管理的规定

2009年4月21日,国务院以国发〔2009〕22号文件发布了《国务院关于扶持和促进中医药事业发展的若干意见》。该文件指出:《中共中央国务院关于深化医药卫生体制改革的意见》提出,要坚持中西医并重的方针,充分发挥中医药作用。为进一步扶持和促进中医药事业发展,落实医药卫生体制改革任务,国务院提出10条扶持和促进中医药事业发展的意见,其中第六条专门对提升中药产业发展水平作出了规定。

1. 促进中药资源的可持续发展 加强对中药资源的保护、研究开发和合理利用。开展全国中药资源普查,加强中药资源监测和信息网络建设。保护药用野生动植物资源,加快种质资源库建设,加强珍稀濒危品种保护、繁育和替代品研究,促进资源恢复与增长。建设道地药材良种繁育体系和中药材种植规范化、规模化生产基地。

2. 建设现代中药工业和商业体系 加强中药产业发展的统筹规划,制定有利于中药产业发展的优惠政策。组织实施现代中药高技术产业化项目,加大支持力度。鼓励中药企业优势资源整合,建设现代中药产业制造基地、物流基地,打造一批知名中药生产、流通企业。加大对中药行业驰名商标、著名商标的扶持与保护力度。优化中药产品出口结构,提高中药出口产品附加值,扶持中药企业开拓国际市场。

3. 加强中药管理 完善中药注册管理,充分体现中药特点,着力提高中药新药的质量和临床疗效。推进实施中药材生产质量管理规范,加强对中药饮片生产质量和中药材、中药饮片流通监管。加强对医疗机构使用中药饮片和配制中药制剂的管理,鼓励和支持医疗机构研制和应用特色中药制剂。

(五)《药品经营质量管理规范》对中药材、中药饮片的管理规定

(详见:药品经营质量管理规范)

(六)《关于加强中药饮片监督管理的通知》对中药饮片管理的规定

(略)

二、野生药材资源保护管理条例

为了保护和合理利用野生药材资源,适应人民医疗保健事业的需要,国务院于 1987 年 10 月 30 日发布了《野生药材资源保护管理条例》,自 1987 年 12 月 1 日起施行。

1.《野生药材资源保护管理条例》的原则 国家对野生药材资源实行保护、采猎相结合的原则,并创造条件开展人工种养。

2. 国家重点保护野生药材物种的分级 国家重点保护的野生药材物种分为三级管理。一级保护野生药材物种:系指濒临灭绝状态的稀有珍贵野生药材物种。二级保护野生药材物种:系指分布区域缩小,资源处于衰竭状态的重要野生药材物种。三级保护野生药材物种:系指资源严重减少的主要常用野生药材物种。

3. 国家重点保护野生药材的采猎管理规定 主要有三点:一是对一级保护野生药材物种的管理,禁止采猎一级保护野生药材物种。二是对二、三级保护野生药材物种的管理,采猎者必须持有采药证,需要进行采伐或狩猎的,必须申请采伐证或狩猎证。不得在禁止采猎区、禁止采猎期采猎二、三级保护野生药材物种,并不得使用禁用工具进行采猎。二、三级保护野生药材物种属于国家计划管理的品种,由中国药材公司统一经营管理,其余品种由产地县药材公司或其委托单位按照计划收购。三是罚则,违反采猎、收购、保护野生药材物种规定的单位或个人,由当地县以上药品生产经营行业主管部门会同同级有关部门没收其非法采猎的野生药材及使用工具,并处以罚款。破坏野生药材资源情节严重,构成犯罪的,由司法机关依法追究刑事责任。

4. 国家重点保护野生药材的出口管理规定 主要有三条:一是一级保护野生药材物种不得出口。二是二、三级保护野生药材物种实行限量出口。三是违反保护野生药材物种出口管理的,由工商行政管理部门或有关部门没收其野生药材和全部违法所得,并处以罚款。

5. 国家重点保护的野生药材物种名录 主要分三级保护:①一级保护药材物种,虎骨(已被禁止贸易)、豹骨、羚羊角、鹿茸(梅花鹿)。(两块骨头、两类角)。②二级保护药材物种,鹿茸(马鹿)、麝香、熊胆、穿山甲、蟾酥、蛤蟆油、金钱白花蛇、乌梢蛇、蕲蛇、蛤蚧、甘草、黄连、人参、杜仲、厚朴、黄柏、血竭。③三级保护药材物种,川贝母、伊贝母、刺五加、黄芩、天冬、猪苓、龙胆、防风、远志、胡黄连、肉苁蓉、秦艽、细辛、紫草、五味子、蔓荆子、诃子、山茱萸、石斛、阿魏、连翘、羌活。

三、中药品种保护

为了提高中药品种质量,保护中药生产企业的合法权益,促进中药事业的发展,1992 年 10 月 14 日国务院以第 106 号令颁发了《中药品种保护条例》,自 1993 年 1 月 1 日起施行。

1.《中药品种保护条例》的目的意义 其目的是为了提高中药品种的质量,保护中药生产企业的合法权益,促进中药事业的发展。中药品种保护法规的颁布实施,对保护中药名优产品,保护中药研制生产的知识产权,提高中药质量和信誉,推动中药制药企业的科技进步,开发临床安全有效的新药和促进中药走向国际医药市场均具有重要的意义。

2.《中药品种保护条例》的适用范围 本条例属于国务院颁发的行政法规。适用于中国境内生产制造的中药品种,包括中成药、天然药物的提取物及其制剂和中药人工制成品。

申请专利的中药品种,依照专利法的规定办理,不适用本条例。

3. 中药保护品种的范围 依照《中药品种保护条例》,受保护的中药品种,必须是列入国家药品标准的品种。

4. 中药保护品种的等级划分 可分为一级和二级进行管理。中药一级保护品种的保护期限分别为 30 年、20 年、10 年;中药二级保护品种的保护期限为 7 年。

(1)申请中药一级保护品种应具备的条件:符合下列条件之一的中药品种,可以申请一级保护。①对特定疾病有特殊疗效的;②相当于国家一级保护野生药材物种的人工制成品;③用于预防和治疗特殊疾病的。

(2)申请中药二级保护品种应具备的条件:符合下列条件之一的中药品种,可以申请二级保护。①符合上述一级保护的品种或者已经解除一级保护的品种;②对特定疾病有显著疗效的;③从天然药物中提取的有效物质及特殊制剂。

5. 中药一级保护品种的保护措施 ①该品种的处方组成、工艺制法在保护期内由获得《中药保护品种证书》的生产企业和有关的药品监督管理部门、单位和个人负责保密,不得公开。②向国外转让中药一级保护品种的处方组成、工艺制法,应当按照国家有关保密的规定办理。③因特殊情况需要延长保护期的,由生产企业在该品种保护期满前 6 个月,依照中药品种保护条例的规定程序申报。由国家药品监督管理部门确定延长的保护期限,不得超过第一次批准的保护期限。

6. 中药二级保护品种的保护措施 在保护期满后可以延长保护期限,时间为 7 年,由生产企业在该品种保护期满前 6 个月依据条例规定的程序申报。

7. 其他措施 除临床用药紧张的中药保护品种另有规定外,被批准保护的中药品种在保护期内仅限于已获得《中药保护品种证书》的企业生产。

四、中药材生产质量管理规范

2002 年 4 月 17 日,国家药品监督管理局以第 32 号局令发布了《中药材生产质量管理规范(试行)》(Good Agricultural Practice,GAP),自 2002 年 6 月 1 日起施行。

1. 制定《中药材生产质量管理规范》的目的 其目的是规范中药材生产,保护中药材质量,促进中药标准化、现代化。

2. GAP 的适用范围 适用于中药材生产企业生产中药材(含植物、动物药)的全过程。

3. 采集应坚持"最大持续产量"原则 最大持续产量是指在不危害生态环境的基础上,

可持续生产(采收)的最大产量。野生或半野生药用动植物的采集应坚持"最大持续产量"的原则,有计划地进行野生抚育、轮采与封育,以利生物的繁衍与资源的更新。

4. 确定适宜的采收时间和方法　根据产品质量及植物单位面积产量或动物养殖数量,并参考传统采收经验等因素确定适宜的采收时间,包括采收期、采收年限,以及采收方法。

5. 对采收机械与器具的要求　应保持清洁、无污染,存放在无虫鼠和禽畜的干燥场所。

6. 对加工场地的要求　应清洁、通风,具有遮阳、防雨和防鼠、虫及禽畜的设施。

7. 对药用部分采收后的要求　药用部分采收后,经过拣选、清洗、切制或修整等适宜的加工,需干燥的应采用适宜的方法和技术迅速干燥,并控制温度和湿度,使中药材不受污染,有效成分不被破坏。鲜用药材可采用冷藏、砂藏、罐储、生物保鲜等适宜的保鲜方法,尽可能不使用保鲜剂和防腐剂。如必须使用时,应符合国家对食品添加剂的有关规定。

8. 道地药材的加工　按传统方法加工。若有改动,应提供充分试验数据,不得影响药材质量。

9. 包装　应清洁、干燥、无污染、无破损,并符合药材质量要求。包装应按标准操作:规程操作,并有批包装记录。包装记录应包括品名。规格、产地、批号、重量、包装工号、包装日期等。在每件药材包装上,应标明品名、规格、产地、批号、包装日期、生产单位,并附有质量合格的标志。易破碎的药材应使用坚固的箱盒包装,毒性、麻醉性、贵细药材应使用特殊包装,并应贴上相应的标记。

10. 运输　药材批量运输时,不应与其他有毒、有害、易串味物质混装。运输容器应具有较好的通气性,以保持干燥,并应有防潮措施。

11. 储藏　药材仓库应通风、干燥、避光,必要时安装空调及除湿设备,并具有防鼠、虫、禽畜的措施。地面应整洁、无缝隙、易清洁。药材应存放在货架上,与墙壁保持足够距离,防止虫蛀、霉变、腐烂、泛油等现象发生,并定期检查。

12. 设置质量管理部门　生产企业应设质量管理部门,负责中药材生产全过程的监督管理和质量监控,并应配备与药材生产规模、品种检验要求相适应的人员、场所、仪器和设备。

13. 质量管理部门的主要职责　主要有四条:一是负责环境监测、卫生管理;二是负责生产资料、包装材料及药材的检验,并出具检验报告;三是负责制定培训计划,并监督实施;四是负责制定和管理质量文件,并对生产、包装、检验等各种原始记录进行管理。

14. 药材包装前应对每批药材进行检验　药材包装前,质量检验部门应对每批药材按中药材国家标准或经审核批准的中药材标准进行检验。检验项目应至少包括药材性状与鉴别、杂质、水分、灰分与酸不溶性灰分、浸出物、指标性成分或有效成分含量。农药残留量、重金属及微生物限度均应符合国家标准和有关规定。不合格的中药材不得出厂和销售。

15. 中药材 GAP 证书的有效期　一般为 5 年,生产企业在《中药材 GAP 证书》有效期满前 6 个月,按照规定重新申请中药材 GAP 认证。

第四节　药学职业道德

1. 药学职业道德　系指调整药学工作人员与患者等服务对象之间关系,药学工作人员与社会之间关系和药学工作人员同仁之间关系的行为准则、规范的总和。

2. 药学职业道德的特点 其特点是要求药学工作人员必须具备扎实的药学知识与技能,在药学工作中全心全意为患者服务,容不得半点马虎;否则,就会出现差错,轻则增加患者的痛苦,重则危及患者的生命。

3. 药学职业道德的作用 主要有激励作用、促进作用、调节作用、约束作用和督促作用。

4. 药学职业道德的基本原则 "提高药品质量,保证药品安全有效,实行社会主义人道主义,全心全意地为人民服务"。

(1) 提高药品质量,保证药品安全有效:是维护人民身体健康的重要前提,是保障人民用药安全的重要环节,也是医药事业的根本目的。

(2) 实行社会主义的人道主义:表现为对患者的尊重和关心,在预防和治疗疾病等方面人人享有用药的平等权利。

(3) 全心全意为人民服务:药学工作是实现医疗救死扶伤的重要组成部分,是医疗活动的重要基础。药学职业道德原则要求药学工作人员应当以患者为中心,确保合理用药,运用自己的专业知识为患者、公众服务。

5. 药学职业道德规范 系药学职业道德基本原则的具体表现和补充。

(1) 药学工作人员对服务对象的职业道德规范:①仁爱救人,文明服务:药学工作人员对服务对象一定要有仁爱之心,同情、体贴患者,关心他的疾苦。②科学严谨,理明术精:任何马虎或一知半解不仅仅会有损药学的尊严,还可能危害人们的生命健康,造成极为严重的后果。③济世为怀,清廉正派:药学事业是一项解除患者痛苦,促进人体健康的高尚职业。在工作中应当抵制各种诱惑,一心一意为患者的健康服务;不能欺诈患者,谋取私利。

(2) 药学工作人员对社会的职业道德规范:①坚持公益原则,维护人类健康。②宣传医药知识,承担保健职责。③勇于探索创新,努力提高业务水平。

(3) 药学工作人员之间的职业道德规范:①彼此尊重,同护声誉:应与共事的同仁、医务工作人员和护理人员保持良好的业务关系,尊重他人的价值和能力。做到各负其责,通力合作,遇事不推诿,不扯皮,不各自为政,不计较个人得失,相互督促,相互帮助,共同维护集体的荣誉和提升社会对药学工作的认同感。②敬德修业,共同进步:应孜孜不倦地钻研业务知识,除向书本与实践学习之外,还应当虚心向各位同仁学习,实现共同提高。

6. 药品生产的职业道德要求 主要有五点:一是保证生产,社会效益与经济效益并重。二是质量第一,自觉遵守规范。三是保护环境,保护药品生产者的健康。四是规范包装,如实宣传。五是依法促销,诚信推广。

7. 药品经营的职业道德要求

(1) 药品批发的道德要求:①规范采购,维护质量。②热情周到,服务客户。

(2) 药品零售的道德要求:①诚实守信,确保销售质量:不夸大药效,明码标识药价不虚高定价,实事求是地介绍药品的疗效、副作用与不良反应。注意保护患者的隐私。对于不能进行自我药疗的患者,提供寻求医师帮助的建议。②指导用药,做好药学服务:坚持执业药师在岗,严格自觉按照药品分类管理的规定,耐心向用药者进行用药指导。在有条件的地方,建立有私密空间的咨询室(台),并为购药者建立药历。随时注意收集并记录药品不良反应:建立不良反应报告制度和台帐,并按规定上报,做到时把消费者的利益放在首位。

8. 医院药学工作的职业道德要求 主要有四点:一是合法采购,规范进药。二是精心调剂,热心服务。三是精益求精,确保质量。四是维护患者利益,提高生活质量。

9. 中国执业药师职业道德准则 2006 年 10 月 18 日中国执业药师协会发布了《中国执业药师职业道德准则》(简称《准则》),并付诸施行;2009 年 6 月 5 日又通过了《准则》的修订。同时,为指导全国执业药师更好地贯彻、实施《准则》,规范执业药师的执业行为,2007 年 3 月 13 日发布了《中国执业药师职业道德准则适用指导》(简称《指导》),2009 年 6 月 5 日又进行了修订。适用于中国境内的执业药师,包括依法履行执业药师职责的其他药学技术人员。执业药师在执业过程中应当接受各级卫生行政部门及药品监督管理部门、执业药师协会和社会公众的监督。《准则》含五条,一是救死扶伤,不辱使命。二是尊重患者,平等相待。三是依法执业,质量第一。四是进德修业,珍视声誉。五是尊重同仁,密切协作。

第五节　常用药事法规

序号	名称	序号	名称
1	中华人民共和国药品管理法	16	非处方药专有标识管理规定(暂行)
2	中华人民共和国药品管理法实施条例	17	处方管理办法
3	中华人民共和国刑法	18	药品不良反应报告和监测管理办法
4	中华人民共和国广告法	19	药品不良反应报告和监测管理办法
5	中华人民共和国消费者权益保护法	20	药品召回管理办法
6	麻醉药品和精神药品管理条例	21	药品生产质量管理规范
7	医疗用毒性药品管理办法	22	药品经营质量管理规范
8	野生药材物种管理条例	23	药品流通监督管理办法
9	中药品种管理条例	24	互联网药品交易服务审批暂行规定
10	疫苗流通和预防接种管理条例	25	医疗机构药事管理规定
11	药品注册管理办法	26	医疗机构制剂配制质量管理规范(试行)
12	药品非临床试验管理规范	27	城镇职工基本医疗保险用药范围管理暂行办法
13	药品说明书和标签管理规定	28	药品广告审查发布标准
14	国家基本药物目录管理办法(暂行)	29	药品广告审查办法
15	处方药与非处方药分类管理办法(试行)	30	互联网药品信息服务管理办法

第十二章

综合知识

第一节 基础知识

一、特殊人群的用药指导

(一) 儿童用药

1. 儿童 系指 18 岁以下的人,这是联合国《儿童权利公约》和我国《未成年人保护法》等法律之规定,医学界主要以 0 ~ 14 岁儿童为儿科的研究对象,可分为三个阶段新生儿期(出生后 28 天内)、婴幼儿期(出生后 1 个月 ~ 3 岁)和儿童期(3 ~ 14 岁)。

2. 儿童的生理特点 主要有四点:一是胃黏膜尚未发育完全。二是体内组织器官、生理功能及酶系统尚未发育成熟。三是皮肤角化层薄。四是正处于生长发育阶段,新陈代谢旺盛。

3. 新生儿期用药特点 主要有四点:一是胃酸分泌很少,胃排空的时间较长,药物口服吸收较完全,并且快而多。二是血浆蛋白与药物的结合力低,游离型药物比重大,血药浓度高,作用强而毒性大。三是酶系统尚未成熟和完备,药物代谢缓慢,血浆半衰期延长,易出现毒性反应。四是肾脏有效循环血量及肾小球滤过率较成人低 30% ~ 40%。很多药物因新生儿的肾小球滤过能力低而影响排泄,致使血浆药物浓度高,半衰期也延长,易出现毒性反应。

4. 婴幼儿期用药特点 主要有三点:一是口服给药时以糖浆剂为宜;口服混悬剂在使用前应充分摇匀;维生素 AD 滴剂绝不能给熟睡、哭吵的婴儿喂服,以免引起油脂吸入性肺炎。二是婴幼儿吞咽能力差,常用静脉注射和静脉滴注。三是婴幼儿期神经系统发育未成熟,患病后常有烦躁不安、高热、惊厥等症状,可适当加用镇静剂。但对镇静剂年龄愈小,耐受力愈大,剂量相对偏大。注意,婴幼儿不宜用吗啡、哌替啶等麻醉药品,因易引起呼吸抑制。

5. 儿童期用药特点 主要有四点:一是儿童正处在生长发育阶段,新陈代谢旺盛,对一般药物排泄比较快。二是对水及电解质代谢功能较差,若长期或大量应用酸碱类药物,易引起平衡失调;应用利尿药物也易出现低钠、低钾现象,故应间歇给药,且剂量不宜过大。三是糖皮质激素类药物应慎用。一般情况下避免使用肾上腺皮质激素如可的松、泼尼松等;长期应用雄激素使骨骺闭合过早,影响生长发育。四是骨和牙齿发育易受药物影响。四环素可引起牙釉质发育不良和牙齿着色变黄。氟喹诺酮类药物影响幼年动物软骨发育,导致承重关节损伤。

6. 儿童用药注意事项 主要注意严格掌握剂量、选好给药途径、间隔时间等。选用中药,应用药及时,用量宜轻;用轻清之品、佐健脾和胃之品、佐凉肝定惊之品。不宜滥用滋补品。

（二）老年人用药

1. 老年人的生理特点 人过40岁机体形态和功能逐渐出现衰老,现公认45~65岁为初老期,65岁以上为老年期。生理特点表现有三点:一是代谢不活跃比重增加,如与20岁相比,65岁时体脂部分可达体重10%~20%。二是细胞内水分随年龄增长呈减少趋势,脏器呈萎缩现象。三是器官功能减退,尤其是消化吸收、代谢、排泄及循环等功能减退,若不调整,将促进衰老。

2. 老年人的患病特点 其主要特点为起病隐袭、症状多变;病情难控、恶化迅速;多种疾病、集于一身;意识障碍、诊断困难;此起彼伏,并发症多。

3. 老年人的药动学特点 主要有四点:一是胃肠道肌肉纤维萎缩,张力降低,胃排空延缓,胃酸分泌减少,加之胃肠动脉硬化而致胃肠道血流减少,肠道上皮细胞数目减少,有效吸收面积减少,这对于按主动转运方式吸收的药物如维生素C、B_1、B_6、B_{12}、铁剂、钙剂等,可导致吸收减少。但对被动扩散方式吸收的药物几乎没有影响,如阿司匹林、对乙酰氨基酚、复方磺胺甲噁唑等。二是血浆蛋白含量降低,直接影响药物与蛋白的结合,使游离药物浓度增加,作用增强同时毒性增大,如老年人应用华法林,因血浆蛋白降低,使血中游离药物比结合型药物多,常规用量就有出血的危险。三是肝脏重量比年轻时减轻约15%,药物代谢分解及速度减慢,解毒能力明显降低,半衰期延长,易受药物的损害。四是老年人的肾单位仅为年轻人的一半,影响药物排泄,若用经肾排泄常量药物时,容易产生药物蓄积中毒。特别是用地高辛、氨基糖苷类抗生素、苯巴比妥、头孢菌素类、磺胺药、普萘洛尔等时应慎重。

4. 老年人的药效学特点 主要有四点:一是大脑重量减轻、脑血流量减少、高级神经功能亦衰退,对中枢神经系统药物特别敏感,包括镇静催眠药物、抗精神病药物、抗抑郁药物、镇痛药物等,特别是在老年人缺氧、发热时更为明显。二是对肝素和口服抗凝血药非常敏感,一般治疗剂量即可引起持久的血凝障碍,并有自发性内出血的危险。其原因可能是:①肝脏合成凝血因子的能力下降;②饮食中维生素K含量不足或维生素K的胃肠道吸收障碍引起维生素K相对缺乏;③血管的病理改变等。三是老年人心血管系统与维持水和电解质平衡内环境的稳定功能减弱,使各种利尿药物与抗高血压药的药理作用增强,不良反应发生率与严重程度增高。四是老年人心脏肾上腺素β受体敏感性降低,对β受体激动剂与阻断剂的反应均减弱有关。

5. 老年人常用药物的不良反应 ①镇静与安眠药物:如地西泮等,易引起中枢神经系统抑制,表现有嗜睡、四肢无力、神经模糊及口齿不清等。长期用苯二氮䓬类药物可使老年人出现抑郁症。②非甾体抗炎药物:如阿司匹林、对乙酰氨基酚,对于发热尤其是高热的老人,可导致大汗淋漓,血压及体温下降,四肢冰冷,极度虚弱甚至发生虚脱。长期服用阿司匹林、吲哚美辛等可致胃出血,呕吐咖啡色物及引起黑便。③抗高血压药物:如利血平、甲基多巴长期应用易导致抑郁症。④抗心绞痛药物:如硝酸甘油可引起头晕、头痛、心率加快,可诱发或加重青光眼;硝苯地平可出现面部潮红、心悸、头痛等反应。⑤抗心律失常药物:如胺碘酮可出现室性心动过速。美西律可出现眩晕、低血压、手足震颤、心动过速和房室传导阻滞。⑥β受体阻断类药物:如普萘洛尔可致心动过缓、心脏停搏,还可诱发哮喘,加重心力衰竭。⑦利尿药物:如呋塞米、氢氯噻嗪可致脱水、低血钾等不良反应。⑧庆大霉素、卡那霉素与利尿剂合用可加重耳毒性反应,可致耳聋,还可使肾脏受损。⑨降糖药物:如胰岛素、格列齐特等,因老年人肝肾功能减退,易发生低血糖反应。⑩抗心力衰竭药物:如地高辛等可引起室性早搏、房室传导阻滞及低钾血症等洋地黄中毒反应。⑪抗胆碱药物:如阿托品、苯海索和抗抑郁药丙米嗪等,可使老年前列腺增生患者抑制排尿括约肌而导致尿潴留。阿托品亦可诱发或加重老年青光眼,甚至可致盲。⑫抗过敏药物:如苯海拉明、氯苯那敏等可致嗜睡、头晕、口干等反应。⑬肾上腺糖皮质激素:泼尼松、地塞米松等长期应用可致水肿、高血压,易使感染扩散,亦可诱发溃疡病出血。⑭维生素及微量元素:如维生素 A 过量可引起中毒,表现为厌食、毛发脱落、易发怒激动等,维生素 E 摄入过量会促使静脉血栓形成、头痛及腹泻等病证;微量元素锌补充过量可致高脂血症及贫血;硒补充过多,可致慢性中毒,引起恶心、呕吐、毛发脱落、指(趾)甲异常。

6. 老年人的用药注意事项

(1) 不用或少用药物。

(2) 合理选择药物:①抗菌药物:由于致病微生物不受人体衰老的影响,因此抗菌药物的剂量一般不必调整,但需注意老年人体内水分少,肾功能差,容易在与青年人的相同剂量下造成高血药浓度与毒性反应。对肾与中枢神经系统有毒性的抗菌药物如链霉素、庆大霉素,应尽量不用,更不可联合应用。②肾上腺糖皮质激素:因老年人常患有骨质疏松,若再用此类激素,可引起骨折和股骨头坏死,尤其是股骨颈骨折,若必须应用,须补充钙剂及维生素 D。③非甾体类抗炎药物:吲哚美辛、保泰松、安乃近等,容易损害肾脏;而出汗过多又易造成老年人虚脱。④降压药物:利尿药物虽可以降压,但不可利尿过猛,否则会引起有效循环血量不足和电解质紊乱。噻嗪类利尿药物不宜用于糖尿病和痛风患者。老年人在降压过程中容易发生直立性低血压,应注意观察血压变化,不能降得太低或过快。最好不用利血平,因其能加重老年人的抑郁症状。老年人利尿降压宜选用吲达帕胺。⑤中药:应注意辨证论治,严格掌握适应证,选择合适的用药剂量。⑥滋补药物:根据身体状况,选择适宜药物并合理服用。

(3) 选择适当剂量:一般来说初始用药应从小剂量开始,逐渐增加到最合适的剂量,每次增加剂量前至少要间隔 3 个血浆半衰期。假如用到成年人剂量时仍无疗效,则应该对老年人进行治疗浓度监测,以分析疗效不佳的原因,根据不同情况调整给药次数、给药方式或换用其他药物。

(4) 药物治疗要适度:老年人高血压患者大多有动脉粥样硬化的因素,使血压降得过低(老年人降压目标收缩压<150mmHg),会影响脑血管及冠状动脉的灌注,甚至诱发缺血性脑卒中。患急性疾病的老年人,病情好转后应及时停药,不要长期用药。例如,2 年没有癫痫发作的患者仍在服用抗癫痫药就无必要。

(5) 注意药物对老年人其他疾病的影响:老年人常患有多种慢性病。

(三)妊娠和哺乳期妇女用药

1. 不同孕期用药特点 主要有三点:一是细胞增殖早期,即受精后至 18 天左右,此阶段胚胎的所有细胞尚未进行分化,几乎见不到药物的致畸作用。二是器官发生期,即受精后 3 周至 3 个月,为药物致畸的敏感期,易致畸。①妊娠 21～35 天,中枢神经系统、心脏、呼吸系统、肠、性腺、四肢骨骼及肌肉等均处于分化期,致畸药物可影响此期的这些器官或系统,可表现为形态,也可表现为功能。②妊娠 34 ~ 39 天期间,可致无肢胎儿。③妊娠 43 ~ 47 天,雌激素、孕激素等可致胎儿性发育异常,甲氨蝶呤可致颅骨和面部畸形、腭裂等。三是胎儿形成期,即妊娠 3 个月至足月,为胎儿发育的最后阶段,器官形成过程已大体完成,除中枢神经系统或生殖系统可因有害药物致畸外,其他器官一般不致畸。依托红霉素引起肝毒性、阻塞性黄疸并发症的可能性增加;阿司匹林可引起过期妊娠、产程延长和产后出血。用过量含咖啡因饮料可使孕妇不安、心跳加快、失眠,甚至厌食;利尿药物和刺激性较强药物可能引起早产或流产。

2. 药物对胚胎及胎儿的不良影响　主要有四点:一是畸形。二是神经中枢抑制和神经系统损害。三是溶血。四是氨基糖苷类抗生素可致胎儿永久性耳聋及肾脏损害;噻嗪类利尿药物可引起死胎,胎儿电解质紊乱,血小板减少症;抗甲状腺药物可影响胎儿甲状腺功能,导致死胎、先天性甲状腺功能低下或胎儿甲状腺肿大,甚至压迫呼吸道引起窒息;过量维生素 D 导致新生儿血钙过高、智力障碍,肾或肺小动脉狭窄及高血压;缺乏维生素 A 可引起新生儿白内障。

3. 妊娠期妇女用药注意事项　原则上以不用药物为最好,必须用药时,应主要有三点:一是了解不同药物对妊娠期胎儿影响,若需用药,时间宜短不宜长,剂量宜小不宜大。二是慎用可引起子宫收缩药物。三是绝不滥用抗菌药物,若需用药,必须在医生指导下用药。

4. 哺乳期妇女用药注意事项　主要有五点:一是用药慎重、权衡利弊。二是适时哺乳,用短效药。三是非用不可、选好替代。四是替代不行,人工哺育。五是慎用中药。

(四) 肝功能不全患者用药

1. 肝功能不全时的药动学特点　主要有三点:一是首过效应低,生物利用度提高,同时体内血药浓度明显增高,不良反应发生率也可能升高。二是肝脏蛋白合成功能减退,血浆白蛋白浓度下降,使药物血浆蛋白结合率下降,而游离型药物增加,使其作用加强,同时不良反应也可能相应增加,尤其对蛋白结合率高的药物影响更显著。三是肝酶活性降低,清除半衰期延长,可引起蓄积性中毒。一般来说,对于肝功能损害较轻者,静脉或短期口服给予安全范围较大的药物,可不调整剂量或将药物剂量下调20%;对于肝功能损害较重者,给予主要在肝脏代谢且需长期用药、安全范围较大的药物,药物剂量应下调30%,以保证临床用药的安全性。

2. 肝功能损害时的药效学改变　慢性肝功能损害时,若血浆白蛋白合成减少,使药物与蛋白结合率下降,游离血药浓度升高,可使其药理效增强,而不良反应的发生率也可相应增加。

3. 肝功能不全患者用药原则　应明确诊断,合理选药;避免使用对肝脏毒性大的药物;特别避免与有肝毒性药物的合用;肝功能不全而肾功能正常患者可选用对肝毒性小,并可从肾脏排泄的药物;初始剂量宜小,进行 TDM,给药方案个体化;定期监测肝功,及时调整治疗方案。

4. 肝功能肝病患者慎用的药物　①代谢性肝损伤:抗癫痫药物、三环类抗抑郁药物、氯丙嗪、甲基多巴、抗甲状腺药物、抗菌药物等。②急性实质性肝损伤:抗癫痫药物、三环类抗抑郁药物、非甾体类抗炎药物、利尿药物等。③脂肪肝:异烟肼(可致急性实质性肝损伤和脂肪肝)、甲氨蝶呤。④慢性实质性肝损伤:对乙酰氨基酚(可致急、慢性肝损伤)、甲基多巴(可致代谢性肝损伤和慢性实质性肝损伤)等。⑤胆管病变:氟尿嘧啶。⑥肝血管病变:口服避孕药物。⑦肝脏肿瘤:口服避孕药、雄激素和蛋白同化激素。⑧可致肝细胞损害的中药,主要有黄药子(又名黄独)、苍耳子、千里光、鱼胆、雷公藤等;可致胆汁淤积型肝炎或混合型肝损害的中药,主要有苍耳子、绵马贯众、黑面叶等。

5. 肝功能不全者给药方案调整 根据肝功能减退时,对有关药物药动学影响和发生毒性反应的可能性,将对给药方案作调整。

(五) 肾功能不全患者用药

1. 肾功能不全时药动学和药效学特点 主要有五点:一是慢性尿毒症患者常伴有胃肠功能紊乱(腹泻、呕吐)均减少药物吸收。二是就血浆蛋白来看,一方面药物蛋白结合率下降,游离血药浓度增高,作用增强,毒性增加,但另一方面分布容积增加,消除加快,作用减弱。一般血浆蛋白与酸性药物结合率下降(苯妥英钠、呋塞米);而与碱性药物结合率不变(普萘洛尔、筒箭毒碱)。三是经肾脏代谢的药物生物转化障碍。四是经肾脏排泄的药物消除减慢,药物原型或代谢产物在体内发生蓄积,易致毒性反应的典型药物:普鲁卡因胺、美托洛尔、抗生素。五是机体对药物的敏感性:如尿毒症患者常伴有电解质及酸碱平衡紊乱,影响机体对药物敏感性;低血钾可降低心脏传导性,而增加洋地黄类、奎尼丁、普鲁卡因胺等传导抑制作用;酸血症和肾小管酸中毒可对抗儿茶酚胺的升压作用。

2. 肾功能不全患者用药原则 应明确诊断、合理选药;避免或减少使用肾毒性大的药物;应特别避免与有肾毒性的药物合用;肾功能不全而肝功能正常者可选用双通道(肝肾)排泄的药物;根据肾功能情况调整用药剂量和给药间隔时间,必要时进行 TDM,设计个体化给药方案。

3. 肾病患者慎用的药物 ①急性肾损害者慎用氨基糖苷类、环孢素、两性霉 B、克林霉素、哌唑嗪、利福平等。②肾结石患者慎用维生素 D、丙磺舒、非甾体抗炎药物等。

4. 肾功能不全者给药方案调整 当肾功能不全患者必须使用主要经肾脏排泄并具有明显的肾毒性药物时,应按肾功能损害程度严格调整剂量,有条件的可做血药浓度监测,实行个体化给药。剂量调整通常以减量法、延长给药间隔和二者结合三种方式调整给药方案。

5. 常见对肾功能有影响的中药

1) 植物类中药:①含生物碱类:雷公藤、草乌、益母草、蓖麻子、麻黄、北豆根等均可导致急性肾衰竭。②含其他成分类:马兜铃、天仙藤、寻骨风等均含马兜铃酸,中毒可致肾小管坏死。含蛋白类(巴豆)、含挥发油类(土荆芥)、含皂苷类(土牛膝)、含蒽醌苷类(芦荟)和含其他苷类(苍耳子)等也可导致急性肾衰。

2) 动物类中药:①斑蝥类:斑蝥的肾毒性极强,主要含有斑蝥酸酐,若治疗不及时可致肾功能不能完全恢复或死亡。②其他类:蜈蚣、蜂毒等也具肾毒性;应用时要严格限制剂量。引起急性肾衰竭的含动物类中成药有牛黄解毒片、安宫牛黄丸、蚂蚁丸、蛔虫散。对此类药物中毒,如发现早,治疗及时,绝大多数患者可完全恢复。处理应立即予以洗胃去除残留毒素,除支持疗法外,可应用肾上腺皮质激素以减轻毒血症或过敏反应,早期及时透析治疗。

3) 矿物类中药:①含砷类:砒石、砒霜、雄黄、红矾,以及中成药牛黄解毒片、安宫牛黄丸、牛黄清心丸、六神丸、砒枣散等。②含汞类:朱砂、升汞、轻粉、红粉以及中成药安宫牛黄丸、牛黄清心丸、朱砂安神丸、天王补心丹、安神补脑丸、苏合香丸、人参再造丸、大活络丹等,均含汞元素。

二、处方药与非处方药

1. 非处方药的遴选原则 其遴选原则为使用安全,疗效确切,质量稳定,使用方便。

2. 非处方药的来源 严格意义上讲,某药品被批准为非处方药,只是获得了身份,放宽了出售和使用的自由度,并不意味着该药品只能作为非处方药使用,也不表示在任何情况下都无需医师处方,而自由使用。例如,氢化可的松作为非处方药时只用于皮肤过敏的外用软膏剂,而用于急性炎症、风湿性心肌炎、类风湿关节炎及支气管哮喘等疾病的氢化可的松制剂(如片剂和注射剂),必须凭医师处方才能使用,而且使用中需要医药专业人员进行监护。

3. 非处方药的基本情况

年代	批次	西药	中成药	备注
1999-09	第一批	165	160	
2001-05	第一批	88	106	始分甲、乙两类
	第二批	205(69)	1330(352)	( )为乙类品种
2002-09	第三批	97(30)	518(122)	
	第四批	158(75)	635(166)	
	第五批	108(52)	421(83)	
	第六批	84(26)	161(8)	

4. 非处方药的中成药 可分7大类34小类:一是内科用药(188),17小类(收载成药量12/8/11/13/5/12/18/6/7/25/9/8/9/9/11/15/10)。二是外科用药(12)。三是妇科用药(31),4小类(12/8/10/1)。四是眼科用药(8),2小类(5/3)。五是耳鼻喉科用药(16),3小类(1/6/9)。六是骨伤科用药(22)。七是儿科用药(17),5小类(5/4/3/3/2)。

5. 非处方药正确使用的注意事项 主要有七点:一是患者应对自己症状作出正确自我判断,正确选用药品。二是到合法药房买药,注意查看外包装,药品包装盒上应有药名及批文号等,不买"三无"产品。三是详细阅读药品说明书。四是严格按药品说明书用药。五是防止滥用药物。六是妥善保管好药品。七是缺乏医药知识者,应在医师或执业药师指导下选用。

三、药品不良反应与不良事件

药品具有双重性,其疗效与不良反应并存,除治疗作用外,尚存在危害性,能损害机体,造成患者残疾,甚至于死亡。为此,必须从本质上认识药品,充分了解与熟悉药品的有效性和安全性,通过各种警戒和防范措施,尽可能将药品的不良反应和不良事件消灭在萌芽状态。

1. 药品不良反应(ADR,adverse drug reaction) 系指药品在正常用法用量下出现的与用药目的无关或意外的有害反应。强调它与该药品有因果关系。

2. 药品不良事件(adverse drug event,ADE) 系指药物治疗过程中出现的不良临床事件,它不一定与该药品有因果关系。

3. 不良事件(adverse drug event,AE) 系指治疗期间所发生的任何不利的医疗事件。

注意:不良事件若发生于药品治疗期间则称为药品不良事件,但并非一定与所用药物有因果关系,若存在因果关系则称为药品不良反应。

4. 药品严重不良反应/事件 系指因使用药品引起以下损害情形之一的反应:①引起死亡;②致癌、致畸、致出生缺陷;③对生命有危险并能够导致人体永久的或显著的伤残;④对器官功能产生永久损伤;⑤导致患者住院或住院时间延长。

5. 新的药品不良反应 系指药品说明书中未载明的不良反应。例如,双黄连注射液发生皮疹,说明书中没有提及,即为新的 ADR。

6. 药品突发性群体不良反/事件 系指突然发生的,在同一地区,同一时段内,使用同一种药品对健康人群或特定人群进行预防、诊断、治疗过程中出现的多人药品不良反应/事件。

7. 药品不良反应的发生率 可分为十分常见(发生率≥1/10)、常见(1/100<与<1/10)、偶见(1/1000<与<1/10000)、罕见(1/10000<与<1/1000)、十分罕见(<1/10000)。

8. 药品不良反应的分型 ①按药理作用:可分为三型,即 A 型(量变型)、B 型(质变型)和 C 型。②按发生机制:可分为 A、B、C、D、E、F、G、H、U 等类反应。③按不良反应程度:一般可分为轻度、中度和重度三级。其中轻度系指轻微的反应或症状,一般无需治疗。中度系指不良反应症状明显,重要器官或系统功能有中度损害。重度系指重要器官或系统功能有严重损害,缩短或危及生命。④按病理学:可分为功能性改变和器质性改变。

9. 药品不良反应的发生机制 ①A 型不良反应(量变型异常):包括副作用、毒性反应、继发反应、后遗效应、首剂效应和撤药反应。②B 型不良反应发生机制:主要包括过敏反应和特异质反应。③C 型不良反应发生机制:即致癌、致突变、致畸。

10. 药品不良事件的原因 主要有药物因素(药物选择性低,作用范围广;药物相互作用;药物理化性质、副产物、分解产物、代谢产物;药物赋形剂、溶剂、染色剂等;药物杂质)、机体因素(年龄;性别;遗传和种族;生理状态;病理状态;食物、营养状态)、给药方法因素(能口服不肌注,能肌注不输液)和其他因素(环境;生活、饮食习惯)等。

11. 药品不良反应常见的临床表现 主要有两点:一是皮肤症状,各种类型药疹。二是全身症状,①各系统常见的中毒表现;②肝肾损害的中毒表现。

12. 药品不良反应监测与报告 系指根据我国药品管理法有关规定,对药品正常用法、用量时出现与用药目的无关或意外有害反应开展监督、考察及报告。

13. 药品不良反应的处理原则 主要有两点:一是毒副反应,严重中毒反应或后遗症则根据情况用解毒药物、拮抗药物、对症治疗,或者采用透析支持疗法。二是变态反应,一旦发生反应停用可疑致敏药物,这样既可以终止药物对机体的继续损害,又有助于诊断和采取治疗措施。药品不良反应有自限性特点,轻症停药后无需处理,症状可逐渐缓解。重症的救治措施:①抗过敏疗法基础治疗药物:抗组胺药和糖皮质激素。②对症治疗:哮喘给予 β_2 受体激动剂、糖皮质激素吸入。③过敏性休克:首选药物为肾上腺素,补液扩容,升压给氧等。

第二节 药学综合知识

一、常见疾病的药物治疗

(一) 高血压的药物治疗

1. 高血压(hypertension) 系指成人血压调控障碍使机体循环动脉血压持续升高(收

缩压≥140mmHg 或舒张压≥90mmHg)的临床综合征。

2. 高血压的病因　主要涉及遗传因素和环境因素,前者影响血压升高的发生率、血压高度、并发症的发生等。后者系指肥胖、超重、高盐饮食、遗传、运动、烟酒、生活规律等。

3. 高血压的发病机制　主要有:①心输出量改变;②肾和肾功能异常:水、钠潴留,血容量增加;③肾素-血管紧张素-醛固酮系统的病变;④细胞膜离子转运异常;⑤交感神经活性增加;⑥血管张力增加和管壁增厚;⑦血管扩张物质和血管收缩物质的平衡紊乱;⑧受体比例异常;⑨高胰岛素血症。

4. 高血压的分类　按病因,可分为原发性高血压(无明显病因,占总高血压患者的90% 以上)和继发性高血压(有明确而独立的病因)。按病程,可分为缓进型(占大多数)和急进型(恶性高血压,病程发展迅速,血压显著升高,临床上较少见)。

5. 高血压的临床表现　绝大多数原发性高血压属于缓进型,多见于中老年。一般临床症状为神经官能症样症状:头晕、失眠、耳鸣、乏力、多梦、激动等。

6. 高血压的并发症　主要涉及①心脏:心脏后负荷增加,引起左心室肥厚,心脏扩大,导致心律失常、心力衰竭、冠心病。②脑:可致脑小动脉痉挛,发生头痛、合并眩晕、头胀、眼花、耳鸣、健忘、失眠、乏力等。高血压脑病:脑细小动脉发生持久而严重的痉挛或广泛微血管栓塞,脑供血发生急性障碍,脑梗死;或者因血压极度升高致使脑内小动脉被迫扩张,从而使大脑过度灌注,导致脑水肿和颅内压增高。患者发生剧烈头痛、呕吐、抽搐、昏迷。③肾脏:一般无症状,逐渐出现夜尿增多,尿液检查异常,最后发展成为慢性肾衰。④血管:动脉粥样硬化、主动脉夹层。⑤视网膜:眼底出血、渗出、视乳头水肿等。

7. 高血压的危险分层　可分为四组:即低危组、中危组、高危组、很高危组。

8. 高血压的治疗目标　最大限度地控制动脉粥样硬化,减少高血压对靶器官损害,降低心血管发病和死亡的总体危险。为此,在治疗高血压的同时,应:①干预患者检查出来的所有可逆性危险因素(如吸烟、高胆固醇血症或糖尿病);②适当处理患者同时存在的各种临床情况。

9. 高血压的非药物治疗　消除不利于心理和身体健康习惯,减少高血压以及其他心血管病的发病危险,包括①控制体重;②膳食合理而均衡,减少钠盐和膳食中脂肪,注意补钾和钙;③增强体育活动;④减轻精神压力,保持平衡心理;⑤戒烟、限酒;⑥补充叶酸和维生素 B_{12}。

10. 高血压的药物治疗原则　采用最小有效剂量以获得可能有的疗效,以使不良反应最小。

11. 常用抗高血压药物的种类与合理应用　详见第四章第二节。

12. 抗高血压药物的药学监护　主要监护 ACEI 引起的干咳、肾毒性、规避服用可使血压升高的药物、药品对性功能影响、体位性低血压、警惕降压灌注不良综合征、脑卒中风险、缺血性心脏病和脑卒中的风险等。

(二) 高脂血症的药物治疗

1. 高脂血症的分型

(1) 按血浆中各种脂蛋白增高情况,世界卫生组织将高脂血症一般分为五型六类:Ⅰ型、Ⅱ型(Ⅱa 和Ⅱb)、Ⅲ型、Ⅳ型和Ⅴ型。

(2)《中国成人血脂异常防治指南(2007 年版)》从实用角度出发,将血脂异常进行简易分型:①高胆固醇;②高甘油三酯;③胆固醇和甘油三酯都高;④高密度脂蛋白低。

2. 需药物治疗的脂类水平 HDL-ch<1.04mmol/L;TG >2.26mmol/L;LDL-ch>3.64mmol/L;TC>5.72mmol/L。

3. 高脂血症的临床表现 其包括两个方面:一是脂质在真皮内沉积所引起的黄色瘤;二是脂质在血管内皮沉积所引起的动脉硬化。

4. 高脂血症的治疗原则 首先采用饮食疗法、膳食控制;其次消除恶化因素(吸烟、饮酒、肥胖);再考虑药物治疗。

5. 高脂血症的非药物治疗 饮食治疗和改善生活方式是血脂异常治疗的基础措施。无论是否进行药物调脂治疗都必须坚持控制饮食和改善生活方式,方法有三点。一是减少饱和脂肪酸和胆固醇摄入,少吃动物脂肪、肥肉,多吃蔬菜、水果、谷物,适当增加蛋白质和碳水化合物比例。二是减轻体重,坚持有规律的体力劳动和运动,增加肝脏内脂肪的分解和消耗。三是针对性控制诱发心血管事件的危险因素,减少饮酒或戒烈酒、控制摄盐和血压、戒烟。

6. 常用脂血调节药物的种类 详见第八章第四节中的五、血脂调节药物。

7. 调节脂血药的合理应用与药学监护

(1) 定期检查血脂和安全指标。

(2) 联合用药时宜慎重:①以中等剂量他汀类和贝丁酸类联合应用,肌病的发生率较低,剂量不宜过大,不宜在同一时间服用。可于晨起服用贝丁酸类药而晚上服用他汀类;或隔日分别交替服用。②烟酸可增加他汀类药的生物利用度,可能增加肌病的危险,需监测ALT、AST和CPK。同时应加强血糖监测。

(3) 应用他汀类药初始宜从小剂量起:①关注并及时报告所发生的肌痛、触痛或肌无力。②对有横纹肌炎继发肾衰竭的危险因素(如严重急性感染、大手术、创伤、严重的代谢内分泌和电解质紊乱、癫痫)者,应及时停用他汀类药。

(4) 提倡晚间服用他汀类,晚餐或晚餐后服药有助于提高疗效。

(三) 糖尿病的药物治疗

1. 糖尿病(diabetes mellitus) 系由多种病因引起以慢性高血糖为特征的代谢紊乱。

2. 糖尿病的分型 可分为1型糖尿病(胰岛素依赖型,胰岛 β 细胞损伤,胰岛素绝对缺乏)、2 型糖尿病(非胰岛素依赖型,往往高胰岛素血症,胰岛素抵抗,占患者总数的 95% 。)和其他特殊类型糖尿病平(胰岛细胞功能遗传性缺陷、胰岛素作用遗传缺陷、外分泌胰腺的病变、内分泌的病变、营养不良、妊娠糖尿病等)。

3. 糖尿病的诊断标准 即尿糖测定(班氏法,随尿糖增高而颜色变化为:蓝色-绿色-土黄色-砖红色)、耐糖实验(OGTT,口服葡萄糖 75g,,空腹血糖大于 7.8mmol/L;2 小时 血糖大于 11.1mmol/L 的为糖尿病)、血浆胰岛素测定(主要用于糖尿病的诊断和分型,正常值为早晨空腹 5 ~ 25μU/m1)和血清 C 肽测定(反映胰岛 β 细胞分泌胰岛素的能力)。

4. 糖尿病的临床表现 主要表现为多饮、多尿;多食;消瘦与体重减轻。

5. 糖尿病的症状特点

(1) 1 型糖尿病症状特点:①任何年龄均可发病,30 岁以前多见。②起病急,病情重,典型"三多一少"症状。③血中胰岛素和 C 肽(胰岛素代谢产物)水平很低。④容易发生糖尿病的急性并发症(酮症酸中毒)。

（2）2型糖尿病症状特点：①一般有家族遗传史。②起病慢，病情相对平稳，多体检时发现。③多数人肥胖、食欲好、精神体力与正常人无区别。④随着病程延长，血糖逐渐升高，可出现糖尿病慢性并发症。

6. 糖尿病的并发症　主要有①靶器官损伤：出现糖尿病性的心肌病、高血压、肾病、眼病、足病。②微血管和大血管病变：糖尿病微血管病变（视网膜病变、肾病、神经病变）和大血管病变（冠心病、高血压、周围血管病变、糖尿病足病、脑血管疾病）。③糖尿病急性并发症：酮症酸中毒、高渗性非酮体高血糖症、低血糖症、糖尿病非酮症高渗昏迷。④糖尿病合并感染：感染和糖尿病相互影响，互为因果，感染可加重糖尿病，而糖尿病则更易感染。血糖控制不好或受外伤时更易发生，可见呼吸系统的肺炎、结核、慢性支气管炎合并感染、肺脓肿等；泌尿系统的尿路感染、肾盂肾炎、前列腺炎、阴道炎等；皮肤及软组织感染的有疖、痈、坏疽和蜂窝组炎；肝胆系统的胆囊炎、胆道感染及急慢性肝炎等；消化系统的急性胃肠炎、胰腺炎等。

7. 糖尿病的非药物治疗　可通过控制饮食、减轻体重、加强运动、血糖监测、健康教育等。

8. 糖尿病的药物治疗　详见第四章第二节。

9. 降糖药物的治疗原则　其主要依据安全、有效、经济的原则，顾及费用/效益比值。

10. 降糖药物的治疗理念　首要是保护和逆转胰岛 β 细胞功能，尽早地采用药物治疗，尽早地联合治疗，尽早地应用胰岛素治疗。其次，治疗要贴近人体的病理、生理规律，既改善 β 细胞功能受损，又要减少组织对胰岛素的抵抗，两者须兼顾。提高胰岛素浓度与改善胰岛素抵抗同时并举，此外，减肥和降低血脂常有釜底抽薪之效。

11. 降糖药物的选用

（1）按糖尿病类型：①1型：胰岛素、阿卡波糖（抑制碳水化合物分解为葡萄糖）、双胍类（抑制肠壁细胞对葡萄糖的吸收）。②2型肥胖型，经饮食和运动治疗未达标，伴脂质代谢紊乱：首选二甲双胍。③2型非肥胖型，β 细胞储备功能良好，无胰岛素血症：首选磺脲类（刺激胰岛素分泌，长期口服可使体重增加）。

（2）按血糖升高时段：①单纯餐后血糖升高，空腹和餐前血糖不高：首选 α-糖苷酶抑制剂（阿卡波唐、伏格列波糖）。②餐后血糖升高为主，伴餐前血糖轻度升高：首选胰岛素增敏剂。③空腹、餐前血糖高，不管是否有餐后血糖高：磺脲类、双胍类、胰岛素增敏剂。

（3）按特殊人群：①妊娠和哺乳期女、患有急性病症如心肌梗死、大手术、严重创伤、烧伤者，可短期改用胰岛素治疗。对初发糖尿病者、青年发病者、有酮症倾向、身体消瘦、空腹血糖>11.1mmol/L者，应尽早给予胰岛素治疗。②老年人，因为对低血糖的耐受能力差，不宜选用长效、强力降糖药，而应选择服用方便、降糖效果温和的降糖药，如瑞格列奈。③儿童：1型用胰岛素；2型用二甲双胍。④依从性差者：经常出差，进餐不规律，选每日服1次（格列美脲）。

（4）按并发症：①确诊为冠状动脉疾病或有其他心血管病高危因素（高血压、吸烟、左心肥厚、55 岁以上）的2型糖尿病者：均应用他汀类降脂药物。②糖尿病合并肾病者：首选格列喹酮+胰岛素增敏剂。③糖尿病合并高血压：合用血管紧张素转换酶抑制剂。

（5）肥胖和非肥胖糖尿病患者的选药：①肥胖型：首选二甲双胍。②非肥胖：磺脲类。③阿卡波糖：无论肥胖或非肥胖，1型或2型糖尿病均有效。

12. 降糖药物的药学监护

（1）主要监护采用精细降糖策略，避免低血糖发生。

（2）糖尿病患者随访：血糖测定，定期测糖化血红蛋白，尽早查出并发症或相关问题。

（3）防治低血糖。

（4）注意保护肝肾功能。

（5）选择适宜的服药时间。

（6）注射胰岛素时宜注意的事项。

（7）磺脲类降糖药物宜注意事项。

（8）α-葡萄糖苷酶抑制剂应用时宜注意事项。

（9）二甲双胍和α-糖苷酶抑制剂合用有协同作用，但易出现低血糖。①磺脲类效果不佳者不推荐选用。②与磺脲类不可联合应用。

（10）双胍类降糖药物。

（11）胰岛素或强效降糖药物。

（12）二肽基肽酶-4抑制剂。

（13）规避合用升高血糖的药品。

（四）痛风的药物治疗

1. 痛风　系指嘌呤代谢异常致使尿酸合成增加而导致的代谢性疾病。

2. 痛风的类型　可分为原发性和继发性痛风两种。前者常有家族遗传史，是一种先天性代谢缺陷，主要是体内嘌呤的合成过多，产生过多的尿酸，其中部分患者的尿酸排除过少。后者无家族史，多继发于肿瘤、白血病等所致核酸大量分解及肾功能减退而造成的尿酸排泄减少；或由于药物抑制肾小管的排泄能力而致尿酸的排除不畅，体内尿酸蓄积过多，以女性多见。

3. 痛风的临床表现　过多的尿酸钠盐结晶、沉积从关节、滑膜、肌腱、肾及结缔组织等处，形成痛风结石。结石中的尿酸钠结晶可引起粒细胞浸润，导致关节炎症和疼痛。

4. 痛风的高危因素　主要有①酗酒、进食高嘌呤饮食等；②有家族遗传史及肥胖者；③共患高血压、高血脂、动脉硬化、冠心病、糖尿病、肥胖症；④创伤与手术；⑤药物。

5. 可导致血尿酸水平升高的药物　①非甾体抗炎药物：阿司匹林、贝诺酯等。②利尿药物：氢氯噻嗪、甲氯噻嗪、贝美噻嗪、苄噻嗪等可增加近曲小管对尿酸的再吸收，减少肾小管对尿酸的分泌，可致高尿酸症，其他利尿剂阿佐塞米、托拉塞米、依他尼酸也有此反应。③抗高血压药物：利血平、喷布洛尔、替米沙坦、氯沙坦、二氮嗪。④抗糖尿病药物：胰岛素。⑤免疫抑制剂：环孢素、硫嘌呤、麦考酚吗乙酯、他克莫司、西罗莫司、巴利昔单抗。⑥抗菌药物如青霉素、洛美沙星、莫西沙星；抗结核药吡嗪酰胺、乙胺丁醇等。⑦维生素类药物：维生素C、维生素B_1。⑧抗肿瘤药物：环磷酰胺、异环磷酰胺、白消安、塞替派、阿糖胞苷、硫鸟嘌呤、巯嘌呤、羟基脲、长春碱、长春新碱、长春地辛、门冬酰胺酶、培门冬酶、替尼泊苷、顺铂、卡铂、洛铂、奈达铂、奥沙利铂等。

6. 痛风的非药物治疗　主要方法有限制高嘌呤食物摄入（禁食动物内脏、干贝、鱼子等；保持理想体重）、禁酒（乙醇可致体内乳酸和酮体聚集，抑制尿酸排泄，还能促进腺嘌呤核苷酸转化，使尿酸合成增加，血尿酸升高，诱发急性痛风性关节炎）、多饮水（保持每日尿量在2000～3000ml）、增加碱性食物（增加碱性食物（香蕉、西瓜、南瓜、黄瓜、草莓、苹果、菠菜、萝卜、四季豆、莲藕、海带)的摄取,碱化尿液(碳酸氢钠 3g/天、枸橼酸钠 3g/天),维持尿液 pH6.5)、物理治疗(对炎症关节可行红外线、透热疗法、沙泥疗法、推拿按摩)。

7. 口服抗痛风药物 主要有四类:一是抑制粒细胞浸润药物:秋水仙碱。二是非甾体抗炎药物:对乙酰氨基酚、吲哚美辛、双氯芬酸。三是抑制尿酸生成药物:别嘌醇、奥昔嘌醇。四是促进尿酸排泄药物:丙磺舒、苯溴马隆。

8. 抗痛风药的治疗原则

(1) 针对急性发作期,以控制关节炎症(红肿、疼痛)为目的,尽早使用抗炎药物。①首选秋水仙碱(首剂加倍,间隔 2 小时用药,至疼痛缓解为止),于睡前服用,总量不超过 5mg。②对剧痛者首选对乙酰氨基酚、吲哚美辛、双氯芬酸,次选布洛芬、尼美舒利。可作为急性期的基本用药,或在秋水仙碱疗效不好时作为替代药。③肾上腺糖皮质激素(泼尼松、泼尼松龙)能使症状迅速缓解,但停药后易复发,仅在上述药无效时才使用,症状缓解后逐渐减量停药。④联合用药(别嘌醇+秋水仙碱/吲哚美辛)。

(2) 对慢性痛风性关节炎或关节炎反复发作而控制不佳者,可在应用抑制血尿酸药(别嘌醇)的同时,加用小剂量秋水仙碱,或吲哚美辛,如无不良反应,可长期应用。

9. 抗痛风药物的合理应用与药学监护 主要监护①秋水仙碱。②别嘌醇。③丙磺舒。④苯溴马隆。⑤规避可使血尿酸水平升高的药物。⑥痛风急性期禁用抑制尿酸生成药物。抑制尿酸生成药不仅无镇痛抗炎作用,且会使血尿酸下降过快,使组织中的尿酸结晶减少,促使关节内痛风石表面溶解,形成不溶性结晶而加重炎症反应,加重痛风性关节炎急性发作。⑦痛风急性期镇痛不能选用阿司匹林。

(五) 消化性溃疡病的药物治疗

1. 消化性溃疡的病因 ①胃酸和胃蛋白酶的刺激和腐蚀作用;②幽门螺杆菌感染:最重要因素(大约 90% 的十二指肠溃疡和 80% 的胃溃疡均有 Hp 感染所致);③十二指肠胃反流(十二指肠内容物中的胆盐和溶血卵磷脂均可损伤胃黏膜)。

2. 消化性溃疡的外部因素 ①遗传因素。②地理区域和环境因素。③精神因素:精神刺激、恐吓、工作压力,生活节奏紧张,常引起本病发生及加重。④饮食因素:饮食不当,过冷过热,暴饮暴食及不规则进食等。⑤吸烟。

3. 消化性溃疡的临床表现特点 主要有长期、反复、缓解期与发作交替、疼痛部位和时间具有规律性、有季节性发作(秋冬及冬春季之交发作)。

4. 消化性溃疡的临床症状 其主要表现为①疼痛:慢性过程,反复发作性;缓解期与发作交替;发作时疼痛有规律性:上腹痛隐痛、钝痛、饥饿样痛、胀痛、烧灼样痛;多在精神紧张、饮食不当,秋、冬季气候变化等情况下发作,进食或服碱性药物可使疼痛缓解。胃溃疡常在餐后 0.5~1 小时疼痛,持续 1~2 小时渐消失;十二指肠溃疡则在餐后 2~3 小时开始疼痛,持续至下次进餐才消失。②伴随恶心、呕吐、反酸、嗳气、上腹部饱胀感、消化不良、贫血、消瘦等。③发作期间上腹部常有局限性压痛。十二指肠溃疡压痛点在中线偏右;胃溃疡压痛点多在中线偏左。④胃酸分泌发生变化:十二指肠溃疡——胃酸分泌升高或正常,胃溃疡——胃酸分泌多数正常,也可降低。⑤X 线钡餐检查,病变处可见壁龛(钡悬液填充溃疡凹陷部分造成),黏膜纹向溃疡集中。

5. 消化性溃疡的并发症 ①大出血:呕血,柏油样便,面色苍白、血压下降。②穿孔:上腹部剧痛,继而扩散至满腹,伴有出大汗、恶心、呕吐、血白细胞计数增多。③幽门梗阻:饱胀、反复发作性呕吐,呕吐物中有隔餐或隔夜食物。④癌变:疼痛性质改变,明显消瘦、贫血。⑤老年人特点:平时症状轻微,出血和穿孔往往是首发表现。

6. 消化性溃疡的非药物治疗　无并发症的消化性溃疡患者首先采用内科治疗,包括休息、减少精神刺激、消除有害环境因素,饮食宜有节律,并停用导致溃疡和出血的药物。

7. 消化性溃疡的常规药物治疗　详见第四章第二节药物化学。

8. 幽门螺杆菌感染治疗与根治方案

(1) 抗 HP 的一线方案:①方案,PPIs(或铋剂或枸橼酸铋雷尼替丁)+2 种抗菌药(甲硝唑、阿莫西林、克拉霉素、四环素、呋喃唑酮中的两种)。②也可 H2 受体阻断剂替代 PPIs(西咪替丁 400mg、雷尼替丁 150mg、法莫替丁 20mg),但根除率可能会有所降低。③一般疗程为 1~2 周。

(2) 抗 HP 的二线方案:①方案,PPIs+铋剂+四环素+甲硝唑(或呋喃唑酮)。②对耐甲硝唑的幽门螺杆菌更有效,但对于一线治疗失败者,改用二线疗法时,尽量避免应用甲硝唑类药物。

9. 抗消化性溃疡药的合理应用与药学监护　主要监护①组胺 H2 受体阻断剂。②根治 Hp 的药物方案(三联或四联疗法):注意避免耐药菌株的产生。③抗酸药物。④质子泵抑制剂(PPIs)。对孕妇及儿童的安全性尚未确立——对妊娠及哺乳期妇女、儿童禁用;对严重肝受损者的日剂量应予限制;不推荐用于长期维持治疗,对疑有恶性肿瘤伴发胃溃疡者,必须排除恶性病变后再用,以免误诊。对有药物过敏史者、肝功能障碍患者及高龄者慎用。用药方法——不耐酸,多为肠溶制剂,不宜嚼碎。⑤胃黏膜保护剂。⑥对有消化性溃疡者应避免吸烟;减轻焦虑和紧张;消除忧伤的情绪;避免口服对胃、十二指肠黏膜有刺激性的药物,如吲哚美辛、阿司匹林等非甾体抗炎药物。

(六) 骨质疏松症的药物治疗

1. 骨质疏松的病因　主要有①饮食中长期缺少钙、磷或维生素 D;②妇女停经或切除卵巢,雌激素减少;③妊娠、哺乳;④户外活动少;⑤大量、长期饮酒、咖啡,吸烟,服用药物。

2. 骨质疏松的类型　可分为原发性、继发性和特发性等骨质疏松。

3. 骨质疏松的临床表现　主要有①疼痛:胸、背、腰、膝等部位疼痛,胸背痛最多见。②体形变化:圆背或凹圆背,椎体缩短,身体缩短。③下肢肌肉痉挛,指甲变软、变脆和易裂。④骨密度低。⑤易发生病理性骨折。

4. 骨质疏松的非药物治疗　主要有保持健康的生活习惯,合理膳食,适度运动,常晒太阳,戒烟,少饮酒和咖啡、碳酸饮料也很重要。

5. 治疗骨质疏松的药物　主要有促进骨矿化剂(钙制剂、维生素 D);骨吸收抑制剂(双膦酸盐、雌激素或选择性雌激素受体调节剂、降钙素);骨形成刺激剂(甲状旁腺素、氟制剂)。

6. 不同病因所致骨质疏松的治疗

(1) 老年性骨质疏松:"三联药物"治疗,钙制剂+维生素 D+骨吸收抑制剂(双膦酸盐)。

(2) 绝经后骨质疏松:激素替代治疗(HRT),钙制剂+维生素 D+雌激素(或雌激素受体调节剂)。

(3) 继发性骨质疏松:①首先治疗原发病 ②双膦酸盐或降钙素。

（4）肾上腺糖皮质激素所致的骨质疏松：钙制剂+维生素 D+双膦酸盐。

（5）抗癫痫药所致的骨质疏松：长期口服维生素 D。

7. 治疗骨质疏松症药的合理应用与药学监护　主要监护①雌激素。②雌激素受体调节剂。③降钙素。④双膦酸盐。⑤钙制剂。⑥维生素 D 及其衍生物。

二、常用药物的治疗监护

（一）抗菌药物的治疗监护

1. 治疗性用抗菌药物的基本原则　①诊断为细菌性感染者，确有感染指征再用抗菌药物。②尽早查明感染病原，根据病原及细菌药物敏感试验结果选用药物。③按照药物的抗菌作用及药动学特点选药。④治疗方案应综合患者病情、病原菌及抗菌药物特点制订。

2. 预防性用抗菌药物的基本原则　其基本原则是应尽量不用或少用药。

3. 特殊病理、生理状况患者应用的基本原则

（1）避免使用肾毒性抗菌药物，确有应用指征时，必须调整给药剂量及方法；根据感染的严重程度、病原菌种类及药敏试验结果等选用无肾毒性或肾毒性低的抗菌药物。

（2）肝功能减退患者：①避免使用经肝脏清除或代谢的抗菌药物，如氯霉素、利福平、红霉素酯化物（依托红霉素、琥乙红霉素）等。②慎用主要经肝脏清除或代谢的抗菌药物，如大环内酯类（红霉素等）、林可霉素、克林霉素。③减量应用经肝和肾两途径清除的抗菌药物，如青霉素类、头孢菌素。

（3）老年患者。①减量使用主要经肾排出的抗菌药物，可给正常治疗量的 1/2～2/3。②宜选用毒性低并具杀菌作用的抗菌药物，青霉素类、头孢菌素类等 β-内酰胺类为常用药。③避免应用毒性大的氨基糖苷类、万古霉素、去甲万古霉素等肾毒性药物。

（4）新生儿患者：①避免应用毒性大的抗菌药物，包括主要经肾排泄的氨基糖苷类、万古霉素、去甲万古霉素及主要经肝代谢的氯霉素。②禁用可能发生严重不良反应的四环素类（影响骨骼发育，牙齿黄染）、氟喹诺酮（软骨损害）、磺胺药和硝基呋喃类（溶血性贫血）、万古霉素（耳毒和肾毒）、氨基糖苷类（耳毒和肾毒）、氯霉素（肝毒性、灰婴综合征）。③减量应用主要经肾排出的青霉素类、头孢菌素类、β-内酰胺类等药物，以防止药物在体内蓄积导致严重中枢神经系统毒性反应的发生。

（5）儿童患者：避免应用①氨基糖苷类有明显耳、肾毒性。②氟喹诺酮类对骨骼发育可能产生不良影响。

（6）妊娠期患者：避免应用①对胎儿有致畸或明显毒性的四环素类、喹诺酮类等；②对母体和胎儿均有毒性的氨基糖苷类、万古霉素、去甲万古霉素等。

（7）哺乳期患者：应用任何抗菌药物时，均宜暂停哺乳。

4. 抗菌药物的治疗监护

（1）对症选择抗菌药物。

（2）合理联合应用抗菌药物的参考指征：①混合感染；②严重感染；③感染部位为一般抗菌药物不易透入者；④抑制水解酶的菌种感染；⑤需要长期使用抗菌药物，而该类细菌极易产生抗药性，如结核分枝杆菌。

（3）重视抗菌药物的相互作用与配伍禁忌，药效协同作用，毒性协同作用如氨基糖苷类+氨基糖苷类（两种以上氨基糖苷类合用）应用常导致耳毒性和肾毒性增强，神经-肌肉阻滞。氨基糖苷类与克林霉素联合用药,可引起神经-肌肉阻断作用。氨基糖苷类与头孢菌素联用可致肾毒性增强;氨基糖苷类与强效利尿剂联用,可使耳毒性增强。

(4) 确定最佳给药方案:为了确保抗菌药物的疗效。

(5) 重视抗菌药静脉滴注的速度和浓度,注意治疗安全范围窄、药动学个体差异大,易引起毒性反应的抗菌药物滴速过快会使稳态血药浓度超过治疗范围,造成患者药物毒性反应,滴速过慢则达不到有效血药浓度。

(二) 肾上腺糖皮质激素的治疗监护

1. 肾上腺糖皮质激素的用药原则 主要有:①因人而异,因病而异。②选择给药途径:可用静脉注射或作为迅速吸收的肌内注射剂。混悬剂吸收缓慢,关节腔内注射可维持约1周。③哺乳期妇女:生理剂量或低药理剂量(每日可的松 25mg 或泼尼松 5mg)对婴儿一般无不良影响。但若乳母接受大剂量的糖皮质激素,则不应哺乳,因糖皮质激素可由乳汁中排泄,会对婴儿造成不良影响,如抑制生长、肾上腺皮质功能等。④儿童:长期用药需慎重,因激素可抑制生长和发育,若确须长期使用,应用短效(如可的松)或中效制剂(如泼尼松),避免用长效制剂(如地塞米松)。中效制剂隔日疗法可减轻对生长的抑制。长程用药须密切观察;因有增加发生骨质疏松症、股骨头缺血性坏死、青光眼、白内障等的危险。⑤老年人:应用糖皮质激素易发生高血压,而更年期后的女性应用糖皮质激素易发生骨质疏松。⑥肝功能障碍者:糖皮质激素在体内分布,以肝中最多,血浆次之,脑脊液、胸腔积液、腹水再次之,肾和脾中分布少。可的松和泼尼松需在肝内分别转化成氢化可的松和氢化泼尼松才有生物活性。而肝功能不全者,药物在肝脏的转化会出现障碍。因此,严重肝功能不全者,不宜服用泼尼松治疗,而宜选用不需肝脏代谢能直接发挥药物作用的泼尼松龙。

2. 肾上腺糖皮质激素的治疗监护

(1) 其监护要有明确的指征和治疗目的:须考虑患者年龄、性别、病情及有无并发症的情况,做到能不用就不用,能少用就少用,能短期使用就不长期使用。

(2) 应根据病情和患者的具体情况确定剂量和疗程:一般应以小剂量来控制或缓解其主要症状,当收到临床治疗效果时,就逐渐减量至停用。切不可大量长期应用,也不可骤然停药,以防肾上腺危象的发生。

(3) 感染时应用糖皮质激素应权衡利弊:一方面,非生理性糖皮质激素对抗感染不利。非肾上腺皮质功能减退患者接受药理剂量糖皮质激素后易发生感染,这是由于患者原有的疾病往往已削弱了细胞免疫及(或)体液免疫功能,长疗程超生理剂量使用糖皮质激素使患者的炎症反应、细胞免疫、体液免疫功能减弱,由皮肤、黏膜等部位侵入的病原菌不能得到控制。在激素作用下,原来已被控制的感染可活动起来,最常见者为结核感染复发。但另一方面,在某些感染时应用激素可减轻组织的破坏、减少渗出、减轻感染中毒症状,但必须同时用有效的抗菌药物治疗,密切观察病情变化,在短期用药后,即应迅速减量、停药。

(4) 规避禁忌证和慎用患者:①规避禁忌证——对糖皮质激素过敏者、严重的精神病(既往和现在)、癫痫、活动性消化性溃疡病、新近胃肠吻合术后、骨折、创伤修复期、角膜溃疡、高血压、糖尿病、低血钾、严重的骨质疏松症、肾上腺皮质功能亢进症、股骨头坏死和未能用抗菌药物控制的病毒、细菌、真菌感染者禁用。②下列患者慎用——心脏病或急性心力衰竭、憩室炎、情绪不稳定和有精神病倾向、青光眼、白内障、肝功能损害、眼单纯性疱疹、高脂血症、甲状腺功能减退症(此时糖皮质激素作用增强)、重症肌无力、胃炎或食管炎、肾功能损害或结石、骨质疏松症、结核病等。

（5）坚持随访检查：长期应用糖皮质激素者，应定期检查以下项目，①血糖、尿糖或糖耐量试验，尤其是有糖尿病或糖尿病倾向者；②小儿应定期监测生长和发育情况；③眼科检查，注意白内障、青光眼或眼部感染的发生；④电解质和大便隐血；⑤高血压和骨质疏松的检查，老年人尤应注意。

（三）维生素的治疗监护

1. 维生素滥用的危害　长期大量服用①维生素 A（治干眼症、夜盲症），可使颅内压增高、毛发干枯、皮肤干燥瘙痒。②维生素 B_1（营养神经、大脑功能），可出现头痛、烦躁、精神衰弱。③维生素 C（一日量>1g，可致腹泻、皮肤红而亮、头痛、尿频、恶心）。④维生素 D（防治佝偻病），可使肾脏损害、骨骼硬化。⑤维生素 E（生育酚），乳腺增大，影响性功能，增加维生素 K 缺乏患者的出血倾向。

2. 维生素的治疗监护　①其监护可分为治疗性和预防性用维生素。②严格掌握剂量和疗程：大量摄取维生素 A（成人超过 150 万 U，小儿超过 7.5 万～30 万 U）6 小时后，可发生急性中毒：患者出现异常激动、头晕、嗜睡、复视、头痛、呕吐、腹泻、脱皮，婴儿头部可发现凸起肿块，并有躁动、惊厥、呕吐等颅内压升高、脑积水、假性脑瘤表现。每日服用 25 万～50 万 U 的维生素 A 长达数周甚至数年者，也可引起慢性中毒。孕妇服用过量的维生素 A，还可导致胎儿畸形。③针对病因积极治疗。④掌握用药时间：水溶性维生素 B_1、B_2、C 等宜餐后服用。脂溶性维生素 A、D、E、K 等也应在餐后服用。⑤注意维生素与其他药物的相互作用：液体石蜡可减少脂溶性维生素 A、D、E、K 的吸收。维生素 B_6 可消除左旋多巴的治疗作用。广谱抗生素可抑制肠道细菌，使维生素 K 合成减少。维生素 C 可破坏维生素 B_{12}。铁剂伴服维生素 C 可增加铁离子吸收。维生素 C 和维生素 B_1 不宜与氨茶碱、口服避孕药同服，否则降低药效。

（四）非甾体抗炎药物的治疗监护

1. 非甾体抗炎药物滥用的危害　①胃肠道损害：其发生率居高不下。其中吲哚美辛、阿司匹林、甲芬那酸、吡罗昔康等可引起消化不良、黏膜糜烂、胃及十二指肠溃疡出血，严重者可致穿孔。②肾损害：表现为急性肾功能不全、间质性肾炎、肾乳头坏死及水钠潴留、高血钾等，其发生率仅次于氨基糖苷类抗生素。③肝损害：如长期大剂量用对乙酰氨基酚可致严重肝脏损害，尤以肝坏死多见；而特异质患者用水杨酸类药物可致肝损害。④心脑血管意外事件：罗非昔布（选择性 COX-2 抑制剂）能明显减少严重胃肠道反应，但可致心肌梗死、脑卒中、猝死。塞来昔布目前仍继续使用，其心血管事件发生率与服药疗程及剂量呈正相关。⑤多数药物可抑制血小板聚集，使出血时间延长。阿司匹林、氨基比林、对氨基水杨酸可致粒细胞减少；阿司匹林、美洛昔康等可引起荨麻疹、瘙痒、剥脱性皮炎等皮肤损害。

2. 非甾体抗炎用药的原则　①针对发热：原则为先物理降温，如冰袋冷敷、酒精擦浴等，无效时再考虑选用解热药物；解热药不能替代抗感染、抗休克等治疗措施。②查明发热原因，在针对性治疗的同时再根据指征解热。③疼痛：在明确疼痛原因后再采用药物止痛。解热镇痛药物仅有中等程度的镇痛作用，对于头痛、牙痛、肌肉痛、关节痛、神经痛、月经痛、中等程度的术后疼痛以及肿瘤疼痛的初期效果较好，而对于平滑肌痉挛性疼痛、创伤剧痛、肿瘤晚期剧烈疼痛等无效。④炎症：本类药物是风湿性、类风湿性疾病、全身性红斑狼疮、强直性脊柱炎等非感染性慢性炎症的首选药物,但注意不能影响疾病本身的免疫病理反应而改变病程,因此,常需合用能改变病情的二线药物(如疾病调节性关节炎药物)。糖皮质激素作为治疗本类疾病的三线药物。

3. 非甾体类抗炎用药物的治疗监护 其监护①选择性 COX(环氧化酶)-2 抑制剂(如昔布类,塞来昔布)与非选择性的传统 NSAID 相比,能明显减少严重胃肠道不良反应,不过在应用这类药物时应当结合患者的具体情况使用最低的有效剂量,疗程不宜过长。有心肌梗死病史或脑卒中病史者禁用。②无论选择何种 NSAID,剂量都应个体化;只有在一种NSAID 足量使用 1~2 周后无效才更改为另一种。③避免两种或两种以上非甾体类抗炎药同时服用,但在服用塞来昔布时不能停服因防治心血管病所需服用的小剂量阿司匹林。④几乎禁止使用 NSAID 治疗 75 岁及以上高龄老年人的慢性疼痛,而建议对于中、重度疼痛或疼痛导致生活质量明显下降的老年患者,应考虑用阿片类药物治疗。⑤坚持阶梯式增加用药量直至达到最好疗效和阶梯式渐次减量。⑥为减少不良反应,宜餐中服药。如口服肠胃不能耐受时,可选用另外途径给药,如外涂或塞肛,一般选择栓剂塞肛;胃部不能耐受时,亦可选用肠溶剂型。⑦长期应用本类药物的患者应定期检查肝、肾功能,肝、肾功能不全者应慎用或禁用。阿司匹林、吲哚美辛等易透过胎盘屏障,诱发畸胎,妊娠期妇女禁用;特异体质者可引起皮疹、哮喘等过敏反应,以因此,哮喘患者禁用。⑧发热时,应首选对乙酰氨基酚,并且在患者大量出汗时注意补充水分,预防脱水。

(五)抗凝血药物和抗血小板药物的治疗监护

1. 抗凝血药物和抗血小板药物的用药原则

(1)抗凝血药物可降低血液凝固性以防止血栓的形成,主要用于血栓性疾病的防治。常用的抗凝血药有三类:①维生素 K 拮抗剂主要有华法林钠,其只有体内抗凝作用,作用强且稳定,且价格便宜。其作用与肝素比,应用方便、价格便宜且作用持久。②肝素和低分子肝素,以起效迅速,在体内外均有抗凝作用,可防止急性血栓形成而成为抗血栓首选药。低分子肝素主要有依诺肝素、那屈肝素钙、低分子量肝素。与普通肝素相比,低分子肝素具有抗栓作用强、皮下注射易吸收、不良反应小等特点。③直接凝血酶拮抗剂,包括凝血因子 Xa抑制剂磺达肝癸钠和直接凝血酶抑制剂水蛭素、重组水蛭素和比伐卢定;另外,阿加曲班主要针对凝血因子Ⅱa 和 Xa 因子抑制剂;合成戊糖和口服直接凝血酶抑制剂有希美加群。

(2)抗血小板药可抑制血小板聚集,抑制动脉血栓形成。按作用机制,可分为六类:①环氧酶抑制剂,主要有阿司匹林。②二磷酸腺苷受体阻断剂,噻氯匹定、氯吡格雷、普拉格雷。③血小板膜糖蛋白 GPⅡb/Ⅲa 受体抑制剂,目前临床应用的有阿昔单抗、替罗非班、依替巴肽、拉米非班。④磷酸二酯酶抑制剂,双嘧达莫、西洛他唑。⑤血小板腺苷环化酶刺激剂,主要激活 cAMP 水平,抑制血小板的聚集,药物有肌苷、前列环素、伊洛前列素和西卡前列素。⑥血栓烷合成酶抑制剂,主要有奥扎格雷钠。

2. 抗凝血药物华法林的治疗监护

(1)华法林起效滞后的时间段须联合应用肝素。

(2)华法林所致的出血:当重新使用华法林时应同时给予肝素,直至患者恢复对华法林敏感性。

(3)规避可缩短华法林作用时间的联合用药:许多药可与华法林发生相互作用,产生拮抗而影响华法林的疗效和缩短作用时间,在治疗期间应予规避,酌增剂量。包括有:①抗菌药物(双氯西林、萘夫西林、利福平、甲硝唑)。②抗癫痫药物(扑米酮、卡马西平、苯妥英钠)。③抗肿瘤药物(环磷酰胺、硫唑嘌呤、安鲁米特)。④催眠药物:水合氯醛、氯氮草、地西泮。⑤利尿药物(氯噻酮、螺内酯)。⑥非甾体抗炎药物(阿司匹林、吲哚美辛、保泰松)。⑦抗甲状腺药物(丙硫氧嘧啶、甲巯咪唑)。⑧抑酸药物(西咪替丁、雷尼替丁)。

(4)稳定摄食含维生素 K 的蔬菜:华法林作为维生素 K 拮抗剂,在治疗期间进食富含维生素 K 的食物应尽量稳定,其食物来源为大蒜、生姜、洋葱、豆腐、菠菜、胡萝卜、蛋黄、猪肝、绿茶等,长期服用可导致华法林的并发症。

(5)规避华法林的禁忌证。

3. 抗血小板药物肝素的治疗监护　主要监护有:①肝素所致的出血,监测活化部分凝血活酶时间。②注意肝素的禁忌证和规避肝素所致的不良反应。③规避与肝素配伍禁忌的药物,如青霉素钾或青霉素钠、头孢噻啶、头孢噻吩钠、红霉素、氨基糖苷类、硫酸多黏菌素、盐酸万古霉素、环丙沙星乳酸液、盐酸柔红霉素、阿柔比星、玻璃酸酶、氢化可的松、氯丙嗪、异丙嗪等。④注意肝素可抑制肾上腺分泌醛固酮,因此可造成高血钾,特别是同时使用留钾药时,更易出现高血钾症状。⑤肝素与抗甲亢药甲巯咪唑、丙硫氧嘧啶有协同作用。⑥大量饮酒者应用肝素时更易诱发出血。⑦注意肝素的给药途径:因肝素不能通过胃肠道吸收,肌内注射刺激性较大,最好是连续注射或者皮下注射。⑧低分子肝素具有抗栓作用强、皮下注射易吸收、不良反应小等特点。但可能发生荨麻疹和速发型超敏反应,迟发性超敏反应,多发生于女性,通常是在绝经后、妊娠或产后期,发病机制是激素水平的波动。

4. 抗血小板药物阿司匹林、氯吡格雷的治疗监护　主要监护有:①抗血小板药导致的出血。②评价氯吡格雷与阿司匹林合用的优劣。③监护氯吡格雷+质子泵抑制剂诱发的心脏突发事件。④监护抗血小板药的禁忌证。

(六) 抗心力衰竭药物的治疗监护

抗心力衰竭药物常规合用三类药物:一是利尿药物(呋塞米、氢氯噻嗪)。二是醛固酮受体阻断剂(螺内酯)。三是 β 受体阻断剂(比索洛尔、美托洛尔)。另外,地高辛的使用可以减轻症状、防止再住院、控制心率和增加运动耐量。

1. 利尿药物的用药原则　①从小剂量开始,尽早使用,在水钠潴留消失后,也要以最小有效剂量长期维持。②心功能 I 级患者及从未水钠潴留者,不需应用利尿药物。③利尿药物一般应与 ACEI 和 β 受体阻断剂联合应用。④心力衰竭长期治疗中要重视保持机体干体重状态,警惕水钠潴留复发,注意调整生活方式。⑤患者症状急性加重发生水钠潴留时,应加强利尿药物治疗。

2. 利尿药物的选择　常用利尿药物有袢利尿药物(呋塞米、托拉塞米)和噻嗪类(氢氯噻嗪)两种。前者作用较强,后者作用则较弱,且在中度肾功能损害时将失效。因此,袢利尿药物(呋塞米或托拉塞米)是多数心力衰竭患者的首选药,适用于有明显液体潴留或伴肾功能受损的患者,呋塞米的剂量与效应呈线性关系;而噻嗪类仅适用于有轻度液体潴留、伴有高血压而肾功能正常的心力衰竭患者,氢氯噻嗪 100mg,7 天已达最大效应,再增量亦无益。

3. 利尿药物的剂量调整

1) 通常从小剂量开始逐渐加量。一旦病情控制(肺部啰音消失、水肿消退、体重稳定),即以最小有效量长期维持。长期维持期间仍应根据液体潴留情况随时调整剂量。

2）每日体重变化是检测利尿剂效果和调整利尿剂剂量最可靠的指标。适当或严格限制钠盐摄入有利于提高利尿剂治疗效果。

3）心力衰竭进展和恶化时常需加大利尿药物剂量,最终导致再大的剂量患者也无反应,呈现利尿剂抵抗。出现利尿剂抵抗时(常伴有心力衰竭恶化),可采用以下方法:①静脉给予利尿药物,如呋塞米持续静脉滴注;②2 种或 2 种以上利尿药物联合应用;③应用增加肾血流量的药物,如短期应用小剂量多巴胺或多巴酚丁胺。

4. 利尿药物的不良反应处理 ①电解质丢失:利尿药物可引起低钾和低镁血症,从而诱发心律不齐,需补钾盐和镁盐,合用 ACEI 或醛固酮受体拮抗剂螺内酯,能一定程度地预防钾、镁盐的丢失,但需严格监测血电解质。②神经内分泌激活:利尿药物使用可激活内源性神经内分泌系统,特别是肾素-血管紧张素-醛固酮系统(RAAS)。内源性神经内分泌系统的长期激活会促进疾病进展。③低血压和氮质血症:如患者出现低血压和氮质血症而无液体潴留,应减小利尿药物剂量,但慢性心力衰竭患者常因心力衰竭恶化、终末器官灌注不足而出现低血压和氮质血症,此时患者应继续利尿,并短期使用能增加肾灌注的药物如多巴胺或多巴酚丁胺。

5. 利尿药物的联合用药注意事项 ①利尿药物一般应与 ACEI 和 β 受体阻断剂联合应用,即使心力衰竭症状得到控制,临床状况稳定,也不能仅用利尿剂单一治疗。②与 ACEI 合用时应注意 ACEI 的不良反应:高血钾症和肾功能恶化。③醛固酮受体阻断剂适用于中、重度心力衰竭,应严密监测肾功能和可能发生的高钾血症。④与 β 受体阻断剂合用时应注意密切监测液体潴留和心力衰竭恶化情况。如病情恶化,可暂时减量或停用 β 受体阻断剂。避免突然撤药,减量过程应缓慢。⑤每日测定体重以便早期发现液体潴留非常重要,如 3 日内体重突然增加 2kg 以上,应考虑患者已有水钠潴留(显性或隐性水肿),需加大利尿药物剂量,多数患者经相应处置后症状会迅速改善。⑥应注意调整生活方式,限制钠盐摄入。轻度心力衰竭患者钠盐摄入应控制在 2～3g/天,中、重度心力衰竭患者则应<2g/天。

6. 醛固酮系统抑制剂的治疗监护 应严密监测肾功能。对于近期有肾功能不全病史,表现为血肌酐、尿素氮显著升高或高钾血症,尤其是正用胰岛素的糖尿病患者,即使符合推荐标准也不能使用醛固酮拮抗剂,主要危险是引起高钾血症。

7. β 受体阻断剂的治疗监护 主要监护①主要抑制心衰患者交感神经系统的不良作用,已证明可有效降低慢性心力衰竭患者死亡危险的药物有比索洛尔、美托洛尔和卡维地洛。②起效时间长,可能需 2～3 个月才有临床疗效,应避免中断 β 受体阻断剂治疗,否则将导致临床症状恶化。③可能出现液体潴留和心力衰竭恶化、乏力、心动过缓和传导阻滞、低血压。

8. 强心苷类药物的治疗监护 主要监护地高辛。不同地高辛制剂的生物利用度不同,当患者在剂型转换时,剂量要随之调整,很多药物相互作用和一些临床条件能改变地高辛的药代动力学或者改变患者对其毒性作用的易感性,因此地高辛需进行治疗药物监测。应注意剂量和改变其分布的因素,主要不良反应包括心律失常(如异位和折返心律以及传导阻滞),胃肠道症状(厌食、恶心、呕吐),神经系统症状(视觉障碍、定向障碍和意识错乱)。

(七) 抗心律失常药物的治疗监护

1. 抗心律失常药物的用药原则 根据适应证,选择时应先考虑三个方面:一是是否需要用药;二是首选药物还是非药物治疗;三是选用何种药物,其危险/效益比最小。

2. 抗心律失常药物的治疗原则 主要有四点：一是当应用某一药物尚有疗效,则应尽量避免联合用药;二是避免同时应用同一类药物;三是避免同时应用作用或不良反应相似的药物;四是联合用药时应减少各药物的剂量。

3. 各种抗心律失常药物的选用原则

(1) 室上性快速心律失常:治疗首选β受体阻断剂,其次用维拉帕米。

(2) 房性心动过速(房速):①治疗基础疾病,去除诱因;②可用毛花苷丙、β受体阻断剂、胺碘酮、普罗帕酮、维拉帕米;③对反复发作的房性心动过速,可用β受体阻断剂、维拉帕米等;④对特发性房速,首选射频消融治疗,无效者可口服胺碘酮。

(3) 室上性心动过速:①可用维拉帕米静脉注射。②普罗帕酮缓慢静脉注射。如室上性心动过速终止则立即停止给药。③腺苷或三磷腺苷快速静脉注射。

(4) 房颤和房扑:可选①降低心室反应常用房室结阻滞药如洋地黄、维拉帕米或β受体阻断剂;②恢复和维持正常心律可用奎尼丁、氟卡尼或胺碘酮;③对大多数房颤患者,不管有无临床症状,应用抗凝治疗可防止心脏猝死发生。

4. 抗心律失常药物的治疗监护 主要监护①注意药物所引起的心律失常。②重视其他非心脏性的不良反应。③血药浓度的监测:注意其某些不良反应与过高的血药浓度有关。测定血药浓度和调整剂量以维持血药浓度在指定治疗范围内,可减少不良反应。④注意药物相互作用,可能相加而增强药物效用,也可能是相互抵消,甚至相反结果而促心律失常。

(八) 抗癫痫药物的治疗监护

1. 癫痫病 系指一种反复性突然发作的脑功能短暂异常的疾病。治疗目标是控制发作,达理想的生活质量。但须在疗效和不良反应之间取得平衡,因经典抗癫痫药物控制发作不足50%。

2. 抗癫痫药物的治疗原则 其原则主要有:①首选单药治疗,逐渐增加剂量直到控制发作或药物的副作用无法耐受。②若第一种药物治疗失败,倾向于选择第二种一线抗癫痫药物作为替代,而不是加用新的药物。换药要谨慎,增量和减量都需缓慢,当新药增加到一定剂量后才可将原药停掉。③遇到难治性癫痫需要多药联合治疗时,在可能情况下应避免使用镇静药物,如巴比妥类和地西泮。④联合治疗应选择作用机制和模式不同的药物,以降低不良反应叠加的风险。⑤许多抗癫痫药通过复杂的机制产生相互作用,因此在联合用药时要调整剂量使各药物达到有效血药浓度;多药联合治疗需进行血药浓度监测。⑥若联合用药仍不能产生满意疗效,则应权衡控制发作和药物副作用,选择是二者达到最佳平衡的治疗方案继续用药。⑦抗癫痫药物治疗要针对不同癫痫类型确定首选药物,同时应在不同药物的不良反应和患者具体情况(如儿童、妊娠期妇女或老年人)之间权衡利弊。其治疗效果是这些因素互相作用的最终结果。部分发作,仅限于一侧大脑;全身发作,两侧大脑同时受累。

3. 抗癫痫药物的治疗监护 其监护应注意:①抗癫痫药物的选择和转换;②不良反应;③妊娠期妇女服药问题;④重视药物之间的相互作用;⑤血药浓度的监测。

(九) 免疫抑制剂的治疗监护

1. 环孢素 系钙神经蛋白抑制剂,可选择性抑制免疫应答,通过破坏使T细胞活化的细胞因子的表达,阻断参与排斥反应的体液和细胞效应机制,防止排斥反应的发生,主要用于肾、肝、心、肺、骨髓等移植的抗排斥反应。

(1) 环孢素服用时的注意事项:主要有①严格遵医嘱服药,禁忌自行调整用药剂量。②药品储存在 15~30℃室温中,禁忌冷冻。③定时服药,养成良好的定时服药习惯。④环孢素可经乳汁排泄,接受治疗的哺乳期妇女不应授乳。⑤过敏体质者慎用。⑥环孢素有不同的剂型,不同的厂家,各药在同一患者体内的生物利用度不尽相同,故改换不同剂型、不同厂家的药物时一定要在医师指导下进行,以免出现排斥反应或药物中毒。

(2) 环孢素的药物浓度监测:有放射免疫和 HPLC 测定,应保持个体监测方法的一致性。

(3) 肝肾功能不全患者用药量的调整:本品大部分在肝脏代谢,原形药及其代谢物主要经胆汁分泌由粪便排除。当肝功能障碍,胆汁淤积症或胃肠功能障碍都会影响吸收和代谢。只有极少部分药物经肾脏排出,且不能透析去除,所以对肾衰和需透析者,均不需调整药物浓度。

(4) 环孢素的不良反应:主要有①肾毒性:个体差异大,临床表现不典型,与其他原因引起的移植肾损害很难鉴别。且发生肾损害时,血药浓度可能正常,甚至偏低。②近半数患者会出现肝脏毒性,其发生率与用药量密切相关。③50% 肾移植患者和几乎所有的心脏移植患者发生高血压。④用环孢素期间,发生齿龈增生患者应避免用硝苯地平。⑤高尿酸血症可致痛风恶化和高胆固醇血症。⑥与糖皮质激素合用,易导致糖尿病。⑦高脂血症、高钾血症。

(5) 药物的相互作用:①升高环孢素血药浓度的药物有钙通道阻滞剂(如尼卡地平、维拉帕米)、抗真菌药物(氟康唑、酮康唑、依曲康唑)、抗菌药物(红霉素、交沙霉素)、糖皮质激素(甲泼尼龙)和西咪替丁等。②降低环孢素血药浓度的药物有抗菌药物(利福平和萘夫西林)、抗惊厥药物(苯巴比妥、苯妥英钠)和其他药物(奥曲肽、噻氯匹定)等。

(6) 坚持复诊:本品治疗窗窄,生物利用度个体差异大,因此必须通过定期监测血药浓度,才能调整用药量,发挥最大作用,把毒副作用降到最低。建议治疗患者每次复诊均要检查血压、肾功能、血脂、血糖、血药浓度。

2. 他克莫司 主要用于器官移植的抗排斥反应,尤其适用于肝移植,还可用于肾、心、肺、胰脏、骨髓及角膜移植等。与环孢素相比,他克莫司的特点有三点:一是在体内外免疫抑制作用比环孢素强数十倍到数百倍。二是对已发生排异反应的抑制作用也比环孢素好。三是可望能减少肝肾移植受体的慢性排斥反应。四是对细菌和病毒感染率也比环孢素低。

(1) 他克莫司服用时的注意事项:主要有①服用前后均需禁食 1 小时。若进餐后再给药或者与食物一起服用时,本品的口服生物利用度下降。②定时服药。③妊娠时禁用本品,哺乳期妇女在使用本品时不应哺乳。④对儿童患者,通常需用成人推荐剂量的 1.5~2 倍才能达到与成人相同的血药浓度(肝、肾功能受损者除外)。

(2) 他克莫司的血药浓度监测:与环孢素相似,由于不同患者在药动学上存在很大差异,为达到最佳疗效用药剂量应个体化。需要说明的是:他可莫司血药浓度和个体反应差异非常大。有些患者的浓度不高,却发生中毒;有些患者浓度在治疗范围之内却发生排斥反应。即使同一患者,在术后的不同时间,相同的血药浓度却会产生不同的结果。所以他克莫司的有效浓度的制定必须个体化,必须在专科医生的指导下进行。

(3) 肝功能不全患者用药剂量的调整:本品主要由肝脏代谢,血浆半衰期 12 小时,代谢物中有部分具有活性。因此肝功能不全者较肝功能正常者有较高的血药浓度(相对较长的半衰期和较低的清除率),肝功能不全患者需仔细监测全血浓度,并需调整用药剂量。

(4)重视不良反应的监测:①本品所致震颤的发生率高于环孢素,若出现严重震颤和运动性(表达性)失语症,须在专科医生指导下重新调整用药剂量。②与糖皮质激素联合应用时,导致肾移植术后糖代谢紊乱的发生率明显高于环孢素。③感染发生率及对血压、血脂的影响弱于环孢素。④可出现视觉及神经系统紊乱,若发生此现象,不应驾车或操作机械。⑤还有胃肠道不适、神经毒性(震颤、头痛、运动障碍和癫痫发作)、高血钾等。

(5)药物之间的相互作用:①本品为强效药酶抑制剂,可抑制环孢素代谢,使其血药浓度升高,增加肾毒性,为此,不推荐本品与环孢素合用,且患者由环孢素转换为本品时至少应间隔24小时。②避免与有肾毒性的两性霉菌B、氨基糖苷类抗生素及磺胺甲噁唑等合用。

(十)抗肿瘤药物的治疗监护

1. 抗肿瘤药物的用药原则　抗肿瘤药物治疗指数小而毒副作用强,在联合应用有协同作用。肿瘤治疗中所面临的最大挑战就是调整剂量以高效而低毒。为此,应注意患者的个体差异。

2. 基因对药物治疗的影响　注意基因在药物中的作用,然后筛选、鉴定、验证基因标记物,进行临床用药评价,为此,以基因组学来指导临床用药。例如,巯嘌呤需巯嘌呤甲基转移酶代谢活化,而该酶有多态性,存在变异型,若患者系变异型的,则不能代谢巯嘌呤,使血药浓度过高,出现不良反应如骨髓抑制并可引发第二种肿瘤等。他莫昔芬需CYP2D6代谢活化而起效,若CYP2D6变异,则直接影响疗效和不良反应;同时,本品也不能与CYP2D6抑制剂合用。

3. 抗肿瘤药物的给药途径　其给药途径有静脉、动脉、肌内、口服、腔内五种途径。

4. 抗肿瘤药物的治疗监护

(1)蒽醌类抗生素:主要包括柔红霉素、多柔比星、表柔比星、伊达比星、米托蒽醌、博莱霉素、平阳霉素等。其化学结构仅有微小差异,但临床作用却不同。柔红霉素和伊达比星主要用于急性白血病;多柔比星和表柔比星对人类实体瘤有广泛活性。其不良反应易引起两种类型的心肌病;慢性的、累积的剂量相关性毒性;致肺纤维化最常见。

(2)抗代谢药物:包括四类化合物。一是叶酸类似物:有甲氨蝶呤和培美曲塞,主要毒性作用是抑制骨髓和肠上皮。此外,甲氨蝶呤的毒性还包括脱发、皮炎、间质性肺炎、肾毒性、卵子或精子生成障碍、流产和致畸,而长期用低剂量甲氨蝶呤可使银屑病患者发生肝硬化。甲氨蝶呤鞘内注射通常导致脑膜炎和脑脊液的炎症反应,偶可引起癫痫发作、昏迷甚至死亡(神经毒性);二是嘧啶类似物:有氟尿嘧啶、碘苷和卡培他滨等;三是胞嘧啶类似物:有阿糖胞苷、阿扎胞苷和吉西他滨;四是嘌呤类似物:巯嘌呤、硫鸟嘌呤、硫唑嘌呤、喷司他丁、氟达拉滨和克拉屈滨等。巯嘌呤的主要毒性是骨髓抑制。

(3)植物来源生物碱:包括三类化合物。一是长春碱类,有长春碱、长春新碱和长春瑞滨。三药相比,长春碱的优点在于神经毒性小,长春新碱对骨髓抑制作用较小,而长春瑞滨的神经毒性和骨髓抑制作用均居中。二是尖杉生物碱类,有三尖杉酯碱和高三尖杉酯碱,主要用于急性粒细胞白血病,也可用于急性单核细胞白血病及慢性粒细胞白血病等的治疗。三是喜树碱类,有喜树碱、羟喜树碱、拓扑替康和伊立替康等,主要用于胃癌、肠癌、直肠癌、肝癌、头颈部癌、膀胱癌、卵巢癌、肺癌及急、慢性粒细胞白血病的治疗。不良反应有胃肠道反应、骨髓抑制、泌尿道刺激症状及脱发等。

（4）铂类化合物抗肿瘤药物：有广泛的抗癌活性，已成为睾丸癌、卵巢癌，以及头、颈、膀胱、食管、肺和结肠癌的基础药物。其监护主要在于如何获得最佳疗效而减少不良反应。

三、临床常见中毒物质与解救

（一）中毒与解救

1. 中毒（poison）　系指过量或大量接触化学物质引发机体组织结构和功能损害、代谢障碍而发生疾病甚至于死亡，其可分为急性中毒（一次接触大量毒物所致的中毒）、亚急性和慢性中毒（多次或长期接触少量毒物，经一定潜伏期而发生的中毒）。中毒的严重程度与剂量有关，并且多呈剂量-效应关系。

2. 中毒的途径　其主要途径有经呼吸、皮肤、黏膜和消化道等吸收中毒。

3. 中毒的一般处理

（1）清除未吸收的毒物：①吸入性中毒：应尽快脱离中毒环境。②经皮肤和黏膜吸收中毒：除去污染的衣物，清除皮肤、黏膜上的毒物。③经消化道吸收中毒：应采取催吐、洗胃的方法以清除胃内毒物。

（2）加速毒物排泄的方法：导泻、洗肠、利尿、血液净化。

（3）中毒后药物的拮抗：可分为三类，①物理性拮抗剂——药用炭等可吸附中毒物质，蛋白、牛乳可沉淀重金属，并对黏膜起保护润滑作用。②化学性拮抗剂——如弱酸中和强碱，弱碱中和强酸，二巯丙醇夺取已与组织中酶系统结合的金属物等。③生理性拮抗剂——生理拮抗剂能拮抗中毒毒物对机体生理功能的扰乱作用。例如，阿托品（胆碱 M 受体阻断剂）拮抗有机磷中毒、毛果芸香碱（胆碱 M 受体激动剂）拮抗颠茄碱类中毒。

4. 特殊解毒剂　主要有①二巯丙醇（BAL）（金属中毒），用于砷、汞、金、铋及酒石酸锑钾中毒。②二巯丁二钠（二巯琥钠），用于锑、铅、汞、砷中毒，并预防镉、钴、镍中毒。③依地酸钙钠（解铅乐、EDTA Na-Ca），用于铅、锰、铜、镉等中毒，尤以铅中毒疗效好，也可用于镭、钚、铀、钍中毒。④青霉胺（D-盐酸青霉胺），用于铜、汞、铅中毒的解毒，治疗肝豆状核变性病。⑤亚甲蓝（美蓝），用于氰化物中毒，小剂量可治高铁血红蛋白血症（亚硝酸盐中毒等）。⑥硫代硫酸钠（次亚硫酸钠）主要用于氰化物中毒，也用于砷、汞、铅中毒等。⑦碘解磷定（解磷定），用于有机磷中毒。⑧氯解磷定，用于有机磷中毒。⑨双复磷，用途同氯解磷定，用于有机磷中毒。其特点是能通过血-脑脊液屏障。⑩双解磷，用途同双复磷，用于有机磷中毒。但其不能通过血-脑脊液屏障。⑪盐酸戊乙奎醚，用于有机磷农药中毒和中毒后期或胆碱酯酶（ChE）老化后维持阿托品化。⑫亚硝酸钠，治疗氰化物中毒。⑬盐酸烯丙吗啡（纳络芬），用于吗啡、哌替啶急性中毒。⑭谷胱甘肽，用于丙烯腈、氟化物、一氧化碳、重金属等中毒。⑮乙酰胺（解氟灵），用于有机氟杀虫农药中毒。⑯乙酰半胱氨酸，用于对乙酰氨基酚过量所致的中毒。⑰纳洛酮，用于急性阿片类中毒及急性乙醇中毒。⑱氟马西尼，用于苯二氮䓬类药过量或中毒。

（二）镇静催眠药物中毒

1. 巴比妥类镇静催眠药物　主要有苯巴比妥、异戊巴比妥、司可巴比妥等。

（1）中毒症状：①中枢神经系统症状：轻度中毒时，有头胀、眩晕、头痛、语言迟钝、动作不协调、嗜睡、感觉障碍、瞳孔缩小或扩大、血压下降、恶心、呕吐等。重度中毒可有一段兴奋期，患者可发生狂躁、谵妄、幻觉、惊厥、瞳孔放大（有时缩小）、全身反应弛缓、角膜、咽、腱反射均消失，瞳孔对光反射存在，昏迷逐渐加深。②呼吸系统症状：轻度中毒时，一般呼吸正常或稍缓慢。重度中毒时，由于呼吸中枢受抑制，呼吸减慢、变浅不规则，或呈潮式呼吸，如并发肺部感染时，则有呼吸困难及发绀，严重时可引起呼吸衰竭。③循环系统症状：可引起血流动力学及微循环的改变，致使血管扩张及血管通透性增加引起血浆渗出，导致血压下降，终致休克。皮肤发绀、湿冷、脉搏快而微弱，尿量减少或尿闭。④消化系统症状：轻度中毒可有恶心、呕吐。重度中毒可发生中毒性肝炎，出现黄疸、出血及肝功能异常。⑤皮肤症状：对本类药物有过敏反应者，可出现各种形态的皮疹。

（2）中毒解救：①急性中毒：人工呼吸、给氧等支持治疗。②洗胃：服药 5～6 小时内的中毒患者均应立即洗胃。一般可用 1∶5000 高锰酸钾溶液，将胃内药物尽量洗出；洗胃后可留置硫酸钠溶液于胃内（成人 20～30g），以促进药物排泄。③洗肠：应用上述洗胃液洗肠。④应用利尿药物：可加速毒物排泄。一般用 20% 甘露醇或 20% 山梨醇注射液 200ml 静脉注射或快速静脉滴注，3～4 小时后可重复使用。但须注意维持水、电解质平衡。⑤碱化尿液：以 5% 碳酸氢钠液静脉滴注以碱化尿液，加速排泄。因异戊巴比妥主要经肝脏代谢，在异戊巴比妥中毒抢救过程中，碱化尿液的效果不及苯巴比妥。⑥酌用中枢兴奋剂：深昏迷时用贝美格，或尼可刹米、洛贝林等，应用中注意防止惊厥和心律失常。给予输液支持血液循环，并根据情况给予必要的药物。

2. 苯二氮䓬类镇静催眠药物　常用的有地西泮、硝西泮、氯硝西泮、氟西泮、三唑仑等。

（1）中毒症状：可有口干、嗜睡、眩晕、运动失调、精神异常、尿闭、便秘、乏力、头痛、反应迟钝等症状。偶可发生过敏性皮疹、白细胞减少症和中毒性肝炎。严重中毒时，可出现昏迷、血压降低、呼吸抑制、心动缓慢和晕厥。阿普唑仑与其他苯二氮䓬类药物混合中毒时可引起死亡。另外，阿普唑仑和酒精混合中毒也可引起死亡。

（2）中毒解救：①误服大量此类药物应立即催吐、洗胃、硫酸钠导泻，以排除药物。②血压下降时，选用升压药如去甲肾上腺素、间羟胺、美芬丁胺（恢压敏）等，也可用哌甲酯和安钠咖。③输液，保持体液平衡并促进药物从肾脏排出。④呼吸抑制时给氧，必要时做人工呼吸，酌用呼吸中枢兴奋药如尼可刹米、二甲弗林（回苏灵）等。⑤特异性治疗药物为氟马西尼（本品也是特异性诊断药物）。

3. 三环类抗抑郁药物中毒　常用的有丙米嗪、阿米替林、多塞平、氯米帕明。本类药物急性中毒症状较抗精神病药物为严重，如一次吞服 1.5～2g 将会产生严重中毒症状，致死量通常在 2g 以上。本类药物具有中枢和周围抗胆碱作用，抑制心肌收缩，心排出量降低，并影响化学和压力感受器，从而引起低血压。血压过低可导致周围循环衰竭。此外，心脏传导障碍和心律失常也是本类药物常见的致死原因。

（1）中毒症状：主要有兴奋症状（表现为激惹、躁动、幻觉及错乱状态。躯体症状有心率加快、血压升高或降低、肌肉强直、颤动、反射亢进、癫痫发作、体温升高等）、抑制症状（表现为嗜睡、昏迷及休克等。躯体症状有瞳孔散大、尿潴留或失禁、肠麻痹等）和心脏毒性（临床可见心律失常、心搏骤停而死亡者）。

（2）中毒解救的一般原则：①催吐、洗胃及导泻。②用解毒剂，如可用乙酰胆碱酯酶抑制药物对抗三环类抗抑郁药物引起的抗胆碱能反应。③对症治疗：若发生心律失常，可静脉滴注普鲁卡因胺 0.5~1.0mg 或利多卡因 50~100mg;若出现心力衰竭,可静脉注射毒毛花苷 K 0.25mg 或毛花苷丙 0.4mg。

(3) 常用三环类抗抑郁药物中毒:①阿米替林:可引起狂躁发作或使分裂情感性精神病患者症状加重。对某些老年患者还可引起中毒性精神症状。本品在肝内解毒较快,因此严重中毒所致昏迷可很快好转,但体内结合的药物可继续释放,因此好转后不可放松警惕,否则仍可导致死亡,应连续监测血药浓度直至降到安全范围为止。②氯米帕明:首发症状一般是严重的抗胆碱能反应,中枢症状有嗜睡、木僵、昏迷、躁动不安、震颤、谵妄、大量出汗、反射亢进、肌肉强直、惊厥等,心血管系统可出现心律失常、心动过缓、传导阻滞、充血性心衰甚至心脏骤停,也可发生呼吸抑制、发绀、低血压、休克、呕吐、高热、瞳孔散大、少尿或无尿等。症状与体征的严重性与摄入量、年龄和潜伏期等因素有关。处理:洗胃,保持呼吸道通畅,采取增加排泄措施,并依病情进行相应对症治疗和支持疗法。

4. 抗癫痫药物中毒 主要有苯妥英钠、卡马西平和丙戊酸钠等,其相应中毒浓度分别为 $20\mu g/ml$、$12\mu g/ml$ 和 $200\mu g/ml$。

(1) 苯妥英钠:

1) 中毒症状:轻度中毒表现为眩晕、头痛、全身乏力、失眠、手颤。当血药浓度达 20~40μg/ml 时,引起急性中毒,主要表现为眼球震颤、复视、共济失调等;当血药浓度高于 40μg/ml 时可致神经紊乱;超过 50μg/ml 则发生严重昏睡以至昏迷状态。慢性中毒可致小脑萎缩(表现为眼球震颤、共济失调、震颤、言语障碍、晕眩、复视、肌张力低等),神经障碍(性欲减退、嗜睡、失眠、幻觉、反应迟钝等)。

2) 中毒解救:①对清醒患者,可刺激咽部,促使呕吐,然后用氯化钠或 1%~4% 鞣酸溶液洗胃。用硫酸镁导泻。静脉滴注 10% 葡萄糖注射液。②严重中毒者,先静脉注射 5~10mg 烯丙吗啡减轻呼吸抑制,10~15 分钟后可重复注射,总量不应超过 40mg。③若有心动过缓及传导阻滞,可用阿托品治疗,血压下降应用升压药物。④若有造血系统障碍现象,可选用重组人粒细胞集落刺激因子、重组人粒细胞巨噬细胞集落刺激因子和肾上腺糖皮质激素等治疗。

(2) 卡马西平

1) 中毒症状:①最初出现症状是在服药后 1~3 小时,神经肌肉失调最为突出。意识障碍可以由严重至昏迷、狂躁,尤其是幼儿,表现有动作不安、肌肉痉挛、震颤、窒息、眩晕、角弓反张、共济失调、瞳孔放大、眼球震颤,先是反射亢进,后反射迟钝。②恶心、呕吐、呼吸不规则、呼吸抑制、无尿或少尿、尿潴留。③心律失常、高血压或低血压、休克或房室传导紊乱。④实验室检查:白细胞减少、糖尿和豆状核变性病,20~25mg 酸性尿、心电图显示出心律失常等。⑤合并中毒与乙醇、巴比妥类药物、三环类抗抑郁药物、马普替林、阿米替林合用时,会加重中毒症状。

2) 中毒解救:①催吐、洗胃(只适用清醒患者),使用药用炭吸附以减少药物的吸收。②本品无特殊的解救药物,应用利尿药物促进排泄。透析治疗只适用于那些肾衰的严重中毒患者。③保持呼吸通畅,必要时行气管插管、人工呼吸和输氧,防止呼吸抑制。如表现为躁狂,可使用地西泮或巴比妥类药物。但是地西泮或巴比妥类药能加重呼吸抑制(尤其对儿童)、低血压和昏迷。④应进行呼吸、心脏、肾脏、膀胱等功能及血压、体温、瞳孔反射等监护。

(3) 丙戊酸钠

1) 中毒症状:可出现恶心、呕吐、厌食、流涎多、嗜睡、眩晕、头痛、共济失调、眼球震颤、复视、抑郁、心肌梗死和深度昏迷,严重时可发生死亡。

2)中毒解救:因为本品吸收快,因而洗胃的作用随摄入本品的时间长短而变化。应立即采用一般支持性治疗,并应特别注意维持足够的尿量排出。

5. 杀虫农药中毒 可分为七类:有机磷类、有机氯类、有机氮类、有机硫类、拟除虫菊酯类、杂环类和其他复方农药(如无机农药、氟制剂、砷制剂、有机金属农药、植物性农药及其他生物性农药)等。

6. 灭鼠药物中毒 包括香豆素类、茚满二酮类、硫脲类、有机氟类、磷化物类及毒鼠强等。

7. 其他物质中毒

(1)麦角和麦角胺中毒

1)中毒症状:急性中毒有头痛、恶心、呕吐、腹泻与头晕,严重可发生精神紊乱、共济失调、局灶性瘫痪、感觉障碍、体温调节异常与惊厥,甚至可因昏迷、呼吸及心脏麻痹死亡。慢性中毒有与急性中毒相同的症状,亦可出现瘫痪、惊厥与精神症状,或因发生循环障碍而导致四肢坏疽。

2)中毒解救:一是催吐、洗胃及导泻;二是麦角胺中毒无特效解毒剂,如恶心、呕吐和肠痉挛可肌注硫酸阿托品或氯丙嗪缓解。周围血管舒张不全为其重要的中毒表现,可用血管舒张药物与神经节阻滞药物。发生惊厥时可用抗惊厥药物。

(2)异烟肼中毒

1)中毒症状:消化系统症状有恶心、呕吐、便秘、腹胀,严重者可出现中毒性肝炎、肝脂肪性变、AST升高、黄疸,甚至肝坏死。神经系统症状有头痛、头晕、不安、失眠、耳鸣、视神经炎、视神经萎缩、肌肉抽搐、共济失调、排尿困难等,严重时可出现精神异常、癫痫样大发作、惊厥、周围神经炎等,急性中毒时有眼球震颤、肢体抖动、惊厥及全身肌肉强直性抽搐、呼吸抑制等症状。

2)中毒解救:一是催吐、洗胃及导泻;二是静脉滴注葡萄糖氯化钠注射液及20%甘露醇注射液200~300ml。给予渗透性利尿药物,促进异烟肼排泄。发生惊厥时可用地西泮或苯巴比妥。静脉给予与摄入异烟肼等量的维生素B_6,如剂量未知,中毒严重,可给予维生素B_6,剂量可达5g。

(3)亚硝酸盐中毒

误服过量亚硝酸盐,或进食含亚硝酸较多的食物(如腐烂变质的蔬菜、腌制不久的咸菜、存放过久的熟菜及使用过量亚硝酸盐腌的肉)可中毒。

1)中毒症状:中毒者可在餐后1~3小时发病,主要表现为头痛、头晕、口唇黏膜及指甲发绀(呈紫黑色)、胸闷、脉速、恶心、呕吐、腹痛、腹泻、发热、昏厥、血压降低等。实验室检查,血液呈紫蓝色,血液检查显示血高铁血红蛋白量明显高于正常。

2)中毒解救:一是催吐、洗胃及导泻;二是休克者抗休克治疗。静脉注射1%亚甲蓝、维生素C和葡萄糖注射液。

(4)瘦肉精中毒

瘦肉精(药品通用名为克仑特罗)属强效β_2受体激动剂,可引起交感神经兴奋,治疗量下呈松弛支气管平滑肌的作用,体内存留时间长,此药物化学性质稳定,加热到172℃才分解。

1)中毒症状:轻度中毒可见心悸、眼睑部肌肉震颤。重度中毒可出现恶心、呕吐,四肢骨骼肌震颤,心电图表现窦性心动过速,可见室性早搏、ST 段与 T 波幅压低。

2）中毒解救:轻度中毒,停止饮食,平卧,多饮水,静卧 0.5 小时后可好转。重度中毒,催吐、洗胃、导泻;监测血钾,适量补钾;口服或者静脉滴注 β 受体阻断剂。

8. 常用有毒中药的中毒与基本救治原则

（1）乌头类药物

1）药物:中药材主要有川乌、草乌、附子和雪上一枝蒿等;中成药主要有舒筋活络丸、追风丸、活络丹、大活络丹、三七伤药片、附子理中丸、金匮肾气丸、木瓜丸、正天丸和右归丸等。

2）中毒症状:表现为口舌、四肢、全身麻木,头痛、头晕、精神恍惚、语言不清,小便失禁、四肢抽搐、牙关紧闭、呼吸衰竭;或心悸气短、心律失常、血压下降、面色苍白、口唇发绀、四肢厥冷或流涎、恶心、呕吐、腹痛、肠鸣音亢进等。

3）中毒解救:清除毒物,肌内注射阿托品 0.5~1.0mg,或利多卡因静脉注射;对呼吸衰竭、昏迷休克者予对症治疗;中药治疗可用绿豆、甘草、生姜等煎汤内服。

（2）马钱子及含马钱子的中成药

1）药物:主要有九分散、山药丸、疏筋丸、疏风定痛丸、疏络养肝丸、伤科七味片和九转回生丹等。

2）中毒症状:表现为初期头晕、头痛、烦躁不安,进而发生典型的士的宁惊厥,因呼吸肌痉挛窒息或心力衰竭而死亡。

3）中毒解救:避声光刺激,洗胃导泻,静脉注射苯巴比妥钠 0.2~0.3g;中药治疗可用肉桂煎汤或甘草煎汤内服。

（3）蟾酥及含蟾酥的中成药

1）药物:主要有六神丸、六应丸、喉症丸和蟾酥丸等。

2）中毒症状:有循环系统、消化系统表现。

3）中毒解救:清除毒物,对症治疗,中药治疗用甘草、绿豆煎汤饮用,或以生姜捣汁、鲜芦根捣汁内服。

（4）雄黄及含雄黄的中成药

1）药物:主要有牛黄解毒丸(片)、六神丸、安宫牛黄丸、牛黄清心丸、牛黄镇惊丸、牛黄抱龙丸、三品一条枪和砒枣散等。

2）中毒症状:有消化系统表现,各种出血症状,肝肾功能损害,过敏反应,最后因呼吸衰竭、心力衰竭死亡。

3）中毒解救:清除毒物,服用牛奶、蛋清、豆浆、药用炭等吸附毒物;中药用甘草、绿豆煎汤饮用,也可中医对症治疗。

（5）含朱砂、轻粉、红粉等的中成药

1）药物:主要有牛黄类制剂、朱砂安神丸、天王补心丹、苏合香丸、人参再造丸、紫雪丹、大活络丹、蛤蚧定喘丸、月白珍珠散和抱龙丸等。

2）中毒症状:有消化系统、泌尿系统、神经及精神系统等方面的表现。

3）中毒解救:清除毒物,纠正水代谢紊乱。中药治疗可用甘草、绿豆煎汤服用或用土茯苓煎汤饮。

（6）雷公藤、昆明山海棠及其中成药

1）药物:主要有雷公藤片、雷公藤多苷片、昆明山海棠片。

2）中毒症状：有消化、循环、泌尿、神经等系统的表现。

3）中毒解救：清除毒物，对症治疗，慢性中毒立即停药，中药治疗用甘草、绿豆煎汤饮，或以白萝卜、白菜捣烂取汁加糖频服。

（7）黄药子及含黄药子的中成药

1）药物：有壮骨关节丸。

2）中毒症状：有恶心、呕吐等，对肝可产生损害。

3）中毒解救：清除毒物，对症治疗，中药治疗可用甘草、绿豆煎汤服，或用生姜汁、米醋、甘草煎液混合饮。

四、药物警戒与药源性疾病

1. 药物警戒 系指与发现、评价、理解和预防不良反应或其他可能与药物有关问题的科学研究与活动。主要包括药物不良反应、不合格药品、药物治疗错误、缺乏有效性的报告、对没有充分科学根据而不被认可的适应证的用药、急慢性中毒的病例报告、与药物相关的病死率的评价、药物的滥用与错用、药物与化学药物、其他药物和食品的不良相互作用。

2. 药物警戒的工作内容 主要包括：①早期发现未知药品的不良反应及其相互作用。②发现已知药品的不良反应的增长趋势。③分析药品不良反应的风险因素和可能的机制。④对风险/效益评价进行定量分析，发布相关信息，促进药品监督管理和指导临床用药。

3. 我国药物警戒信息

（1）SFDA 警告头孢曲松不宜与含钙注射液（葡萄糖酸钙、氯化钙、复方氯化钠注射液、乳酸钠林格注射液、复方乳酸钠葡萄糖注射液）直接混合，因为会导致微粒的形成。

（2）SFDA 修订盐酸吡格列酮制剂说明书：①在说明书的顶端增加有关充血性心力衰竭的黑框警告内容；②在不良反应项下增加黄斑水肿和骨折。③SFDA 修订阿昔洛韦制剂说明书阿昔洛韦静脉制剂说明书修订内容：增加黑框警示，内容为阿昔洛韦可引起急性肾衰竭。肾损害患者接受阿昔洛韦治疗时，可造成死亡。④SFDA 发布关于停止生产、销售和使用盐酸芬氟拉明的公告。⑤SFDA 修订多巴胺受体激动剂制剂说明书在左旋多巴（包括含有左旋多巴的复方制剂）、溴隐亭、α-二氢麦角隐亭、吡贝地尔和普拉克索制剂的说明书[不良反应]项下增加"国外已有患者使用多巴胺受体激动剂类药品治疗帕金森病后出现病理性赌博、性欲增高和性欲亢进的病例报告，尤其在高剂量时，在降低治疗剂量或停药后一般可逆转。"⑥SFDA 修订拉莫三嗪片说明书在说明书[注意事项]项下增加"癫痫患者也可能有抑郁和（或）双相障碍的症状，有证据表明癫痫和双相障碍患者的自杀风险升高"。

4. 药源性疾病 系指由药物诱发的疾病，属于医源性疾病的一种。具体是指在预防、诊断、治疗或调节生理功能过程中出现与用药有关的人体功能异常或组织损伤所引起的一系列临床症状。常见的药源性疾病如下。

（1）胃肠道损害：①消化道溃疡及出血，非甾体抗炎药物、呋塞米、依他尼酸、利血平、吡喹酮、维生素 D。②恶心呕吐，硫酸亚铁、抗酸药、丙戊酸钠、氨茶碱、抗肿瘤药。③肠蠕动减慢甚至肠麻痹，抗胆碱药物（阿托品、东莨菪碱）、抗精神病药物（氯丙嗪、氯氮平）、抗抑郁症（丙咪嗪、阿米替林）、抗组胺药物。

（2）肝损害：①咪唑类抗真菌药物：酮康唑、氟康唑、伊曲康唑灰黄霉素有肝衰竭作用。②抗结核药物：异烟肼、对氨基水杨酸、利福平、吡嗪酰胺等。③HMG-CoA 还原酶抑制剂类药物（他汀类血脂调节药物：洛伐他汀、辛伐他汀、普伐他汀等）。④血管紧张素Ⅱ受体阻断剂类：氯沙坦等。⑤曲格列酮、比格列酮、罗格列酮。

（3）肾损害：①磺胺甲基异噁唑、磺胺嘧啶等。②氨基糖苷类：新霉素、庆大霉素、妥布霉素、链霉素等。③抗病毒药物核苷类中的阿昔洛韦。④非甾体抗炎类药物。⑤血管收缩药物（去甲肾上腺素、去氧肾上腺素、甲氧明等）。⑥顺铂。⑦含马兜铃酸的中药（关木通、广防己、朱砂莲等）。

（4）血液系统损害：①再生障碍性贫血：氯霉素、非甾体抗炎类药物（保泰松、吲哚美辛、阿司匹林、对乙酰氨基酚）、抗肿瘤药（环磷酰胺、甲氨蝶呤等）。②溶血性贫血：磺胺类。③粒细胞减少症：磺胺类、氯霉素、非甾体抗炎类药物（保泰松、吲哚美辛）。④血小板减少症：抗肿瘤药物。⑤血小板减少性紫癜：利福平、阿苯达唑等。

（5）神经系统疾病：①锥体外系反应：氯丙嗪及其衍生物、利血平、甲基多巴、左旋多巴、甲氧氯普胺。②癫痫发作：抗精神病（氯氮平等）、抗抑郁药（丙米嗪等）、抗心律失常药物（利多卡因、美西律等）、抗菌药物（异烟肼、两性霉素 B 等）、抗疟药物（氯喹、乙胺嘧啶、奎宁）。③呐神经障碍：氨基糖苷类、抗疟药物（氯喹、奎宁）、水杨酸类、依他尼酸等。

5. 药源性疾病的诊断方法　①追溯用药史。②确定用药时间、用药剂量和临床症状发生的关系。③询问既往用药史、药物过敏史和家族史。④排除药物以外的因素，才能确诊药源性疾病。⑤致病药物的确定（根据用药顺序，确定最可能的致病药物）。⑥必要的实验室检查。⑦流行病学调查（有些药源性疾病只能通过流行病学调查才能确定）。

6. 药源性疾病的治疗　①停用致病药物。②排除体内残留的致病药物（输液、利尿、导泻、洗胃、催吐、透析等）。③拮抗致病药物。④调整治疗方案。

第三节　中药学综合知识

一、中医基础理论

（一）中医学的基本特点

1. 中医学　系研究人体生理、病理及疾病的诊断和防治等理论与方法的一门传统医学。

2. 中医学理论体系的特点　详见第三章医学基础知识第二节中医学基础知识。

3. 阴阳学说　系古人用以认识自然和解释自然现象的一种世界观和方法论，它具有朴素的唯物论和自发的辩证法思想，属于古代哲学范畴。阴阳学说认为阴和阳这两个对立统一的方面，贯穿于一切事物之中，是事物运动和发展变化的根源及其规律。自阴阳学说引入中医学领域后，就成为解释人类生命的起源、人体的生理功能、病理变化的说理工具，并成为指导预防、诊断、治疗疾病的理论依据，故阴阳学说是中医学理论的一个重要组成部分。

4. 事物阴阳属性的分析和运用　一般说凡是运动的、外向的、上升的、在外的、在上的、温热的、明亮的、无形的、兴奋的、亢盛的、刚强的、扩张的等都属于阳；相对静止的、内守的、下降的、在内的、在下的、寒冷的、晦暗的、有形的、抑制的、衰退的、柔弱的、收敛的等都属于阴。水火为阴阳属性的标志，称为"阴阳之征兆"。阴阳的相对属性引入医学领域，将人体中具有中空、外向、弥散、推动、温煦、兴奋、升举等特性的事物和现象归属于阳，而将具有实体、内守、凝聚、宁静、凉润、抑制、沉降等特性的事物和现象归属于阴。

5. 阴阳的相互关系 主要有:一是对立制约,主要表现于它们之间的相互制约、相互斗争。二是互根互用,系指阴和阳的任何一方都不能脱离对方而单独存在。阴阳之间具有相互资生、相互促进的关系。三是消长平衡,系指阴阳两者始终处于运动变化之中,即阴消阳长,阳消阴长的过程,并在彼此消长中维持着动态的平衡。四是相互转化,系指在一定条件下阴阳可各自向其对立面转化,即阴可以转化为阳,阳可以转化为阴。

6. 阴阳学说的临床应用 就人体的组织结构而言,体表、背部、肢体外侧、上部、六腑、气等属于阳;体内、腹部、肢体内侧、下部、五脏、血等属于阴。人体正常的生命活动是人体阴阳保持协调平衡的结果。人体的病理变化系为阴阳失调,表现为偏胜偏衰,"阳胜则热","阴胜则寒";"阳虚则寒","阴虚则热"。

在诊法上,可按阴阳属性分析"四诊"资料;以阴阳为总纲概括疾病证候。

根据阴阳学说,确定治疗原则,调整阴阳,损其有余,补其不足,恢复阴阳平衡。阴阳偏盛者,泻其有余,即"实者泻之"。阳偏盛者,"热者寒之";阴偏盛者,"寒者热之"。阴阳偏衰者,补其不足,即"虚者补之"。阳偏衰者,"阴病治阳",即"益火之源,以消阴翳";阴偏衰者,"阳病治阴",即"壮水之主,以制阳光"。

用于归纳药物性能,寒、凉属阴;温、热属阳;酸、苦、咸属阴;辛、甘(淡)属阳。

7. 五行 系指木、火、土、金、水五种物质及其运动变化。其特性为:木曰曲直,引伸为木有升发、生长、能屈能伸、喜条达舒畅特性。火曰炎上,引伸为火有温热、光明、升腾向上特性。土爱稼穑,引伸为土有受纳、承载、生化、长养特性。金曰从革,引伸为金有肃杀、潜降、收敛特性。水曰润下,引伸为水有寒凉、滋润、向下运行、静藏特性。

8. 五行学说 系战国至两汉时期的哲学思想。它认为物质世界是由木、火、土、金、水五种基本要素组成的,五要素之间,又存在相生、相克、相互制约的关系,通过这种关系,维系和推动着客观世界的生存和发展。中医用以阐明人体脏腑之间的生理和病理联系及其与外在环境的关系,从而指导着临床诊断与治疗。

9. 五行的生克乘侮 ①相生:系指木、火、土、金、水之间存在着有序依次递相资生、助长和促进关系,喻为母子关系。其顺序为木生火,火生土,土生金,金生水,水生木。②相克:系指木、火、土、金、水之间存在着有序的间隔递相克制、制约关系。称"所胜"与"所不胜"关系。其顺序为木克土,土克水,水克火,火克金,金克木。③五行相乘:乘即乘虚侵袭之意,系指五行中某一行对其所胜一行的过度克制。其顺序为木乘土,土乘水,水乘火,火乘金,金乘木。④相侮:侮有恃强凌弱之意,系指五行中某一行对其所不胜一行的反向克制,又称反克。其顺序为木侮金,金侮火,火侮水,水侮土,土侮木。

(二)藏象

1. 藏象 系指藏于体内的内脏及其表现于外的生理病理征象。其中,藏系隐藏于体内的内脏,象系内脏的生理和病理反映于外的征象,亦指内脏的解剖形态。

2. 脏腑 系内脏的总称。可分为三类:①五脏即心、肝、脾、肺、肾;②六腑即胆、胃、小肠、大肠、膀胱、三焦;③奇恒之腑即脑、髓、骨、脉、胆、女子胞。

3. 五脏的生理功能 其共同的特点为化生和储藏精气。

(1)心的生理功能:①心主血脉:系指心有主管脉道和推动血液循行于脉中的作用,其包括主血和主脉两个方面。全身血脉与心连通,构成一个密闭的血液循环系统。在心气充沛、血液充盈、脉道通利情况下,心才能推动血液循行于血脉之中,以营养五脏六腑、形体官窍,维持生命活动。②心主神志:系指心有主管人体精神意识思维活动的功能。中医学认为,人体的精神、意识和思维活动,是通过五脏系统整体调节而完成的,强调五脏皆藏神,而心为主导主神志。中医虽已认识到大脑是人的生命中枢,有思维功能,但仍认为脑的功能从属于心主神明的作用,脑是在心主宰支配之下,完成生理活动的。故大脑精神思维活动,中医把它归属于心。

(2) 肺的生理功能:①主气、司呼吸:肺主呼吸之气,是体内外气体交换的场所,呼出浊气,吸入清气,以维持生命。肺的呼吸运动赖肺的宣降完成。肺有节律的一呼一吸,是一身之气生成的主要来源之一,能调节全身之气的升降出入运动。②主宣发肃降:主宣发系指肺气向上的升宣和向外的发散。其作用有三:一是将脾转输至肺的水谷精微和津液布散于全身,外达皮毛;二是宣发卫气外达皮毛,以行使其功能;三是呼出浊气。主肃降系指肺气向下向内通降的作用。其作用有三:一是吸入清气;二是将吸入清气和脾转输的津液及水谷精微向下向内布散全身,也将代谢产物和多余的水液下输膀胱形成尿液排出体外;三是肃清呼吸道的异物,以保持其洁净畅通。③通调水道:肺的宣发和肃降运动对体内津液的输布和排泄有疏通和调节作用。④朝百脉,主治节:全身的血液都通过百脉会聚于肺,经肺的呼吸进行体内外清浊之气的交换,然后再将富含清气的血液通过百脉输送到全身。主治节系指肺具有治理调节全身各脏腑组织生理功能的作用。肺司呼吸,调节气体交换;调节气机,调节气的升降出入;助心行血,推动和调节血运;调节水液代谢。

(3) 脾的生理功能:①运化水谷:脾具有把水谷化为精微,将精微物质吸收转输至全身的生理功能。脾气健运,水谷精微化生充足,则气血生成充盈,身体得以滋养强壮。故称脾为后天之本,气血生化之源。②运化水液:系指脾对水液的吸收、转输和布散,防止水液在体内停滞的作用。脾气健旺,水液运行正常。③主升清:升即上升,脾气的运动特点以上升为健。脾气上升,将运化的水谷精微向上输送至心、肺、头目,通过心肺的作用化生气血,以营养全身。脾气上升,以维持内脏正常位置。④脾统血:系指脾有统摄、控制血液在脉中内运行,防止其逸出脉外的功能。实际上是气的固摄作用。

(4) 肝的生理功能:①主疏泄系指肝具有维持全身气机疏通畅达,通而不滞、散而不郁的作用。肝疏泄的功能,反映了肝主升、主动、主散的生理特点。肝疏泄的功能主要体现在四个方面:一是调畅气机,系指肝能疏通、畅达、升发气机。肝疏泄正常,则气机疏通散畅,血行有序,津液环流,脏腑功能协调,经络通利。二是调节情志,正常的情志活动以脏腑经络功能正常,气血充足及运行通畅为前提和基础。肝的疏泄正常,气机调畅,气血和调,则心情舒畅,情志表达正常。疏泄不及,致肝气郁结,情志抑郁;疏泄太过,致肝阳上亢,则烦躁易怒。三是促进消化吸收,肝的疏泄正常,能调节脾胃气机的升降,促进脾胃对食物的消化吸收;其次,肝促进胆汁分泌和排泄,以助消化。四是促进血液的运行和津液的代谢,肝的疏泄正常,则气机疏通散畅,升降出入运动正常,血液的运行和津液的输布代谢得以正常进行。②主藏血系指肝有储藏血液、调节血量及防止出血的功能。

(5) 肾的生理功能:①藏精,主生长、发育与生殖:肾藏精系指肾具有储存、封藏精气的生理功能。肾精包括"先天之精"和"后天之精"。前者系指禀受于父母的生殖之精,后者系指源于饮食物中的水谷精气及其布散到各脏腑形成的脏腑之精气盈余的部分,下输于肾储藏。肾精促进机体的生长,发育和生殖,决定机体生、长、壮、老、已的生命过程。齿、骨、发是观察肾中精气的外候。②主水液:系指肾有主持和调节人体津液代谢平衡的作用。故有肾为"水脏"之说。肾主水作用,一是指整个人体水液代谢由肾主管;二是指肾脏本身对水液的输布和排泄作用。③主纳气:系指肾有摄纳肺吸入之清气而调节呼吸的作用。

4. 五脏之间的关系 ①心与肺:系气和血相互依存、相互为用的关系。②心与脾:主要表现在血液的生成和运行两个方面。③心与肝:主要表现在血液与神志方面的依存与协同关系。④心与肾:主要表现为"水火既济"、"心肾相交"的关系。⑤肺与脾:主要表现在气的生成和水液输布代谢两个方面。⑥肺与肝:主要表现在气机的升降调节方面。⑦肺与肾:主要表现在水液代谢和呼吸运动方面;肺与肾的阴液可相互滋生。⑧肝与脾:主要表现在血液的生成、运行协同和食物的消化等方面。⑨肝与肾:主要表现在肝肾的精血互化,肝肾的阴液相互滋生,阴阳相互为用,相互制约协调平衡方面,有"肝肾同源"、"精血同源"之说。⑩脾与肾:主要表现在先天与后天的相互滋养关系。

5. 五脏与体、华、窍、液、志的关系

(1) 心与体、华、窍、液、志的关系:①心在体合脉,其华在面:全身血脉都属于心,面部色泽能反映心之气血的盛衰。②心开窍于舌:系指心的气血与舌相通,舌的正常功能有赖于心主血脉和主神的功能。通过对舌的观察,来了解心主血脉和心主神志的功能状态。③心在液为汗:"血汗同源"。④心在志为喜:心的生理功能与情志的"喜"有关。

(2) 肺与体、华、窍、液、志的关系:①肺在体合皮,其华在毛:皮肤、毫毛、汗腺依赖肺所宣发的卫气和津液的温养和润泽。②肺开窍于鼻:鼻通过咽喉、气道而下连于肺,为呼吸之门户。鼻的通气和嗅觉依赖肺气完成。③肺在志为悲忧:"悲忧"的情志活动与肺有关。④肺在液为涕:鼻为肺窍,涕为鼻黏膜分泌的黏液,有润泽鼻窍的作用。

(3) 脾与体、华、窍、液、志的关系:①脾在体合肌肉,主四肢:四肢肌肉的壮实与功能的发挥与脾气的运化功能有关。脾升清散精,气血充盛,肌肉、四肢得养,四肢有力,肌肉丰满。②脾开窍于口,其华在唇:食欲、口味与脾运化功能有关,口唇的色泽与脾气的健运、气血的充足与否有关。③脾在液为涎:涎由脾气化生并转输布散。④脾在志为思:"思"的情志活动与脾的运化功能有关。

(4) 肝与体、华、窍、液、志的关系:①肝在体合筋,其华在爪:全身筋膜有赖肝血的滋养。肝血充足,筋得其养,关节运动灵活有力,"爪为筋之余",爪甲赖肝血营养,视爪甲之荣枯可测知肝血之盛衰。②肝开窍于目:系指肝的经脉上联于目系,目的视物功能有赖于肝的疏泄和肝血的濡养。肝血充足,肝疏泄正常,眼球活动自如,辨色及视觉正常。③肝液为泪:泪有濡养,滋润和保护眼睛的作用。④肝在志为怒:"怒"的情志变化与肝有关。

(5) 肾与体、华、窍、液、志的关系:①肾主骨,生髓,通于脑,其华在发:肾精能化生骨髓,脑髓和脊髓,有促进骨骼生长发育的功能,"脑为髓之海","齿为骨之余",齿由肾中精气所充养。"发为血之余",肾精能化血,血能养发。②肾开窍于耳和二阴:听觉功能依赖于肾精的充养;前阴的排尿和生殖功能,后阴的排泄粪便作用均与肾有关。③肾在液为唾:唾为肾精所化,有润泽口腔,帮助食物下咽的作用。④肾志为恐:恐惧、害怕的精神状态与肾有关。

6. 六腑的生理功能 其共同的特点为受盛和传化水谷。

(1) 胆的生理功能:储存和排泄胆汁。胆汁的排泄有赖于肝的疏泄功能控制和调节。

(2) 胃的生理功能:又称胃脘,分上、中、下三部。①主受纳、腐熟水谷:系指胃有接受和容纳食物,并将其初步消化成食糜的过程。因所有饮食都容纳于胃,故称胃为"水谷之海"。②主通降:是指胃具有使食糜向下输送至小肠、大肠,并促使糟粕排泄的功能。胃的通降是相对脾的升清而言,指胃气以通畅下降为顺,这是胃的生理特性。

（3）小肠的生理功能:①受盛化物:系指小肠接受经胃初步消化的食物后,进一步消化,将水谷化为精微。②泌别清浊:系将食物分为水谷精微和食物残渣,吸收水液的功能。

（4）大肠的生理功能:传导排泄糟粕。

（5）膀胱的生理功能:储尿、排尿。膀胱的开合受肾的气化作用调节。

（6）三焦的生理功能:三焦可分为六腑三焦和部位三焦。前者系指脏腑之间和脏腑内部的间隙互相沟通所形成的通道。与其他脏腑没有表里关系,在人体十二脏腑中,唯它最大,故称"孤府"。三焦的功能:一是通行元气,元气以三焦为通道到达全身。二是运行水液,三是水液升降出入的通路,有疏通水道,运行水液的作用。后者为上焦(膈上):心、肺,上焦如雾,系对心肺输布,宣发营卫气血津液功能的概括;中焦(膈下脐上):脾、胃。中焦如沤,系对脾胃化生营卫气血津液功能的概括;下焦(脐下):肾、肝、膀胱、大肠、小肠、女子胞。下焦如渎,系对肾、膀胱、大小肠等气化形成二便,排泄糟粕功能的概括。

7. 奇恒之腑　其包括脑、髓、骨、脉、胆、女子胞六个脏器组织。在形态上,多属中空而与腑相似;在功能上,则"藏精气"而与脏相似,既区别于脏,又不同于腑,故把它们称作奇恒之腑。①脑:主精神意识思维活动,主感觉运动(听、视、嗅、言运动等功能都归于脑),故称"脑为元神之府"。尽管脑在人体生命活动中具有十分重要的作用,但中医脏腑以五脏为中心,故脑的生理功能归入五脏功能之中,大脑病变均从五脏论治。②女子胞:主月经系指受肾精支配,与心、肝、脾功能有关。主孕育胎儿。

8. 五脏与六腑之间的关系

（1）心与小肠的主要生理关系:心与小肠通过经脉相互络属构成表里关系,生理上,小肠泌别清浊,其清者化为心血,心主血脉,将气血输于小肠,促进小肠的功能。

（2）肺与大肠的主要生理关系:肺与大肠通过经脉相互络属构成表里关系,生理上,肺气的下降有助于大肠的传导排泄;大肠传导正常有利于肺气的肃降。

（3）脾与胃的主要生理关系:脾与胃通过经脉相互络属构成表里关系,脾与胃相互配合,纳运协调,升降相因,燥湿相济,共同完成对食物的消化和吸收。

（4）肝与胆的主要生理关系:肝与胆通过经脉相互络属,肝胆之间相互为用,胆汁的正常排泄和发挥作用,有赖于肝的疏泄功能。

（5）肾与膀胱的主要生理关系:肾与膀胱通过经脉相互络属构成表里关系,膀胱的储尿和排尿功能,依赖于肾的气化。

（三）生命活动的基本物质

1. 气　系指构成人体和维持人体生命活动的最基本物质。具有很强的活力,不停地运动。中医以气的运动变化来解释人体的各种生命活动。

2. 气的生成　人体的气由先天之精气、水谷之精气及自然之清气组合而成,与肾、脾胃、肺关系密切。

3. 气的分类　按组成成分、分布部位和功能特点,可分为四气:一是元气:系指人体中最基本、最重要的气,又称"原气"或"真气",是人体生命活动原动力,由肾中精气化生,通过三焦流行全身,推动人体生长和发育与生殖,激发、推动脏腑、经络等组织器官的生理功能。二是宗气:系由脾运化的水谷精气与肺吸入的自然清气结合而成,聚于胸中"膻中",又称"上气海"。其上出于肺,循咽喉而走息道,能助肺呼吸,与呼吸、言语、声音的强弱大小有关;能贯注于心脉助心行血,与心脏的搏动、心血运行及肢体运动有关。三是营气:系源于脾运化的水谷精气中最富有营养的精华部分。行于脉内,循行于全身。化生血液,营养全身,对全身各组织器官,尤其内脏,发挥营养作用。四是卫气:系源于脾运化的水谷精气中活力最强,流动迅速的部分,行于脉外,分布于皮肤、肌肉、筋膜、胸腹之间,能护卫肌表,抗御外邪;温养脏腑、肌肉、皮毛;调节汗孔开合,控制汗液排泄,维持体温相对恒定。

4. 气的运行 系指气不停地流行于全身各个脏腑、组织、经络和器官的过程。气的运动称为气机。根据气的种类与功能,气运动的形式有升、降、出、入四种。在人体,气升降出入的场所是各个脏腑、组织、经络,通过各个脏腑经络的生理功能显现出来,所以,气的升降出入是人体生命活动的一种表现,气的升降出入一旦停止,也就意味着生命活动的停止。

5. 气的功能 主要有推动、温煦、防御、固摄、气化五种功能。

6. 血 系指行于脉中富有营养的红色液态物质,是构成人体和维持人体生命活动的基本物质之一。

7. 血的生成 血主要由营气和津液构成,精亦可化为血。

8. 血的运行 系指血液的正常循行,是多个内脏生理功能共同协调作用的结果。心气的推动,是血液循行的基本动力。但需要肺朝百脉,肝主疏泄、调畅气机功能的协助推动;还有赖于脾气统摄血液,肝之藏血功能的调节。

9. 血的功能 营养滋润全身,是神志活动的物质基础。

10. 气与血的关系 ①气为血之帅:气能生血,气的运动变化是血液生成的动力。气能行血,血液的运行有赖于气的推动。气能摄血,气能统摄和固摄血液在脉中运行,而不逸出脉外。②血为气之母:血能载气,血是气的载体,气存于血中,赖血之运载而达全身。血能生气,血为气的功能活动提供营养,使气保持旺盛。

11. 津液 系指机体内一切正常水液的总称,是构成人体和维持人体生命活动的基本物质。津是体液中清而稀薄的部分,主要分布于皮肤、肌肉、孔窍,渗注于血脉,具有滋润作用;液是体液中较稠厚的部分,主要分布于骨节、脏腑、脑、髓等,具有濡养作用。

12. 津液的代谢 津液的生成,津液源于饮食水谷,由脾的运化、胃的受纳腐熟、小肠的泌别清浊功能协同完成;津液的输布和排泄,主要通过脾的运化转输、肺的宣降、肾的蒸腾气化和膀胱气化功能,以三焦为运行通道,在肝的疏泄调节下共同完成,其中以脾、肺、肾三脏的功能最为重要。

13. 津液的功能 滋润濡养作用,化生血液,调节机体的阴阳平衡,排泄代谢产物。

(四)经络

1. 经络 系指气血运行全身,联络脏腑肢节,沟通上下内外的通路。

2. 经络的生理功能 ①沟通表里上下,联系脏腑器官:十二经脉及其分支和络脉,纵横交错,通达上下,入里出表,将人体五脏六腑,四肢百骸,五官九窍,皮肉筋骨等组织器官有机的联系在一起。②通行气血,濡养脏腑组织:气血是人体生理活动的物质基础,必须通过经络才能输布全身。③调节功能平衡:经络能运行气血,调节阴阳,维持人体内外环境的相对平衡。④感应传导作用:经络系统对针刺或其他刺激的感觉有传递或通导作用。例如,针刺时会有酸、胀、麻的感觉传导,这种感应传导进入脏腑组织,可以刺激、调动和调整脏腑的功能活动,调节气血的运行,调节阴阳,从而达到调理身体状态,纠正偏盛偏衰作用。

3. 经络的组成 系由经脉、络脉和连属组织构成。经脉为主干,纵行分布较深。络脉纵横交错,网络全身,分布较浅。

4. 经脉的组成 经脉由十二经脉、奇经八脉和十二经别组成。

(1) 十二经脉:系指手太手阴肺经、手厥阴心包经、手少阴心经、手阳明大肠经、手少阳三焦经、手太阳小肠经、足太阴脾经、足厥阴肝经、足少阴肾经、足阳明胃经、足少阳胆经、足太阳膀胱经。十二经脉对称分布于人体两侧,分别循行于上、下肢内外侧,每一经脉分别属于一个脏或腑,它的命名包括手或足,阴或阳,脏或腑三个部分。①十二经脉走向与交接规律:手三阴经,从胸走手,交手三阳经;手三阳经,从手走头,交足三阳经;足三阳经,从头走足,交足三阴经;足三阴经,从足走腹至胸,交手三阴经。②十二经脉的表里络属:手足三阴经、手足三阳经,通过经别和别络互相沟通,组成六对"表里相合"关系。手太阴肺经与手阳明大肠经相表里,手厥阴心包经与手少阳三焦经相表里,手少阴心经与手太阳小肠经相表里,足太阴脾经与足阳明胃经相表里,足少阴肾经与足太阳膀胱经相表里,足厥阴肝经与足少阳胆经相表里。③十二经脉的流注次序:经脉在中焦受气后,上注于肺,自手太阴肺经开始,逐经依次相传至足厥阴肝经,再复注于手太阴肺经。流注规律是:阴阳相贯,手足互交,周流不息。其具体为:手太阴肺经至手阳明大肠经,至足阳明胃经至足太阴脾经,至手少阴心经至手太阳小肠经,至足太阳膀胱经至足少阴肾经,至手厥阴心包经至手少阳三焦经,至足少阳胆经至足厥阴肝经至肺中,再至手太阴肺经,开始新的一周流注。

(2) 奇经八脉:系督脉、任脉、冲脉、带脉、阴跷脉、阳跷脉、阴维脉、阳维脉的总称。它们与十二经脉不同,既不直属脏腑,又无表里配合关系,循行无明显的规律,故称奇经。①奇经八脉的作用:密切十二经脉的联系;调节十二经脉的气血;与肝、肾、女子胞、脑、髓等脏腑密切相关。②督、任、冲、带脉的基本功能:督脉:行于背部正中线。调节阳经气血,为"阳脉之海"。任脉:行于胸、腹部正中线,调节阴经气血,为"阴脉之海",主胞胎。冲脉:调节十二经气血,为"十二经脉之海",主月经,有"血海"之称。带脉:绕腰一周,约束纵行诸经,主司妇女月经。

(3) 十二经别:即从十二经脉别出的较大分支。

5. 络脉的组成 系指由十五别络(十二经脉在四肢部各分出一络,加上任脉的络脉、督脉的络脉和脾之大络)、浮络、孙络组成;连属组织部分有十二经筋、十二皮部等。

(五) 体质

1. 体质 系指由遗传性和获得性因素所决定的人在生命活动过程中表现在形态结构、生理功能和心理活动方面综合的相对稳定的特性。通过人体形态、功能、心理活动的差异性表现出来。其中,体质的"体",指形体、身体,可引申为躯体和生理;"质"指特质、性质。

2. 体质的形成 系指机体内外环境多种复杂因素共同作用的结果,与先天因素和后天因素两个方面密切相关。

3. 体质的分类 可分为三类,一是阴阳平和体质:系指功能较为协调的体质类型。身体强壮,胖瘦适中,面色明润含蓄,目光有神,性格开朗随和,食量适中,二便通调,精力充沛,反应灵活,适应能力强,舌红润,脉缓和有神,不易受病,易长寿。二是偏阳体质:系指偏于亢奋、偏热、多动的体质。形体偏瘦,面色偏红或微苍黑,性格外向,喜动急躁,食量较大,大便易干,精力旺盛,反应灵敏,性欲较强,舌红苔易黄。三是偏阴体质:系指偏于抑制、偏寒、多静的体质。形体偏胖,面色偏白而欠华,性格内向,喜静,食量较小,大便易溏,精力偏弱,反应较慢,性欲偏弱,舌淡苔易白滑。

4. 体质学说的应用　主要有三点,一是说明个体对某些病因的易感性:阳质易感风、热、暑邪而耐寒,对风暑热等阳邪具有易感性,易患热证、实证、热性疮疖。偏阴质易感寒、湿邪而耐热,对寒湿等阴邪具有易感性,易患寒证、虚证、痰饮、水肿、冻疮等。二是解释病理变化:体质因素决定病机的"从化",偏阳质易从热化,偏阴质易从寒化;体质因素决定疾病的传变,偏阳质疾病易向热证传变,偏阴质疾病易向寒证传变。三是指导辨证论治:因人制宜,区别体质特征而施治,体质强者多实证,宜施泻法;体质弱者多虚证,宜施补法;偏阳质易感风、热、暑而耐寒,治疗多偏寒凉;偏阴质易感寒、湿而耐热,治疗多偏温热。

（六）病因

1. 六淫　系指风寒暑湿燥火(热)六种外感病邪的统称。淫,太过、浸淫之意,泛指反常。其致病共同特点为:①外感性,六淫之邪多从肌表、口鼻侵犯人体而发病。②季节性,六淫致病有明显的季节性。③区域性,六淫致病常与生活、工作环境密切相关。④相兼性,六淫邪气既可单独侵袭人体发病,又可两种以上相兼同时侵犯人体而致病。⑤转化性,六淫致病在一定条件下,其证候性质可发生转化。

2. 六气　系指风寒暑湿燥火(热)六种正常的自然气候。其是万物生长条件,对人体无害。

3. 六淫与六气的区别　当四季气候异常变化,太过或不及,或非其时而有其气,或气候变化过于急骤,加之人体正气不足,抵抗力下降时,六气才能成为致病因素,伤及人体而发病。这种情况下,反常的六气便称为"六淫"。

4. 风邪的性质及致病特点　主要有三点,一是风为阳邪,其性开泄,易袭阳位:风邪具有轻扬、升散、向上、向外的特性。风邪侵犯人体易使腠理疏泄而开张而见汗出、恶风,常伤及头面而见头痛。二是风性善行而数变:"善行"系指风邪致病具有病位游移,行而无定处的特征。"数变"系指风邪致病具有发病急、变化快的特点。三是风为百病之长:长,首也,是指风邪是外邪致病的先导,其他邪气多依附于风邪侵犯人体。

5. 寒邪的性质及致病特点　主要有三点,一是寒为阴邪,易伤阳气:阳气损伤,温煦气化功能减弱,表现寒象(局部或全身)。二是寒性凝滞,主痛:"凝滞",即凝结、阻滞不通。寒邪伤阳,阳气受损,失于温煦推动,气血凝结,经脉阻滞不通则痛,冷痛是寒凝血滞的重要征象。三是寒性收引:"收引",即收缩牵引之意。寒性收引是指寒邪具有收缩、牵引的特性。寒邪侵袭,使气机收敛,腠理收缩,汗孔闭塞,经脉拘急,气血不通,见头身疼痛,无汗,肢体关节屈伸不利,冷厥不仁。

6. 暑邪的性质及致病特点　主要有三点,一是暑为阳邪,其性炎热:暑为夏季火热所化,具有酷热之性。暑邪伤人常见高热、面赤、目红、脉洪大等。二是暑性升散,耗气伤津:见多汗、口渴多饮、气短乏力、尿少等。三是暑易挟湿:感受暑湿,常暑热之症和湿邪之象并见,表现为发热、烦渴、四肢困倦、胸闷呕吐、大便溏而不爽、苔黄腻等。

7. 湿邪的性质及致病特点　主要有四点,一是湿为阴邪,易阻遏气机,损伤阳气:湿阻胸膈,见胸闷;湿困脾胃,见脘痞腹胀、大便不爽;湿停下焦,见小便短涩。脾阳不振,运化无权,见泄泻、小便短少、水肿。二是湿性重浊:"重"即沉重,重着之意。"浊",即混浊,秽浊之意。表现为头身肢体沉重,排泄物和分泌物秽浊不清,面垢眵多,舌苔厚腻,湿疹浸淫,大便溏泻,下痢黏液脓血,小便浑浊,妇女带下腥浊等。三是湿性黏滞:"黏",即黏腻;"滞",即停滞。表现为症状黏滞性和病程较长,缠绵难愈,反复发作。四是湿性趋下,易袭阴位:水性下行,湿类于水,故湿邪有趋下特性,多见身体下部症状,见淋浊、带下、泄痢、足部浮肿等。

8. 燥邪的性质和致病特点 主要有两点,一是燥性干涩,易伤津液:燥邪干燥伤津,皮肤官窍失于滋养,见鼻干咽燥、口唇燥裂及皮肤干燥、小便短少、大便干结等。二是燥易伤肺:燥邪自口鼻直接侵犯入肺,伤耗肺中津液,常见干咳少痰,或痰黏难咯、痰中带血等。

9. 火(热)邪的性质及致病特点 主要有四点,一是火(热)为阳邪,其性炎上:火(热)邪气燔灼焚焰,蒸腾炎上,多见上部的实热症状,如高热、面红目赤、脉洪数、头痛、齿龈红肿、咽喉红肿疼痛等。二是火易耗气伤津:火热邪气迫津外泄,见汗出、口渴喜饮、咽干舌燥、小便短赤、大便秘结;气随津泄及热盛耗气,则体倦乏力、少气懒言等。三是火易生风动血:火热耗伤肝阴,筋失濡养,运动失常,热极生风,见高热,四肢抽搐,牙关紧闭,角弓反张等。火热加速血行,灼伤血络,热迫血行,导致各种出血症状,如吐血、衄血、便血、尿血、皮肤发斑、月经过多、崩漏等。四是火热易致肿疡:火热之邪入于血分,聚于局部,腐蚀血肉,发为疮疡痈肿。

10. 疫疠 疫气泛指一类具有强烈传染性的外邪,又称"疠气"、"疫毒"、"戾气"、"异气"、"乖戾之气"等。疫气引起的疾病称为"疫病"、"瘟病"或"瘟疫病"。疫疠邪气致病特点:传染性强,易于流行;发病急骤,病情危笃;特异性强,症状相似。

11. 七情 系指喜、怒、忧、思、悲、恐、惊七种情志变化。

12. 七情与脏腑气血的关系 脏腑气血是情志活动的物质基础。心的精气化生喜,肝的精气化生怒,脾的精气化生思,肺的精气化生悲,肾的精气化生恐。

13. 七情致病的特点 有三点:一是直接伤及内脏,以心、肝、脾多见。二是影响脏腑气机:怒则气上,喜则气缓,悲则气消,恐则气下,惊则气乱,思则气结。三是影响病情变化。

14. 饮食与劳逸失常 ①饮食不节、不洁、偏嗜的致病特点:过饥,气血生化乏源,导致气血亏虚;过饱,损伤脾胃,导致食滞、化热、聚湿生痰;食无定时,影响脾胃气机升降及六腑传化秩序,气滞血瘀、生湿酿痰。饮食不洁,食用污染、变质或有毒食物,可损伤脾胃肠,或致肠道寄生虫,或导致食物中毒。饮食偏嗜,五味或寒热偏嗜导致营养过剩或不足,或使脏腑功能偏盛偏衰,阴阳失调。②劳逸失常的致病特点:劳力过度,劳则气耗,长期的劳力过度,损耗机体之气而积劳成疾。劳神过度,耗伤心血,损伤脾气。房劳过度,性生活不节,房事过度,耗伤肾精。过度安逸使气血运行不畅,脾胃功能呆滞或减弱,易致痰湿内停,变生诸多病变。

15. 痰饮 系指机体水液代谢障碍所形成的病理产物。痰饮停留于体内,可以影响脏腑经络的功能,阻滞气血的运行,导致继发其他各种病证,故称为"病理产物性病因"。

(1)痰饮的形成:各种原因导致肺、脾、肾、三焦等脏腑气化功能失常,机体水液代谢障碍,水津停滞所致。

(2)痰饮的致病特点:①阻滞气机、气血。②致病广泛多端。③重浊黏滞缠绵。④舌苔滑腻,脉滑。

16. 瘀血 系指停滞体内而不能正常循行的血液,包括积于体内的离经之血和阻滞于血脉内的运行不畅的血液。瘀血既属病理产物,又是致病因素。

(1)瘀血的形成:①气虚、气滞、血热、血寒导致血液运行不畅而瘀滞。②外伤、气不摄血、血热等导致血离经脉,或迫血妄行,积存体内而形成瘀血。

(2)瘀血的致病特点:疼痛(刺痛、固定不移、尤夜甚),肿块,出血(血色紫暗或夹血块),发绀(面、口唇、爪甲),肌肤甲错,舌质紫暗(或瘀点、瘀斑),舌下静脉紫暗曲张,脉涩或结代。

（七）发病与病机

1. 正气 即人体生理功能(包括脏腑、经络、气血的功能),精、气、血、津液等物质所表现出的抗邪能力、驱邪外出能力、康复能力及对外界环境的适应能力,简称为"正"。

2. 邪气 泛指各种致病因素,简称为"邪"。

3. 正邪与发病的关系 正气不足是人体发病的前提和内在因素,是中医发病学的一个基本观点。"正气存内,邪不可干","邪之所凑,其气必虚"。一般情况下,正气旺盛,抗邪有力,邪气不能入侵,就不会发生疾病。只有在正气相对虚弱,不足以抗邪时,邪气才会乘虚入侵,使人体阴阳失调,脏腑经络功能失调,气血运行紊乱,导致疾病发生。中医学强调正气在发病中的主导地位的同时,并不排除邪气的重要作用,"邪气发病"是中医发病学的又一个基本观点,认为邪气是发病的重要条件。邪气的侵害往往是导致疾病发生的直接因素,而且在一定的条件下甚至可能起主导作用,如高温、高压电流、化学毒剂、刀枪伤及毒蛇咬伤等,即使正气强盛,也难免被其伤害。又如疠气,在特殊情况下,往往成为疾病发生、流行的决定性因素。所以中医学提出"避其毒气"的预防措施,以防止病邪对人体的侵害。

4. 正邪盛衰病机 系指在疾病的发生、发展过程中,致病邪气与机体抗病能力(正气)之间相互斗争所发生的盛衰变化。

(1) 正邪盛衰与虚实变化:"邪气盛则实,精气夺则虚",是对邪正盛衰与虚实变化的高度概括。①实:主要指邪气盛,是以邪气盛为矛盾主要方面的一种病理反应。即"邪气盛则实"。病机特点为致病邪气比较亢盛,而机体正气未虚,能积极与病邪抗争,正邪相搏,斗争剧烈,反应明显,出现一系列病理反应较剧烈的,亢盛有余的证候,称为实证。实证常见于外感六淫的初期和中期,或病程较短,体质较壮实的病证中,出现气机阻滞、痰涎壅盛、食积不化、水湿泛滥、瘀血内阻等实的病理改变。②虚:主要指正气不足,是以正气虚损为矛盾主要方面的一种病理反应,即"精气夺则虚"。病机特点为正气虚衰,无力抗邪,邪气亦衰或无,正邪斗争无剧烈反应,出现一系列虚弱、衰退、不足的证候,称为虚证。虚证常见于素体虚弱或疾病的后期,以及多种慢性疾病,出现机体精、气、血、津液亏少和功能衰弱,脏腑经络的生理功能减退等虚的病理改变。

(2) 正邪盛衰与疾病转归:①正胜邪退:正气充盛,抗邪力增强,邪气衰减或被驱除,正胜邪退则疾病好转或痊愈。②邪去正虚:邪气已被驱除,但正气耗伤,有待恢复,见于重病恢复期。③邪盛正虚:邪气亢盛,毒力增强,正气虚弱,无力抗邪,导致病势急重或死亡。④邪正相持:邪气留结某个局部,正气无力驱之,产生病势迁延不愈,形成慢性病证。⑤正虚邪恋:正气大伤,而余邪未尽,如若积极调治,疾病可能好转或痊愈;如若调治不当,则迁延难愈,形成慢性病证或留下后遗症。

(3) 阴阳失调病机:系指机体在疾病发生、发展过程中,由于致病因素的影响,导致机体阴阳双方失去相对的协调与平衡,形成各种病理变化。阴阳失调的病理表现主要可归纳为阴阳偏盛、阴阳偏衰、阴阳互损、阴阳格拒及阴阳亡失等方面。

5. 气血津液失调病机
(1) 气失调:①气虚:指元气虚损不足,脏腑组织功能低下或衰退,抗病能力下降的病理状态。常见的气虚证有卫气虚、脾气虚、心气虚、肺气虚及元气虚。②气滞:指气的流通不畅,甚至阻滞不通,或气郁而不散,从而导致某些脏腑,经络功能障碍的病理状态。临床表现以胀闷、胀痛为主。常见肺气壅滞,肝气郁滞,胃肠气滞。③气逆:指气机升多降少,脏腑之气逆于上的病理状态。常见肺气上逆,胃气上逆,肝气逆上。④气陷:指在气虚病变基础上发生的以气的升清功能不足和气的无力升举为主要特征的病理状态。常见上气不足,中气下陷。

(2)血失调:①血虚:指血液不足,营养和滋润功能减退,以致脏腑百脉、形体器官失养的病理状态。常见心血虚,肝血虚。②血瘀:指血液运行迟缓,或流行不畅,甚则血液瘀结停滞成积的病理状态。表现为刺痛、固定不移,肿块,出血,口唇及爪甲发绀,肌肤甲错,舌质紫暗,或瘀点、瘀斑,脉涩或结代。③血热:在某些致病因素作用下,脉道扩张,血行被迫加速,失于宁静或血液妄行的病理变化。表现为既有热象,又有动血、出血为特征。

(3)津液失调:①津液不足:指机体津液亏少,致使脏腑、形体、官窍失于充分的濡润、滋养和充盈,产生一系列干燥枯涩的病理状态。表现为尿少,便干,口、鼻、皮肤干燥等。②津液输布、排泄障碍:指津液不能正常转输和布散,升降环流迟缓,因而湿浊内生或滞留于某一局部,导致津液不化,水湿困阻,或酿痰成饮的病理状态。津液的输布排泄障碍,主要与脾、肺、肾、三焦之功能失常有关,并受到肝失疏泄病变之影响。

二、中医诊断基础

(一)四诊

1. 望诊 系运用视觉观察患者的神色形态、局部情况、舌象、分泌物和排泄物色质的变化来诊察病情的方法。主要涉及望神(得神、失神、假神、神乱)、望色(白色、黄色、赤色、青色、黑色)、望形体头面、望舌(淡红舌,薄白苔)、望排出物(望痰、望呕吐物、望大便、望小便)。

2. 闻诊 主要听声音和嗅气味。涉及言语、呼吸、咳嗽、呃逆与嗳气、嗅气味。

3. 问诊 主要涉及问寒热(恶寒发热、但寒不热、但热不寒、寒热往来)、问汗(表证无汗,多见风寒表证;表证有汗,多见表虚证或风热表证。自汗、盗汗、绝汗、战汗)、问疼痛、问口渴与饮水、问食欲与食量和口味异常、问二便(大便、小便)、问失眠和嗜睡、问耳鸣和耳聋、问月经和带下。

4. 切诊 主要涉及脉诊和按诊。

(二)辨证

1. 八纲辨证 主要涉及表里辨证、寒热辨证、虚实辨证、阴阳辨证。

2. 气血津液辨证 主要涉及气病辨证、血病辨证、气血同病辨证、津液病辨证。

3. 脏腑辨证 主要涉及心病辨证、肺病辨证、脾病辨证、肝病辨证、肾病辨证、腑病辨证、脏腑兼病辨证。

三、常见病辨证论治

(一)治则与治法

1. 治则 系指治疗疾病的总原则。它是在整体观念和辨证论治精神指导下拟定的,对临床治疗立法、处方、用药具有普遍指导意义。

2. 治法 系指治疗疾病的基本方法,即是治疗原则的具体化,任何具体的治疗方法,总是从属于一定的治疗原则。

3. 治病求本 系指针对疾病根本原因的治疗,这是辨证论治的基本原则之一。

（1）治标与治本的运用:①本与标:有多种含义,且有相对的特性,如以正邪而言,正气是本,邪气是标;以病因和症状论,病因为本,症状为标;其他如旧病、原发病为本,新病、继发病为标等。②急则治其标:临证中若标病甚急,若不及时治疗,将危及生命,或加重患者痛苦及病情,或影响本病的治疗时,均应先治其标,待急重症状稳定后,再治其本。如大出血者,无论属于何种出血,均应采取应急措施,先止血以治标,血止后再治其本病。③缓则治其本:对于慢性病或急性病恢复期者,虽见有其标症,亦应针对其原发病之本来加以治疗。④标本兼治:指其标本并重,应标本兼治。

（2）正治与反治的运用:①正治:系指逆其证候性质而治的一种常用治疗法则,又称"逆治"。"逆",系指采用的方药性质与疾病的性质相反。常用的有寒者热之、热者寒之、虚则补之、实则泻之等。②反治:系指顺从疾病假象而治的一种治疗法则,又称"从治"。"从",系指采用的方药性质顺从疾病的假象性质而施治。常用的有热因热用、寒因寒用、塞因塞用、通因通用等。

4. 扶正与祛邪

（1）扶正:系指扶助正气,增强体质,提高机体的抗邪能力。扶正多用补虚方法,包括药物、针灸、推拿气功、体育锻炼、精神调摄、饮食调养等。

（2）祛邪:系指祛除病邪,减轻或消除邪气的毒害作用,使邪去正安。祛邪多用泻实方法,由于邪气不同,部位有异,其治法亦不一样。

（3）扶正与祛邪的关系:疾病的过程是正气与邪气双方互相斗争的过程。邪正斗争的胜负,决定疾病的转归和预后。通过扶正祛邪,可以改变邪正双方的力量对比,使其有利于疾病向痊愈方向转化,这是治疗学中的一个重要法则。

5. 调整阴阳 系指恢复遭破坏的阴阳动态平衡,这是治疗疾病的根本法则之一。

（1）损其有余:主要针对阴阳偏盛,即阴或阳的一方过盛有余的病证,采用"损其有余"的治法。例如,以"热者寒之"之法,清泻其阳热,治疗阳热亢盛的实热证;以"寒者热之"之法,温散其阴寒,治疗阴寒内盛的实寒证。

（2）补其不足:主要针对阴或阳的一方甚至双方虚损不足的病证,采用"补其不足"的治法,即"虚者补之"。阳偏衰者,"阴病治阳",即"益火之源,以消阴翳";阴偏衰者,"阳病治阴",即"壮水之主,以制阳光"。

6. 三因制宜 一是因时制宜:指根据不同季节和气候特点,考虑治疗用药的原则。例如,夏季气候温热,人体腠理开泄,故不宜过用辛温发散药,避免开泄太过,耗伤气阴;冬季气候寒冷,人体腠理致密,当慎用寒凉,以防伤阳;暑季多雨,气候潮湿,故病多挟湿,治宜加入化湿、渗湿之品。即要遵循用寒远寒、用凉远凉、用热远热、用温远温的基本原则。二是因地制宜:即根据不同地理环境特点,选择治疗用药的原则。例如,西北地高气寒,病多燥寒,治宜辛润,寒凉之剂必须慎用;东南地低温热多雨,病多温热或湿热,治宜清化,而温热及助湿之剂必须慎用。三是因人制宜:指根据患者的年龄、性别、体质、生活习惯等不同特点,考虑治疗用药的原则。老年人功能渐减,气血亏虚,故病多虚或虚实夹杂,治宜偏于补益,实证时攻之应慎。小儿生机旺盛,气血未充,脏腑娇嫩,易寒易热,易虚易实,病情变化较快,故治疗时忌峻攻、峻补,用量宜轻。妇人用药,应考虑其经、带、胎、产等情况。体质有强弱之分,寒热之偏,治疗用药时应区别对待。

(二)常见病的辨证论治举例

1. 感冒 见表12-1。

表12-1 感冒的辨证论治举例表

名称	症状	治法	方药
风寒感冒	恶寒发热,头痛无汗,四肢酸痛,鼻塞流清涕,喉痒或咳嗽声重,吐痰清稀,舌苔薄白,脉浮紧	辛温解表,宣肺散寒	荆防败毒散(荆芥、防风、羌活、独活、柴胡、前胡、枳壳、茯苓、桔梗、川芎、甘草、薄荷)加减
风热感冒	发热,微恶风,或有汗出,头痛且胀,咳嗽咳痰黄稠,口干微渴,咽喉焮红作痛,舌苔薄白微黄,脉浮数	清热宣肺解表	银翘散(银花、连翘、淡豆豉、牛蒡子、薄荷、荆芥穗、苦桔梗、甘草、竹叶、鲜芦根)加减
时疫感冒	突然寒战高热,全身酸痛,咳嗽,口干,咽喉疼痛,舌红苔薄黄,脉浮数,呈流行性发作	清热解毒解表	清瘟解毒丸(大青叶、连翘、玄参、天花粉、桔梗、牛蒡子、羌活、防风、葛根、柴胡、黄芩、白芷、川芎、赤芍、淡竹叶、甘草)加减
气虚感冒	恶寒发热,或热势不盛,头痛鼻塞,咳嗽痰白,倦怠无力,气短懒言,舌淡苔白,脉浮无力	益气解表	参苏饮(人参、苏叶、葛根、前胡、半夏、茯苓、陈皮、甘草、桔梗、枳壳、木香、生姜、大枣)加减

2. 咳嗽 见表12-2。

表12-2 咳嗽的辨证论治举例表

名称	症状	治法	方药
风寒犯肺	咳嗽,痰白稀薄,鼻塞流清涕,喉痒声重,头痛,恶寒,无汗,舌苔薄白,脉浮或浮紧	疏风散寒,宣肺止咳	杏苏散(杏仁、紫苏叶、橘皮、半夏、生姜、枳壳、桔梗、前胡、茯苓、甘草、大枣)加减
风热犯肺	咳嗽,咳痰黄稠,或兼发热恶风,头痛咽痛,汗出口干,舌苔薄黄,脉浮数	疏风清热,宣肺止咳	桑菊饮(桑叶、菊花、连翘、薄荷、桔梗、杏仁、芦根、甘草)加减
燥邪伤肺	咳嗽痰少,或干咳无痰,或痰黏难咳,或痰带血丝,咳引胸痛,鼻燥,咽干,喉痛,舌尖红,舌苔薄黄,脉细数	辛凉清润	桑杏汤(桑叶、杏仁、沙参、浙贝母、豆豉、栀子、梨皮)加减
痰热壅肺	咳嗽气促,或喉中有痰声,痰多黄稠,或咳痰有腥味,烦热口渴,舌质红,舌苔黄腻,脉滑数	清热化痰肃肺	清金化痰汤(黄芩、山栀子、桔梗、麦冬、桑白皮、贝母、知母、瓜蒌皮、橘红、茯苓、甘草)加减
肺肾阴虚	干咳无痰,或咳痰带血,咽干声嘶,腰膝酸软,颧红,五心烦热,或见骨蒸潮热,舌红少津,脉细数无力	养阴润肺,止咳化痰	百合固金汤(生地黄、熟地黄、麦冬、贝母、百合、当归、炒芍药、甘草、玄参、桔梗)加减

3. 喘证 见表12-3。

表12-3 喘证的辨证论治举例表

名称	症状	治法	方药
风寒闭肺	喘急咳嗽,胸闷气逆,咳痰稀薄色白带泡沫,或伴发热恶寒,鼻塞流涕,头痛无汗,舌苔薄白,脉浮紧	宣肺散寒	麻黄汤(麻黄、桂枝、杏仁、炙甘草)加味。喘重者,加苏子、前胡。痰多,加半夏、橘红、白芥子等

名称	症状	治法	方药
痰热郁肺	喘咳上气,胸胀或痛,咳痰黄稠,身热,烦闷口渴,面红,尿赤,大便干结,舌质红,舌苔薄黄腻,脉滑数	清热化痰,宣肺止咳	桑白皮汤(桑白皮、半夏、苏子、杏仁、贝母、黄芩、黄连、栀子)加减
肾虚作喘	喘促日久,呼多吸少,动则喘息更甚,小便常因咳甚而失禁,气不得续,形瘦神惫,汗出肢冷,面唇青紫,舌质淡,脉沉弱	补肾纳气	《金匮》肾气丸(熟地黄、山萸肉、淮山药、茯苓、泽泻、丹皮、制附子、肉桂)合参蛤散(人参、蛤蚧)加减

4. 不寐 见表12-4。

表12-4 不寐的辨证论治举例表

名称	症状	治法	方药
心火炽盛	心烦不寐,烦躁不宁,口干舌燥,小便短赤,口舌生疮,舌尖红,苔薄黄,脉细数或数而有力	清心泻火,宁心安神	朱砂安神丸(黄连、当归、生地、朱砂)加减
肝郁化火	失眠多梦,甚则彻夜不眠,急躁易怒,胸闷胁痛,口干而苦,目赤耳鸣,小便短赤,大便秘结,舌质红,舌苔黄,脉弦数	清肝泻火,镇心安神	龙胆泻肝汤(龙胆草、生地黄、木通、泽泻、车前子、当归、柴胡、栀子、黄芩、甘草)加减
阴虚火旺	心烦失眠,心悸多梦,头晕耳鸣,五心烦热,口干津少,腰膝酸软,健忘,潮热盗汗,遗精,月经不调,舌红少苔,脉细数	滋阴降火,交通心肾	黄连阿胶汤(黄连、阿胶、黄芩、鸡子黄、芍药)或天王补心丸(人参、玄参、丹参、茯神、桔梗、远志、五味子等)加减
心脾两虚	多梦易醒,醒后不易再睡,心悸健忘,神疲乏力,食少便溏,面色少华,舌淡苔薄,脉细弱	补养心脾,养血安神	归脾汤(人参、白术、黄芪、炙甘草、远志、酸枣仁、茯神、龙眼肉、当归、木香、大枣、生姜)加减

5. 胃痛 见表12-5。

表12-5 胃痛的辨证论治举例表

名称	症状	治法	方药
胃寒	胃痛暴作,喜温恶寒,得温痛减,呕吐清水,苔薄白,脉弦紧	温中散寒,和胃止呕	良附丸(高良姜、香附)加味,如吴茱萸、延胡索、木香等
食滞胃脘	胃脘胀满疼痛拒按,嗳腐吞酸,或呕吐不消化之食物,吐后较舒,不思食,大便酸臭不爽,舌苔厚腻,脉滑	消导行滞,和胃止痛	保和丸(茯苓、半夏、陈皮、山楂、莱菔子、连翘、神曲、泽泻)加减
肝气犯胃	胃脘胀痛,连及胁肋,胃脘胀痛与情绪有关,嗳气频繁,或有嘈杂泛酸,舌苔薄白,脉弦	疏肝理气,和胃止痛	柴胡疏肝散(柴胡、香附、枳壳、川芎、芍药、甘草)加减
脾胃虚寒	胃脘隐痛,喜暖喜按,空腹痛甚,泛吐清水,手足不温,神疲乏力,舌质淡白,脉虚或细弱	温中补虚,和胃止痛	黄芪建中汤(黄芪、白芍、桂枝、炙甘草、生姜、大枣、饴糖)加减

6. 呕吐 见表 12-6。

表 12-6　呕吐的辨证论治举例表

名称	症状	治法	方药
外邪犯胃	突然呕吐,呕吐物为不消化食物或痰涎清水,可伴有发热恶寒,头身疼痛或胸脘满闷,舌苔薄白或腻,脉浮	疏邪解表,和胃化浊	藿香正气散(藿香、紫苏、白芷、桔梗、白术、厚朴、半夏曲、大腹皮、茯苓、陈皮、甘草、生姜、大枣)加减
饮食停滞	呕吐酸腐,胃脘饱闷胀痛,嗳气厌食,大便酸臭,或溏薄,或秘结,舌苔厚腻,脉滑实	消食化滞,和胃降逆	保和丸(茯苓、半夏、陈皮、山楂、莱菔子、连翘、神曲、泽泻)加减
肝气犯胃	呕吐吞酸,嗳气频繁,胸胁胀痛,胃脘胀闷。可因情志因素加重或减轻,舌边红,舌苔薄腻,脉弦	疏肝和胃,降逆止呕	左金丸(吴茱萸、黄连)合旋覆代赭汤(旋复花、代赭石、人参、半夏、炙甘草、生姜、大枣)加减

7. 泄泻 见表 12-7。

表 12-7　泄泻的辨证论治举例表

名称	症状	治法	方药
伤食泄泻	腹痛肠鸣,泻下粪便臭如败卵,泻后痛减,脘腹痞满,不思饮食,舌苔垢浊或厚腻,脉滑	消食导滞	保和丸(茯苓、半夏、陈皮、山楂、莱菔子、连翘、神曲、泽泻)加减
脾胃虚弱	大便时溏时泄,夹有不消化食物,反复发作,腹胀或隐痛,食后脘闷不舒,神疲倦怠,面色萎黄,舌质淡,苔白,脉缓或弱	健脾益气,化湿止泻	参苓白术散(人参、白术、茯苓、甘草、山药、桔梗、白扁豆、莲子肉、砂仁、薏苡仁、陈皮、大枣)加减
肾阳虚衰	黎明之前,脐下作痛,肠鸣即泻,泻后即安,或兼腹部畏寒,腰背酸冷,舌质淡,苔薄白,脉沉细	温肾暖脾,固涩止泻	四神丸(补骨脂、肉豆蔻、吴茱萸、五味子、生姜、大枣)加减

8. 便秘 见表 12-8。

表 12-8　便秘的辨证论治举例表

名称	症状	治法	方药
热结便秘	大便干结,小便短赤,面红身热,或兼有腹胀腹痛,口干口臭,舌红苔黄或黄燥,脉滑数	清热润肠通便	麻子仁丸(麻子仁、芍药、炙枳实、大黄、炙厚朴、杏仁)加减
肝脾气郁	大便秘结,欲便不得,嗳气频作,胸胁痞满,甚则腹中胀痛,纳食减少,苔薄腻,脉弦	顺气行滞	六磨汤(沉香、木香、槟榔、乌药、枳实、大黄)加减
津亏血燥	大便干结,面白无华,头晕眼花,心悸,舌质淡,脉细涩	养血润燥	润肠丸(当归、生地黄、麻仁、桃仁、枳壳)加减
阳虚寒凝	大便艰涩,排出困难,小便清长,面色白,腹中冷痛,四肢不温或腰背酸冷,舌淡苔白,脉沉迟	温阳通便	济川煎(当归、牛膝、肉苁蓉、泽泻、升麻、枳壳)加肉桂、锁阳等

9. 头痛 见表 12-9。

表 12-9　头痛的辨证论治举例表

名称	症状	治法	方药
风寒头痛	头痛头胀,牵及项背,有拘急紧缩感,遇风尤剧,恶风畏寒,常喜裹头,舌苔薄白,脉浮紧	疏风散寒	川芎茶调散(川芎、荆芥、白芷、羌活、防风、细辛、薄荷、甘草)加减
风热头痛	头痛而胀,甚则胀痛如裂,面红目赤,发热恶风,口渴欲饮,舌尖红,舌苔薄黄,脉浮数	疏风清热	芎芷石膏汤(川芎、白芷、石膏、菊花、羌活、藁本)加减
风湿头痛	头痛如裹,昏胀沉重,肢体困倦,胸闷纳呆,舌苔白腻,脉濡	祛风胜湿	羌活胜湿汤(羌活、独活、川芎、蔓荆子、防风、藁本、炙甘草)加减
肝阳头痛	头胀痛而眩,以两侧为重,心烦易怒,睡眠不宁,目赤口苦,或胁肋作痛,舌红苔黄,脉弦细数	平肝潜阳	天麻钩藤饮(天麻、钩藤、石决明、川牛膝、桑寄生、杜仲、山栀、黄芩、益母草、朱茯神、夜交藤)加
瘀血头痛	头痛经久不愈,痛如针刺,痛处固定不移,或有头部外伤史,舌质紫暗或有瘀点,脉细涩	活血化瘀通络	通窍活血汤(赤芍、川芎、桃仁、红花、麝香、老葱、大枣、鲜姜、酒)加减

10. 眩晕 见表 12-10。

表 12-10　眩晕的辨证论治举例表

名称	症状	治法	方药
肝火上扰	眩晕耳鸣,头痛且胀,急躁易怒,口苦,面红目赤,失眠多梦,舌红苔黄,脉弦滑数	清肝泻火	龙胆泻肝汤(龙胆草、黄芩、栀子、木通、车前子、柴胡、当归、生地、甘草)加减
气血两虚	眩晕,劳累即发,面色唇甲淡白,神疲纳减,气短懒言,心悸失眠,舌质淡,脉细弱	补气养血	归脾汤(人参、白术、黄芪、炙甘草、远志、酸枣仁、茯神、龙眼肉、当归、木香、大枣、生姜)加减

11. 淋证 见表 12-11。

表 12-11　淋证的辨证论治举例表

名称	症状	治法	方药
热淋	小便频数短赤,灼热刺痛,急迫不爽,小腹拘急胀痛,或腰痛拒按,或寒热口苦,恶心欲呕,舌苔黄腻,脉滑数	清热利湿通淋	八正散(木通、车前子、萹蓄、瞿麦、滑石、甘草、大黄、山栀、灯心草)加减
石淋	尿中挟有砂石,小便艰涩,排尿中突然中断,尿道刺痛窘迫,少腹拘急,或腰腹绞痛难忍,尿中带血,舌苔黄腻,脉弦紧	清热利湿,通淋排石	石苇散(石苇、冬葵子、瞿麦、滑石、车前子)加金钱草、鸡内金、海金砂等治疗
劳淋	小便涩痛不甚,淋沥不止,时止时作,遇劳即发,缠绵难愈,腰膝酸软,疲惫乏力,舌淡苔薄白,脉微弱	补益脾肾	无比山药丸(赤石脂、茯神、巴戟天、生地、山茱萸、牛膝、泽泻、山药、五味子、肉苁蓉、杜仲、菟丝子)加减

12. 郁证 见表 12-12。

表 12-12　郁证的辨证论治举例表

名称	症状	治法	方药
肝气郁结	精神抑郁,情绪不宁,善太息,胸胁胀痛,痛无定处,脘闷嗳气,腹胀纳呆,大便不调,月经失调,舌苔薄腻,脉弦	疏肝理气解郁	柴胡疏肝散(柴胡、香附、枳壳、川芎、芍药、甘草)加减
痰气郁结	胸中闷塞,胁胀或痛,咽中不适,如有物梗阻,吐之不出,咽之不下,苔白腻,脉弦滑	理气化痰解郁	半夏厚朴汤(半夏、厚朴、茯苓、生姜、苏叶)加减

13. 痹证 见表 12-13。

表 12-13　痹证的辨证论治举例表

名称	症状	治法	方药
行痹	肢体关节疼痛,游走不定处,多见于腕、肘、踝、膝等处关节,且屈伸不利,初期常伴有发热、恶寒等,舌苔薄白,脉浮紧	祛风通络,散寒除湿	蠲痹汤(羌活、独活、桂枝、秦艽、当归、川芎、甘草、海风藤、桑枝、木香、乳香、姜黄)加防风、威灵仙
痛痹	肢体关节疼痛较剧,得热则痛减,遇寒则痛剧,关节屈伸不利,痛处皮色不红有冷感,舌苔薄白,脉弦紧	温经散寒,祛风除湿	乌头汤(麻黄、白芍、黄芪、制川乌、甘草、蜂蜜)加减
着痹	肢体关节疼痛重着,麻木不仁,痛有定处,甚则关节肿胀,舌苔白腻,脉濡缓	除湿通络,祛风散寒	薏苡仁汤(薏苡仁、瓜蒌仁、川芎、当归、麻黄、桂枝、羌活、独活、防风、制川乌、甘草、苍术、生姜)加减

14. 痛经 见表 12-14。

表 12-14　痛经的辨证论治举例表

名称	症状	治法	方药
气滞血瘀	经前或经期小腹胀痛,拒按,经色紫暗有瘀块,经行不畅,血块排出后痛减,舌紫黯或有瘀点,脉弦或涩	理气活血,化瘀止痛	膈下逐瘀汤(当归、川芎、赤芍、桃仁、红花、枳壳、延胡索、五灵脂、丹皮、乌药、香附、甘草)加减
阳虚寒凝	小腹冷痛,喜按,得热痛减,经量少,经色暗淡,形寒肢冷,苔白润,脉沉迟	温经暖宫止痛	温经汤(吴茱萸、阿胶、丹皮、生姜、当归、川芎、人参、芍药、桂枝、甘草、半夏、麦冬)加减

15. 月经不调 系妇科常见病。其范围包括月经先期、月经后期、月经先后无定期、月经过多、月经过少等诸证。本书着重讨论月经先期、月经后期、月经先后无定期,见表12-15。

表 12-15　月经不调的辨证论治举例表

名称	症状	治法	方药
月经先期之肾气虚	经期提前,量多色淡质稀,腰脊酸软,神疲肢倦,小便清长,舌淡红,苔薄白,脉沉弱	补肾益气,固冲调经	固阴煎(人参、熟地、山药、山茱萸、远志、五味子、菟丝子、炙甘草)加减

名称	症状	治法	方药
肝经郁热	经期提前,经色紫红,质稠有块,伴有经前乳房及少腹胀痛,烦躁易怒,口苦咽干,舌红苔黄,脉弦滑数	清肝解郁调经	丹栀逍遥散(丹皮、栀子、当归、白芍、柴胡、白术、茯苓、煨姜、薄荷、炙甘草)加减
月经后期之肾虚血少	经期延后,量少色淡质稀,头晕耳鸣,腰腿酸软,带下清稀,面色晦黯,舌淡,苔薄白,脉沉细无力	补肾益气,养血调经	归肾丸(熟地、枸杞、山茱萸、菟丝子、茯苓、当归、山药、杜仲)合四物汤(当归、熟地、川芎、白芍)加减
气滞血瘀	经期延后,量少,色黯红或有血块,小腹胀痛,胸闷不舒,舌黯红,苔薄白,脉弦	理气行滞,活血调经	膈下逐瘀汤(当归、川芎、赤芍、桃仁、红花、枳壳、延胡索、五灵脂、丹皮、乌药、香附、甘草)加减
月经先后无定期之肝郁	经期或前或后,量或多或少,色暗红有块,胸胁、乳房、少腹胀痛,脘闷纳呆,善太息,苔薄白,脉弦	疏肝解郁,和血调经	逍遥散(当归、白芍、柴胡、白术、茯苓、煨姜、薄荷、炙甘草)加减
肾虚	经期先后不定,量少色淡质稀,腰膝酸软,头晕耳鸣,舌淡苔少,脉沉细	补肾益气,养血调经	固阴煎(人参、熟地、山药、山茱萸、远志、五味、菟丝子、炙甘草)加减

16. 带下病 如湿热下注,其症状为带下量多,色黄质稠臭秽,或如豆腐渣状,阴部瘙痒,口苦咽干,小便短黄,舌红,苔黄腻,脉濡数或弦数,治法为清热利湿止带。方药为止带方(猪苓、茯苓、车前子、泽泻、茵陈、赤芍、丹皮、黄柏、栀子、牛膝)加减,或龙胆泻肝汤(龙胆草、黄芩、栀子、木通、车前子、柴胡、当归、生地、甘草)加减。

17. 积滞 见表12-16。

表12-16 积滞的辨证论治举例表

名称	症状	治法	方药
食滞	腹胀纳呆,或呕吐酸腐,神疲面黄,夜卧不宁,大便不爽或干结臭秽,舌苔厚腻,指纹紫滞或脉滑数	消食导滞,和中健脾	消乳丸(六曲、麦芽、香附、陈皮、砂仁、炙甘草)加减。
脾虚	面黄形瘦,神疲倦怠,饱胀食少,大便溏或夹乳食残渣,舌淡,苔白腻,脉细	健脾益气,消积导滞	消积理脾汤(党参、茯苓、白术、炙甘草、胡黄连、六曲、麦芽、山楂、炙蟾皮)加减

四、民族医药基础知识

1. 藏医基础知识

(1) 五元学说:五元系土、水、火、风、空五种物质元素。藏族古代宗教哲学认为,五元是一切器世界(宇宙万物)和情世界(人和生物)产生的本源,是构成世界万物基本元素。

(2) 三因学说:三因系指隆、赤巴、培根三种因素。三因学说以三种因素的属性、功能、生克制约关系解释人体生理、病理及治疗机制等医学内容。

(3) 治疗方法:系平息法、补益法、消散法、汗法、油疗法、泻下法、药浴法、擦涂法、手术法、催吐法、滴鼻法、缓导泻法、利尿法、罨敷法、金针穿刺法、放血疗法、火灸等。

2. 藏药基础知识 藏药理是以五元学说和味、性、效理论为指导,形成独特的理论体系。

（1）药物的六味：系指甘、酸、咸、苦、辛、涩。药物气味由药物中的五元所决定。

（2）药物的八性：系指重、腻、凉、钝、轻、糙、热、锐。八性源于五元。

（3）藏药的剂型：有汤剂、散剂、丸剂、糊剂、酥油剂、灰丹剂、膏剂、药酒、胶囊等。

3. 蒙医基础知识

（1）三根：系指"赫依"、"希日"、"巴达干"，是人的本基。蒙医用三根的动态关系来解释人体的生理、病理现象。

（2）七素：系指精华、血、肉、脂、骨、髓及红或白精，又称七精，是机体的构成物质。

（3）三秽：系指稠、稀、汗等三种排泄物，是七素生化过程中的产物，对诊治疾病有重要参考意义。

4. 蒙药基础知识

（1）药物的六味：系指甘、酸、咸、苦、辛、涩。

（2）药力：系指分寒性或热性，还可分为极凉、凉、微凉、中、微温、温、极温等级别。

（3）蒙药的剂型：传统剂型有汤剂、散剂、膏剂、丸剂、灰剂、油剂等。

五、中药调剂的基本知识与操作技能

1. 中医处方　系指中医师辨证论治的书面凭证，反映了中医师的辨证立法和用药，既是给中药调剂人员的书面通知，又是中药调剂的依据，也是计价、统计凭证，具有法律意义。

2. 中医处方的格式　包括①处方前记：有医疗机构名称，费用，门诊或住院病历号，患者姓名、年龄、性别，科别或病区和病位号，临床诊断及开具日期等，并可添列特殊要求项目；②处方正文：以 Rp 或 R 标示，分列药品名称、剂型、规格、数量、用法用量；③处方后记：医师签名或加盖专用签章，药品金额及审核，调配，核对，发药药师签名。

3. 中医处方的常用术语　主要有①与药名有关的术语，包括：炮制类、修治类、产地类、品质类、采时、新陈类、颜色、气味类。②与煎煮有关术语：常见有先煎、后下、包煎、另煎、打碎、冲服、兑付、烊化、煎汤代水等。

4. 中医处方的分析要点　主要有①处方是否符合君、臣、佐、使的配伍法则；②处方是否有笔误；③是否有配伍禁忌；④处方有毒药物的计量是否恰当，如细辛、葶苈子；⑤处方中是否有仅一字之差的饮片用名。

5. 常见中药饮片的正名和别名　见附录6常见的中药正名与相关别名表。

6. 常见中药饮片的并开药名　见附录7常见的并开药名表。

7. 常见的处方应付　①药物要调配成清炒品：紫苏子、莱菔子、谷芽、麦芽、王不留行、酸枣仁、蔓荆子、苍耳子、牛蒡子、白芥子。②药物要麸炒：僵蚕、白术、枳壳。③药物要炮制：草乌、川乌、天南星、附子、吴茱萸、远志、厚朴、何首乌。④药物要烫制：龟甲、鳖甲、穿山甲(代)。⑤药物要煅制：花蕊石、钟乳石、自然铜、金礞石、青礞石、瓦楞子。⑥药物要炭制：干漆、炮姜、地榆、侧柏叶、蒲黄。⑦药物要蜜制：枇杷叶、马兜铃。⑧药物要醋制：延胡索。⑨药物要盐制：补骨脂、益智仁。⑩对处方标明炮制要求的，则按要求调配。

8. 配伍禁忌　主要有①"十八反"配伍禁忌：甘草反甘遂、京大戟、海藻、芫花；乌头反半夏、瓜蒌、贝母、白蔹、白及；藜芦反人参、南沙参、丹参、玄参、苦参、细辛、芍药。②"十九畏"配伍禁忌：硫黄畏芒硝，水银畏砒霜，狼毒畏密陀僧，巴豆畏牵牛子，丁香畏郁金，川乌、草乌畏犀角，芒硝畏三棱，官桂畏石脂，人参畏五灵脂。

9. 妊娠禁忌　主要有①妊娠禁用的中药：多为剧毒或性能峻猛的中药。②妊娠慎用的中药:一般包括活血祛瘀、破气行滞、攻下通畅、辛热及滑利类的中药。

10. 汤剂的用法用量　内服法时,汤药服用应注意药液温度、服用次数和服药时间,如治疟药宜发作前 1 ~ 2 小时服;健胃药宜饭后服;滋补药宜饭前服;驱虫和泻下药宜空腹服等。

11. 中成药的用法用量　①内服法:一般体壮,病轻者,每帖方剂可分两次煎煮,每次煎得药液 250 ~ 300ml 服用。年老体弱者减量。②外用法:包括调敷患处、涂患处、贴患处、撒布患处和吹布患处等。③特殊剂型的正确使用:滴丸、软膏剂、滴眼剂、眼膏剂、鼻用喷雾剂、栓剂、气雾剂。④中药注射剂的正确使用。

12. 毒、麻中药的使用　见附录8毒性中药品种的用法用量及使用注意事项表。

13. 中药调剂的程序　一般可分为审方、计价、调配、复核、发药五个部分。

14. 中药饮片的斗谱排列

(1) 斗谱编排原则:①经常在配伍中同用的药物多同放于一个斗中。②同一药物的不同炮制品常同放在一斗中。③药性相类似的多放于一斗中。④按处方常用的"药对"药物排列。⑤常用药物放在斗架中上层。⑥质地轻且用量少的药物放在斗架高层。⑦质地沉重的矿石、化石、贝壳类和易于污染的药物放在斗架较下层。

(2) 需特殊存放的品种与方法:①属于配伍禁忌的药物不能装于一斗或上下斗中(与"十八反","十九畏"相同)。②形状相似而功效各异的药物不能装于一个药斗中;如山药片与天花粉片;炙甘草片与炙黄芪片;桂枝与桑寄生等。③为防止灰尘污染有些药物不宜放在一般药斗内,应放在加盖瓷罐中,多为面粉类及质黏性药物:熟地黄、龙眼肉、青黛、玄明粉、松花粉、乳香面、没药面、儿茶面、生蒲黄、血竭面。④有恶劣气味药物不与其他药物装于同一个药斗中,如阿魏、鸡屎藤。⑤贵细药品不存放在一般药斗内;如牛黄、麝香、西红花、人参、西洋参、羚羊角、鹿茸、珍珠、冬虫夏草、海龙、海马。⑥毒性中药和麻醉中药应按规定存放。

15. 中成药调剂　中成药调剂注意事项;妊娠禁用的中成药;妊娠慎用的中成药。

16. 中药汤剂的煎煮程序　一般程序为核对处方、用冷水浸泡饮片 20 ~ 30 分钟(一般水量应高出药面 3 ~ 5cm)、煎煮(用火遵循"先武后文"原则,解表药多用武火,补虚药多用文火;一般药、解表药和滋补药在一煎和二煎沸后分别煎 20 分钟、15 分钟和30 分钟和 15 分钟、5 分钟 ~ 10 分钟和20 分钟)、煎好应趁热及时滤出煎液(煎液量为200 ~ 300ml,分 2 ~ 3 次服)、复核签字发出。

17. 中药汤剂的要求和注意事项　煎药用沙锅、自来水,并注意卫生与安全。

18. 特殊煎药方法　主要有先煎、后下、包煎、烊化、另煎、兑服、冲服、煎汤代水等。

六、中药的采购、储藏与养护

(一) 中药的质量变异现象

1. 中药饮片储存中常见的质量变异现象　主要有虫蛀、发霉、泛油(习称走油)、变色、气味散失、风化、潮解、粘连、腐烂等。

2. 中成药储存中常见的质量变异现象　常见的变质现象有虫蛀(多见于蜜丸、水丸、散剂、茶曲剂等)、霉变(多见于蜜丸、膏滋、片剂)、酸败(合剂、酒剂、煎膏剂、糖浆剂、软膏剂)、挥发(芳香剂、酊剂)和沉淀(药酒、口服液、针剂)。

（二）引起中药质量变异的因素

1. 自身因素对中药质量变异的影响 主要有水分、淀粉、黏液质、油脂、发油、色素等。

2. 环境因素对中药质量变异的影响 主要有温度、湿度、日光、空气、真菌、害虫、包装容器、储存时间。

（三）中药的储藏与养护

1. 中药材和饮片的储藏

（1）储藏方法和注意事项：①控制水分：在7%~13%。②控制库房条件：通风、阴凉、干燥。避免阳光直照，室温控制在25℃，相对湿度在75%以下。③合适的储藏容器。④不同的化学成分或用不同炮制的饮片储存方法不同：含淀粉多的放通风干燥处，如泽泻、山药、葛根、白芍。含挥发油多的放阴凉、干燥处，如薄荷、当归、木香、川芎、荆芥。含糖和黏液质多的饮片放在通风干燥处，如肉苁蓉、熟地黄、天冬。种子类应放在密闭缸、罐中储存，如紫苏子、莱菔子、薏苡仁。酒制者及加醋制的应储于密闭容器，置阴凉处，如当归、常山、大黄、芫花、大戟。盐炙饮片应储于密闭容器中，如泽泻、知母、车前子、巴戟天。蜜炙饮片应密闭于缸内，如款冬花、甘草、枇杷叶。矿物类药应密封于缸中，如硼砂、芒硝。少数贵重药应专人保管，如麝香、牛黄、人参。毒性药物应严格按照有关的管理规定办理。易燃物品放在安全地方。

（2）分类保管养护品种，见表12-17。

表12-17　中药饮片分类保管养护品种表

分类	品种
易生虫饮片	党参、人参、南沙参、冬虫夏草、当归、独活、白芷、防风、板蓝根、甘遂、生地、泽泻、全瓜蒌、枸杞子、大皂角、桑葚、龙眼肉、核桃仁、莲子、薏苡仁、苦杏仁、桑白皮、鹿茸、蕲蛇、鸡内金、菊花、金银花、北沙参、防己、莪术、贝母、金果榄、佛手、陈皮、酸枣仁、红花、蒲黄、芫花、地龙、甘草、黄芪、山药、天花粉、桔梗、灵芝、水蛭、僵蚕、蜈蚣、乌药、葛根、何首乌、延胡索、大黄、肉豆蔻、淡豆豉、柴胡、地榆、川芎、半夏
易发霉饮片	天冬、牛膝、独活、玉竹、黄精、白果、橘络、全瓜蒌、山萸肉、莲子心、枸杞子、大枣、大蓟、小蓟、大青叶、桑叶、蛤蟆油、蛤蚧、黄柏、白鲜皮、木槿皮、人参、党参、当归、紫菀、菊花、红花、金银花、白及、木香、五味子、洋金花、蟒蛄、地龙、蕲蛇、蜈蚣、甘草、葛根、山奈、青皮、芡实、薏苡仁、栀子、羌活、黄芩、远志、地黄
易泛油饮片	独活、火麻仁、桃仁、榧子、千金子、当归、牛膝、巴豆、狗肾、木香、龙眼肉、橘核、杏仁、蟒蛄、紫河车、前胡、川芎、白术、苍术、柏子仁
易变色饮片	月季花、白梅花、玫瑰花、款冬花、红花、山茶花、金银花、扁豆花、佛手、麻黄
易失去气味饮片	藿香、香薷、紫苏、薄荷、佩兰、荆芥、细辛、肉桂、花椒、月季花、玫瑰花、吴茱萸、八角茴香、丁香、檀香、沉香、厚朴、独活、当归、川芎
易升华饮片	樟脑、薄荷脑、冰片
易软化融化类饮片	松香、芦荟、阿魏、猪胆膏、白胶香、安息香、柿霜、乳香、没药、苏合香
易风化饮片	硼砂、白矾、绿矾、芒硝、胆矾
易潮解饮片	芒硝、大青盐、绿矾、胆矾、硼砂、咸秋石、盐附子、全蝎、海藻、昆布

2. 中药材和饮片的养护

（1）传统养护技术：①清洁养护法：本法是防止仓虫入侵的最基本和最有效的方法。②除湿养护法：采用通风、吸湿防潮等方法，消除害虫和真菌的滋生条件。③密封养护法：使药物与外界环境隔离。既消除了害虫、真菌的滋生条件，又避免了气味散失、泛油、吸潮、风化等现象的发生。④对抗储存法：将两种或两种以上药物或一种有特殊气味的物品同贮，相互克制起到防虫、防真菌的作用，如人参与细辛同储；冰片与灯心草同储；牡丹皮与泽泻同储；蛤蚧与花椒、吴茱萸、或荜澄茄同储；硼砂与绿豆同储等。⑤低温养护法：温度一般控制在2~10℃，如蛤士蟆油、银耳、人参等。⑥高温养护法：温度一般高于40℃，但不能高于60℃，否则，易破坏有效成分，对含挥发油的药物不适用。

（2）现代养护技术：①干燥养护法：有远红外加热干燥养护法、微波干燥养护法；②气幕防潮养护技术：可以达到防潮的目的；③蒸气加热养护技术：即利用蒸气杀死饮片中的真菌和害虫；④气体灭菌养护技术：即利用环氧乙烷防霉技术和混合气体防霉技术；⑤^{60}Co-γ 射线辐射杀虫灭菌养护技术；⑥气调养护技术：降低氧气或提高二氧化碳浓度，以杀死害虫和真菌；⑦包装防霉养护法：即无菌包装；⑧中药挥发油熏蒸防霉技术：以荜澄茄，丁香效果最好。

3. 各种剂型中成药的养护

（1）丸剂：可分为蜜丸、水丸、糊丸、浓缩丸和微丸。①蜜丸：是最不易保存的一种剂型。易生虫、发霉，养护过程中应特别注意防潮、团虫和防霉变。②水丸：因颗粒松散，易吸水变潮，生虫发霉，应密封防潮。③糊丸：因以米糊或面糊作赋形剂。

（2）散剂：易吸湿或风化，在充分干燥后，以防潮性能好的包装材料进行包装。

（3）片剂：中药片剂极易吸潮、松片、裂片以致黏结、霉变，如发现上述现象则不能使用。应密封包装或放凉爽、通风、干燥、避光处保存。

（4）膏剂：分为煎膏剂，膏药，软膏，应存于阴凉干燥处。

（5）合剂：阴凉处保存，储存期间允许有少量轻摇易散的沉淀。

（6）颗粒剂：应密封储存于室内阴凉、干燥处。

（7）胶囊剂：储存温度不宜超过30℃。应密封存于室内阴凉处。

（8）糖浆剂：盛于棕色瓶内，密封。

（9）注射剂：密封于中性硬质玻璃安瓿中。

（10）胶剂：密闭储藏，置于室内阴凉干燥处防止受潮。

（11）酒剂：在储藏期间允许有少量轻摇易散的沉淀。

（12）露剂：密闭储藏。

（13）栓剂：应在30℃以下密闭保存。

4.《中国药典》"凡例"储藏项下对各名词术语的规定　遮光、密闭、密封、熔封或严封、阴凉处、凉暗处、冷处、常温。

七、中医药文献与信息

中医药信息作为药学信息的重要组成部分，涉及中医药的研究、生产、流通和使用等领域，包括中医研究、中药新药研发、中药专利、中药生产、中药市场价格、中医药教育、中医药学科进展、中药（包括草药）不良反应和药物相互作用等临床药学信息。

1. 中医药信息的特点　即历史与现代并重、多学科交融、数量迅速递增、质量良莠不齐。

2. 中医药信息的来源 一次文献即原始文献,如专著、期刊论文、会议文献、学位论文、专利说明等。二次文献系对一次文献进行整理与分类而按一定规则编排而成的书目、题录、文献等。三次文献系利用二次文献,对某一特定专题一次文献进行收集整理和综合分析基础上编写的文献,如论文综述、专题评论、教科书、词典、百科全书、年鉴、手册等。

3. 产品样本 与中医药有关的产品样本主要是中成药和中医医疗仪器的产品样本。

4. 传统中医药典籍 主要医学典籍有《黄帝内经》、《伤寒论》、《金匮要略》、《巢氏诸病源候论》、《温疫论》等。主要本草典籍的《神农本草经》、《本草经集注》、《重修政和本草》、《本草纲目》等。主要方书典籍有《肘后备急方》、《备急千金要方》、《千金翼方》、《外台秘要》、《太平圣惠方》、《太平惠民和剂局方》、《普济方》等。

5. 现代中医药信息 主要有图书(通常为3~5年以前的信息资源)、专业期刊(中医药专业信息最重要来源)、会议文献(学术会议上宣读或书面交流的论文和报告)、专利文献(具有技术内容广泛、技术前沿或新颖、描述详细等特点)、报纸、学位论文、互联网资源、药品标准:《中华人民共和国药典》(2010年版),新版药典于2010年1月发行,本版药典分三部。《中华人民共和国卫生部药品标准》、《国家食品药品监督管理局标准》及其他《中华人民共和国卫生部药品标准》又简称《部颁标准》。

下篇 实践篇

第十三章

药物的研究与开发

迄今为止,大多数疾病治疗都有相应的药品可供选用,但是为了提高患者的生活质量与水平,人们对药品的需求永无止境,正因为如此,有了药物的研究与开发,主要涉及化学原料药物及其制剂、中药材、中药饮片、中成药、抗生素、生化药品、放射性药品、血清疫苗、血液制品和论断药品等,使人类健康得以保障,而人类的长寿得以实现。

就结构而言,中药与天然药物较为复杂,既有小分子药物,又有大分子药物;化学药物常指小分子的;生物药物常指大分子的,主要包括多肽、蛋白质、核酸、糖类和脂类药物。

就药物研究与开发而言,包括发现阶段和开发阶段。前者包括疾病及治疗目的的确定、靶点的选择、先导化合物的发现、构效关系、药理、毒理、药代等一系列研究,发现药物过程即常称的药物临床前研究,包括药物的合成工艺、提取方法、理化性质与纯度、剂型选择、处方筛选、制备工艺、检验方法、质量标准、稳定性、药理、毒理等;后者包括药物及其剂型的生产工艺研究与优化、临床试验等一系列研究。其中中药与天然药物还包括原药材的来源、加工及炮制等;生物制品还包括菌、毒种、细胞株、生物组织等起始材料的质量标准、保存条件、遗传稳定性及免疫学的研究等。它们研究的不同过程或环节差异见表13-1。

表13-1 中药与天然药物、化学药物和生物药物研究的差异表

中药、天然药物	化学药物	生物制品
中药、天然药物原料的前处理	药物的理化性质研究	工艺与处方
中药、天然药物提取纯化工艺研究	药物的处方研究	结构和成分的验证
中药、天然药物制剂研究	制备工艺研究	理化常数、纯度、含量或效价等质量标准的研究
中药制剂的指纹图谱	包装材料的选择	稳定性研究
稳定性研究	药物制剂的质量标准	质量标准与起草说明
质量标准与起草说明	制剂质量标准的起草说明	
	药物与制剂的稳定性研究	

就整体而言,药物研究与药品开发是一个复杂、庞大、系统的工程,几乎涉及每一个阶段、每一个过程,这都需要应用多种学科的知识;都需要系统综合应用相关的知识与技术。

第一节 药物的发现与研究

一、药物靶点及其选择

1. 药物靶点(drug target) 系指与药物直接或间接作用而产生药效的生物大分子。

273

2. 药物靶点的来源 可分为人类自身相关药物靶点和病原体药物靶点。上市小分子药物以美国 FDA 黄皮书为准,而生物药品参考生物药品评价与研究中心网站所载数据,两者共收录 21000 多种药品。若以化学结构计,将有效成分重复者、盐、添加剂、维生素、造影剂等除去,只有 1357 个药物,其中小分子药物为 1204 个(口服 803 个、非口服 421 个、局部 275 个)。对每一个药物针对作用靶点进行系统文献调研,确定标准有二:一是酶结合数据;二是体内活性及细胞水平药物与靶点的直接证据。为此,逐一确定了 1064 个药物的靶点。其结果发现,迄今为止上市药物中,只有 324 个药物靶点,其中 266 个来自人类药物基因。

3. 药物靶点的种类 主要包括蛋白质、核酸、多糖和脂类等靶点。以多糖和脂类物质作为药物靶点,需解决的主要问题是不良反应、选择性及作用更强的化合物。其中人类自身的最常见靶点——蛋白质,包括受体、酶和离子通道。据统计,以受体、酶、离子通道和核酸为作用靶点的药物分别为 50%、20%、6% 和 3%,其余约 20% 的作用靶点不明确。

4. 药物靶点的寻找 一般包括三个步骤,一是确定研究疾病的种类;二是研究潜在的可能靶点;三是对可能靶点与疾病相关性进行验证。①在分子水平上,可用三种现代技术:即基因组学技术、蛋白质组学技术和遗传学技术。经比较正常与病理样本差异,揭示疾病发生的分子机制,发现新的药物靶点。②在整体水平上,首先对患者生理学、病理学和流行病学综合研究,同时采用正向和反向遗传学方法,在动物模型上研究表型变化与基因改变的相关性,发现疾病靶点。例如,肥胖、动脉粥样硬化、行为异常、神经退行疾病、高血压等。

5. 正向遗传学(forward genetics) 系指通过自发突变或人工诱变生物个体或细胞基因组寻找相关表型或性状改变的对应突变基因并揭示其功能,如遗传病基因的克隆。

6. 反向遗传学(reverse genetics) 与正向遗传学原理正好相反,系指通过改变某个特定基因或蛋白质寻找有关的表型变化,如基因剔除技术或转基因研究。简单地说,正向遗传学是从表型变化研究基因变化;而反向遗传学则是从基因变化研究表型变化。

7. 靶点的验证 在组织表达水平上,可通过调控靶点在疾病组织的表达水平;在细胞水平,可通过 RNAi 技术特异并高效地抑制靶基因产物的表达;在动物模型中,通过基因敲除技术,获得去靶点基因功能表型,或可采用转基因鼠等技术验证靶点与疾病的相关性。例如,证明角蛋白 17(K17)是一种与银屑病相关的蛋白质,就是应用反义核酸和 RNAi 技术从基因水平封闭 K17 蛋白质的表达,显著抑制角质形成细胞的增生,诱导该类细胞的凋亡,由此证明了 K17 蛋白质可作为银屑病的一种新的治疗靶标。在此基础上,若能开发出针对 K17 蛋白质的高效、特异性的抗体或基因治疗方案,有望为银屑病的生物治疗带来新希望。

8. 受体(receptors) 系指一类可识别某种微量化学物质并特异结合介导细胞信号转导触发后续生理或药理效应的功能性蛋白质。主要有四类:一是 G 蛋白偶联受体,即鸟苷酸结合调节蛋白的简称。大多数受体属于此类,诸多神经递质和激素受体需要 G 蛋白介导细胞作用,如 M 型乙酰胆碱、肾上腺素、多巴胺、5-羟色胺、嘌呤类、阿片类、前列腺素、多肽激素等。二是门控离子通道型受体。该类受体存在于快速反应细胞膜上,受体激动时导致离子通道开放,细胞膜去极化或超极化引起兴奋或抑制。N 型乙酰胆碱、γ-氨基丁酸(GABA)、天门冬氨酸等属于门控离子通道型受体。三是酪氨酸激活性受体,如上皮生长因子、血小板生长因子和一些淋巴因子等。四是细胞内受体,如甾体激素、甲状腺素等。

9. 酶(enzymes) 系指生理反应中起催化或者介质作用的生物大分子,也是药物的靶点。在药物治疗中起着重要作用酶的抑制剂,如降血压药的血管紧张素转化酶(ACE)抑制剂、调血脂药 HMG-CoA 还原酶抑制剂、抗肿瘤药物中的激酶抑制剂等。

药学简明读本

10. 离子通道（ion channels） 系由跨细胞膜的蛋白质构成,主要有钠离子、钙离子和钾离子等通道。其中作用于钠离子通道药物有抗心律失常药物(如奎尼丁、利多卡因、恩卡尼等);作用于钙离子通道药物有硝苯地平、尼卡地平等;作用于钾离子通道药物有 K^+-ATP 酶的激动剂和拮抗剂如胺碘酮、索他洛尔等。

11. 核酸靶点 系指药物能与体内核酸作用结合的位点,涉及与核酸各相关的环节,即破坏 DNA 结构和功能抗癌药物有氮芥、环磷酰胺、甲氨蝶呤、羟基脲、丝裂霉素、博来霉素、白消安、顺铂、喜树碱等;干扰 DNA 合成的抗病毒药物有阿昔洛韦、碘苷、阿糖腺苷、齐多夫定等;作用于 RNA 靶点的药物有利福霉素类抗生素、氟尿嘧啶、放线菌素 D 等。

12. 药物基因 在人类基因库 29345 个基因中,预测大约有 3051 个与药物靶标相关的基因,部分真核细胞的药物基因比较见表 13-2。

表 13-2 部分真核细胞的药物基因比较表

项目名称	人	果蝇	线虫	酿酒酵母
总基因数	29 856	13 601	18 424	6241
蛋白组中蛋白数	21 688	13 849	17 946	6127
药物基因预测数	3051	1714	2267	508
药物基因所占比例	10% ~ 14%	12%	12%	9%

13. 药物基因分类 在这些药物基因中,主要的相关基因分为 S/T/Y 激酶(22%)、偶联蛋白(15%)、离子通道(5%)、S/T 激酶(4%)、磷酸酶(4%)、肽酶(2%)、细胞色素(2%)、激素受体(2%)、羧酶(2%)、去氢酶/还原酶(2%)、其他 114 类基因及单一基因占40%。这些药物靶标涉及了细胞生长周期及其环境等所有方面。

14. 药物靶点的选择与决定 在药物研究与开发中尤为重要,其作用有二:一是可能影响到药物研究开发的成败;二是可能关系到整个公司的未来发展方向。

二、生物活性及其检测

1. 生物活性 系指新化合物能引起细胞正常机制发生改变的能力。

2. 生物活性的检测 包括四级水平,即基于药物靶点分子水平、细胞水平、实验动物模型和 I ~ Ⅲ 期临床试验,及新药上市后不良反应监控等一系列评价。这可提供新化合物的生物功能信息,对指导结构优化、预测药代特性等有着极其重要的作用。

3. 生物活性的检测方法 主要有受体结合分析、酶活性检测、细胞因子检测、细胞活性检测、代谢物检测和基因产物检测等方法。

4. 受体结合分析 系指检测药物(配体)与靶点(受体)特异性识别的一种方法。最常用的方法有酶联免疫吸附测定法(ELISA)、免疫荧光法(IFA)和放射免疫法(RIA)等。使用纯化的蛋白质比使用活细胞进行药物检测的成本低,容易检测出药物与靶点之间的半数抑制浓度(IC_{50})、结合常数(Ki or Kd)及动力学机制,而得出药物的构效关系(SAR)。

5. 酶活性检测 系指任何一种可以检测反应物变化速度的分析技术,常用的方法有终点法和动力学方法两类,后者主要测定一定时间内所起的化学反应量,其测定的方法有比色法、量气法、滴定法、分光光度法、放射法和酶偶联分析等。

6. 细胞因子测定法 本法主要有生物学检测法、免疫学检测法和分子生物学检测法等。

7. 细胞活性检测法 主要有 MTT 法、克隆形成法、3H 放射性核素掺入法等。

8. 高通量筛选技术（HTS） 系 20 世纪 80 年代后期发展起来的一种药物筛选新技术,

与单个化合物测定方法在原理上是基本一致的,以分子水平和细胞水平的实验方法为基础,以微板形式作为实验工具载体,它集计算机控制、自动化操作、高灵敏度检测、数据结果自动采集和处理于一体,实现了药物的快速、微量、灵敏和大规律筛选,其日筛选量可以达到数万甚至数十万样品次,是新药筛选方法的一大进步,但其不足是精确度稍差。用于药物的高通量筛选技术有基因芯片、蛋白质芯片、基因-蛋白质芯片、细胞芯片、小分子芯片等。

9. 高内涵筛选技术(HCS) 系指在细胞水平上实现了对化合物多靶点多参数同时检测的筛选技术。其应用范围包括靶点激活、细胞分裂及凋亡、蛋白转位、细胞活力、细胞迁移、受体内化、细胞毒性、细胞周期和信号转导,还可用来监测细胞器、活性物质释放(如一氧化氮、活性氧、胞内钙离子)等。HCS 技术广泛应用于药靶的证实和药物初筛,尤其适用于诸如 GPCR 功能性研究、药物多靶点研究、癌症的综合研究、多指标形态学观察、激酶级联反应、信号转导途径的研究等。在维持细胞结构和功能完整性情况下,检测被筛样品对活细胞形态、生长、分化、迁移、凋亡、代谢途径及信号转导等各个环节的影响,以迅速确定样品生物活性和潜在毒性,了解从疾病相关基因调控通路和网络水平上研究化合物或药物的作用机制和代谢途径等,也在细胞水平全面评价活性化合物的成药性。

三、先导化合物及其结构优化

1. 先导化合物(lead compounds) 系指可以通过结构修饰使活性得到提高而毒性和副作用减小或者药物代谢动力学特性得到改善的化合物。

2. 先导化合物的来源 主要有五个方面。一是植物或者微生物代谢产物等:这是先导化合物的主要来源。据统计在 1950~2006 年上市 100 个抗癌药物实体分子中,共有 51 个直接或者间接来源于天然产物;在 1988~2008 年的 20 年上市 877 个药物中约有 60% 的化合物来源于植物或者微生物代谢产物。二是生物电子等排置换:这是一种比较有效和直接的先导化合物来源方法,即通常所指的"me-too"和"me-better"药物。三是偶然发现:这是先导化合物来源的渠道之一,其例子比较多。例如,早期青霉素的发现及近期西地那非(viagra,sildenafil mesylate)的发现就是其中最典型的例子。四是全新药物设计方法:又称从头药物设计(de novo drug design),其基本思路是基于靶点活性点特征,设计一系列与之相匹配的片断,再连接形成全新药物设计产生的完整配体分子。本方法包括片断定位法、位点连接法、和逐步生长法等。其步骤是先进行评估预测;其次选择其中可能较好的化合物进行合成;再进行生物活性测试及作用机制研究。五是组合化学、高通量筛选及虚拟筛选:借助于计算机药物辅助设计的方法,可创造结构新颖而"具有活性"的化合物,一般称为"Hit",经过 HTS 大致相同的步骤,实现"Hits"到先导化合物的转化。但成功例子屈指可数。

3. 里宾斯基五规则 为化合物的分子量小于 500 道尔顿;氢键给体(包括羟基、氨基等)的数量不超过 5 个;氢键受体的数量不超过 10 个;脂水分配系数的 $\log P$ 值在 $-2~5$ 和可旋转键的数量不超过 10 个。这是药物化学家克里斯多夫·里宾斯基于 1997 年提出的。

4. 结构优化 系指活性不高、化学结构不稳定、毒性较大、选择性不高或药代性质不合理等某些缺陷的先导化合物进行化学修饰和优化使之发展成为药品的过程,此过程系药物艺术化的过程,主要包括其生物活性优化、药学性质优化、疗效优化和安全性优化等。其目的在于提高生物活性,减小不良反应。一个化合物能否最终成为药物的判断标准是安全而有效。

5. 生物活性优化 系指目标化合物的酶抑制(或激活)活性、细胞生长抑制活性等体外活性,一般要求尽可能地提高相关活性及选择性。对目标化合物的设计主要根据多样性、互补性和相似性三原则进行,并能涵盖尽可能广的化学空间(chemical space)以便进行系统的研究,得出较可靠的构-效关系;同时,也要考虑具体小分子与靶点之间的相互作用关系,基于电子、空间等方面互补性进行具体分子的设计。一般可参考"成药性8原则"。此外,注意目标化合物是否稳定、合成方法是否方便、目标化合物的专利是否具有新颖性等因素。

6. 药学性质优化 包括溶解性、稳定性、渗透性和生物利用度等多个方面。

7. 疗效优化 疗效系指药品针对在体内某种疾病的治疗效果。药物疗效明显要比药物的生物活性复杂得多。一般而言,较理想的药物是迅速到达作用部位并只与药物靶点发生作用而产生疗效。但是,事实上远比理想的复杂得多。当药物进入体内后,可能会与其他大分子相互作用,导致药物分解失效;代谢产物也可能产生毒副作用;药物与靶点相互作用起效后,又将以什么方式、如何从体内排出? 所有这些因素都可能影响药物的疗效。

第二节　化学原料药物的临床前研究

化学原料药物可分为新化学实体(new chemical entity, NCE)和仿制药品(generic drug)。经过研究,当确定某一化合物作为某种疾病的化学原料药物后,就可根据我国《药品注册管理办法》要求进行临床前研究。

一、化学原料药物的研究

(一) 化学原料药物的合成工艺研究

一般而论,化学原料药物的合成过程就是若干个化学单元反应与化工单元操作的有机组合和综合应用,其主要应包括七个步骤:一是目标药物(简称药物)的确定;二是若干个化学单元反应组成药物合成路线的设计;三是最佳药物合成路线的选择;四是药物的制备;五是药物结构的确证;六是中试和工业化药物的生产;七是每个单元反应工艺条件的优化。

1. 合成路线的选择原则 主要有四点:一是合成路线尽可能短,反应简单,易放大工业化,总收率高;二是起始原料质优,易得,价廉;三是溶剂应是低毒性,易回收或处理;四是每步反应绿色,环境污染小,"三废"(废气、废水和废物)少。

2. 化学单元反应 这是设计和选择药物合成工艺路线的理论依据,是药物合成的基础与关键所在。它包括反应和后处理两部分,其中后处理是产物分离与精制的物理处理过程,只有经过适当而有效的后处理才可能制得符合药品质量标准的药物。进行实验室水平的工艺(小试工艺)研究,目的在于优化和选择最佳的工艺条件,为生产车间划分生产岗位做准备。

3. 化学反应的内因 主要是指反应物和反应试剂中原子的结合状态、键的性质、立体结构、官能团的活性、各种原子和官能团之间的相互影响及物化性质等。

4. 化学反应的外因 即反应条件,系指化学反应的配料比、反应物的浓度与纯度、加料次序、反应时间、反应温度与压力、溶剂、催化剂、pH、设备条件、反应终点控制、产物分离与精制、产物质量监控等。反应条件千差万别,变化很多,但又相辅相成或相互制约。

5. 化学反应条件和影响因素 主要有七个方面:一是配料比,即参与反应的各物料之间物质量的比例称为配料比(也称投料比)。二是溶剂,系指反应的介质,反应溶剂性质和用量直接影响反应物的浓度、溶剂化作用等。三是温度和压力,化学反应需要光和热的传输和转换,合成中应充分考察反应温度和压力的变化,选择合适的搅拌器和搅拌速度。四是催化剂,有酸碱催化剂、金属催化剂、相转移催化剂、生物酶催化剂等。五是反应时间及其监控。六是后处理,因合成反应常有副反应,主产物需从副产物和未反应的原辅材料及溶剂中分离出;分离方法有蒸馏、过滤、萃取等技术。七是中间体和药品的纯化和检验,须符合国家规定的药品标准。

(二) 化学原料药物的结构确证研究

确证化学原料药物结构的基本原则是提供充分的试验数据和图谱,正确进行解析,能够确凿证明药物分子的结构。

1. 对照品　系指从有合法生产资格非申报单位得到的符合法定标准的原料药样品,应提供其来源的合法证明、批号、提取精制方法、纯度、纯度检测方法及其相关图谱。例如,原料药对照品系从制剂中提取精制,应保证在提取精制过程中药物的化学结构未发生改变,并且此对照品不能作为晶型测定和与晶型有关其他图谱(如 IR、粉末 X-衍射)和理化性质(如熔点、差热分析、热重分析)检测的对照依据。化学药物对照品的纯度不低于 99.5%。

2. 测试样品　系指申报单位采用申报资料生产工艺及精制方法精制所得的样品,其纯度要求不低于 98.5%,同时应说明精制方法、样品纯度和纯度检测方法,附有关图谱和数据。

3. 新药结构的确证　根据我国新药分类,其中一类新药应按全新化学单体的要求确证结构;二类和四类新药系指已知化学结构的药物,原则上,有合格对照品时,提供二者在同一仪器的完全相同条件下测得的各项图谱和数据,能得出二者化学结构一致的结论,即可。若无对照品,若有文献资料,也可作为参照,但需在与文献资料相同的条件下进行测试。并对文献提供图谱和数据的可靠性进行分析,同时要求应有详尽的图谱解析和综合解析。

4. 手性药物(chiral drug)　系指分子结构中引入手性中心得到互为实物与镜像对映异构体关系的药物。应确证其中之一对映异构体的绝对构型,首选方法是单晶 X-射线衍射(SXRD);其次也可用旋光光谱(ORD)和圆二色谱(CD);再次已知起始原料构型和化学合成方法的立体选择性也可作为证据。若不同立体异构在药效、药代或毒理等方面有明显不同或有相互作用时,更应严格测定和确证各组分的构型及其比例,提供充分的图谱和详细数据。

5. 有机盐类及其复合物　为了药用,可将有机酸或有机碱药物制成相应的盐或复合物。当盐或复合物的某些波谱测定有困难或不易说明结构时,可测定其相应酸根或碱基的波谱,并结合其他试验项目进行结构确证。例如,生物碱类的无机酸(盐酸、磷酸等)盐或有机酸(酒石酸、枸橼酸等)盐,可对成盐前的游离碱基进行波谱测定和解析,先确证碱基结构,再确证成盐结构,最终确证药物结构。如能同时提供成盐前的碱(或酸)及盐的两套波谱和试验数据,是对结构确证更充分和有力的证据。

6. 结晶水(crystal water)　系指与药物分子通过氢键连结形成水合物的水分子。若将水换为溶剂如乙醇时,能与药物分子通过氢键连结形成溶剂化物的溶剂分子则称为结晶溶剂。

（三）化学原料药物的理化性质研究

药物的化学结构决定其理化性质，而理化性质影响药物在体内的吸收、分布、排泄及其他的代谢过程。为此，测定药物的理化性质是药学评价的一项基础性工作。其研究可从两方面考虑：一是药物的属性方面，如物理性状及有关的理化常数，可用以鉴别该药物或检查其纯度程度；二是可能影响药物作用的有关性质，如油水分分配系数、解离度等。

1. 药物的性状　主要包括药物的外观、色泽、臭、味、结晶形状、粒度大小、吸湿性、风化性、挥发性等，可通过表观观察和相应的方法测定，是药物特性和质量的重要表征之一。

2. 药物的理化常数　是判断药物真伪、纯度、质量的重要依据之一。一般，固体药物需测定熔点、溶解度、吸收系数、晶型等；液体药物要测定沸程、相对密度、黏度、折光率等。具有手性中心的药物，应测定比旋光度并证明其光学纯度。上述各项理化常数可按药典规定的方法或有关物理学方法应用该药的精制品进行测定。新药的吸收系数应用5台不同型号的仪器测定，并统计处理其结果，仪器及所用量具均应事先经过校正。

3. 药物的溶解性　可以从亲水性和疏水性两方面来反映。为了解药物亲水性和疏水性的程度，需要测定药物在几种极性不同的溶剂中的溶解度，一般常用的溶剂有水、乙醇、乙醚、氯仿、甘油、无机酸和碱等。溶解度一般以 g/100ml 或 g/100g 表示，亦可按《中国药典》凡例表示。

4. 药物的晶型（crystal form）　系指结晶药物晶格内的分子排列形式，也称晶形，这是物质的本能。其最基本存在形态有晶态和非晶态两种。同一药物分子结晶成不同晶型，称为同质多晶型。按稳定性，可分为 β>β′>α，并且可互相转换，晶型转变的温度称为转变点（即相变点）。晶型转变可分为可逆和不可逆，还有快速转变（位移型）和慢速转变（断键重组型）之分。药物晶型改变会对药品质量（熔点、溶解速率和稳定性）与药效产生影响。例如，驱虫药物甲苯达唑有 A、B 和 C 三种晶型，其相应驱虫率分别为 20%、60% 和 90%。

5. 药物的油-水分配系数（oil-water partition coefficient）　系指在油相（非水相）和水相达平衡时药物的浓度之比。logP 值系指某药物在正辛醇（油）和水中的分配系数比值的对数值。其反映了该药物质油水两相中的分配情况。logP 值越大，说明该药物越亲油，反之，logP 值越小，即水溶性越好。药物有适当的脂溶性，才能扩散并透过生物膜，而有适当的水溶性有利于药物在体液内转运，达到作用部位与受体结合，产生药物效应，所以药物应有适当的油水分配系数，以便针对其特性设计合适的剂型和给药途径，一般 logP 值在−2～5。

6. 药物的解离度（degree of dissociation）　系指药物达到解离平衡时已解离的分子数（离子型）和原有分子数（分子型或称非离子型）之比。其中，弱碱药物的电离平衡常数为 K_b，弱酸药物的电离平衡常数为 K_a，并且通常以酸解离平衡常数的负对数表示，即 pKa（酸度系数），又名酸解离常数，与 pH 有关，也影响药物的存在形式。其意义是 pKa 值越小，酸性越强，反之 pKa 值越大，酸性越小。例如，pKa 值 3 以上的弱酸性药物如阿司匹林（pKa=3.5）在胃（pH 约为 2）中大部分为分子型，易被胃吸收；而 pKa 5 以上的碱性药物如奎宁（pKa=8.4）在胃中以离子型存在，不易被胃吸收，要到 pH 高的肠内吸收。

7. 药物的立体异构　世界各国认为凡存在立体异构现象的药物，都应尽可能分离出单一异构体，确定不同异构体与药理作用和毒性之间的关系。对手性药物质量规范应包含一个或多个能区分不同立体异构的检测项目，对无效或毒性大异构体，须制订检测方法，并规定其限量。

（四）化学原料药物的纯度研究

药物纯度的研究就是药物中杂质的研究,贯穿于药品研发的整个过程,涉及选择合适的杂质分析方法,分辨与测定其含量,以及综合药学、毒理及临床研究结果确定杂质的合理限度。

1. 杂质　详见第一章第四节杂质与毒物。

2. 杂质的分类　按性质,可分为有机杂质、无机杂质及残留溶剂等三类;按来源,可分为工艺杂质(未反应物、试剂、副产物、中间体等)、降解产物、反应物及试剂中的杂质等;按毒性,可分为毒性和普通等杂质;按结构,可分为几何异构体、光学异构体和聚合物等。

3. 有机杂质　系指合成或制备中引入的杂质和降解产物等,可能是已知的或未知的、挥发性或不挥发性的。由于这类杂质的结构一般与活性成分类似,故通常又称为有关物质。

4. 无机杂质　系指在原料药物物及制剂生产或传递过程中产生的杂质,通常是已知的,主要有金属阳离子杂质如银、铅、汞、铜、镉、铋、锑、锡、砷、锌、钴与镍等;阴离子杂质如硫酸根离子、氯离子、硫离子、磷酸盐、亚磷酸盐等。

5. 残留溶剂　系指在原料药物及制剂生产过程中使用的有机溶剂,其研究可参考有机溶剂残留量研究的技术指导原则。

6. 有机杂质的分析方法　包括化学法、光谱法、色谱法等,其中色谱法有高效液相色谱法(HPLC)、薄层色谱法(TLC)、气相色谱法(GC)和毛细管电泳法(CE)等。

7. 无机杂质的分析方法　各国药典对于无机杂质都收载有经典、简便而又行之有效的检测方法。对于成熟生产工艺生产的仿制药品,可根据实际情况,采用药典收载的方法进行质量考察及控制。对于新生产工艺生产的新药,建议采用离子色谱法及电感耦合等离子发射光谱-质谱(ICP-MS)等分析技术,对药品中可能存在的各类无机杂质进行定性、定量分析,以便对其生产工艺进行合理评价,并为制定合理的药品质量标准提供依据。

（五）化学原料药物的含量研究

在鉴别无误、杂质检查合格后,可用容量等方法进行化学原料药物的含量测定,一般要求其含量最低限度为不低于 98.5% 。

1. 容量法　本法是化学原料药物含量测定的首选方法,适用于测定常量组分的化学原料药物,具有精密度好、操作简便、快速等优点。《中国药典》中常用的容量法有中和法、非水滴定法、银量法、配合法、碘量法和重氮化法等,比较少用的有汞量法、四苯硼钠法、溴量法、高锰酸钾法、碘酸钾法、溴酸钾法、高碘酸钾法和铈量法等,为此,可根据药物分子中所具有的基团及化学性质选用这些方法。

2. 重量法　仅在不能用容量法时选用。优点是测定精密度好,不足是操作繁琐、费时。

3. 紫外分光光度法　可作为甾体激素类药物和某些抗生素的含量测定方法,操作较为简便且快速,但因同一供试液吸收系数有较大的偏差(0.5%～1.5%),因此,应尽可能避免用本法进行化学原料药物的含量测定,特别是吸收系数法。而用于新药时,应采用对照品比较法。

4. 高效液相色谱法　本法主要用于:①多组分的抗生素;②受所含杂质干扰的、常规方法难分离的或分离手段繁杂的化学原料药物。本法需有易得的内标物作为对照品,并且要求其纯度要高、易于制备和性质稳定等。

二、化学药物制剂的研究

（一）化学原料药物的处方前研究

1. 化学原料药物的理化性质 在设计制剂处方前,应对药物的一系列基本物理性质、化学性质和制剂性质进行了解、分析、利用或改进。其基本理化性质包括化学结构、熔点、晶型及其盐型、油水分配系数、溶解性、溶出速率及解离常数等;制剂性质包括粒子大小、结晶形状、结晶度、纯度、吸湿性、流动性、压缩性,以及与辅料的相互作用等。

2. 化学原料药物的生物学性质 主要包括化学药物对生物膜的通透性,生理环境下的稳定性,药物的吸收、分布、代谢、消除等药代动力学性质,药物的毒副作用及治疗作用等。药物生物学性质对制剂研究有重要指导作用,是剂型选择的重要依据。例如,药代动力学研究结果提示口服吸收较差的药物,为改善药物的吸收,可考虑选择注射剂。

（二）化学原料药物的处方研究

适宜的制剂可以提高药物的药效,提高临床用药的顺应性,而降低毒副作用。若采用不合理的剂型、处方、制剂工艺,将会影响药品质量,进而影响到药品的安全性和有效性。

1. 辅料的选择 主要根据已上市药品中给药途径及在各种给药途径下的辅料及其用量合理用量范围,合理选择辅料及其用量。

（1）辅料的理化性质:应包括分子量及其分布、取代度、黏度、粒度及分布、流动性、水分、pH 等,都可能影响制剂的质量。根据给药途径和制剂特点,完善辅料的内控标准,并选择适宜的辅料来源,以保证质量的稳定。而对于某些不常用的辅料、用量过大或超出常规用量的,都有必要进行药理毒理试验,验证其所选用量下的安全性。

（2）相容性:系指辅料与辅料之间、药物与辅料之间,以及药物与药物之间的相互作用,以避免配方开发过程中发生配伍禁忌问题,对后续的制剂配方开发工作提供有效指导。其中药物与药物之间是否存在相互作用也是在复方制剂研究中需要考虑的。

2. 临床治疗的需要 这是剂型选择时应考虑的重要因素之一。例如,用于出血、休克、中毒等急救治疗的药物,通常应选择注射剂;心律失常抢救用药,宜选择静脉推注的注射剂等。

3. 临床用药的顺应性 这是剂型选择时应考虑的重要因素之一。例如,开发缓释、控释制剂可以减少给药次数,减小波动系数,平稳血药浓度,降低毒副作用,提高患者的顺应性。对于老年、儿童及吞咽困难的患者,选择口服溶液、泡腾片、分散片等剂型有一定优点。

4. 处方设计 在前期对药物与辅料的有关研究基础上,根据剂型特点及其临床需要,结合实践经验,设计几种基本合理的处方,以制剂的基本性能为评价指标,进行处方筛选和优化考察,选出合适的辅料与合适的用量范围及处方组成。

5. 处方评价指标 包括对制剂基本性能的评价、稳定性评价及适当的动物体内实验评价等。

（三）化学药物制剂的工艺研究

根据剂型的特点,结合药物理化性质和稳定性等情况,考虑生产条件和设备,进行工艺研究,初步确定实验室样品的制备工艺,并建立相应的过程控制指标。为保证制剂工业化生产,必须进行工艺放大研究,必要时对处方、工艺、设备等进行适当的调整。

1. 制剂的工艺设计　主要涉及制备工艺的设计、选择和确定等。

2. 制剂的工艺研究　其目的是保证生产过程中药品的质量及其重现性。制剂工艺通常由多个关键步骤组成,涉及多种生产设备,均可能对制剂生产造成影响。工艺研究的重点是确定影响制剂生产的关键环节和因素,并建立生产过程的控制指标和工艺参数。应注意四个方面的问题:一是工艺研究和过程控制。二是工艺重现性研究。三是工艺参数:主要包括①化学原料药物及辅料情况(如货源、规格、质量标准等);②工艺操作步骤及其参数;③关键工艺环节的控制指标及其范围;④所用设备的种类和型号;⑤制备规模;⑥样品检验报告等。四是配方工艺撰写:主要包括完整的处方,各辅料在处方中的作用、处方依据、处方筛选;制剂工艺、工艺流程及工艺研究过程,原辅料质量标准及生产厂家等。

3. 制剂的工艺放大　这是化学药物制剂工艺研究的重要内容,是实验室技术向工业化生产转移的必要阶段,是药品工业化生产的重要基础,同时也是制剂工艺优化的过程。其重点主要有两个方面,一是考察生产过程的主要环节,进一步优化工艺条件;二是确定适合工业化生产的设备和方法,保证工艺放大后药品的质量和重现性。此过程中需注意对数据的翔实记录和积累,发现前期研究建立的制备工艺与生产工艺之间的差别,包括生产设备方面(设计及操作原理)存在的差别。如这些差别可能影响制剂性能,则应考虑进行再研究或改进等。

(四) 化学药物制剂的质量研究

化学药物制剂质量研究除符合《中国药典》相应制剂通则中共性规定外,还应根据其特性、工艺及稳定性考察结果,制定其他的检查项目。例如,口服片剂、胶囊剂除共性规定检查外,还应进行溶出度(尤其是难溶性药物)、杂质(或已知杂质)等检查;注射剂应进行 pH、颜色(或溶液的颜色)、杂质(或已知杂质)检查;肠溶制剂、缓控释制剂、透皮吸收制剂等应进行释放度检查;小剂量制剂(主药含量低)应进行含量均匀度检查。

三、化学原料药物及其制剂的稳定性研究

化学原料药物及其制剂的稳定性系药品基本而重要的属性,主要涉及从药物生产到药品使用全过程的各个环节,其稳定性包括三个方面:一是物理稳定性,系指因物理变化所引起的稳定性改变,如药物的潮解、风化等。二是生物学稳定性,系指体内外生物因素所引起的稳定性改变,在体内指酶等生物因素的作用,如药物的氧化、还原等;在体外指细菌、真菌等微生物的作用,如药物的霉变。三是化学稳定性,系指受外界因素使药物发生化学反应所引起的稳定性改变,如药物的氧化、水解、光解和异构化等。

1. 稳定性评价的指标　其指标有二:一是测定主药含量,可直接反映药品稳定性、有效性等问题;二是检测降解产物,涉及药品的不良反应、毒副作用等安全性问题。

2. 稳定性研究的内容　包括影响因素试验、加速试验、长期试验等,通过这些试验获得药品稳定性信息并进行系统分析与评价(表 13-3),为药物制剂工艺筛选、药品的包装材料/容器选择、储存条件、有效期等确定提供依据。

表13-3　化学原料药物及其主要剂型稳定性基本评价项目表

剂型	基本评价项目
化学原料药物	性状、熔点、含量、有关物质、吸湿性
片剂	性状、硬度、脆碎度、崩解时限、水分、溶出度或释放度、含量均匀度(小规格)、有关物质、含量
胶囊剂	性状、内容物的流动性和堆密度、水分、溶出度或释放度、含量均匀度(小规格)、有关物质、含量
颗粒剂	性状、粒度、流动性、溶出度或释放度、溶化性、干燥失重、有关物质、含量
注射剂	性状、溶液的颜色与澄清度、澄明度、pH 值、不溶性微粒、渗透压、有关物质、含量、无菌、细菌内毒素或热原、刺激性等
滴眼剂	溶液型:性状、可见异物、pH 值、渗透压、有关物质、含量
	混悬型:性状、沉降体积比、粒度、渗透压、再分散性(多剂量产品)、pH 值、有关物质、含量
软膏剂、乳膏剂	性状、粒度(混悬型)、稠度或黏度、有关物质、含量
口服溶液剂	性状、溶液的颜色、澄清度、pH 值、有关物质、含量
口服混悬	性状、沉降体积比、粒度、pH 值、再分散性、干燥失重(干混悬剂)、有关物质、含量
口服乳剂	性状、物理稳定性、有关物质、含量
贴剂	性状、剥脱力、黏附强度、透皮速率、释放度、含量均匀性、有关物质、含量
凝胶剂	性状、pH 值、粒度(混悬型)、黏度、有关物质、含量
栓剂	性状、融变时限、溶出度或释放度、有关物质、含量

四、化学原料药物及其制剂的包装材料

随着药用包装材料及制品市场快速增长,新材料、新工艺、新技术、新产品不断涌现。而众多新产品的涌现,改善了药品包装的陈旧状况。药用包装已由"几副草药一根绳"的包装方式,转化为高速快捷的机械包装方式,其包装形式也由普通的玻璃瓶装、蜡丸封装、塑料瓶装等转化为复合塑料袋装、铝塑泡罩等形式。其中,复合材料的生产工艺又分为多层共挤、铝塑复合、镀铝等。

药用包装及其材料在药物和药品的运输、储存、展示、销售和使用等方面发挥着重要的作用,其包装可分为内包装和外包装。

1. 药用内包装　系指与药物和药品直接接触的包装材料,应严格考察包装材料对药物和药品的影响。

2. 药用外包装　系指不与药物和药品直接接触的包装材料,应具有较好的机械性能,使药品在运输、储存等过程中能保持完好。

3. 药用包装材料　系指塑料、玻璃、铝塑、橡胶和纤维等高分子材料。一般药物和药品的包装是同时采用塑料、玻璃、铝塑等几种材料。目前,塑料包装材料比例正在迅速提升,尤其是塑料抢占了玻璃的大部分市场份额。

4. 药用塑料　其材料可分为 PVC、PE、PP、PS、PET、尼龙等。其中 PE、PP 和 PET 所占比例最大,PVC 的用量在减少,其复合材料为 PVDC 及 PVC/PVDC、PVC/PE 等,主要形式有塑料瓶(袋)、铝塑泡罩包装、条包装、袋包装等,这些已占片剂总包装量的 95% 以上,其中,塑料瓶(袋)与铝塑泡罩各占 30% 以上,条包装约占 15% ,袋包装约占 10% 。

5. 药用塑料瓶(袋)　主要采用的是聚对苯二甲酸乙二醇酯(PET)材料,其优点是耐强酸弱碱性好、阻隔气体性好、质轻、强度高、弹性好,特别是回收再利用易处理等。其可制成

瓶和袋两种包装形式,可作为注射剂、大输液和口服液等液体药品的包装容器。

6. 药用泡罩包装 最常见的泡罩包装是由聚氯乙烯(PVC)片、聚偏二氯乙烯(PVDC)及复合双铝片(CFF)制成的。其中,PVC 片具有很好的相容性、容易成型、密封性好,价格低廉,但不足是防潮阻隔性相对较低;CFF 具有很好的防潮阻隔性,但不足是易扭曲、看不清包装的药品。聚丙烯(PP)则克服了 PVC 及 PVDC 的缺点。

7. 药用玻璃瓶 药用玻璃瓶的主要成分为二氧化硅,因含硅量不同可分为低硼硅玻璃(含硅量 5%~8%,价格低廉)和中性硼硅玻璃(含硅量 8%~12%,化学性质稳定,价格贵,高端产品用)。药用玻璃瓶具有光洁透明、易消毒、耐侵蚀、耐高温、密封性能好等特点,目前仍是普通输液剂的首选包装,大多采用药用玻璃包装,主要是管制的白色、棕色口服液瓶及模制的棕色药用玻璃瓶。药用玻璃瓶品种繁多,从容量为 1ml 的小瓶到十几升的大瓶,从圆形、方形到异形与带柄瓶,从无色透明到琥珀色、绿色、蓝色、黑色的遮光瓶及不透明的乳浊玻璃瓶等,不胜枚举。

第三节 中药的临床前药学研究

根据中医药理论,在中药配方或制剂时,可采用中药材和(或)中药饮片直接用于中医临床,并且中医药理论对入药的中药材和(或)中药饮片有很多的要求和规定,如药材的产地、采摘的时间、炮制方法、配比、煎煮顺序、服药方式等。随着人们对中医药认识和理解水平的提高,深刻体会到若未按要求和规定进行的中医药治疗,确实临床效果差距很大。为此。本节不涉及古方、经方、验方等,而主要以植物、动物和矿物等物质中提取的有效成分(制成单体)作为中药新药,进行研讨。

一、中药、天然药物原料的前处理

为保证中药用药的安全、有效和可控,为此应对中药、天然药物原料进行必要的前处理,即检验鉴定和炮制加工。

1. 检验鉴定 因中药、天然药物原料来源复杂、品种繁多,即使同一品种,因产地与生态环境、栽培技术、采摘时间、加工方法等不同,所制得的中药材、中药饮片、提取物及其单体有效成分等原料及其质量也有明显的差别。为此,应对其原料进行检验和鉴定。其依据的法定标准有《中华人民共和国药典》、部(局)颁标准和省、市、自治区的标准。

例如,葛根可分野葛和粉葛,二者黄酮类成分含量相差几倍,甚至十几倍;不同产地丹参的有效成分丹酚酸类含量相差明显,亦应固定产地并注意采收期。

2. 炮制加工 因中药、天然药物原料中常含有泥沙、灰屑、非药用部位等杂质,有时还会混有霉烂品或虫蛀品等。为此,应根据方剂对药材的要求及药材质地、特性的不同和提取方法的需要,对药材进行必要的炮制加工,即净制、切制、炮炙和粉碎等。

3. 净制 系指药材的初步加工过程,又称净选加工。净制即可除去药材中的杂质,以符合药用要求。净制后的药材称为"净药材"。常用的方法有挑选、风选、水选、筛选、剪、切、刮、削、剔除、刷、擦、碾、撞、抽、压榨等。

4. 切制 系指将净药材切成适于生产的片、段、块等加工过程,其类型和规格应综合考虑药材质地、炮炙加工方法、提取工艺等。除少数药材鲜切、干切外,一般都需经过软化处理。当软化时,应控制时间、吸水量和温度等影响因素,避免有效成分损失或破坏。

5. 炮炙 系指将净制和切制后药材进行火制、水制或水火共制等加工过程。常用的方法有炒、炙、煨、煅、蒸、煮、烫、炖、制、水飞等。炮炙方法应符合国家标准或各省、市、自治区制定的炮制规范。

6. 粉碎 系指将药材粉碎成粉末的加工过程。根据粉碎粒度,可分粗粉、中粉和细粉3种。粉碎方法有干法粉碎、湿法粉碎、低温粉碎和超微粉碎。在粉碎时,要考察细粉收率,对复方药物来说尤为重要,因为某些药材出粉率太低,会导致处方比例的变化,应单独粉碎。一般全草类、花类药材要求出粉率达到90%以上,根、根茎、茎木类药材要求出粉率达95%以上。

二、中药材的质量

中药材成分复杂,加之杂质等因素,都直接关系到中药制剂的质量,从而将影响其临床疗效和安全性。为此,按中药材 GAP 规范进行具体品种的各项 SOP 制订时,应对影响中药材质量、产量、经济效益等因素进行优选,如种质(idioplasm)、栽培技术、生长时期、采收及加工等,进行品质评价和比较,筛选出优化的栽培条件和方法,找出控制中药材生产中的因素。并建立中药材质量标准,其涉及的项目内容和技术要求有名称、来源、性状、鉴别、炮制、检查、浸出物和含量测定等。

三、中药饮片的质量

中药饮片是中医临床用药和中成药生产的重要原料,2010 年版《中国药典》大幅增加了中药饮片质量标准的收载数量,标志着中药饮片通过建立健全生产种植、加工炮制、储藏保管、包装、检测等一系列质量标准体系,初步解决了长期困扰中药饮片产业发展的国家标准较少、地方炮制规范不统一等问题,使规范管理和质量监控有了依据。为此,尽快确定常用饮片的最佳炮制加工工艺,制订相应的《中药饮片炮制规范》、《中药饮片质量标准》、《中药炮制辅料质量标准》、《中药饮片包装质量标准》、《中药饮片储藏保管标准》及《中药饮片生产质量管理规范》,建立健全中药饮片生产技术、质量管理的标准体系,保证了中医临床用药的安全和有效,推动中药饮片产业健康发展,将起到积极的作用。

四、中药、天然药物的提取分离工艺研究

1. 提取 系指通过溶剂(如水、甲醇、乙醇、丙酮、正丁醇、乙酸乙酯、乙醚、氯仿等)处理或通过其他化学或机械工艺过程从中药或天然药物中制取有效成分的过程,所得物质为提取物(extractive),可分为中药、植物和动物3种提取物。提取物主要用于一般药物,而贵重药物、用量极少药物及某些矿物药可考虑原粉入药。

2. 中药提取物 系对中药材的深度加工,是从中药产业中分化出来的新兴领域。标准化中药提取物系指按规范化生产工艺制得的符合一定质量标准的提取物,应包括原药材及其提取物生产过程的规范化及原药材及其提取物质量的标准化四个方面。2010 年版《中国药典》收载有山楂叶、黄芩、银杏叶、丹参总酚酸、丹参酮、北豆根、连翘、茵陈等提取物的 47个品种。

3. 植物提取物 系指经物理化学提取和浓集植物中的某一种或多种有效成分而形成的提取物。按照提取成分不同,主要有苷、酸、多酚、多糖、萜类、黄酮、生物碱等;按照产品

性状不同,可分为植物油、浸膏、粉、晶状体等。目前,我国的植物提取物总体上是属于中间体产品,主要用于药品、保健食品、烟草、化妆品的原料或辅料等。其中用于提取的植物种类也非常多,已进入工业提取的植物品种在 300 种以上。

4. 动物提取物 系指以动物体及其组织或者脏器为原料通过温和生物酶解或熬煮提取、浓缩、干燥制得的提取物,以前一般称为生化制品或生化原料药物。该类物质主要有氨基酸、肽、蛋白质、酶、辅酶、多糖、脂质、核酸及其衍生物等,主要用于药品、保健、食品等。

5. 提取方法 主要方法有浸渍法、煎煮法、渗漉法、回流提取法、动态提取法、动态逆流提取法、水蒸气蒸馏、超临界流体萃取等。提取工艺条件常用正交试验或均衡设计等试验筛选最佳工艺,考察因素包括浸泡时间、溶媒用量、提取次数、提取时间、提取温度等。

6. 提取溶媒 常用水和不同浓度的乙醇,提取水溶性和极性较大的成分;可选用丙酮、乙醚、氯仿、乙酸乙酯、脂肪油、汽油等,提取低极性成分。其中,以水为溶媒,一般用于根、根茎、茎木类等比重较大的药材,用量为药材量的 6～10 倍;全草类、花类等比重较小的药材,用量为药材量的 8～12 倍。以有机溶剂为溶媒可适当减少。

7. 分离 主要有沉降法、滤过法和离心分离法等。其中,滤过法可分为板框压滤法、微孔滤膜滤过法和超滤法(分子分离滤法);而离心分离法目前常用的有篮式离心机、蝶片式离心机和高速管式离心机等。

8. 浓缩 主要有蒸发法、减压浓缩、薄膜浓缩(离心式、外循环式、强制循环式)等。

9. 精制 主要有溶剂萃取法、沉淀法、大孔吸附树脂色谱法、离子交换树脂色谱法、聚酰胺色谱法、葡聚糖凝胶色谱法、膜分离技术、超速离心法等。

10. 干燥 主要有烘干法、真空干燥法、喷雾干燥法、冷冻干燥法等。

五、中药、天然药物组分或结构的确证研究

中药、天然药物有效成分及单体结构研究涉及的过程是选定开发的中药、提取物、体内外活性评价,确定其有效部位、分离组分、活性测试,追踪有效成分、确定单体化学结构。

六、中药、天然药物的制剂研究

中药、天然药物制剂研究系指采用制剂技术将其原料制成适宜剂型的过程。

(一) 剂型选择

中药、天然药物须制成适宜的剂型,并且输入机体才能发挥疗效。同一药物因剂型的不同,可能导致药物作用效果的不同,从而关系到药品的疗效及不良反应。

1. 剂型选择的原则 剂型选择应以药物达到"三效(高效、速效、长效)、三小(剂量小、毒性小、不良反应小)、五方便(生产、运输、储藏、携带、服用)"为原则,全面考虑到与药品安全、有效及质量可控等相关的各种因素,以满足临床需要为宗旨。

2. 根据临床需要选择剂型 中药、天然药物制成剂型,一定要能满足医疗防治的需要,如慢性患者,用药宜缓和而持久,常选用片剂、丸剂、膏药及长效缓释制剂等;而急性患者,则要求药效迅速,宜用注射剂、气雾剂、舌下片、滴丸等速效剂型;皮肤性疾患一般可用软膏剂、膏药、涂膜剂等剂型;而某些腔道病变,可选用栓剂、膜剂等。

3. 根据药物性质选择剂型 中药有效成分复杂,应根据各有效成分的溶解性、稳定性、刺激性,以及在体内的吸收、分布、代谢、排泄过程等情况,选择适宜的剂型。例如,水中不稳定、含挥发油或有异臭的药物不宜制成口服剂型等;易为胃肠道破坏、不易被吸收、对胃肠道有刺激性及肝脏首过作用强的药物等均不宜采用为口服剂型;成分间易产生沉淀等配伍变化的组方,则不宜制成注射剂和口服液等剂型。

4. 根据药物安全性选择剂型 这是选择剂型需充分考虑的问题,结合以往用药经验和研究结果,应在比较剂型产生疗效增益的同时,关注可能产生的不良反应和毒副作用安全隐患。

5. 根据常规要求选择剂型 根据"五方便"要求来选择适当剂型。就携带而言,量小而质量稳定可选固体剂型;而量大、味苦、服用不便汤剂可改制成颗粒剂、口服液、胶囊剂等。

(二) 制剂处方研究

中药、天然药物制剂处方研究是根据制剂原料性质、剂型特点、临床用药要求等,筛选适宜的辅料,确定制剂处方的过程。这是制剂研究的重要内容。

1. 制剂处方前研究 这是制剂成型研究的基础,其目的是保证药物的安全、稳定、有效,并使制剂处方和工艺能适应工业化生产的要求。例如,用于制备固体制剂的原料,主要了解其溶解性、吸湿性、流动性、稳定性、可压性、堆密度等内容;用于制备口服液体制剂的原料,主要了解其溶解性、酸碱性、稳定性及嗅、味等内容。以有效成分或有效部位为制剂原料的,应加强其与辅料的相互作用的研究,必要时还应了解其生物学性质等。

2. 辅料及其选择 辅料系指药品及其调配处方使用的赋形剂和附加剂。所用辅料应符合药用要求。它具有增溶、助溶、缓控释等重要功能,其作用为赋予制剂成型,可能改变药物的理化性质,调控药物在体内的释放过程,影响甚至改变药物的临床疗效、安全性和稳定性等。其选用原则为满足制剂成型、稳定、作用特点等要求,不与药物发生不良相互作用,避免影响药品的检测。考虑到中药、天然药物的特点,减少服用量,提高用药对象的顺应性,应注意辅料的用量,制剂处方应能在尽可能少的辅料用量下获得良好的制剂成型性。

3. 制剂处方筛选研究 根据药物与辅料的性质,结合剂型特点,可应用各种数理方法安排试验。例如,采用单因素比较法、正交设计、均匀设计或其他适宜的方法。应考虑的因素有临床用药的要求、制剂原辅料性质、剂型特点等。其目的是初步确定制剂处方组成,明确所用辅料的种类、型号、规格、用量等。

(三) 制剂成型工艺研究

制剂成型工艺研究系指在制剂处方研究基础上将原料与辅料进行加工处理制成一定剂型的过程,其目的是进一步改进和完善处方设计,最终确定制剂处方、工艺和设备等。

1. 制剂成型工艺研究的原则 其原则应考虑成型工艺路线和制备技术的选择,注意实验室条件与中试和生产的衔接,考虑大生产制剂设备的可行性、适应性。具体而言,对于单元操作或关键工艺应进行考察,提供并建立详细的制剂成型工艺流程、各工序技术试验依据等基础资料。在制剂过程中,对于含有有毒药物及用量小而活性强的药物,应注意其均匀性。

2. 制剂成型工艺研究评价指标的选择 这是确保制剂成型研究达到预期目的的重要内容。制剂处方设计、辅料筛选、成型技术、制剂设备等的优选应根据不同药物及其剂型的具体情况,选择评价指标,以进行制剂性能与稳定性评价。其指标应是客观的、可量化的。

3. 制剂技术与设备 制剂处方筛选、制剂成型均需在一定的制剂技术和设备条件下才能实现。在制剂研究过程中,特定的制剂技术和设备往往可能对制剂成型工艺,以及所使用辅料的种类、用量产生很大影响,应正确选用。固定所用设备及其工艺参数,以减少批间质量差异,保证药品的安全、有效,及其质量的稳定。先进的制剂技术及相应的制剂设备,是提高制剂水平和药品质量的重要方面,也应予以关注。

七、中药、天然药物及其制剂的质量标准

(一) 中药材质量标准

中药材质量标准要求包括名称、汉语拼音、药材拉丁名、来源、性状、鉴别、检查、浸出物、含量测定、炮制、性味与归经、功能与主治、用法与用量、注意及储藏等项。

(二) 中药制剂质量标准

中药制剂质量标准必须在处方固定和原料(净药材、饮片、提取物)质量、制备工艺稳定的前提下方可拟订质量标准草案,质量标准应确实反映和控制最终药品质量。质量标准的内容一般包括"名称、汉语拼音、处方、制法、性状、鉴别、检查、浸出物、含量测定、功能与主治、用法与用量、注意、规格、储藏、有效期"等项目。

(三) 中药新药质量标准用对照品研究

质量标准中所需对照品,如为现行国家药品标准收载者可直接按类别采用,并应注明所用对照品标示的中英文名称、批号、类别、纯度,其他来源的品种则应按以下要求提供资料。

1. 化学对照品 ①对照品的来源:由植、动物提取的需要说明原料的科名、拉丁学名和药用部位。化学合成品注明供应来源。②确证:验证已知结构的化合物需提供必要的参数及图谱,并应与文献值或图谱一致,如文献无记载,则按未知物要求提供足以确证其结构的参数,如元素分析、溶点、红外光谱、紫外光谱、核磁共振谱、质谱等。③纯度:化学对照品的纯度应进行检查。鉴别用对照品纯度检查可用薄层色谱法,点样量为鉴别常规点样量的10倍量,选择两个以上溶剂系统展开,色谱中应不显杂质斑点。含量测定用对照品,纯度应在98%以上,并提供含量测定的方法和测试数据。④稳定性:依法定期检查,申报生产时,提供其稳定性资料。⑤包装与储藏:置密闭容器内,避光、低温、干燥处储藏。

2. 对照药材 ①品种鉴定:准确鉴定并注明药材来源。②质量:选符合国家药品标准规定要求的优质药材。③均匀性:必须粉碎过筛,取均匀的粉末分装应用。④稳定性:对易变质的对照药材,应考察稳定性。⑤包装与储藏:置密闭容器内,避光、干燥处储藏。

3. 对照品使用说明 化学对照品应注明中英文名称、分子式、纯度、使用期限及适用于何种检测方法。对照药材应注明中文名及拉丁学名。

八、中药、天然药物及其制剂的稳定性试验

中药、天然药物制剂的稳定性试验(表13-4),除中药材和中药外,与化学药物制剂研究相似。

表 13-4　中药、天然药物制剂的稳定性基本评价项目表

序号	剂型	稳定性考核项目	考核时间
1	药材	性状、鉴别、浸出物、含量测定、霉变、虫蛀	2 年
2	注射剂	性状、鉴别、澄明度、pH 值、无菌、热原、溶血、刺激性、含量测定	1.5 年
3	合剂*	性状、鉴别、澄清度、相对密度、pH 值、含量测定、微生物限度检查	1.5 年
4	糖浆剂	性状、鉴别、相对密度、pH 值、含量测定、微生物限度检查	1.5 年
5	酒剂、酊剂	性状、鉴别、乙醇量、总固体、含量测定、微生物限度检查	1.5 年
6	丸剂	性状、鉴别、溶散时限、水分、含量测定、微生物限度检查	1.5 年
7	散剂	性状、鉴别、均匀度、水分、粉末细度、含量测定、微生物限度检查	1.5 年
8	煎膏剂**	性状、鉴别、相对密度、溶化性检查、pH 值、含量测定、微生物限度	1.5 年
9	胶囊***	性状、鉴别、水分（胶丸不考核）、溶散时限、含量测定、微生物限度检查	1.5 年
10	片剂	性状、鉴别、硬度、崩解时限、含量测定、微生物限度检查	2 年
11	流浸膏	性状、鉴别、pH 值、乙醇量、总固体、含量测定、微生物限度检查	1.5 年
12	浸膏	性状、鉴别、含量测定、微生物限度检查	1.5 年

*含口服液。**（膏滋）、***滴丸剂（含胶丸）

九、中药的包装材料

中药、天然药物制剂包装材料选择，除中药材和中药外，与化学药物制剂相似。

第四节　生物药物的临床前研究

生物药物主要包括多肽类、蛋白质类、核酸类、脂类及糖类等药物。原则上，生物药物与化学药物的要求相同。因多肽类和蛋白质类药物的研究较多而成熟。因此，本节以多肽类和蛋白质类药物为例，进行研讨。

一、生物药物的制备研究

（一）生物药物的来源

生物制品原料药物大多来源于微生物发酵物、动物器官组织或海洋生物等，同时也可采用生物技术构建与表达多肽类和蛋白质类药物。

1. 生物药物原料选择的原则　原料应新鲜；来源丰富且易得；产地较近；原料中有效成分含量高而杂质含量少；成本低等。

2. 生物药物原料的预处理　采集后，就地去除无用成分如结缔组织、脂肪组织等，将有效成分保鲜处理。若收集微生物原料时，要及时将菌体与培养液分开，再进行保鲜处理。

3. 生物药物原料的保存方法　主要有三种：一是冷冻法，即于-40℃保存，适用于所有的生物原料；二是有机溶剂脱水法，采用丙酮溶剂，适用于原料少、价值高，并且丙酮对原料有效成分无影响；三是防腐剂保鲜法，常用乙醇、苯酚等，适用于液体原料，如发酵液或提取液等。

（二）制备方法

1. 组织与细胞的破碎 常用的破碎方法有磨切法、机械破碎法、压力法、反复冻融法、超声波震荡破碎法、自溶法或酶解法等，其设备为组织捣碎机、胶体磨、匀浆器、球磨机等。

2. 提取试剂与方法 根据被提物性质选择提取试剂，常用水、缓冲溶液、盐溶液、乙醇、有机溶剂（氯仿、丙酮）。提取剂的用量、次数、时间，以保证充分提取，且不变性等。

3. 分离方法 常用的方法有沉淀法（盐析、有机溶剂、等电点）；按分子大小分离（超滤、透析、层析、离心）；按所带电荷分离（离子交换、层析、电泳、等电聚焦）；亲和层析法（酶与底物、抗原与抗体、激素与受体）等。

二、生物药物结构与组分的研究

1. 结构确证 多肽类和蛋白质类药物的结构确证，应测定多肽和蛋白质分子量、分子量分布、纯度，并进行序列分析、肽图分析、肽质量指纹图分析、二硫键定位、磷酸化位点分析、突变点分析、精确质量、糖基化含量及位点分析等。

2. 组分验证 ①单组分：系指单一分子结构的多肽类和蛋白质类药物。需提供其氨基酸序列。②多组分：系指有效成分类别清楚而组分不均一，如多肽、多相性蛋白质、多相性酶等。③混合物：系指有效成分的类别多而组分多的多肽类和蛋白质类药物。

三、生物药物的理化性质研究

多肽类和蛋白质类药物大分子是一种两性电解质，在水中可表现出胶体的性质，还具有旋光性和紫外吸收行为等。蛋白质分子中共价键的破坏包括水解、氧化、消旋化及二硫键的断裂与交换等。蛋白质的化学降解与温度、pH 值、离子强度和氧化剂的存在等密切相关，也与蛋白质的结构与性质有关。蛋白质分子中非共价键的破坏可导致蛋白质的变性。蛋白质的变性分为可逆与不可逆两种。影响蛋白质的变性的因素包括温度、pH 值、化学试剂、机械应力与超声波、空气氧化、表面吸附和光照等。蛋白质对界面非常敏感，可引起蛋白质的变性。

四、生物药物的纯度研究

生物药物的纯度要求很高，就含量而言，应达到 95%，甚至 98% 以上。生物药物的纯度研究方法与化学药物相同。

五、生物药物的含量或效价研究

药品质量标准中含量或效价的规定又称为含量限度，系指采用规定检测方法测得有效物质含量的限度。对于生物药物或抗生素，用"效价测定"的，其含量限度用效价单位（国际单位 IU）表示。对于其制剂，含量（效价）的限度一般用含量占标示量的百分率来表示。

六、生物药物制剂的处方研究

生物药物的常用给药载体有微球、纳米粒、脂质体、微乳等，包括注射、黏膜、口服、经皮等给药系统。与化学药物相似，其主要涉及处方设计、制备方法、工艺优化、质量控制与评价方法，这里不再一一阐述。

七、生物药物及其制剂的稳定性研究

原则上,生物药物及其制剂与化学药品相同。其中,对温度敏感的生物药物及其制剂,应提供温度动态曲线图,求出其敏感点温度,制定出相应的保存条件和有效期等。多肽类和蛋白质类药物在体内外能经受多种复杂的化学降解和物理变化而失活,如凝聚、沉淀、消旋化、水解、脱酰氨基等。提高其稳定性的方法包括①温和的生产条件,如对温度、机械搅拌强度和有机溶剂的选择,对无菌条件的控制,容器的吸附效应,水分控制,低温冷藏等。②设计正确的处方,如 pH、缓冲对、电解质;加入适宜稳定剂、冻干保护剂、阻聚剂,如非离子表面活性剂、糖、甘露醇、山梨醇、PEG、人血清白蛋白等,以及制备包合物等。

八、生物药物及其制剂的包装材料

生物药物及其制剂的包装材料与化学药品相反。

第五节　临床前的药理与毒理研究

1. 药理学　详见第八章。

2. 毒理学(toxicology)　系指从医学角度研究药物对生物体损害作用及其机制的科学。

3. 一般药理学(general pharmacology)　系指研究药物除主要药效学以外的其他药理学,包括安全药理学(safety pharmacology)和次要药效学(secondary pharmacodynamic)。前者系指研究药物治疗范围内或治疗范围以上剂量时潜在不期望出现对生理功能不良影响的药理学。其主要研究是执行《药品非临床研究质量管理规范(good laboratory practice of drug,GLP)》。这是新药临床前安全性评价领域中一个重要的组成部分,主要是应用实验动物体内和体外的方法,评价和预测新药在人体临床试验中可能出现的不良反应。后者系指研究药物与治疗目的无关和非期望的药效及其作用机制等。

一、药物的药效学评价

1. 新药的药效学研究　系指对其药理作用的观测和作用机制的探讨,主要包括三个方面:一是观测生理功能的改变,如新药对中枢神经系统产生兴奋还是抑制;对心肌收缩力或胃肠道运动是加强还是减弱;对血管或支气管是扩张还是收缩等。二是测定生化指标的变化,如血糖、电解质;生理活性物质,如血管紧张素、前列腺素、环磷苷浓度的改变等。三是观测组织形态学变化,如血细胞大小、甲状腺大小、肾上腺皮质萎缩等。

2. 新药药效学研究的目的　其目的主要有两点:一是确定药物的治疗作用;二是确定药物的一般药理作用,为新药临床试验提供可靠依据。

3. 新药药效学研究的方法　主要可分为综合法和分析法。前者系指在若干因素综合参与下考察药物对整体动物(正常动物或模型动物)的作用。后者系指考察药物对某一离体脏器(如离体肠管、离体心脏、血管、子宫及离体神经肌肉制备等)的作用。深入研究还包括细胞水平、分子水平的分析研究等。

（一）药效学评价方法

1. 整体动物实验

（1）整体动物：系指小鼠、大鼠、兔、猫、狗和猴等。

（2）模型动物：系指正常动物、麻醉性模型动物和病理性模型动物等。

（3）正常动物：是研究中枢神经系统药物作用的最常用基本方法之一，主要是观察药物对动物行为影响，判定新药是中枢抑制作用还是中枢兴奋作用；观察药物对记忆力及其影响，以及用于测定药物的依赖性实验。

（4）麻醉性动物模型：在该类动物模型中应注意麻醉深度的控制和麻醉药物的选择。例如，研究药物对子宫影响时，最好选用戊巴比妥钠，而不用乙醚和氯仿。这是因为前者只要剂量适当，将不影响子宫活动，而后者对子宫有抑制作用。评价镇咳药物时，若麻醉过深则明显抑制咳嗽反射，将影响实验结果。

（5）病理性动物模型：常用于观测药物对疾病的疗效，即①抗精神病药物：常用去水吗啡造大白鼠舔、嗅、咬等模型，观测新药的安定作用。②抗惊厥药物：常用电惊厥法和化学（如用戊四唑、苦味毒等）惊厥法，造动物惊厥模型，观测药物的抗惊厥作用。③抗糖尿病药物：给大白鼠、兔、狗、猫、猴、羊等静脉注射四氧嘧啶造动物实验性糖尿病模型，选择性地损伤胰腺 β-细胞。这是经典评价抗糖尿病药物的方法。④抗炎药物：用定量致炎剂如鸡蛋清、右旋糖酐等注入大白鼠踝部皮下，造关节肿胀模型，测定用药前后的肿胀程度，观测抗炎药物的作用。⑤抗高血压药物：用线结扎狗或家兔肾动脉造肾性高血压模型，或使大白鼠长期处在噪音刺激中以诱发神经源性高血压模型，观测抗高血压药物的作用。⑥抗心律失常药物：用氯仿、肾上腺素或乌头碱等诱发小白鼠或大白鼠心律失常模型，或将电极直接联在心房或心室诱发房颤或室颤模型，这是评价抗心律失常药物的方法。⑦抗肿瘤病药物：用动物移植肿瘤模型，是目前发现评价抗肿瘤药物最多的途径。⑧镇咳药物：猫静脉注射致咳物二甲苯基哌嗪，造咳嗽模型，其发生咳嗽次数在一定范围内与致咳物剂量呈线性关系。这是研究评价镇咳药物的方法。⑨镇痛药物：常用热刺激法，如小白鼠热板法、电刺激小白鼠尾部法及化学刺激法，如用酒石酸锑钾腹腔注射造扭体反应，观测镇痛药物的作用。⑩抗溃疡药物：常用应激性刺激法（如将大白鼠浸于 20℃ 水中）、组织胺法、幽门结扎法等诱发大白鼠或豚鼠的实验性溃疡模型。其中以应激法较优而常用，成功率达100%。⑪抗微生物药物：将致病微生物接种小白鼠、计数死亡数，这是评价抗微生物药物的常用方法。

2. 离体器官实验

（1）离体器官：常用的有心脏、血管、肠段、子宫及神经肌肉标本等。

（2）离体器官的营养环境：①渗透压：如生理盐水溶液，冷血动物用 0.6% ~ 0.75%；温血动物用 0.8% ~ 0.9%。②各种离子：溶液中含有一定比例的不同电解质离子 Na^+、K^+、Ca^{2+}、Mg^{2+}、H^+、OH^- 等是维持组织器官功能所必需。组织器官不同，对生理溶液中离子的成分和浓度要求亦不同。③pH 影响：人工生理盐水中 pH 一般要求在中性，对于哺乳动物心脏冠状动脉，酸性生理溶液，可使平滑肌松弛；而碱性则可使其节律加快，振幅缩小。④其他条件：葡萄糖提供组织活动所需能量，临用时再加入，以防变质；有的离体器官需要氧气，如离体子宫、离体兔心、乳头肌等，而离体肠管则通以空气即可。

（3）离体蛙心和兔心：用于观测药物对心脏活动（心率、输出量、收缩力等）影响。

（4）猫、兔、豚鼠和狗乳头肌：系观测药物对心肌基本生理特性（如收缩性、兴奋性、自律性）影响较好的实验标本。标本制备比较简单，可较长时间保持良好的实验状态。

（5）兔主动脉条和未孕兔子宫：对 α 受体兴奋药物十分敏感，用于鉴定和分析 α 受体兴奋药物或阻断药物。这是测定作用于 α 受体药物作用的理想标本。

（6）豚鼠回肠：自发活动少，描记时基线稳定，可测定拟胆碱药物的剂量-反应曲线。

（7）兔空肠：具有规律收缩活动，可观测拟肾上腺素药物和抗肾上腺素药物，拟胆碱药和胆碱药对活动的影响。

（8）豚鼠离体气管片：主要含 β 受体，用于鉴定和分析作用于 β 受体的药物作用。

（9）蛙坐骨神经腓肠肌、小鸡颈半棘肌和大白鼠膈神经：用于作用骨胳肌的药物评价。

3. 细胞实验　系指在细胞水平研究药物对细胞的作用及其机制的实验方法。

（1）研究抗肿瘤药物：利用细胞培养技术，根据不同原理测定药物抗肿瘤的作用。例如，在美蓝试管法中，利用肿瘤细胞含有氢酶使美蓝还原为无色的原理，即将肿瘤细胞悬液与受试药物混合，经孵育处理，若美蓝不退色，即可初步判定该药具有抗肿瘤的作用。

（2）免疫功能实验：可利用小白鼠腹腔区噬细胞吞噬鸡红细胞实验及玫瑰花结实验，初步评价化合物是否具有免疫增强作用或免疫抑制作用。

（3）研究抗生素作用机制：利用透射式电子显微镜观察金葡萄超薄片的方法，可观察青霉素类抗生素对细胞形态的影响，初步评价其作用机制；还可观察氨基糖苷类抗生素对肺炎杆菌核糖体数目减少，探讨药物的作用机制。

4. 生物实验　系指利用生化或酶学手段研究药物作用并分析其作用机制的实验方法。此法已成为分子药理学的主要研究内容。

（1）研究 β 受体药物：利用药物对离体脂肪组织存在 β 受体兴奋作用可引起游离脂肪酸释放增加的原理，若予先加入 β 受体阻断剂，当阻断可使游离脂肪酸释放量明显减少，为此通过测定游离脂肪酸含量，可了解阻断程度，评价药物对 β 受体的作用。

（2）研究 β 受体药物作用机制：利用蛋白激酶竞争结合置换方法，即将蛋白激酶与一定量的氚标记 cAMP 结合，而内源性 cAMP 可竞争置换出氚标记 cAMP，用微孔滤膜将结合的和游离的氚标记 cAMP 分离，用液体闪烁计数器测定放射性并换算成体内 cAMP 含量，可分析鉴定作用于 β 受体药物的作用机制。

（3）研究抗变态反应药物：利用荧光分光光度法测定组织胺含量方法，即先腹腔注射抗原致敏，24 小时后注射受试药物，再注射抗原攻击，然后处死动物，收集腹腔液并离心，用荧光分光光度法测定组织胺含量，评价受试药物抗变态反应的作用。

（4）研究受体分布和数量：利用放射性核标记-放射自显影技术，将配基（如药物）用放射性核素标记，应用放射自显影技术，可研究受体的分布和数量。

5. 生物新技术　系由显微制片技术、显微镜与显微摄影技术、电子显微镜技术和其他现代生物实验技术等四大部分组成，主要涉及基因芯片、基因打靶技术和模式生物等。

（二）药效学评价技术要点

1. 实验设计　应符合随机、对照、重复的基本原则。

2. 动物模型　可分为正常动物或模型动物。

3. 观测指标　其指标有：特异性、敏感性、重现性、客观性、准确性和精密性等。

4. 实验动物　常用小鼠、大鼠、犬等。前二者每组数不少于 10 只，犬不少于 6 只。

5. 受试药物 应注明药物的名称、来源、批号、规格、含量、保存条件、配制方法。

6. 对照实验 正常对照组(空白对照组)、阳性对照组、模型对照组。

7. 给药方案 包括有:给药剂量、给药途径、给药方式、给药时间。

8. 实验记录 包括有:实验名称、方案、时间、材料、环境、方法、过程、人员、结果等。

9. 实验结果分析 可分为定性资料、定量资料、分级资料等。

二、药物的安全性评价

1. 药物的安全性 可分临床前安全性和临床安全性,前者包括一般药理学和毒理学,后者包括全身用药的毒理研制、制剂的特殊安全性试验、特殊毒性试验等。

2. 药物安全性评价的目的 其包括寻找毒性靶器官,阐明(描述)靶器官毒性作用的性质、剂量依赖性、毒性与药物体内暴露强度的关系及靶器官毒性的潜在可逆性。这些研究资料对于估算人体试验的初始安全剂量、确定潜在临床不良反应的监测指标、从安全角度限定人群及规定禁忌都很重要。非临床安全性研究为将进行的临床试验提供安全支持,同时临床安全性的研究设计有赖于非临床安全性研究提供的资料。

3. 药物安全性的基本内容和要求 其包括①找到中毒剂量;②确定安全范围;③发现毒性反应;④寻找毒性靶器官;⑤判断毒性的可逆性;⑥必要的解救措施;⑦限制用药人群,为药品的说明书提供用药信息。

4. 试验动物的要求 ①种属:急性毒性研究应采用至少两种哺乳动物,首选啮齿类的小鼠或大鼠,另一种是除家兔以外的非啮齿类动物。②性别:常用雌雄各半动物进行试验。③年龄:若受试物拟用于儿童或可能用于儿童,建议用幼年动物试验。④动物数:应符合实验方法及其结果分析评价的需要。应在获得尽量多信息的前提下,使用尽量少的动物数。⑤体重:动物初始体重不应超过或低于平均体重的20%。

5. 一般药理学研究 系指研究药物治疗剂量范围内潜在而不其望出现影响生物体生理功能的不良影响,主要观察药物对中枢神经、心血管、呼吸、消化和内分泌等系统影响,一般应遵照《药物非临床研究质量管理规范》(GLP)执行。

6. 全身用药的毒理研究 ①急性毒性试验:系指研究24小时内动物接受受试物质1~2次(间歇时间为6~8小时),并且连续7~14天内产生毒性反应的试验。其包括定性作用(毒性反应的类型、出现和消失时间、可能靶器官及死亡原因等)和定量作用(最大给药剂量、致死剂量和半数致死剂量)。②长期毒性试验:系指连续给予受试物质动物产生毒性反应及其严重程度的试验。

7. 制剂的特殊安全性研究 主要有刺激性试验、过敏性试验、溶血性试验等。

8. 特殊毒性研究 系指受试物质的三致(致癌、致畸和致突变)试验和依赖性研究。其中依赖性损害机体系统主要有神经系统、内分泌系统、免疫系统、肺部、胎儿和新生儿等。

第六节　药品的质量研究与控制

一、药品质量及其标准

1. 药品质量(drug quality) 系指能满足药品规定要求和需要的特征总和。其主要表现在有效性、安全性、稳定性、均一性和经济性等五个方面。

2. 药品质量的有效性 系指药品在规定的适应证、用法和用量的条件下,能满足预防、治疗、诊断人的疾病并有目的地调节人的生理功能的性能。这是药品的基本特征,若对防治疾病无效,则不能成为药品。药品有效程度的表示方法,在国外采用"完全缓解"、"部分缓解"和"稳定"等来区别,而国内采用"痊愈"、"显效"和"有效"等来区别。

3. 药品质量的安全性 系指药品在按规定适应证、用法和用量使用情况下,对服药者生命安全的影响程度。大多数药品均有不同程度的不良反应,只有有效性大于不良反应的情况下才能使用。假如某物质对防治、诊断疾病有效,但对人体有致癌、致畸、致突变的严重损害,甚至致人死亡,则不能作为药品。安全性也是药品的基本特征。

4. 药品质量的稳定性 系指药品在规定条件下保持有效性和安全性的能力。它包括药品的有效期限及药品生产、储存、运输和使用的要求。假如某药物不稳定,极易变质,虽然具有防治、诊断疾病的有效性和安全性,但也不能作为药品。

5. 药品质量的均一性 系指药品的每一单位产品(如制剂的 1 片、1 支等;原料药物的 1 箱、1 袋等)都符合有效性、安全性的规定要求。由于患病用药剂量一般与药品的单位产品有密切关系,特别是有效成分在单位产品中含量很少的药品,若不均一,则可能因用量过小而无效,或因用量过大而中毒甚至于致死等。

6. 药品质量的经济性 系指药品生产及流通过程中形成的价格水平。一是对药品价值的实现有较大影响。若成本过高,超过患者的承受力,只能供少数患者使用。二是对药品生产企业十分重要,若成本低,使用患者多,也可提高企业的经济效益。

7. 药品质量标准 系对药品质量特性、规格及检验方法的技术规定,又简称药品标准。它可分为法定标准和非法定标准(企业标准)两种。法定标准分为国家药典、行业标准(部颁标准)和地方标准。药品生产一律以药典为准,未收入药典的药品以行业标准为准,未收入行业标准的以地方标准为准。非法定标准和达不到法定标准的药品不准生产、销售和使用。

8. 中国药典收载范围 主要有五个方面:一是收载防病治病所必需的、疗效肯定、不良反应小并有标准能控制或检定质量的药品。二是工艺成熟、质量稳定或成批工业生产的药品。三是有鉴别真伪和必要的质量规定的中药材及使用面广、处方合理、工艺成熟的中成药。四是临床必需的验方、制剂,择优选收。五是医疗常用的辅料、基质等也适当收载。

9. 部颁标准收载范围 主要包括三个方面:一是卫生部批准的新药。二是上版药典收载而现行版药典未列入的疗效肯定、国内几省仍在生产、使用的且需要统一标准的药品。三是地方药品标准中疗效较好、医疗常用、生产地区较多,需要统一标准的药品。

10. 地方标准收载范围 主要包括三个方面:一是《中国药典》及部颁标准未收载的原地方标准药品。二是中药饮片及新发现和从国外引进的药材。三是临床常用验方和医院自制制剂,疗效确切的可制定规范,待工业生产后载入地方标准。

11. 药品质量标准制定的原则 我国采取的是有效原则,主要表现为安全而有效。具体是:一是要树立和坚持质量第一的观念,充分体现"安全有效,技术先进,经济合理"的原则,结合国情,尽可能采用先进标准,推动提高质量,保证择优发展。二是要从生产、流通、使用等各个环节去考察影响药品质量的因素,有针对性地规定检测项目,切实加强对药品内在质量的控制。三是检验方法的选择,要强调其适用性,应根据"准确、灵敏、简便、快速"的原则,注意吸收国内科研成果和国外先进经验,既要考虑当前国内实际条件,又要反应新技术的应用与发展,进一步完善和提高检测水平。四是标准中限度的规定,应密切结合实际保证药品在生产、储存、销售和使用过程中的质量,并可能全面符合规定。

12. 药品质量标准制定的内容 包括药品名称、性状、鉴别、杂质检查、含量测定、生物检定、其他等项目。

二、药品质量控制的主要环节

药品质量控制(quality control)的环节主要涉及药物研究、药品生产、储存到使用等各个环节,加强其全面质量控制,才能确保安全而有效的用药。

1. 药品生产过程的质量控制 ①目的:是为了确保生产药品的质量。②特点:多样性、代表性、快速性和重要性。③控制体系:由药品生产的设计、分析和控制三部分构成。④控制方法:有色谱法、光谱法、质谱法、电化学、热化学、形态分析法、磁学式、流动注射分析法等。⑤控制方式:有连续式、动态式、间歇式、直接式和非接触式等。

2. 药品的质量控制 ①工作程序:主要为取样、鉴别、检查、含量测定、检验报告。②原料药物的质控程序:主要为取样、性状检查、鉴别、检查、含量测定、检验报告。③药物制剂的质控程序:主要为取样、鉴别、检查、含量测定、检验报告。④中药的质控程序:主要涉及中药资源、加工药材、中间产品、成药的质量检验。⑤中药制剂的质控程序:主要为取样、鉴别、检查、含量测定、检验报告。⑥医院药房制剂的质控程序:主要为鉴别、含量测定、检验报告。⑦制药企业部门的质控程序:主要涉及质量控制(QC)和质量管理(QA)。⑧药品检验所的质控程序:主要为取样、鉴别、检查、含量测定、检验报告。

3. 药品质量过程管理规范 目前,药品质量过程管理规范主要涉及六个方面:一是《实验室工作质量管理规范》,即GLP,为了确保实验研究质量与实验数据的准确性和可靠性。二是《药品生产质量管理规范》,即GMP,为了确保生产药品能全面符合质量标准要求。三是《中药材生产质量管理规范》,即GAP,为了保证中药材的质量。四是《药品供应质量管理规范》,即GSP,为了保证药品在运输、储存和销售过程中的质量和效力。五是《临床工作质量管理规范》,即GCP,为了保证临床资料的科学性、可靠性和重现性。六是《医疗机构制剂配制质量管理规范》,即GPP,为了保证医院配制制剂的质量。

三、药品质量控制的方法

1. 常用的药物分析方法 可分为化学分析方法、仪器分析方法和生物检定方法等。

2. 化学分析方法 可分为容量分析方法和重量分析方法等。

3. 仪器分析方法 可分为光谱法(UV、荧光、原子吸收、MS、近红外)、色谱法(GC、HPLC、TLC、LC、毛细管气相色谱)等分析方法等。

4. 生物检定方法(bioassay) 系指利用某些生物对某些物质(维生素、氨基酸)特殊需要或对某些物质(激素、植物激素、抗生素、药物等)特殊反应进行定性和定量测定这些物质的方法。本法适用于新药研究、药品质量控制、生物学、医学,特别是毒理学的检定等。

第七节 新药的临床研究

一、新药临床研究的意义

1. 为新药审评和注册提供法规要求的临床研究申报资料 主要包括国内外相关的临

床试验的文献和摘要等资料综述;临床试验计划及研究方案;临床研究者手册;知情同意书样稿、伦理委员会批件;临床试验报告。这是药品监督管理部门审评药品注册申请资料并颁发上市许可或批文的主要依据,也是批准新药标准、新药标签、说明书及广告宣传资料的依据。

2. 为企业制定新药及市场开发决策提供依据 通过临床试验过程中及结束后获得的信息,企业可以预测正在研发的药物获得药品监督管理部门批准的可能性及药品上市后的风险和获益,从而决定进一步研究及市场开发的战略,并根据临床试验中的发现,及时调整研究方向,发现更多有价值的适应证,如为美国辉瑞制药有限公司带来巨额经济效益的治疗性功能障碍的药物枸橼酸西地那非,即"伟哥",就是将在临床试验中发现的不良反应及时调整为主攻方向并取得巨大成功的典范。此外,新药获准上市后,临床试验的结果可以指导企业和管理部门确定该药物的适应证,在促销中如何使用广告语、禁忌及标签、说明书的内容等。上市前药品的临床试验样本量毕竟有限,对上市后药品不良反应的监测试验(Ⅳ期临床试验),可以更有助于企业及时调整其市场策略,决定是否加大市场开发力度或及时将新药从市场撤回或限制新药的使用等。同样是辉瑞公司的抗生素药品曲伐沙星,就是在上市后的进一步监测中发现致肝脏严重损伤而被限制使用。

3. 为医生、药师和患者正确使用新药提供依据 医生或药师在开始接受并使用某种新药前,需要了解药品的相关信息,如适应证、疗效、剂量、疗程、不良反应、药物相互作用等,而这些信息主要来源于新药上市前的临床试验,被归纳总结到新药说明书中,并随着新药上市后Ⅳ期临床试验的开展和临床应用的进一步扩大,逐渐得到补充和完善。

二、新药临床研究的要求

按我国新药的临床研究,第一、二、三类新药进行临床试验;第四、五类新药进行临床验证。

新药申请临床研究在取得卫生行政部门批准后,按批准的权限要求在指定的医院进行。在进行临床前,新药研制单位要与指定的医院签订临床研究合同,免费提供药品(包括对照用药品),并承担临床研究所需的一切费用。应注意非指定的医院所作的临床试验材料,只能作为参考,不能作为申请新药的临床研究资料。

每种新药的临床研究医院不得少于 3 个。新药临床研究临床试验的病例数,Ⅰ期临床为 10 ~ 30 例;Ⅱ期临床一般应不少于 300 例(主要病种不少于 100 例)。必须设立对照组的,其病例数根据专业和统计学要求而定。例如,避孕药物应不少于 1000 例,每例观察时间不得少于 12 个月经期。临床验证一般应不少于 100 例。若需另设立对照组的,其病例数根据专业和统计学要求而定。

三、药品上市后再评价

1. 药品上市后再评价 系根据医药学最新学术水平从药理、临床医学、药物流行病学、药物经济学及药物政策等方面对上市药品在社会人群中的疗效、不良反应、用药方案、稳定性及费用等是否符合安全、有效、经济合理用药原则再做出科学的评价和估计。

2. 药品上市后再评价的必要性 主要有二点:一是药品上市前研究的局限性,二是临床不合理用药的严重性。

3. 药品上市前研究的局限性　主要有五点：一是临床试验研究病例数少，按照我国《新药审批办法》规定 I 期临床试验 20~30 例，II 期临床试验病例 100 对，III 期临床试验病例 300 例以上。二是研究时间短。三是临床试验对象范围窄，未涉及老年、儿童等特殊患者。四是临床试验用药条件控制较严格。有心肝肾功能异常、妊娠、精神异常、造血系统异常等患者未参加的试验。五是临床试验目的单纯，其主要考察疗效，观察指标只限于试验所规定内容，未列入试验的内容不予评价。

4. 临床不合理用药的严重性　主要表现在一般用药指征不明确、违反禁忌证、疗程过长或过短、给药途径不适宜、合用药过多等。主要涉及抗生素、解热镇痛、肾上腺皮质激素等药品。

5. 药品上市后再评价的目的　其目的有二：一是为医药行政管理部门的制定政策提供依据；二是为最佳药物疗法提供咨询，指导和规范临床合理用药。以此，提高我国临床药品治疗水平与质量。

6. 药品上市后再评价的内容　应包括三个方面内容：一是药品疗效评价（药品有效性研究），评价药品上市后在社会人群中的疗效，长期效应和新的适应证及临床疗效中存在可影响药品疗效的各种因素（如治疗方案、患者年龄、生理状况、合并用药主食物等）等；二是药品安全性评价（药品不良反应研究），评价并考察经长时期应用药品发生的不良反应，以及停药后发生的不良反应，同时研究不良反应发生的因素（如机体、药品、给药方法、药物相互作用等）；三是药物经济性评价（药物经济学研究），系运用药物经济学理论与方法通过对成本和相应效益两方面进行比较并决定出最佳治疗方案，以最大限度地合理用药，让患者以最小的代价享受到最好的医疗服务。

7. 临床使用药品的情况　主要有四个方面：一是安全而有效；二是安全而无效；三是有效但毒性大；四是无效且毒性大。

8. 国际药品上市后再评价的情况　WHO 从 20 世纪 60 年代开始推行国际药品监测合作计划，现已 40 多个国家参与。其中，美国于 20 世纪 50 年代由医学会建立 ADR 监测报告制度，主要收集氯霉素引起的血液系统 ADR；于 20 世纪 60 年代初美国国会规定所有药品的 ADR 必须报告 FDA；于 20 世纪 80 年代美国法律规定生产企业必须报告本企业产品的 ADR，企业不按规定要求和时间（新药批准后前 3 年内每季度报 1 次）即被认为是违法，美国 FDA 有权给予相应的处罚。英国于 20 世纪 60 年代成立了药品安全委员会，建立药品上市后监测制度（黄卡）；20 世纪 80 年代南安普敦大学在国家卫生和社会福利部及约 30 个药品生产企业的支持下，设立了药品调查研究中心，建立起了处方-事件监测制度（绿卡）。瑞典于 20 世纪 60 年代建立 ADR 监测制度；于 20 世纪 70 年代后，因报告可疑 ADR 已开始形成习惯，瑞典将 ADR 监测报告制度更改为主要收集严重的、致死的或说明书上未列入的 ADR。此外还建立了药品总销量登记制度和药店处方留样制度。日本于 20 世纪 60 年代建立 ADR 报告制度；于 20 世纪 70 年代建立了药品上市后监测形成再审查、再评价和 ADR 报告制度三根支柱支撑的结构，使得药品上市后的监测法制化且系统化。其中，自 1973~1988 年，药品再评价共进行了 28 次 18920 个品种，占全部上市药品的 98.2%，对 98.6% 的单方制剂和 92.8% 复方制剂作了重新再评价，其中 5.7%（1079 种）药品撤消文号。自 1988~1992 年，再审查制度共进行了 16 次 703 个品种再审查，其中 31 个新药需修改报批对通过的安全性、有效性事项外，其余新药全部重新确认了批准上市时的评价。

9. 我国药品上市后再评价的工作　主要体现在四个方面：一是药品淘汰工作，其方式有三种形式,①通过修订药品标准符合使用要求的药品给予注册登记,不符合的在整顿中予以淘汰。②自然淘汰。医师、药师与公众认为药品不安全,或无疗效或有更好替代药物,企业因价格、销路等原因而停产等,形成自然淘汰。③根据法规对上市后的药品组织专家进行评价,并决定淘汰药品。二是新药试生产期临床试验,进一步考察新药的疗效和不良反应,以期在试生产期结束时对药品安全性和有效性作出确认性评价,为药品监督管理部门批准从新药试生产转为正式生产提供科学依据。三是 ADR 监察工作。四是药品临床评价工作。

10. 我国药品上市后再评价存在的问题　主要存在问题有三点:一是法规不健全。二是技术标准不规范。三是实施机构不统一。目前我国药品上市后的评价工作,尚无统一管理、部门分散,并且有相当部分的工作是企业行为和商业行为。

11. 药品上市后再评价的实施方式　主要采取定期系统性评价和不定期的专题评价相结合的方式。前者是根据市场药品的使用情况调查,按药品评价指导原则有计划、按系统地组织评价。后者是根据国家基本药物和 OTC 遴选提出的需要及不良反应事件的因果分析等的需要进行的评价。这有利于不良反应大、危害人民健康的药品从市场上清理整顿淘汰出去。

12. 药品上市后评价的管理体制　系指建立和完善药品上市后监督管理的制度和法规体系。为实现"分段管理、相互制约,行政监督与技术监督相结合"的整体思路,通过药品评价中心承担相关的药品上市后再评价工作。该中心将依靠国内外专家,跟踪国内外有关药品再评价的最新信息和学科进展,为国家药品监督管理局提供强有力的技术支撑。

第十四章

药品的生产

第一节　药品生产的准入制度

1. 药品生产准入制度　系指国家和政府准许公民和法人进入医药市场从事药品生产活动条件、程序规则和各种制度规范的总称。

2. 我国的药品生产准入制度概况　根据我国《行政许可法》、《药品管理法》、《药品管理法实施条例》、《药品生产监督管理办法》等法律法规，目前我国已建立了非常典型的许可模式的药品生产准入制度，对我国药品生产进行监管，从生产源头保障药品的质量。

3. 我国药品生产的资质　我国实行"两证一照"的管理制度。药品生产企业依法取得"两证一照"（即药品生产许可证、药品生产 GMP 证书和工商营业执照），才具备生产的资质。

4. 我国药品生产的两证一照　系指药品生产许可证（药品生产许可证）、药品生产质量管理规范（GMP）证书和营业执照。

5. 我国药品生产企业的条件　其条件主要有四点：①从业人员资格：应有依法经资格认定的药学和工程技术人员以及相应的技术工人。②环境与设施：应有药品生产相适应的厂房、设备仪器和卫生环境。③质量检验及其管理机构：应有质量检验及其管理的机构、人员配置及必需的仪器设备。④规章制度：应有保证药品生产及其质量的规章制度。

6. 美国的药品生产准入制度概况　美国实行药品生产企业登记注册制。美国药品法对药品生产准入控制主要通过新药审评和仿制药审评来实现；而对药品生产进行动态的GMP 管理。

7. 日本的药品生产准入制度概况　日本实行药品生产许可证制度并推行国际互认制度。于 2002 年生效的《药品生产质量管理规范（GMP）》用于指导药品的整个生产过程管理和质量控制。药品生产企业必须获得许可证，生产的每个药品必须获得上市承认许可。

8. 欧盟的药品生产准入制度概况　欧盟实行的是药品"上市许可人"和"生产许可人"相分离的药品市场准入制度。上市许可证是发给药品上市申请人的，上市许可人可以将产品委托不同的达到 GMP 标准生产商生产，生产的地点也可以在不同的企业。

第二节　药品生产及其过程

一、化学原料药物生产

1. 化学原料药物　可分为无菌化学原料药物和非无菌化学原料药物。

2. 化学原料药物的生产特点　主要为化学反应的中间控制复杂；副产物多，产物需纯化;不同药物的工艺及设备差异大而共性小;反应自动化程度越高,过程分析技术需要越多等。

3. 化学原料药物的生产工艺规程　包括:①药品简介。②原辅料和包装材料质量标准及规格。③化学反应及其生产工艺路线的依据。④生产工艺过程涉及详细的化学反应式、反应条件和操作步骤,注明投料量(摩尔数)、收率、原料的来源及规格标准,并提供工艺流程图。⑤各步反应的终点控制方法,主要中间体和成品的精制及质量控制方法,并提供相应的图谱或数据,以保证最终产品的质量。⑥生产工艺中的三废处理方案。⑦技术安全、防火、防爆。⑧操作工时间与生产周期。⑨岗位设置与定员。⑩设备一览表及主要设备生产能力。⑪原辅料、能源消耗定额和生产技术指标。⑫物料平衡。

4. 化学原料药物的生产操作规程　包括生产操作规程与要点、重要操作复查、中间产品质量标准与控制、安全生产和劳动保护、设备维护、异常情况处理与报告、环境与工艺卫生等。

二、中药生产

1. 中药生产　可分为中药材前处理生产和中药制剂生产等两大部分。其中前处理生产包括中药材的预处理、炮制、有效成分提取液与中药浸膏生产。

2. 中药材前处理　系根据原药材或饮片性质将优选中药材经净制、切制、炮制、干燥等加工成具有一定质量规格中药材中间品或半成品的过程。

3. 中药材前处理的目的　其目的有两点:一是生产各种规格和要求的中药材或饮片;二是为中药有效成分提取与中药浸膏的生产提供可靠的保证。

4. 中药材预处理方法　主要方法有清洗、浸润、切制、选制、炒制、干燥等。

5. 中药材前处理生产　主要生产工艺包括净制、切制、炮制、干燥等过程。

6. 中药材有效成分提取液与中药浸膏的生产　一般生产过程为中药材→适宜的溶媒→浸出有效成分(提取液)→蒸去部分溶媒→低温浓缩→稠膏或块→(粉碎、过筛)→粉状制剂(即中药浸膏)→包装→成品。

7. 中药材的传统(经典)提取分离方法　主要有溶剂提取法、水蒸汽蒸馏法和升华法。

8. 中药材的现代提取分离方法　主要有超临界流体萃取法、膜分离技术、超微粉碎技术、中药絮凝分离技术、半仿生提取法、超声提取法、旋流提取法、加压逆流提取法、酶法、大孔树脂吸附法、超滤法、分子蒸馏法等方法。

三、生物药物生产

1. 生物药物生产　主要包括发酵、分离纯化、原液制备、半成品配制及成品分装等。其生产工艺主要包括减少或增加工艺步骤、病毒灭活方法变更、培养时间变更、分离、纯化方法变更、参数变更、缓冲液、产规模改变等。

2. 生物药物发酵工艺　主要包括微生物代谢产物的生物合成与调控、菌种选育的理论与技术、培养基、灭菌与除菌、菌种保藏、生产种子的制备、发酵过程与控制等。

3. 生物制品生产过程　主要包括原液制备、半成品配制及成品分装等。

4. 生物药物的制造流程　其主要包括上游阶段和下游阶段。前者主要包括目的基因的制备(构建 cDNA 基因文库分离法、构建基因组文库分离法、直接分离法)、目的基因的分离、基因克隆载体[质粒克隆载体、病毒(噬菌体)克隆载体、其他类型的克隆载体]、目的基因和载体的连接(重组)、重组体导入受体细胞、外源基因的表达[基因表达的机制(过程)、基因表达的调控元件、外源基因表达系统]等。后者主要包括基因工程菌发酵、分离纯化的基本过程(建立分离纯化工艺根据、选择分离纯化方法的依据、常用的分离纯化方法)等。

四、制 剂 生 产

1. 制剂生产的必备条件 系指药品生产企业需取得 GMP 认证相应制剂品种的"药品注册批件"。这是生产该制剂的生产工艺流程及其生产过程进行技术质量管理的法律依据。

2. 制剂生产的工艺规程 系指药品制剂生产工艺的规程,具体应对每个药品的生产制定操作规程,作为岗位工人生产操作的技术文件依据。

(1) 生产的处方:其包括药品的名称、代码、剂型、规格和批量;所用原辅料清单,应注意阐明每一物料的指定名称、代码和用量等。

(2) 生产的操作要求:其包括对生产场所和所用设备的说明;关键设备的准备(如清洗、组装、校对和灭菌等)、所采用的方法或响应操作规程编号;详细的生产步骤和工艺参数说明;所有中间控制方法及标准;预期的最终产量限度,必要时,还应说明中间产品的产量限度及物料平衡的计算方法和限度;待包装产品的储存要求,包括容器、标签及特殊储存条件,需要说明的注意事项。

(3) 包装的操作要求:其包括以最终包装容器中产品的数量、重量或体积表示的包装形式;所需全部包装材料的完整清单;印刷包装材料的实样或复制品,并标明产品批号、有效期打印位置;需要说明的注意事项,包括对生产区和设备进行的检查,在包装操作开始之前,确认包装生产线的清场已经完成等;包装操作步骤的说明,包括重要的辅助性操作和所用设备的注意事项、包装材料使用前的核对;中间控制的详细操作,包括取样方法及标准;待包装产品、印刷包装材料的物料平衡计算方法和限度。

3. 制剂生产的操作规程 其操作规程要求与化学原料药物生产的基本一致,其不同之处在于片剂生产中间体颗粒含量的测定、注射液生产中间体溶液 pH 的测定与控制等。

4. 批生产记录 其包括药品名称、规格和批号;生产及中间工序起止时间;每一生产工序的负责人及操作员的签名,必要时、还应有操作复核人员的签名;每一原辅料的批号以及实际称量的数量;相关生产操作或活动、工艺参数及控制范围,以及所用主要生产设备的编号;中间控制结果的记录及操作人员的签名;不同生产工序所得产量及必要时的物料平衡计算;对特殊问题或异常事件的记录与报告,并经签字批准。

5. 批生产记录的作用 系指按制剂生产工艺规程和标准操作法生产的每批产品及其有相应的批生产记录,以便追溯该批产品的生产历史及其质量有关的情况。

6. 化学药物制剂生产

(1) 片剂的生产工艺:其主要有采用湿法制粒压片和粉末直接压片两种生产工艺。前者主要包括原、辅料的粉碎、过筛、混合、制粒、干燥、整粒、总混、压片和包装等步骤;后者主要包括原辅料粉碎、过筛、混合、压片和包装等步骤。

(2) 注射剂的生产工艺:其生产过程包括原料和辅料的准备、配制、过滤、灌装、封口、灭菌、检漏、质量检查和包装等步骤,各步骤对生产的车间 GMP 都有相应要求。

7. 中药制剂的生产

（1）中药固体制剂：系指药材提取物、药材提取物加药材细粉或药材细粉制成固体形态的制剂。常用的固体剂型有散剂、颗粒剂、片剂、胶囊剂、滴丸剂等，在中药制剂中约占70%。

①散剂的一般生产过程：物料前处理→粉碎→过筛→混合→分剂量→质量检查→包装。

②颗粒剂的一般生产过程：备料→制粒→干燥→整粒→混合→包装。

③片剂的一般生产过程：备料→制粒→干燥→整粒→混合→压片→包衣→包装。

④胶囊剂的一般生产过程：备料→制粒→干燥→整粒→混合→胶囊填充→包装。

（2）中药浸膏剂：系指中药材用适宜的溶剂浸出有效成分，蒸去全部溶剂而制成的剂型。其可分稠浸膏剂与干浸膏剂。前者含水量15%～20%，可用甘油、液状葡萄糖调含量；后者含水量约5%，可用淀粉、乳糖、蔗糖、氧化镁、磷酸钙、药渣细粉等调含量。一般不含或含极少量溶剂，有效成分较稳定，可久储。多用于配制片剂、散剂、胶囊剂、颗粒剂、丸剂等。

（3）中药流浸膏剂：系指药材用适宜的溶剂浸出有效成分后蒸去部分溶剂并调浓度至规定标准而制成的剂型。流浸膏至少含20%以上的乙醇，若以水为溶剂的流浸膏，其成品中亦需加20%～25%乙醇作防腐剂，以利储存。一般多用于配制酊剂、合剂、糖浆剂等。

8. 生物药物制剂的生产　与化学药物制剂的生产相似。

第三节　药品生产的管理

药品生产的管理过程就是质量控制的过程。我国现行按《药品生产质量管理规范（2010年修订）》要求执行，为此，药品生产企业应严格从控制生产的各个环节中来提高药品质量而实行的全程质量管理。其药品生产与质量控制的流程见图14-1。

一、药品生产准备阶段的技术管理

1. 准备技术管理文件　根据药品生产指令单，准备药品的生产工艺规程、标准操作规程及生产记录文件等。

2. 确认生产药品的原辅料　其要求有三点：一是对生产原料药物或制剂的原辅料应确认货源和批号。二是按质量标准核对所用原辅料的检验报告单，检查质管员签字的传递单，并仔细辨别盛装容器的桶盖编号一致，并有明显标志。三是若原辅料有改变时，应先小样试制，确证符合要求并填写其合格报告单，经质量管理部门审核并批准后方可投入生产。

3. 检查环境卫生与设备状况　生产开始前，必须检查环境卫生、设备状况等，具体工作有六个方面：一是检查生产场所环境卫生是否符合该区域卫生的要求。二是生产或更换药品品种及规格前要有"清场合格证"，未取得"清场合格证"不得进行另一个品种或同品种不同规格或不同批号药品生产。三是设备清洁完好，应有"设备清洁状态标志"。四是计量器具与称量范围相符，清洁完好，应有"计量检定合格证"或"准用证"，并在周检有效期内使用。五是衡器、量具使用前应进行检查、校正，对生产上用于测定、测试的仪器与仪表，进行必要的调试。六是正在检修或停用的设备应挂上"不得使用"的状态标志，检修完毕应由设备员验收合格并清洁干净、符合要求，有"设备清洁状态标志"才允许使用。

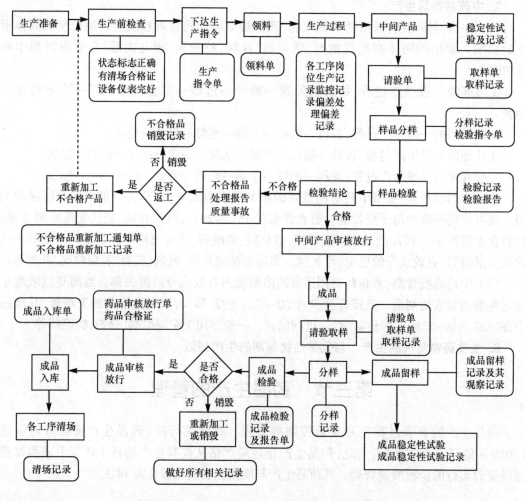

图 14-1 药品生产及其质量控制的流程示意图

二、药品生产过程的技术管理

1. 生产工序关键控制点的监控　主要有八个方面：一是各工序应严格执行"清洁规程"、"卫生管理制度"以及人净、物净等程序。二是各工序生产操作衔接应严格执行生产指令和控制生产时间。若有偏差，应按偏差管理程序执行。三是计算、称量、投料应有操作者、复核者并应签名。其中对麻醉、精神、毒性、放射性等药品生产应按国家有关规定执行，对使用后剩余的散装原辅料应及时密封，并在容器上注明启封日期和剩余数量，操作者、复核者，都应亲自签字后，由专人办理退库手续。当再次启封使用时，应核对记录，检查外观与性状，若发现有异常或性质不稳定的原辅料应再次送检，合格后方可使用。四是岗位操作者应按"生产工艺规程"所定的工艺条件和"标准操作规程"规定的操作方法进行，不准擅自变更操作内容。同时生产技术部门和车间工艺员必须按工艺查证制度定期进行生产工艺查证，并详细记录，确保严格按生产工艺规程执行。其工艺查证内容应按各岗位操作规程的要求，检查各工艺参数执行情况、洁净室（区）温度、相对湿度及定期检查尘埃粒子数、微生物数、质量抽查记录、工艺卫生及生产批记录等。五是各关键工序应严格进行物料平衡,符合规定后方可递交下工序继续操作。超出规定范围的,应按偏差管理工作程序进行调查分析,采取措施应经药品质量管理部门批准,并在有关人员严格控制下实施。六是生产过程、中间产品都必须在药品质量管理部门质管员的严格监控下,各种监控凭证应纳入批记录背面,无质管员签字发放的各种放行凭证,不得继续操作。七是凡不同药品品种和规格的生产操作不得在同一生产操作间同时进行。同一品种同一规格不同批号的制剂生产及其包装操作在同一操作室内进行时,应采取隔离或其他有效防止污染或混淆的办法与措施。八是易燃、易爆、有毒、有害、高活性等危险岗位应严格执行安全操作规程,有效地实施防范措施,同时,安全员应严格检查与防范。

2. 定置管理及状态标志的监控 主要有五个方面:一是各工序、每台设备、各种物料、中间产品都应有明显的状态标志,以防混淆或差错。二是设备应按工艺流程合理布局,使加工物料按同一方向顺序流动,避免重复往返,且不遗漏任何工序。三是设备应划定足够的地面位置放置或在工作台(架)上定位,应有定置图或定位划线,使平均占用地面面积或空间优化合理,不拥挤,便于加速物料流动,便于按规定用途操作,并使操作人体能消耗较小,一些设备可按移动式或半固定安装,以便于清洗和维修。在同一室内安装多台设备时,应考虑操作的方便和整体布局美观,合理。四是固定的管道可按《医药工业设备及管路涂色的规定》喷涂不同的颜色,与设备连接的主要管道应标明管内物料名称及流向。管道安装应整齐,有序。五是管道及管道颜色:物料管道为大黄,蒸汽管道为鲜红,常水管道为绿色,冷冻水管道为咖啡色,真空管道为白色,压缩空气管道为蓝色,三废排气管道为黑色。洁净室(区)内管道可不涂色,但必须注明内容物及流向,流向以箭头表示。

三、人员卫生

1. 人员卫生的目的 其目的是所有药品生产从业人员都应接受卫生要求的培训,并建立人员卫生操作规程,最大限度地降低人员对药品生产造成污染的风险。

2. 人员卫生操作规程 主要有四个方面。一是建立从业人员健康档案:进行健康管理。直接接触药品的生产人员上岗前应接受健康检查,以后每年至少进行一次健康检查。企业应当采取适当措施,避免体表有伤口、患有传染病或其他可能污染药品疾病的人员从事直接接触药品的生产。二是控制生产区和质量区:任何进入生产区的从业人员均应按规定更衣,并且工作服的选材、式样及穿戴方式应与所从事的工作和空气洁净度级别要求相适应;进入洁净生产区的人员不得化妆和佩戴饰物。三是生产区、仓库区禁烟和禁食;禁止存放非生产用物品如食品、饮料、香烟和个人用药品等;特别要求操作人员避免裸手直接接触药品、药品包装材料和设备表面。四是参观和未经培训的人员不得进入生产区和质量区,特殊情况确需进入的,应事先对个人卫生、更衣等事项进行指导等。

四、厂房与设施

1. 建厂房的原则 其原则是必须符合药品生产的要求,应根据厂房及药品生产防护措施综合考虑,所建的厂房应便于清洁、操作和维护,并且能够最大限度地避免污染、交叉污染、混淆和差错等。主要涉及厂房的选址、设计、布局、建造、改造和维护等。

2. 厂房与设施的设计和安装要求 其应能够有效防止昆虫或其他动物进入,并且采取必要的措施,避免所使用的灭鼠药物、杀虫剂和烟熏剂等对设备、物料和药品等的污染。应按照详细的书面操作规程对厂房进行清洁或必要的消毒。厂房应当有适当的照明、温度、湿度和通风,确保生产和储存的药品质量及相关设备性能不会直接或间接地受到影响。

3. 总体布局合理 企业的生产、行政、生活和辅助区的总体布局应合理,不得互相妨碍;厂区和厂房内的人流、物流走向应当合理;厂区的整个生产环境应整洁,地面、路面及运输等不应对药品的生产造成污染。

五、设 备

(1) 设备的设计、选型、安装、改造和维护必须符合预定的用途,同时应便于操作、清洁、维护及必要时进行的消毒或灭菌,并尽可能降低污染、混淆和差错等风险。

(2) 建立设备使用、清洁、维护和维修等的操作规程,并做好相应的操作记录等。

(3) 建立并保存设备采购、安装和确认的文件和记录等。

六、物 料

(1) 药品生产所用的原料和辅料、包装材料应符合相应的药品质量标准,其中涉及进口原料、辅料应符合国家相关的进口管理规定。

(2) 建立物料和药品的操作规程,应严格按操作规程或工艺规程执行,并做好记录,确保物料和药品的正确接收、储存、发放、使用和发运,防止污染、交叉污染、混淆和差错等。

(3) 物料供应商的确定及其变更应进行评估,并经药品质量管理部门批准后方可采购。所有到货物料均应检查,并注明规定的信息。若发现问题,应向药品质量管理部门报告并进行调查和做好相应的记录。

(4) 物料和药品的运输应能够满足其保证药品质量的要求。

(5) 药品上直接印制字的所用油墨应符合我国食用标准要求。

七、水净化系统

1. 水净化 系指去除水中夹杂的沙粒、有机悬浮微粒、寄生虫、篮氏贾第鞭毛虫、隐孢子虫、细菌、病毒及真菌、矿物(钙、镁、二氧化硅)及一些有毒金属如铅、铜和铬等。

2. 制药用水 系指药品生产过程中使用的水。

3. 制药用水的分类 其包括饮用水、纯化水、注射用水和灭菌注射用水。

(1) 饮用水:系指自来水公司供应的自来水或深井水,又称原水,其质量应符合中华人民共和国标准 GB5749-85《生活饮用水卫生标准》。饮用水不能直接用作制剂的制备用水,但可作为药材净制的漂洗、制药用具的粗洗用水。除另有规定外,也可作为药材的提取溶剂。

(2) 纯化水:系指原水经蒸馏法、离子交换法、反渗透法等方法制得的制药用水,应不含任何附加剂。纯化水可作为配制普通药物制剂的溶剂或试验用水;可作为中药注射剂、滴眼剂等灭菌制剂所用药材的提取溶剂;口服、外用制剂配制用溶剂或稀释剂;非灭菌制剂用器具的精洗用水。也用作非灭菌制剂所用药材的提取溶剂。不得用于注射剂的配制与稀释剂。

(3) 注射用水:系指以纯化水作为原水经蒸馏而制得的水。其质量应符合《中国药典》(2010 年版)注射用水项下的规定。注射用水可作为配制注射剂的溶剂或稀释剂及注射用容器的精洗。一般在 80℃ 以上保温、65℃ 保温循环或 4℃ 以下无菌状态下存放,并在制备 12 小时内使用。

(4) 灭菌注射用水:系指依照注射剂生产工艺制备而制得的水。其质量符合《中国药典》(2010 年版) 灭菌注射用水项下的规定。可用于灭菌粉末的溶剂或注射液的稀释剂。

4. 原水处理的工艺流程 其过程为自来水公司供应水或深井水→原水加工泵→多介质过滤器→活性炭过滤器→软水器→精密过滤器→第一级反渗透→PH 调节→中间水箱→第二级反渗透→纯化水箱→纯化泵→紫外线杀菌器→微孔过滤器→制药用纯化水。

5. 反渗透法制备注射用水的工艺流程 其过程为原水→预处理→一级高压泵→第一级反渗透装置→离子交换树脂→二级高压泵→第二级反渗透装置→纯水。

6. 注射用水的制备工艺流程 其过程为制药用纯净水→多效蒸馏水器→半透膜过滤器→注射用水→原辅料和容器的前处理→称量→配制→过滤→灌封→灭菌→质量检查→灭菌注射用水→成品包装等。

八、"三废"处理

1. "三废" 系指废水、废气、废渣。广义上系指化学物质、放射性物质、病原体、噪声及废热等,其中需特别指出的是放射性物质也有放射性废液、废气和固态废物,简称放射性"三废"(这是核能生产各个环节和放射性核素在工业、农业、医学等部门所排放的)。

2. "三废"污染 系指"三废"物质影响水、空气、土壤等各项生态因素的影响或者甚至于危害人体健康和生物体正常活动的现象。

3. "三废"的处理 主要分四个方面。一是废气处理:①少量有毒气体可被空气稀释而排放。②大量有毒气体必须经吸收或处理,如酸性气体可用碱液吸收处理。二是废液处理:①酸性、碱性废液按其化学性质,分别进行中和后处理。使 pH 能在 6~9 范围再排放。②有机物废液,应作回收、转化、燃烧等处理。③根据制药废水的特点,一般处理过程为:中和→调节 pH 值→高效厌氧处理→水解酸化→好氧→沉淀处理→清水池→过滤罐→排水。三是废料处理:①能自然降解的有毒废物,可作深埋处理。②不溶于水的废料必须集中到焚化炉焚烧或用化学方法处理成无害物。四是放射性"三废"处理:可分为浓缩储存和稀释排放。

4. "三废"的危害事例 ①"水俣病"事件:系指日本九州南部水俣镇人受害一万多人,发病 180 多人,死亡 50 多人,汞积累引起的疾病事件,这是因为三废中的汞金属可以生成甲基汞,毒性增大,通过食物链进入鱼体,人吃鱼,汞在人体内因积累而中毒。②三废中的镉:镉在人体中积累以后,会破坏骨骼中钙的代谢,肾受损,骨疼难忍,最后骨软化萎缩疾病,自然骨折,一般人体从摄入镉到发病需经 10~30 年。

5. 放射性的来源 主要有天然性的和人为性的两种。前者系指人类环境中存在着铀、钍族元素和钾 40 等天然放射性物质。后者主要是核武器试验而产生的沉降物,仅 1961~1962 年一年之间就达 337 兆吨,造成了全球范围的环境污染。

6. 放射性物质的危害性 少量累积照射会引起慢性放射病,使造血器官、心血管、内分泌和神经等系统受到损害,发病往往延续几十年;而大剂量经一定潜伏期可出现各种肿瘤或白血病,破坏人的生殖功能,严重的能在短期内致死(日本广岛长崎原子弹事件为例证)。

第十五章

药品的流通

第一节 基本概念

1. 药品流通(drug circulation) 系指药品从生产企业到患者的全部过程,主要涉及药品流、货币流、信息流及药品所有权的转移等。

2. 药品流通的组织与作用 包括三大组织或环节,一是流通前端的药品生产企业:需要售出自己生产的药品,获得货币及利润,并且购买生产原料。二是流通连接的药品流通企业:保证药品供应的及时性和准确性。三是流通末端的医疗机构药房和零售药店:其作用为需要购得药品,供药品、诊断患者时使用,或者向患者销售。

3. 药品流通的特点 其特点为"六化",一是药品购销管理的法制化。二是药品经营质量控制的规范化,按《药品经营质量管理规范》(Good Supplying Practice,GSP)执行。三是药品及其规格的多样化:系指药品流通企业①经营的药品"三多一大"(即品种多、规格多、批次多且流动性大);②根据患者需要,将不同产地、不同企业的药品组合,再销售给其他批发企业、医疗机构或零售药店。四是药品机构人员的专业化。五是药品市场营销的特殊化。六是药品流通的信息化。

4. 药品流通的渠道 系指药品从生产企业转移到患者所经过的途径,又称为药品销售的渠道。其可分为直接渠道和间接渠道。前者的典型形式是由生产企业直接到患者。后者主要有三种形式,一是生产企业、药店、患者。二是生产企业、医药公司、药店、患者。三是生产企业、产地医药公司、中间医药公司、销售地医药公司、药店、患者。

第二节 药品的批发企业

一、药品批发企业

1. 药品批发企业 按《药品管理法实施条例》"药品批发企业是将购进的药品销售给药品生产企业、药品经营企业、医疗机构的药品经营企业。"

2. 药品批发企业的由来 20世纪50～90年代,因我国的国有国营性质决定,药品的批发由医药公司(批发西药)和药材公司(批发中药)承担,又简称"国营主渠道"。随着改革的深入发展,20世纪90年代后药品批发商的名称、体制和所有制出现多样化的局面,其法定名称确定为药品批发企业。

二、药品批发企业的作用与功能

1. 药品批发企业的作用 主要是为了保证药品供应的及时性和准确性。

2. 药品批发企业的功能　主要有三个方面的功能。一是调整药品的供需矛盾:即药品批发企业可以发挥集中与分散功能而起着调节供需矛盾的蓄水池作用,减少生产企业和零售药店的药品库存,提高 2/3 的资金周转率及库存周转率。二是"三减少",即减少药品的交易次数;减少人力、物力和费用的投入;减少差错发生率,而提高经济效益。三是提供药品的快捷增值服务:通过建立信息网络,提供自动化订货服务,改善药房的经营条件和工作方式,即由传统的买卖关系转为现代的服务关系,既能使之节约费用,又能快捷而及时、合理的服务,同时也能提高药品和货币的周转速度促进价值增值,实现药品为人们健康服务的目的。

三、药品批发企业的管理

为了确保药品的供应质量,我国的法律要求药品批发企业严格实施《药品经营质量管理规范》,其要点作如下介绍。

1. 药品批发企业的管理职能　其主要有四点:一是按批准的经营方式和范围,从事药品的经营活动。二是企业的主要负责人需要保证企业能执行国家的有关法律、法规及药品质量管理规范,对经营药品的质量负领导责任。三是建立以主要负责人为首的企业质量体系,设置进货、销售和储运等业务部门负责人和企业质量管理机构负责人在内的质量领导组织,实施企业质量方针,保证企业质量管理工作人员行使职权。四是设置质量管理机构,下设质量管理组、质量验收组、药品验收与养护等组织,应与企业的经营规模相适应。

2. 药品批发企业的从业人员资格与培养　①企业的负责人应具有专科以上学历或中级以上专业技术职称。熟悉国家有关药品管理的法律、法规和所经营药品的知识等。②企业质量负责人应具有大学本科以上学历、执业药师资格和 3 年以上药品经营质量管理工作经历,具备正确判断和保障实施的能力。③企业的药品质量管理负责人应具有执业药师资格和 3 年以上药品经营质量管理工作经历,能独立解决经营过程中的药品质量问题,其质量管理的工作人员应在职在岗,不得由兼职人员担任。④企业从事药品验收、养护等岗位的人员,应具有药学中专或医学、生物、化学等相关专业大学本科以上学历或者具有药学初级以上专业职称。在国家有就业准入规定岗位工作的人员,需通过职业技能鉴定并取得职业资格证书后方可上岗。⑤企业的药品质量管理、验收、养护及计量等工作的专职人员数量,不得少于企业职工总数的 4%(最低不应少于 3 人),零售连锁企业此类人员不得少于职工总数的 2%(最低不应少于 3 人),并保持相对稳定。⑥企业的药品质量管理人员,每年应接受省级药品监督管理部门组织的继续教育;从事验收、养护及计量等工作的人员,应定期接受企业组织的继续教育;继续教育均应建立档案。⑦企业的药品质量管理、药品验收、养护和保管等直接接触药品的岗位工作人员,每年必须进行健康检查,并建立健康档案;发现患有传染病或者其他可能污染药品疾病的患者,应调离直接接触药品的岗位。

3. 药品批发企业的设施与设备　①企业应有与经营药品规模相适应的营业场所及辅助作业区、办公用房,其药品营业场所应明亮、整洁;药品储存、作业区应与辅助作业区、办公生活区保持一定的距离或有隔离措施;装卸作业场所应有顶棚。②企业应按经营药品规模设置相应的仓库,其面积(指建筑面积,下同)大型企业、中型企业和小型企业分别不得低于 1500m²、1000m² 和 500m²。库区应地面整洁和无污染源等;库区内应有适宜药品分类保管和符合药品储存的库房。库房内墙壁、顶棚和地面应光洁、平整,门窗结构严密等。库区应有符合规定的消防和安全措施。③药品仓库:首先应划分待验库(区)、合格品库(区)、发货库(区)、不合格品库(区)和退货库(区)等专用场所,经营中药饮片还应划分零货称取专库(区);以上各库(区)均应设有明显标志。其次还应配置一定的设施和设备,保持药品与地面之间有一定距离的设备,避光、通风和排水的设备,检查和调节温度、湿度的设备,防尘、防潮、防霉、防污染及防虫、防鼠和防鸟等设备,符合安全用电要求的照明设备,适宜拆零及拼箱发货的工作场所和包装物料等的储存场所和设备。第三企业应根据所经营药品的储存要求,设置不同温度、湿度条件的仓库。各库房相对湿度应保持在 35%~75% 。储存麻醉药品、一类精神药品、医疗用毒性药品和放射性药品的专用仓库应具有相应的安全保卫等措施。④企业应在仓库设置验收、养护室;验收、养护室应有必要的防尘、防潮设备;养护人员对所用设施和设备应定期进行检查、维修和保养等,并建立档案。⑤企业分装中药,饮片应有符合规定的固定的分装室,其面积和设备应与分装要求相适应,环境应整洁,墙壁、顶棚无脱落物,并建立档案。

4. 药品批发企业的进货

(1) 企业应把药品质量放在选择药品和供货单位条件的首位,制定能够确保购进的药品有符合质量要求的进货程序,此程序应包括:①确定供货企业的法定资格及质量信誉;②审核所购进药品的合法性和质量可靠性;③对于本企业进行业务联系的供货单位及其销售人员进行合法资格的验证;④对首营药品品种,填写"首次经营药品审批表",并经企业药品质量管理机构和企业主管领导的审核批准;⑤签订有明确药品质量条款的购进合同;⑥购进合同中药品质量条款的执行。

(2) 购进的药品应符合以下基本条件:①合法企业所生产或经营的药品;②具有法定的药品质量标准;③除国家未规定的以外,应有法定的批准文号和生产批号;进口药品应符合规定的并且有加盖了供货单位质量检验机构原印章的《进口药品注册证》和《进口药品检验报告书》复印件;④药品包装和标识符合有关规定和储运要求;⑤中药材应标明产地。

(3) 由药品业务部门会同质量管理机构共同对首营企业(指与本企业首次发生供需关系的药品生产或经营企业)应进行资格和质量保证能力的审核。包括核实药品的批准文号和取得质量标准;审核药品的包装、标签和说明书等是否符合规定,了解药品的性能、用途、检验方法、储存条件及质量信誉等内容。必要时应实地考察。经审核批准后,方可从首营企业进药品。

(4) 对首营药品品种(指本企业向某一药品生产企业首次进购的药品,含新规格、新剂型和新包装等)应进行合法性和质量基本情况的审核,其核实内容同上。

(5) 企业编制购药品计划时应以药品质量作为重要依据,并有质量管理机构人员参加;签订的进货合同应明确质量条款。其中应注意①工商间购销合同中应明确药品质量符合质量标准和有关质量要求;药品附产品合格证;药品包装符合有关规定和货物运输要求。②商商间购销合同中应明确药品质量符合质量标准和有关质量要求;药品附产品合格证;购进口药品,供应方应提供符合规定的证书和文件;药品包装符合有关规定和货物运输要求。

(6) 购进药品应有合法票据,并按规定建立完整的记录,记录应注明药品的品名、剂型、规格、有效期、生产厂商、供货单位、购进数量和购货日期等项内容,做到票、账和货相符;购进记录应保存至超过药品有效期 1 年,且不得少于 3 年。

(7) 每年应对购进药品情况进行质量评审。

5. 药品批发企业的验收

（1）验收要求：①严格按照法定药品质量标准和合同规定的药品质量条款对购进药品及销后退回药品的质量进行逐批验收；②验收时应对药品的包装、标签、说明书及有关要求的证明或文件逐一检查；③验收抽取的样品应具有代表性；④验收应按有关规定做好验收记录，验收记录应保存至超过药品有效期1年，且不得少于3年；⑤验收首营药品品种，还应进行药品质量的检验；⑥验收应在符合规定的场所进行，在规定时限内完成。

（2）验收内容：包括药品外观的性状检查和药品内、外包装及标识的检查。包装、标识主要检查以下内容：①每件包装中，应有药品合格证。②药品包装的标签和所附说明书上，应有生产企业的名称、地址；有药品的品名、规格、批准文号、产品批号、生产日期和有效期等；有药品的成分、适应证或功能主治、用法、用量、禁忌、不良反应、注意事项以及储藏条件等。③特殊管理药品、外用药品包装的标签或说明书上有规定的标识和警示说明；处方药和非处方药按分类管理要求，标签、说明书上有相应的警示语或忠告语；非处方药的包装有国家规定的专有标识。④进口药品包装的标签应以中文注明药品的名称、主要成分以及注册证号，并有中文说明书。进口药品应有符合规定的《进口药品注册证》复印件，进口预防性生物制品、血液制品应有《生物制品进口批件》复印件；进口药材应有《进口药材批件》复印件，以上批准文件应加盖供货单位药品质量检验机构或药品质量管理机构的印章。⑤中药材和中药饮片应有包装，并附有药品质量合格的标志。每件包装上，中药材标明品名、产地和供货单位；中药饮片标明品名、生产企业和生产日期等。实施批准文号管理的中药材和重要饮片，在包装上还应标明药品批准文号等。

（3）验收记录应记载供货单位、数量、到货日期、品名、剂型、规格、批准文号、批号、生产厂商、有效期、质量状况、验收结论和验收人员等内容。

（4）仓库保管员凭验收员签字或盖章收货，对货与单不符、质量异常、包装不牢或破损及标志模糊等情况，有权拒收并报告企业有关部门处理。

（5）应对质量不合格药品进行控制性管理，其管理重点：①发现不合格药品应按规定的要求和程序上报；②不合格药品的标识、存放；③查明质量不合格的原因，分清质量责任及时处理，并制定预防措施；④不合格药品报废与销毁的记录；⑤不合格药品处理情况的汇总和分析。

6. 药品批发企业的储存与养护

（1）药品储存应按规定的要求专库并分类存放。其规定为：①药品应按温度、湿度要求储存于相应的库中；②在人工作的库房储存药品，按药品质量状况实行色标管理，其统一标准是：合格药品为绿色，不合格药品为红色，待确定药品为黄色；③药品搬运和堆垛应严格遵守药品外包装图示标志的要求，规范操作。其中，怕压药品应控制堆放高度，定期翻垛；④药品在库房储存时，药品堆垛应留有一定距离；⑤药品应按批号集中堆放，同时注意有效期的药品应分类相对集中存放，并按生产批号及有效期的远近依次或分开堆码并有明显的有效期标志，其中对近效期的药品，应按月填报效期报表；⑥药品与非药品、内用药与外用药以及处方药与非处方药之间应分开储存；易串味的药品、中药材、中药饮片以及危险品等应与其他药品分开储存；⑦麻醉药品、一类精神药品、医疗用毒性药品和放射性药品应当专库或专柜储存，双人双锁保管，并做好转账记录。

（2）销售后退回的药品。应凭销售部门开具的退货凭证收货，并储存于退货药品库，由专人保管，并做好退货记录。经验收合格的药品，由保管人员记录后方可存入合格药品库;不合格药品由保管人员记录后方可存入不合格药品库。退货记录应保存3年。

（3）不合格药品的储存。应储存于不合格药品库（区），并有明显的标志。不合格药品的确认、报告、报损和销毁应有完善的手续和记录。

（4）库存药品：应根据流转情况定期进行养护和检查，并做好记录。

（5）药品养护的主要职责：①指导保管人员对药品进行合理储存；②检查在库药品的储存条件，配合保管人员进行仓间温度、湿度等管理；③对库存药品进行定期质量检查，并做好检查记录；④对中药材和中药饮片按其特性，采取干燥、降氧和熏蒸等方法养护；⑤对由于异常原因可能出现质量问题的药品和在库时间较长的中药材，应抽样送检；⑥对检查中发现的问题及时通知药品质量管理机构复查处理；⑦定期汇总、分析和上报养护检查、近效期或长时间储存的药品等质量信息；⑧负责养护用仪器、设备，温度、湿度检测和监控仪器，仓库在用计量仪器及器具等的管理工作；⑨建立药品养护档案。

（6）库存养护：如发现质量问题，应悬挂明显标志和暂停发货，并尽快通知质量管理机构予以处理。

（7）应做好库房温度、湿度的监测和管理，每日应上午、下午定时对库房温度、湿度进行记录；如库房温度、湿度超出规定范围，应及时采取调控措施，并做好记录。

7. 药品批发企业的出库与运输管理

（1）应遵循"先产先出"、"近期先出"和按药品批号发货的原则。

（2）应进行复核和质量检查，一类精神药品和医疗用毒性药品应建立双人核对制度。药品出库时，应按发货或配送凭证对实物进行药品质量检查和数量、项目的核对，如发现以下问题应停止发货或配送，并报有关部门处理：①药品包装内有异常响动和液体渗漏；②外包装出现破损、封口不牢、衬垫不实和封条严重损坏等现象；③包装标识模糊不清或脱落；④药品已超出有效期等。

（3）药品出库复核。为便于药品质量跟踪所做的复核记录应包括药品购货单位、品名、剂型、规格、批号、有效期、生产厂商、数量、销售日期、质量状况和复核人员等项目。药品零售连锁企业配送出库时，也应按规定做好药品质量检查和复核，其复核记录包括药品的品名、剂型、规格、批号、有效期、生产厂商、数量、出库日期以及药品送至门店的名称和复核人员等项目。其复核记录应保存至超过药品有效期1年，且不得少于3年。

（4）药品质量跟踪应做好记录，以保证能快速、准确地进行药品质量跟踪。跟踪记录应保存至超过药品有效期1年，且不得少于3年。

（5）药品运输。应针对运送药品的包装条件及道路状况，采取相应措施，防止药品的破损和混淆。运送有温度要求的药品，途中应采取相应的保温或冷藏措施。麻醉药品、一类精神药品、医疗用毒性药品等的运输按有关规定办理。搬运、装卸药品应轻拿轻放，严格按照外包装图示标志要求堆放和采取防护措施等。

（6）由生产企业直调药品。须经经营单位药品质量验收合格后方可发运。药品直调是指将已购进但未入库的药品，从供货方直接发送到向药品批发企业购买同一药品的需求方的过程。

8. 药品批发企业的销售与售后服务

（1）药品销售应根据有关法律、法规和规章，将其给具有合格资格的单位。销售特殊管理的药品应严格按照国家有关规定执行。药品销售人员应正确介绍药品，不得虚假夸大和误导患者。

（2）药品销售应按规定开具合法票据，并按规定建立销售记录，做到票、账和货相符。药品销售记录应记载药品的品名、剂型、规格、有效期、生产厂商、购销单位、销售数量和销售日期等有关内容。销售记录应保存至超过药品有效期1年，且不得少于3年。

（3）药品营销宣传：应严格执行国家有关广告管理的法律、法规，其宣传内容必须以国家药品监督管理部门批准的药品使用说明书为准。

（4）药品质量查询、投诉、抽查和销售过程。若发现的质量问题应查明原因，分清责任，采取有效的处理措施，并做好记录。已售出的药品如发现药品质量问题，应向有关管理部门报告，并及时追回药品并做好记录。

（5）药品不良反应：应按照国家有关药品不良反应报告制度的规定和企业相关制度，收集由本企业售出药品的不良反应情况，并将其不良反应情况按规定上报有关部门。

第三节　药品的零售企业

一、药品零售企业

1. 药品零售企业　按《药品管理法实施条例》的定义："药品零售企业是指将购进的药品直接销售给消费者的药品经营企业"。可称为社会药房（community pharmacy），或称零售药店（retail pharmacy，drugstore），其为企业性质，要承担投资风险。

2. 药品零售企业的资格　必须取得《药品经营许可证》，才能够从事药品经营活动。

3. 药品零售企业的特点　具有私有化、小型化、经营多元化、数量众多，分布很广等。

4. 药品零售企业的重要性　药品零售企业是直接向患者提供其所需之药品和药学服务的机构，数量很多，星罗棋布遍及城乡，发挥了中间商扩散商品的功能。它一方面与药品批发企业集中的功能相链接，将成批的多品种药品零售给患者，使患者方便地买到所需的各种药品，保证了医疗卫生事业社会目标的实现；另一方面，在销售药品的同时，还为患者提供各种药学服务，这与食品、化妆品或服装等其他消费品的零售有本质的不同。

二、药品零售企业的分类

1. 按照所有制　可以分为国有药店、股份制药店和民营药店。

2. 按照药品经营品种　可以分为西药店、中药店和兼营西药和中药的药店。

3. 按照药品经营规模　可以分为大型零售药店、中型零售药店和小型零售药店。

4. 按照是否利用互联网销售药品　可以分为实体药店和网上药店。

5. 按照药品经营业态分类　可以分为单体零售药店和零售连锁药店。

6. 按照是否提供医疗保险用药　可以分为定点药店和非定点药店。

7. 零售药店　系指依法取得《药品经营许可证》的药品零售企业，一般称之为单体药店，或独立的零售药店。该类药店在我国药品零售业中占的比例较大，其中有的是企业法人，有的是二级法人。

8. 零售连锁药店　相对于单体药店而言，如果零售企业同时具有若干家零售企业（也称门店），经营同类药品，使用统一商号，在统一总部的管理下，采取统一采购配送、统一质量标准、采购同销售分离且实行规模化管理的组织形式，可以视为零售连锁药店。其主要由总部（公司或总店）、配送中心和若干门店构成。其中总部是连锁企业经营管理的核心；

配送中心是连锁企业的物流机构,向该企业连锁范围内的门店进行配送;门店按总部的制度、规范要求,承担日常药品零售业务,不得自行采购药品。药品零售连锁企业应是企业法人,总店或各个门店均须依法分别取得《药品经营许可证》。

根据药品经营资本的不同,门店可以分为直营门店和加盟门店。直营门店的人、财和物权属于总部,受总部的直接管理;而加盟门店则是通过某种合同的形式,利用连锁企业品牌和质量管理运作模式,从加盟的总部进货,但所有权不属于总店或总部。

9. 定点零售药店 系指经统筹地区社会保障行政部门审核,并经社会保险经办机构确定的并且为城镇职工或居民基本医疗保险参保人员提供处方外服务的零售药店。定点零售药店必须配置执业药师,具备及时供应基本医疗保险用药和 24 小时提供服务的能力。根据国家基本医疗保险制度的规定,定点零售药店只能向参保人员提供属于基本医疗保险用药目录中非处方药的报销服务。在店内设立基本医疗保险用药专柜,实现专人专账管理,并将专柜药品与其他药品的购、销和存业务分开管理。与此同时,应用计算机与统筹地区社会保险经办机构实行联网,按规定向有关部门发送数据信息和报表,做好台账记录。

三、药品零售企业的管理

1. 药品零售企业的管理职责 与药品批发企业的管理职能相似,但还应注意三点:一是在店内的显著位置悬挂《药品经营许可证》、《营业执照》及与执业人员要求相符的执业证明。二是设置药品质量管理部门或配置药品质量管理人员,具体负责企业药品质量管理工作。三是结合实际,制订各项药品质量管理制度;应定期检查和考核,并建立记录档案。

2. 药品零售企业的从业人员与培训 ①零售药店法定代表人或企业负责人应当具备执业药师资格。②执业药师在药品零售中进行处方审核,指导合理用药。③从事药品质量管理、验收、采购工作的人员应当具有药学或医学、生物、化学等相关专业学历或具有药学专业职称。④零售药店的营业员应当具有高中以上文化程度或者符合省级药品监督管理部门规定的条件。⑤零售药店各岗位人员应接受相关法律法规及药品专业知识与技能的培训和继续教育。⑥零售药店接触药品的营业员及相关人员,每年必须进行健康检查,并建立健康档案;若发现患有传染病或者其他可能污染药品疾病的人员,应及时调离工作岗位。

3. 药品零售企业的设施与设备

(1) 应有与药品经营规模相适应的营业场所和仓库,并且环境整洁、无污染物。药品营业场所、药品仓库和办公生活等区域应分开。其中营业场所应宽敞、整洁,营业用货架、柜台齐备,销售柜应标志醒目。仓库应与营业场所隔离,库房内地面和墙壁平整、清洁,有调节温度、湿度的设备。药品零售的营业场所和仓库面积不低于以下标准:①大型营业场所面积 $100m^2$,仓库 $30m^2$;②中型营业场所面积 $50m^2$,仓库 $20m^2$;③小型营业场所面积 $40m^2$,仓库 $20m^2$;④零售连锁门店营业场所和仓库共 $40m^2$。

(2) 零售药店营业场所和仓库应配置便于药品陈列和展示的设备,其中特殊管理药品的保管设备,应符合药品特性要求的常温、阴凉和冷藏保管的设备,必要的药品验收、养护的设备,检验和调节温度、湿度的设备,保持药品与地面之间有一定距离的设备,药品防尘、防潮和防污染以及防虫、防鼠和防霉等设备,经营中药饮片所需的调配处方和临方炮制的设备。

4. 药品零售企业的进货与验收 与药品批发企业的进货和验收基本相似。

5. 药品零售企业的陈列与储存　与药品批发企业的储存与养护相似,其不同之处在于:一是在店内陈列药品应符合药品质量和包装的规定。二是危险药品不应陈列。三是拆零药品应集中存放于拆零专柜,并保留原包装的标签。四是中药饮片应做好药品质量复核,不得错斗、串斗,防止混药;饮片斗前应写正名正字。同时还应做到:①陈列药品的货柜及橱窗应保持清洁和卫生,防止人为污染药品;②陈列药品应按药品品种、规格、剂型或用途分类整齐摆放,类别标签应放置准确、字迹清晰;③陈列药品应按月进行检查,若发现质量问题要及时处理。五是定期检查陈列与储存药品的质量,并记录,近效期的药品及霉变、易潮解的药品视情况缩短检查周期,对药品质量有疑问及储存较久的药品应及时抽样送检。六是检查陈列环境和储存条件是否符合药品规定要求。七是库存养护中如发现质量问题,不得摆上柜台销售,应及时通知药品质量管理机构或药品质量管理人员进行处理。

6. 药品零售企业的销售与服务　与药品批发企业的销售与服务相似,其不同之处在于:一是处方药必须经执业药师审核后方可调配和销售;对处方所列药品不得擅自更改或替换;对有配伍禁忌或超剂量的处方,应当拒绝调配和销售。其规定:①执业药师或药师在岗,并佩戴胸卡;②执业药师或药师对处方进行审核并签字后,方可依据处方调配、销售药品;③处方药不得采用开架自选的销售方式;④非处方药可不凭处方出售;⑤不得采用有奖、附赠药品或礼品等销售方式。二是销售中药饮片应符合炮制规定,并做到计量准确。三是药品拆零销售使用的工具、包装袋应清洁和卫生,并应在药袋上写明药品的名称、规格、用法、用量和有效期等内容。四是销售特殊管理药品,应严格按照国家有关规定,凭盖有医疗单位公章的医师处方限量供应,销售及复核人员均应在处方上签字或盖章,处方应保存 2 年。五是应在零售场所内提供咨询服务,指导患者安全、合理用药;应在店内明示服务公约、公布监督电话和设置患者咨询服务,对患者反映的药品质量问题,应认真对待,详细记录,并及时处理或加以解决等。

第十六章

药品的应用

第一节 药学服务

现代药学的发展主要经历了三个阶段：一是以传统的药品供应为中心的阶段；二是以参与临床用药实践、促进合理用药为主的临床药学阶段；三是更高层次的以患者为中心，强调改善患者生命质量的药学服务阶段。

一、基本概念

1. 药学服务 系指药师应用药学专业知识向公众(包括医护人员、患者及家属)提供直接的、负责任的、与药物使用有关的服务，其理想目标是以期提高药物治疗的安全性、有效性和经济性，实现改善和提高人类生命的质量。这是 1990 年由美国学者 Hepler 和 Strand 倡导，在临床药学工作的基础上发展起来的。

2. 药学服务的对象 系指患者及家属、医护人员和卫生工作者、药品消费者和健康人群等。

3. 药学服务的最基本要素 系指"与药物有关"的"服务"。以患者为中心的药学服务已成为全球药师共同追求的目标，实施全程化的药学服务是药师的责任。

4. 药学服务的内容 主要有：①将药学与医疗、护理有机地结合，药师与医师、护士齐心协力，共同承担医疗责任。②既为患者个人服务，又为整个社会国民健康教育服务。③积极参与疾病的预防、治疗和保健。④指导、帮助患者合理地使用药品。⑤协助医护人员制定和实施药物治疗方案。⑥定期对药品的使用和管理进行科学评估。

5. 药学服务的具体工作 主要有调配处方；参与临床药物治疗；监测治疗药品；研究和评价药品利用；监测和报告药品不良反应；提供药学信息服务；参与健康教育。

6. 药学服务的预期效果 主要有：①改善疾病或症状。②减少和降低发病率、复发率、并发症、病死率。③缩短住院时间，减少急诊次数和住院次数。④指导药品的正确使用方法，帮助患者按时、按量、按疗程使用药品。⑤预防药品不良反应的发生率，减少药源性疾病的概率。⑥节约治疗费用，提高治疗效益与费用的比值，减少医药资源的浪费。⑦提高公众的健康意识，普及康复知识。

7. 药学服务应具备的素质

(1) 人际沟通的意义：主要为①沟通能互补使患者获得有关合理用药的指导，有利于疾病的治疗，提高用药的有效性、依从性和安全性，减少药疗事故的发生。②沟通是药师了解获取患者的信息、问题及规律等的途径。药师可通过专业、科学、严谨、耐心的回答，解决患者在药物治疗过程中的问题。③伴随沟通的深入，交往频率的增加，使药师和患者的情感和联系加强,让药师贴近患者,增加患者对治疗的信任度和满意度。④可确立药师的价值感,树立药师形象,提高公众的认知度。

（2）人际沟通的技巧：主要有①认真聆听；②注意语言的表达；③注意非语言的运用；④注意掌握时间；⑤关注特殊人群等。

（3）药历：系指药师为参与药物治疗和实施药学服务而为患者建立的用药档案,其源于病例,但有别于病历,由药师填写,作为动态、连续、客观、全程掌握用药情况的记录。

（4）药历的内容：主要包括监护患者在用药过程中的用药方案、用药经过、用药指导、药学监护计划、药效表现、不良反应、治疗药品监测、各种医学实验室数据、对药品治疗的建设性意见和对患者的健康教育忠告。以保证患者的用药安全、有效、经济,便于药师开展药学服务,提高患者用药的依从性,提高医疗质量。

（5）药历的主要格式：书写药历是药师进行规范化药学服务的具体体现。2006 年初,中国药学会医院药学专业委员会结合国外模式发布了国内药历的书写原则与推荐格式,包括：①基本情况：主要涉及患者姓名、性别、年龄、体重或体重指数、出生年月、病案号或病区病床号、医保和费用情况、生活习惯和联系方式等。②病历摘要：既往病史、体格检查、临床诊断、非药品治疗情况、既往用药史、主要实验室检查数据、出院或转归。③用药记录：主要涉及药品名称、规格、剂量、给药途径、起始时间、停药时间、联合用药、不良反应及短缺品种。④用药评价：用药问题与指导、药学监护计划、药学干预内容、药品监测数据、药品治疗建设性意见、结果评价等。

（6）药学服务中投诉的应对：一是投诉的类型,①服务态度和质量；②药品数量,此类投诉占有相当的比例；③药品质量；④退药；⑤用药后发生严重不良反应；⑥价格异议。二是患者投诉的处理,①选择合适的地点；②选择合适的人员；③接待时的举止行为要点：接待患者投诉时,接待者的举止行为要点第一是尊重,第二是微笑；④用适当的方式和语言；⑤证据原则等。

二、合理用药

1. 合理用药的基本原则　其基本原则为安全、有效、简便、经济。

2. 不合理用药的主要表现　主要有九个方面：①辨析病证不准确,用药指征不明确；②给药剂量失准,用量过大或过小；③疗程长短失宜,用药时间过长或过短；④给药途径不适,未选择最佳给药途径；⑤服用时间不当,不利于药品的药效发挥；⑥违反用药禁忌,有悖于明令规定的配伍禁忌、妊娠禁忌、服药时的饮食禁忌和证候禁忌；⑦合用药品过繁,因对药物性能不熟,或单纯追求经济效益,导致同类药品重复使用；⑧乱用贵重药品,因患者盲目自行购买,或医药人员追求经济效益,导致滥用贵重药品；⑨涂敷面积过大,导致吸入性中毒。

3. 不合理用药的后果　主要有四个方面：一是浪费医药资源。二是延误疾病治疗。三是引发药品不良反应及药源性疾病。四是造成医疗事故和医疗纠纷。

4. 保证合理用药的主要措施　①研习中医药学；②准确辨析患者的病证；③参辨患者的身体状况；④确认有无药物过敏史；⑤选择质优的药品；⑥合理配伍用药；⑦选择适宜的给药途径及剂型；⑧制定合理的用药时间和疗程；⑨严格遵守用药禁忌；⑩认真审方堵漏；⑪详细嘱告用药宜忌；⑫按患者的经济条件斟酌选药品。

5. 服药时间影响作用　系指相同剂量的同一药品因服药时间不同而疗效或副作用相差甚远。①增强药效：如胆固醇主要在夜间合成，因此，他汀类调血脂药夜间服药比白天更有效。②减少和规避药品不良反应：如餐后服非甾体抗炎药物(阿司匹林、尼美舒利、吲哚美辛等)可减少和规避胃肠道刺激。③提高生物利用度：利用维生素 B_2 在小肠吸收的特性，采取餐后(因胃排空缓慢)服维生素 B_2 可在小肠被充分吸收，从而提高生物利用度。

6. 常用药品最合适的服用时间　例如利尿药物宜清晨服用(减少起夜次数，避免影响睡眠)；氨茶碱宜早晨 7 时服用(因氨茶碱可导致中枢兴奋)；非甾体抗炎药物宜餐后服用(减少胃肠刺激)；餐中服用降糖药物有二甲双胍、阿卡波糖、格列美脲，而餐前服用降糖药物有甲苯磺丁脲、氯磺丙脲、格列本脲、格列喹酮等；睡前服用药物有钙剂(最好，因人血钙水平在后半夜及清晨最低)，抗过敏药物苯海拉明、异丙嗪、氯苯那敏等(因易引起嗜睡、困倦)，他汀类调血脂药物(辛伐他汀、洛伐他汀、普伐他汀)等。

7. 饮水对药物疗效的影响　主要有三种情况，一是多饮水的口服药物：主要有平喘药物(茶碱类的氨茶碱、胆茶碱等)、利胆药物、蛋白酶抑制剂、双磷酸盐、抗痛风药物、抗尿结石药物、电解质(口服补液盐)、磺胺药物(防止结晶)、氨基糖苷类抗生素(卡那霉素、庆大霉素、链霉素等)。大量饮水，可避免结石。二是限制饮水的口服药物：主要有苦味健胃药物、胃黏膜保护剂(硫糖铝、果胶铋等)、嚼碎吞服的胃药物、止咳药物(止咳糖浆、甘草合剂)、预防心绞痛发作的药物(硝酸甘油片、麝香保心丸等)、舌下含片、抗利尿药物(去氨加压素)。三是不宜热水送服的药物：主要有助消化药物(胃蛋白酶、胰酶等)、维生素类药物、活疫苗(小儿麻痹症糖丸)、活性菌类药物(乳酶生、整肠生等)等。

8. 饮酒对药品疗效的影响　可降低疗效和增加不良反应发生。前者的药物有抗痛风药别嘌醇，抗癫痫药苯妥英钠、卡马西平，抗高血压药利血平，维生素 B_1、B_2，盐酸地高辛、茶碱缓释片等。后者的药物有镇静药、催眠药、抗抑郁药、抗精神病药(对中枢神经的抑制作用，出现嗜睡、昏迷)，非甾体抗炎药物如阿司匹林、吲哚美辛(对胃肠黏膜的刺激)，口服降糖药物如苯乙双胍、格列本脲、格列喹酮、甲苯磺丁脲(出现昏迷、休克、低血糖症状)，化疗药物氟尿嘧啶、甲氨蝶呤等(肝毒性、神经毒性)。

9. 喝茶对药品疗效的影响　茶叶中的鞣酸易与金属离子(铁剂、钙剂、铋剂、铝剂)发生沉淀，影响药物吸收；可与蛋白类药物、四环素、大环内酯类抗生素、生物碱结合，影响药物吸收。所含咖啡因与催眠药作用相拮抗。服用利福平时不可喝茶，以免妨碍其吸收。所含咖啡因和茶碱能兴奋中枢神经，加快心率。

10. 吸烟对药品疗效的影响　增加人肝药酶的活性；可降低呋塞米的利尿作用；可使人对麻醉药、镇痛药、镇静药和催眠药的敏感性降低；可降低胰岛素的作用。

11. 脂肪或蛋白质对药品疗效的影响　大量进食脂肪性食物，会抑制胃酸分泌，减少铁的吸收；适当多食脂肪，促进灰黄霉素吸收，增加其抗真菌的疗效，也可促进口服脂溶性维生素的吸收。口服左旋多巴，宜少吃高蛋白食物，高蛋白食物在肠内产生大量氨基酸，阻碍左旋多巴吸收，降低疗效。肾上腺皮质激素治疗时宜吃高蛋白食物，皮质激素可促进蛋白质分解，抑制蛋白质合成，高蛋白食物可防止体内蛋白质不足。服异烟肼不宜吃鱼，因异烟肼干扰鱼类蛋白质的中间代谢产物分解，易发生中毒作用。

12. 葡萄柚汁对药品疗效的影响　葡萄柚汁抑制 CYP3A4 活性，引起许多药物生物利用度增加，如钙通道阻滞剂(维拉帕米、地平类)、免疫抑制剂(环孢素)、他汀类降脂药、镇静催眠药(三唑仑、地西泮)等。

13. 食醋对药品疗效的影响　与碱性药（磺胺）同服,可发生酸碱中和反应,使药物失效。

14. 食盐对药品疗效的影响　由于其渗透压作用,使血容量增加,诱发高钠血症,促发充血性心力衰竭或高血压;建议一日的摄入量在 6g 以下。

15. 中成药的合理联用　①中成药与中成药联用的实例分析,如高血压:脑立清与六味地黄丸合用;药物流产后出血:益母草颗粒与妇血康颗粒联用;阳虚夹湿之泄泻:附子理中丸与健脾丸联用;牛黄清心丸可用牛黄解毒丸与柏子养心丸配伍代之。②中成药与中药汤剂联用的实例分析(略)。③中成药与药引联用的实例分析(略)。④中成药与西药联用的实例分析(略)。

16. 中成药联用的配伍禁忌　①含"十八反"、"十九畏"药味中成药的配伍禁忌。②含有毒药物中成药的联用(略)。③不同功效药物联用的禁忌(略)。④药物的相互作用(略)。

17. 中西药联用的特点　主要有三点:一是协同增效。二是降低毒副反应。三是降低用药量。

18. 中西药联用的相互作用　主要有四点:影响吸收、影响分布、影响代谢和影响排泄。

19. 中西药联用　①中西药合理联用的实例分析;②中西药不合理联用的实例分析。

20. 含西药组分的中成药　①含格列本脲成分的中成药使用注意:格列本脲常用量一般为每次 2.5mg,每日 3 次。磺胺过敏、白细胞减少患者禁用,孕妇及哺乳期妇女不宜使用,肝肾功能不全、体虚高热、甲状腺功能亢进者慎用。服用过量易致低血糖。②含西药成分的感冒中成药的使用注意:一是含安乃近成分中成药的使用注意:在服用时,切不可随意加大剂量,更不能长期使用,年老体弱者用药尤其应慎重,不能再同时加用西药解热药。对安乃近、吡唑酮类及阿司匹林类药物过敏者禁用。二是含对乙酰氨基酚成分中成药的使用注意:长期大量使用对乙酰氨基酚,尤其是患者肾功能低下时,可出现肾绞痛或急性肾衰竭、少尿、尿毒症。若与肝药酶诱导剂尤其是巴比妥类并用时,发生肝脏毒性反应的危险增加。肝肾功能不全的患者应慎用,有增加肝脏、肾脏毒性的危险。三是含马来酸氯苯那敏成分中成药的注意事项:在服药期间,不得驾驶车船、登高作业或操作危险的机器。③含有盐酸麻黄碱中成药使用注意:甲状腺功能亢进症、高血压、动脉硬化、心绞痛患者应禁用含盐酸麻黄碱的中成药。④含吲哚美辛中成药使用注意:吲哚美辛的不良反应常见的有:胃肠道反应、中枢神经系统反应、造血系统损害、过敏反应、肝肾损害。鉴此,溃疡病、哮喘、帕金森病、精神病患者、孕妇、哺乳期妇女禁用;14 岁以下儿童一般不用;老年患者、心功能不全、高血压、肝肾功能不全、出血性疾病患者慎用;且不宜与阿司匹林、丙磺舒、钾盐、氨苯蝶啶等合用。⑤含氢氯噻嗪的中成药使用注意:氢氯噻嗪引起的不良反应最常见为低血钾,肝肾疾病、糖尿病患者、孕妇及哺乳期妇女不宜服用。

三、医院药学

1. 医院药学　系指研究医院药品供应、药学技术、药事管理和临床用药的一门综合科学。

2. 医院药学的模式　其模式已从单一药品供应型模式逐渐转向用药服务型模式,即药师已从药房走到临床医疗第一线,为医师和患者提供与医疗直接有关药学方面的科学技术服务。

3. 医院药学的作用 保证临床合理、安全、有效地使用药品,监督超药品说明书用药,避免药源性疾病和事故,提高医院的医疗质量,保证患者的身心健康。

4. 医院药学的职责 其职责是以药学为中心展开的药事管理和药学技术工作;以临床医师和患者为服务对象,以供应药物和指导、参与临床安全、合理、有效的药物治疗为;以治疗效果为质量标准,在医院特定环境下的药学科学工作。

5. 医院药学的任务 其任务主要有合理用药咨询、药师住院查房、门诊处方审核、监测抗生素及激素使用情况、定期对护士站药品管理、药品不良反应收集与上报等。

6. 医院药学的工作 其工作主要涉及药事管理,药品的调剂、调配、制剂、临床药学、药品研究、药品检验与质控、药物信息、药学科研与教学、药学人才培养和药学人员的职业道德建设等。其中医院药学科研主要工作是①做好临床药学科研工作,研究药品安全、合理应用;②做好临床药理学研究;③做好药品的再评价;④药品不良反应与相互作用的研究;⑤新药的开发与应用;⑥新药的临床试验研究等。

四、社 区 药 学

1. 社区药学 系对患者诊治过程医院药学工作量大的必要补充性的药学服务。

2. 社区药学的功能 其主要围绕医疗、预防、保健、康复、健康教育和计划生育指导六大功能有效地开展药学工作。

3. 社区药学的职责 针对社区医疗服务直接面对患者的特点,又依据我国目前经济水平较低,人民群众文化程度相对不高,尤其是医药知识相对匮乏,用药存在的安全隐患大,其职责是如何保障用药安全和如何做好用药教育等工作。

4. 社区药学的工作 其主要工作是合理用药服务、防止药源性疾病的发生等,使药品安全、有效、经济、适当的用于社区居民群众。主要应围绕三个方面开展工作:一是进行常用药物咨询和合理用药宣教工作,二是普及基本药物知识,促进合理用药,三是进行药品不良反应关联性评价和报表填写等。

5. 社区药师的作用 应根据患者用药前后及其各环节过程,做到以患者为中心,以社区药学服务为基础,以全程化药学服务为主线,探索社区患者合理用药以及早期干预药品不良反应,使以药品为中心转向以患者为中心,从保障药品供应转变为对患者用药结果负责,以药物治疗为主转变为预防、保健为目标,以此引导公众合理、安全用药,提高公众自我保健、自我药疗的水平,提高公众的整体身体素质,减低患病概率,降低医疗费用,节约资源,从而保证患者的用药安全性,减少资源的浪费。

6. 社区的常见疾病 其常见疾病主要有高血压、糖尿病、高血脂等。

五、用 药 咨 询

1. 用药咨询的内容 主要包括:①药品名称;②适应病证;③用药禁忌;④用药方法;⑤用药剂量;⑥服药后预计疗效及起效时间、维持时间;⑦药品的不良反应与药物相互作用;⑧是否有替代药物或其他疗法;⑨药品的鉴定辨识、储存和有效期;⑩药品价格、报销,是否进入医疗保险报销目录等。

2. 特殊情况下的提示提醒及需要特别注意的问题 主要有:①注意患者同时使用2种或2种以上含同一成分的药品或合并用药较多时;②当患者用药后出现不良反应或既

往曾发生过药品不良反应史的;③当患者依从性不好或认为疗效不理想时,或认为剂量不足时;④病情需要,处方中配药剂量超过规定剂量时(需医师双签字),处方中用法用量与说明书不一致时,或非药品说明书中所指示的用法、用量、适应证时;⑤超越药品说明书范围的适应证或超过药品说明书范围的使用剂量(需医师双签字确认);⑥患者正在使用的药物中有配伍禁忌或配伍不当时(如有明显配伍禁忌时应第一时间联系该医师避免纠纷的发生);⑦使用需要进行血浆浓度监测(TDM)的患者;⑧近期药品说明书有修改(如商品名、适应证、剂量、有效期、储存条件、药品不良反应);⑨患者所用的药品近期发现严重或罕见的药品不良反应;⑩使用麻醉药品、精神药品的患者或应用特殊药物患者;⑪同一种药品有多种适应证或用药剂量范围较大时;⑫药品被重新分装,而包装的标识物不清晰时;⑬使用需特殊储存条件的药品时,或使用临近有效期药品时等。

3. 医护人员的咨询 主要有两个方面:一是对医师提供用药咨询服务;主要包括:①新药信息;②合理用药信息;③药品不良反应;④禁忌证。二是对护士用药咨询服务:①解释药物的理化性质;②强调药物联用的稳定性改变;③建议中药注射剂应单独输液,避免给患者造成不必要的伤害等。

第二节 药物流行病学

1. 药物流行病学(pharmacoepidemiology) 系指应用流行病学知识与方法研究药物在大量人群中应用及效果而为安全、有效、经济、合理地进行药物治疗提供依据的学科。其主要涉及临床药理学(clinical pharmacology)与流行病学(epidemiology)两个学科。

2. 药物流行病学的研究内容 主要有:①药物流行病学的方法学研究,做到能快速并准确地发现用药人群中出现的药品不良反应,保证用药人群安全;②在众多药品中挑选和推荐经过科学评价的药品,保障合理用药;③使药品上市后监测方法规范化与实用化,尤其是计算机的应用与用药人群数据库的建立;④研制实用药品不良反应因果关系判断程序图或逻辑推理流程图;⑤研究处方者的决策因素,改善其处方行为,提高处方药品质量;⑥通过广大用药人群,对常见病、多发病的用药(抗癌药、心血管药、抗感染药、解热止痛药)进行重点研究,推动合理用药;⑦以社会人群为基础对抗菌药合理应用与控制病原体耐药性的研究与成果,进行系统、深入、有效地推动与实践。

3. 药物流行病学研究的设计原则 其原则为代表性、可靠性、可比性、显著性等。

4. 药物流行病学的研究方法 其主要有描述性研究、分析性研究和实验性研究等。

5. ADR 监测方法 国际上常用的监测方法有:①自愿报告系统(spontaneous reporting system,SRS),又称黄卡制度(yellow card system),是一种自愿而有组织的报告制度,医务人员或药厂如果怀疑某种药物与服药者的某种不良事件有关,就应当填写 ADR 报告卡片,并向上级主管部门报告。②义务性监测(mandatory or compulsory monitoring),系 1975 年瑞典在自愿报告制度的基础上发展成义务性监测报告制度,要求医师报告所发生的每一例药品不良反应,从而使报告率大为提高。③重点医院监测(intensive hospital monitoring),系指定有条件的医院,报告不良反应和对药品不良反应进行系统监测研究。著名的波士顿协作药物监测计划(BCDSP)就是采用这种监测方法。④重点药物监测(intensive medicines monitoring),系对一部分新药进行上市后监测,以便及时发现一些未知或非预期的不良反应,并作为这类药品的早期预警系统。⑤速报制度(expedited reporting),美国、法国等欧共体成员国和日本均要求,上市后的药品发生严重 ADR 要在 15 个日历日之内向药品安全性监测机构报告,如属于临床试验之中的药品发生 ADR 要在 7 个日历日之内报告。我国规定最迟为 15 个工作日之内上报。

6. ADR 因果关系评价　这是 ADR 监测工作的重要内容。主要有二方面工作,一是 ADR 因果关系的评价准则,①时间性:即用药与 ADR 出现有无合理的时间关系。②普遍性:与现有资料(或生物学上的合理性)是否一致,即从其他相关文献中已知的观点看因果关系的合理性。③特异性:特异性在生物学上并不总适用,然而当某个病例符合时,则说明有极强的因果关系。④强度性:即发生事件后撤药的结果和再用药的后果。⑤病因性:是否其他原因或混杂因素,反应是否可用并用药物的作用、患者病情的进展、其他治疗措施来解释。二是 ADR 因果关系的评价方法:目前世界上 Karch 和 Lasagna 评定方法被各种评价方法引为基本准则,该法将因果关系的确实程度分为肯定、很可能、可能、条件、可疑五级。我国采用 WHO 国际药品不良反应监测合作中心建议使用的方法,该方法是根据"药品"和"不良事件"的关系分为肯定、很可能、可能、不可能、未评价、无法评价六个等级。

第三节　药物经济学

一、基 本 概 念

1. 药物经济学(pharmacoeconomics)　系指将经济学原理与方法用于药物治疗过程而描述和分析药物成本及其效果的一门交叉学科,系卫生经济学的一部分内容,主要涉及药学、临床药学、经济学、流行病学、临床流行病学、药物流行病学、社会学等多学科的知识。

2. 药物经济学的服务对象　其主要包括医疗保健体系的所有参与者、政府管理部门、医疗提供单位、医疗保险公司、医生及患者等。

3. 药物经济学研究的目的　系为临床合理用药、药品资源的优化配置、新药的研制与开发、临床药学服务、药政管理和医疗保险等提供决策依据,其在医院、政府部门及制药企业制定相关政策中所起的作用也在日益加强。通俗地说,药物经济学的研究旨在指导我们如何花最少的资源,研发并使用最具成本效益的药品。

4. 药物经济学的作用　即应用现代经济学的研究手段,结合流行病学、决策学、生物统计学等多学科研究成果,全方位地分析不同药物治疗方案、药物治疗方案与其他方案,如手术治疗及不同医疗或社会服务项目,如社会养老与家庭照顾等的成本、效益或效果及效用,评价其经济学价值的差别。

5. 药物经济学研究的方法　其方法大部分采用前瞻性研究和回顾性研究。前者系借助药品临床试验严格的随机对照双盲设计,可以获得较强的可信度,同时在药物治疗过程中可采集患者生命质量或效用变化等相关信息,但也应注意前瞻性研究规定入选患者的取舍标准,对患者人群适用性存在一定的问题。后者系通过对已有临床试验患者的疗效与费用资料进行回顾性整理分析,是一种省时省钱的研究方法,但由于资料的散在性,统计方法的差异等原因,这种偏倚性较大。同时因难以获得患者的生命质量信息而不能做成本效用分析。为此,一般在新药进行Ⅳ期临床试验时,开展其比较研究,较客观一些,这时因样本量已扩大。

6. 药物经济学的实施步骤　其实施步骤主要有 10 步：①确定研究的问题；②确立研究的观点；③确立治疗的方案和结果；④选择恰当的药物经济学方法；⑤结果的货币价值；⑥资源的区分；⑦确立结果事件的概率；⑧决策分析；⑨进行成本兑现或敏感性或增量成本分析；⑩结果表示。

二、药物经济学的评价方法

药物经济学的评价方法主要有四种：即最小成本分析、成本效果分析、成本效用分析和成本效益分析。其中，成本效益分析不仅具有直观易懂的优点，还具有普遍性，既可以比较不同药物对同一疾病的治疗效益，还可以进行不同疾病治疗措施间的比较，甚至疾病治疗与其他公共投资决策。然而，许多中、短期临床效果变化（如患病率、死亡率、残疾状态）难以用货币单位衡量，有关长期效果的数据资料很少或者很不全面，而且经济学家以外的临床医疗人员和公众很难接受以货币单位衡量生命、健康，所以，成本效益分析在卫生经济学及药物经济学研究上的应用远远少于成本效果分析。

三、药物经济学的研究步骤

药物经济学研究的步骤主要有 11 步：①确定研究对象；②确定分析的问题；③区分评价方案；④确定分析的观点和范围；⑤确定研究的时间范围和用于分析的基准；⑥确定分析的方法；⑦确定是否进行增量分析；⑧区分相关成本；⑨区分用药结果；⑩确定贴现率或时间偏好；⑪区分不确定因素和进行敏感性分析。

四、药物经济学的作用

药物经济学不仅重视药物的治疗成本，同时也关注药物的治疗效果，在控制药品成本的方面应具有科学性和可接受性，其作用主要体现在五个方面：一是指导新药的研制生产；二是制定公费医疗用药的报销范围；三是制定医院用药目录并规范医生用药；四是确定药品的适用范围；五是帮助患者正确选择药品。

第十七章

药物、食物与健康

第一节　健康基础知识

一、基本概念

1. 健康（health）　系指人在身体、精神和社会等方面都处于良好的一种状态。传统的健康系指"无病即健康"，而现代的健康系指整体健康，即躯体健康、智力健康、心理健康、心灵健康、道德健康、环境健康和社会健康等。

2. 疾病（disease）　系指在一定病因下致人体生理生化过程紊乱及功能与结构变化而致体征异常反应的一种状态。其主要有两种情况：一是康复（恢复正常）；二是长期残存，甚至死亡。

3. 亚健康（sub-health）　系介于健康与疾病之间的一种状态，又称酸性体质，临床症状为身体疲乏、腰酸腿痛、注意力和记忆力衰退等，若这些症状不能改善，继续发展就成为疾病。

4. 药源性疾病（drug-induced diseases）　系因使用药物而产生的疾病，系不良反应结果。

5. 精神病（psychosis）　系指人的认识、情感、意志及动作行为等心理活动均出现持久而明显异常的一种状态。其结果是人不能正常的学习、工作和生活，而动作行为难以被一般人理解，特别是在病态心理支配下，有自杀或攻击、伤害他人的动作行为等。

6. 完全恢复健康　系指受致病因素及疾病发生各种损害性的症状完全消除或得到控制，又称痊愈。就本质而言，机体的功能代谢活动完全恢复正常，形态结构破坏得到充分修复，一切症状均先后消失，机体的自稳调节及机体对外界环境的适应能力。

7. 不完全恢复健康　系指受损害性的症状基本得到控制但体内仍存在某些病理变化。

8. 保健（health care，health protection）　源于日语"保溥"，基本含义为保护健康。按照服务对象，保健可分为儿童、妇女、老年以及劳动等保健。

二、健康的标准及影响因素

1. 健康的标准　系指人应具有：①充沛精力，从容应付日常生活和工作的压力，而不感到过分紧张；②处事乐观、态度积极、乐于承担责任、事无巨细不挑剔；③善于休息、睡眠良好、应变能力强、能适应环境的各种变化、抵抗一般性感冒和传染病；④身体匀称、体重得当，站立时头、肩、臂协调，走路感觉轻松；⑤眼睛明亮、反应敏锐、眼睑不发炎；⑥牙齿清洁、无空洞、齿龈颜色正常；⑦头发有光泽、无头屑，皮肤有弹性等。

2. 男性健康要素　包括营养均衡（如应吃多种谷物和粗粮，还吃新鲜水果和蔬菜等）、喝足够的清洁水、有氧户外运动（每天走 2~3 公里路）、节制欲望和不良嗜好（如不吸烟，不喝酒)、劳逸结合、保证休息、做到有规律的睡眠等。

3. 女性健康要素　包括不能让自己受冷、从事低风险职业(如文秘、医学、文艺、教育、家务等)、心理宣泄(适当的哭和唠叨)、不吸烟、饮适量酒(每天可喝148ml的葡萄酒、355ml的啤酒或44ml的烈性酒)、少吃、梳头及保证睡眠(每晚睡眠时间7~8小时)等。

4. 影响健康的因素　主要有自然环境、社会环境、生活环境与方式、遗传、心理、文化、医学进步及保健服务等因素。

5. 亚健康的分类与表现　可分为三类:一是躯体性亚健康,有两目干涩、胸闷气短、头晕头疼、心慌、疲倦乏力、少气懒言、脘腹痞闷、胸胁胀满、食欲不振、消化吸收不良等症状的表现,其主要原因是长期工作,劳累过度,不能及时缓解的疲劳、积劳成疾或导致死亡。二是心理性亚健康,有精神不振、情绪低落、抑郁寡欢、焦虑不安(如担心、恐慌、烦躁、易怒、睡眠不佳)、记忆力减退;无兴趣爱好;精力下降等症状的表现。三是社交性亚健康,有工作学习困难、人际关系紧张、家庭关系不和睦、无亲朋好友、难以进行正常的社会人际关系交往(如孤独、冷漠、猜疑、自闭、虚荣、傲慢)等症状的表现。

6. 亚健康的形成　"冰冻三尺非一日之寒",人由于心理、社会、环境、营养、劳动、生活方式与行为、气象、生物以及服务等诸多方面,可致亚健康的形成。

7. 摆脱亚健康的建议　一是保证睡眠(每天睡7~8小时,特别是晚上10时~凌晨2时)、吃早饭、不吃零食、适度运动、禁烟、少饮酒、喝淡茶等。二是保证心理健康等方面。

三、预防与康复

1. 预防(prevention)　系指预先做好事物发展过程中可能出现偏离主观预期轨道或客观普遍规律的应对措施。其可分为三级预防:一级预防系指针对致病因素的预防措施,可分为针对环境措施和针对机体措施,亦称病因预防;二级预防系指在疾病的临床前期作好早期发现、早期诊断、早期治疗的"三早"预防措施,又称为临床前期预防(或症候前期);三级预防系指借助各种治疗方法对患者及时治疗而防止恶化使疾病早日的康复,又称为临床预防。

2. 未病先防的原则与方法　未病先防系通过做好各种预防工作而防止疾病的发生。一方面注重调养正气,提高机体的抗邪能力。另一方面注意防止邪气的侵害。

3. 既病防变的基本措施　既病防变系指疾病已经发生,应早期诊断,早期治疗,把疾病消灭于萌芽状态,以防止疾病的发展与传变。其主要包括早期诊断,早期治疗,早期阻断防变几个方面,以控制疾病的传变。

4. 康复的原则　形神共养,养形注重养精血,保胃气;养神重在调神护神。通过调养气血阴阳,协调脏腑,疏通经络达到康复的目的。

5. 康复的常用方法　主要有药物康复法、康复器械的辅助疗法、针灸、推拿、气功康复法、体育娱乐康复法和自然康复法等。

第二节　药物与健康

一、药物的利与弊

1. 药物的利　系指药物能在体内产生的药效作用。详见第八章第一节。

2. 药物的弊　系指药物在体内导致的不良反应或毒副作用。详见第八章第一节。

二、合理的用药观念

（详见第十六章第一节药学服务。）

三、不合理的用药观念

据中国科学技术协会的一项调查显示，86.7% 被调查者曾有自我药疗经历；69.7% 的人曾随意自行更换药物或者增减疗程；30% 家长自作主张给孩子服用减量的抗生素或成人药品，有的甚至多药一起合用。近年来，随着医药卫生知识的普及和医疗制度改革，人们求医问药的观念也正转向"小病上药店，大病去医院"，这也使得很多人形成了错误的用药习惯和认识。

1. 进口药品比国产药品好 一般人认为进口药品有独到之处（纯度高而包装精美等），比国产药品好，但未从种族、体质等方面考虑东西方人对药物的差异性，所以，有些进口药品未必适合国人使用。

2. 药品越新越好 随着医药学的飞速发展，治疗同一种疾病的新型药品也层出不穷。不少人认为药品是最新研制的疗效最好，因而尽挑新药用。事实上，药品越新，其临床的利与弊越难以充分显露，特别是有些新药的毒副作用难以预测，并且有时可能将是致命的。

3. 药品价格越贵越好 有些人总抱着"好货不便宜，便宜无好货"的心理，并认定凡是价格贵的药物都是好药。实际上，药品的价格系由原辅料、生产工艺、产量大小、包装和流通环节等多种因素决定的，与药物的疗效不能完全画等号。

4. 药品量大见效就快 ①同一种药品因所治疾病不同，其用量差异很大。例如，阿司匹林用于解热镇痛，一日 3 次，每次 0.3 ~ 0.6g；用于风湿性关节炎，一日 3 ~ 4 次，每次 0.6 ~ 1g；用于预防心肌梗死，一日 1 次，每次 50 ~ 100mg；用于预防脑梗，一日 1 次，每次 150 ~ 300mg。当用药量过大时会引起胃和十二脂肠溃疡，特别是饮酒时更易引发消化道出血。②同一药品的不同剂型，其用量也不同。例如，用于抗高血压的硝苯地平（心痛定），普通片，一日 3 次，每次 1mg；缓释片（每片含硝苯地平 30mg），一日 1 次，每次 1 片。

5. 中药安全而无毒 现用的中药多采用复方制剂，因所含成分较多，品种和使用范围扩大，其不良反应发生率也逐渐上升，严重时也可导致死亡。

6. 滋补药物多吃无害 滋补药物有补阴与补阳之分，用药者需经医生根据疾病情况而定，对平素身体虚弱者，吃点补药有利于身体健康，但过多服用往往会出现不良反应。例如，人参具有宁神益智、强身健体、延年益寿的功效，但服用过多、时间过长或用于无气虚的实症、热症时，则会出现头痛、头晕、恶心呕吐、鼻出血等不良症状。另外，应注意的是滋补药物对疾病只起辅助治疗作用，而绝不能代替药品的治疗作用。

7. 超药品说明书的用药 用药应按药品说明书或遵医嘱。例如，①泡腾片非直接口服，应先放在水中溶解后再服。②控释片和肠溶片非嚼服，甚至于有的人将成人药品掰开给小儿服，此类药片应整片（粒）服用才能起到缓释作用，否则会降低疗效，或给胃肠道带来刺激，严重时会产生副作用。③舌下含片、口含片、咀嚼片非用水送服，应当舌下含、口含和咀嚼才利于吸收。④酶制剂、疫苗、维生素 C 等非用热水服用，应用凉开水服用，不然会失效，需用黄酒送服的中成药用开水服用，需水服用的药物干吞服下。

8. 把维生素当"补药" 维生素是人体六大营养素之一，系维持人体组织细胞正常功能不能缺少的物质,现有 20 多种。有些人把维生素当成一种"补药",认为多多益善,其实不然,盲目乱用维生素,可造成维生素过量症,同时也会给身体健康造成一定的危害。

9. 药品的储存错误 药品的有效期与储存条件密切相关。一般情况下,温度每增加10℃,使药品失效的速度增加 2 ~ 4 倍,如,维生素 C、抗菌药物等;有些药品需冷藏保存(2 ~ 10℃),如活菌制剂、各种疫苗、血液制品等;有些药品用后不将盖拧紧,也使药品因氧化而失效。

10. 腹痛乱用止痛药品 因腹部脏器较多,若一发生腹痛就自用止痛药品,很可能掩盖疾病特有的一些症状,将给医生诊断带来困难。例如,①阑尾炎引起的腹痛,一般人很难正确诊断,若乱用止痛药品缓解,其结果只能使病情越来越重。②已婚妇女出现腹部疼痛还有宫外孕的可能,若使用止痛药品,一旦出现大出血则后果不堪设想。

11. 药品品种越多越好 在治疗同一种疾病的所有药物中,有的人因不知道哪种疗效更好,认为买几种其中必有能治疾病的药品,这种用药方法潜藏着巨大的危险性。这是因为药物之间有配伍禁忌,有的单独服用不会有太大的不良反应,若两种或几种药品同服,轻则降低疗效或产生一些不良反应,重则产生毒性,甚至发生意外。

12. 药品"名气"越大越好 患者不能因广告的"名气"大小而用药。有时有的广告有夸大或艺术化处理的成分,并过多宣传药品的优点、特长和特效等,勿必请患者记住是药三分毒,若一味追求或相信药品的"知名度",难免会吃"后悔药"。

四、药物滥用

1. 药物滥用(drug abuse) 系指超治疗用途使用药物而造成损害的现象。

2. 常见滥用的药物

(1) 麻醉类药品:如阿片类、可卡因类、大麻类等药品。

(2) 精神类药品:包括中枢抑制剂(如镇静催眠药物)、中枢兴奋剂(如咖啡因等)、致幻剂(如麦司卡林、LSD 等)等。

(3) 抗生素药物:①庆大霉素等氨基苷类抗生素,可引起耳毒性,多是迟缓反应(最长可达半年)。②广谱抗生素,如四环素类、头孢菌素类等,长期使用,可致伪膜性肠炎等。

(4) 解热镇痛药物:可致肾损害,出现解热镇痛药物性肾炎。①非那西丁:可致肾乳头坏死、间质性肾炎或泌尿系癌;可使老年人或儿童引起高铁血红蛋白症而发生发绀症状。②氨基比林:可引起粒细胞减少,严重者可出现败血症。

(5) 中药:①滥用人参,严重可导致死亡。②如巴豆、苍耳子、六神丸、雷公藤、甜瓜蒂、木通、苦楝子等中药严重时也可引起死亡。③长期服用含朱砂的中成药如朱砂安神丸、活络丹、天王补心丹等,因含有可溶汞盐或游离汞而导致蓄积性汞中毒。

五、中成药与西药合用的利与弊

1. 中成药与西药合用的利 其能增强疗效而降低不良反应。前者系在中西医理论指导下,把中医辨证和西医辨病相结合取得比单用西药或单用中成药更满意的治疗效果。后者减肥茶可消除或减轻激素疗法引起脸部上身躯干部发胖和毛发增多的现象等。

2. 中成药与西药合用的弊

(1) 产生配伍禁忌:①理化性质:一是与金属离子形成难溶性物质,影响吸收而降低药效;二是产生有毒化合物,如有毒汞盐沉淀,导致药源性肠炎;三是酸碱中和:影响疗效。②药理性质:一是拮抗作用;二是酶促作用而降低药效;三是酶抑作用而增加毒副作用;四是引起不良反应。

(2) 干扰疾病征型而妨碍辨证施治。例如,原属中医气虚血瘀型患者,因血压高,西医给予地巴唑、烟酸、曲克芦丁之类的血管扩张药物治疗,服药后出现面部潮红、灼热的症状,若此时去看中医,就像"肝阳上亢"型症状,如误按"肝阳上亢"治疗就欠妥。

第三节 食物与健康

一、食 物

1. 食物(food) 一般系指为人类或者生物提供营养或愉悦的物质。

2. 食物的来源 其来源于植物、动物和其他界的生物等。人类借由采集、耕种、畜牧、狩猎、钓鱼等许多不同的方式获得食物。通常由碳水化合物、脂肪、蛋白质或水构成。

3. 食物的类型 主要有三种类型:①蔬菜:泛指一株植物的不同部分,可分叶菜类、瓜类、豆类、根茎类。②水果:系指植物带有种子植物器官或对部分供食用含水分较多的植物果实统称,可分为鲜果、坚果和干果等。③肉类:泛指畜类(猪、牛、羊等)、禽肉(鸡、鸭、鹅等)和水产品鱼类等的皮下组织及肌肉,包括含高蛋白质和脂肪等。

4. 食物的作用 其作用主要有两点:一是能够满足机体正常需求;二是能延续正常寿命。

5. 饮食 系指通常所吃的食物和饮料,又称"膳食",它是一种文化。人类的饮食可分自然饮食与调制饮食。前者的特点:生食。在《礼记·礼运》提到(昔者)未有火化,食草木之食、鸟兽之肉,茹其毛,饮其血。后者的标志:熟食法产生。

6. 饮食的流派 主要有四大流派:京式、苏式、广式、川式。

二、饮食的利与弊

1. 饮食的利 其主要有三点:①开胃:因为中国饮食的风味多样,色调又美观,让人看了都垂涎欲滴,胃口大开,让人深受喜欢。②有利于身心健康:因中国的饮食能够做到四季有别,让人能够按四季的特点来饮食,同时还讲究美感,让人看着美食就心旷神怡,心情舒畅,这有利于身心的健康。③医食结合:即通常所说的食疗,因为人的身体是一个整体,而且养生之道更应该体现在平常的日常生活中,能将美食与医疗结合起来,这不能不说是中国饮食的博大精深。

2. 饮食的弊 中国饮食最大的弊端就是营养成分摄入的不平衡,主要体现有三点:①饮食结构不够平衡:因中国饮食讲究色香味俱全,必然放很多种佐料,这就导致了人体脂肪等摄入过多,不利于人体的健康。②奢靡:中国饮食比较奢靡,经常营养过剩,轻者消化不良,严重者"三高"。③强让:特别是主人喜欢给客人夹菜,不管客人是否吃得消等。

三、饮食的合理性

1. 合理的饮食 系指能提供充足营养,预防疾病的发生与发展,提高人的健康水平与素质,而起到延长寿命。为此,应在生活中注重五点要求:一是粗细粮要搭配;二是主副食搭配;三是荤素副食品种类要多样化搭配;四是干稀饮食搭配;五是要适应季节变化。

2. 不合理的饮食 可分为营养过度和营养不足。前者当饮食过度时,因营养过剩,可导致肥胖症、糖尿病、胆石症、高脂血症、高血压等多种疾病,甚至于可诱发肿瘤,如乳腺癌、结肠癌症等。这不仅严重影响健康,而且会缩短寿命。后者因饮食长期营养素不足,可导致营养不良、贫血、多种元素、维生素缺乏症,影响儿童生长发育或智力;使人体抗病能力及劳动、工作、学习能力下降等;怀孕期营养不良可引起流产、早产、甚至于畸形等。

3. 饮食的卫生状况 这与人体健康密切相关。若饮食上带有的细菌、霉菌、毒素或者有毒化学物质,随其进入人体,可引起急慢性中毒,甚至于可引起恶性肿瘤等。

四、常见食物的利与弊

1. 猪肉 一般人认为:①猪肉脂肪含量高,不易消化,其实猪肉在人体正常体温下即可消化,反而牛羊肉消化困维,还会提高人体体温;②猪肉的胆固醇含量高,其实猪肉的胆固醇含量低于牛肉;③猪肉含高密度脂蛋白(好的脂肪)比牛肉更多。

2. 酸奶 所含营养丰富,能帮助排便。若吃了过期的酸奶,则会引起便秘。

3. 苹果 一天吃一个苹果,有助清洁肠道,保证大便通畅;若吃得太多,则会引起腹泻。

4. 含铅食品 铅可使脑内的去甲肾上腺素、多巴胺和5-羟色胺的含量明显降低,造成神经质传导阻滞,引起记忆力衰退、痴呆症、智力发育障碍等。若人摄取铅过多时,会直接破坏神经细胞内遗传物质 DNA 的功能,不仅易使人患痴呆症,而且使人脸色灰暗过早衰老。

5. 腌制食品 腌制的鱼、肉、菜等食品,容易形成亚硝酸盐,后者在体内酶催化作用下,易与体内的各类物质作用生成亚胺类的致癌物质。因此,人多吃易患癌症,并促使人早衰。

6. 霉变食物 若花生、豆类、粮食、油类、肉类、鱼类等发生霉变时,会产生大量的病菌和黄曲霉素,当被人食用后,轻则发生腹泻、呕吐、头昏、眼花、烦躁、肠炎、听力下降和全身无力等症状,重则可致癌、致畸,并促使人早衰。

7. 过氧脂质 系一种不饱和脂肪酸的过氧化物,当进入人体后,会对人体内的酸系统及维生素等产生极大的破坏作用,并加速促人衰老。例如炸过鱼、虾、肉等的食用油,放置过久会生成过氧脂质;长期晒在阳光下的鱼干、腌肉等;长期存放的饼干、糕点、油茶面、油脂等,特别是容易产生哈喇味的油脂,即产生了过氧脂质。

8. 高温油烟 食用油在高温下,会释放出含丁二烯的烟雾,若长期大量吸入不仅会改变人的遗传免疫功能,而且易患肺癌。例如菜籽油比花生油的致癌危险性更大,因高温下菜籽油释放丁二烯比花生油高 22 倍。

9. 烟雾 炉火、煤烟、香烟等产生的烟雾,若经呼吸道吸入肺部,渗透到血液中后,就会给人带来极大的危害。尤其是吸烟者,将烟雾吸入肺部,尼古丁、焦油及一氧化碳等为胆固醇的沉积提供了条件,会造成动脉硬化,促使人衰老。

10. 水垢 系指久用茶具或水具产生的垢,它可致消化、神经、泌尿、造血、循环等系统的病变而引起衰老。这是因水垢中含有害金属元素如镉、汞、砷、铝等所致。经化学分析发现,用过 98 天的热水瓶中水垢含镉 0.034mg、汞 0.44mg、砷 0.21mg、铝 0.012mg。

11. 酒精饮料 少量饮酒对身体有活血、驱寒、保健等功效,而大量或经常饮酒,会使肝脏发生酒精中毒而致使其发炎肿大,还可导致男性精子畸形、性功能衰退、阳痿等;女子则出现月经不调、停止排卵、性欲减退等早衰现象。

五、饮食习惯与健康

1. 全球十大垃圾食品 主要有油炸食品、加工肉类食品(如火腿肠、肉干、肉松等)、饼干类食品(不含低温烘烤和全麦饼干)、汽水可乐类饮料、方便面、罐头类食品、腌制食品、话梅蜜饯等果脯类食物、冷冻甜点、烧烤类食品等。

2. 多吃纤维,钙质流失 过多膳食纤维会使食物通过肠道速度增加,使钙的吸收降低。

3. 狂吃肉和蛋,导致铁"滚蛋" 因瘦肉、动物内脏、蛋黄中的铁多为三价铁,不易被人体吸收,只有在有维生素 C 和酸味物质(富含苹果酸、酒石酸、柠檬酸等多种有机酸)存在的情况下,将三价铁转化成二价铁才能被人体充分地吸收和利用。其中维生素 C 和酸味物质在蔬菜和水果(如猕猴桃、柠檬、鲜枣、酸枣、橘子、草莓、苹果等)中含得最多。当大吃各种肉类,而不吃蔬菜和水果,不仅体重蹭蹭地往上"窜",而且检查照样患有缺铁性贫血。

4. 钙磷失衡"赶出"钙 正常情况下人体钙磷比是 2∶1。若过多摄入碳酸饮料、可乐、咖啡、汉堡包、比萨饼、炸薯条等大量含磷的食物,使钙磷比为严重失衡(1∶10～20),饮食中过多的磷将拼命把钙"赶出"体外。为此,可见钙磷比例失衡是导致人们缺钙的真元凶。

5. 抽烟喝酒营养溜走 长期抽烟、喝酒可破坏维持良好健康所必需的维生素。抽烟会破坏维生素 C,每天 10 支烟会破坏体内 25～100mg 的维生素 C;每天喝一杯以上的鸡尾酒可使体内维生素 B_1、B_6 和叶酸消耗掉,而酗酒者缺乏维生素 B_1 也是相当普遍的现象。

6. 不可多饮碳酸饮料 吃饭时,喜欢将可乐、果汁等碳酸饮料当水喝的,可造成钙流失,而造成钙缺失症,这是因为碳酸饮料中碳酸将与食物中钙质形成不溶性碳酸钙所致。

7. 补钙不补镁,吃完就"后悔" 钙与镁好似一对双胞胎,总以 2∶1 的钙与镁比例成双成对出现,才最有利于钙的吸收利用。为此,补钙时,切记不要忘了补充镁。含镁较多的食物有:坚果(如杏仁、腰果和花生)、黄豆、瓜子(向日葵子、南瓜子)、谷物(特别是黑麦、小米和大麦)、海产品(金枪鱼、鲑鱼、鲭鱼、小虾、龙虾)等。

8. 大鱼大肉"吃"掉钙 曾有人做过这样的对比实验:某甲每天摄入 80g 的蛋白质,可导致 37mg 钙流失;而某乙每天摄入 240g 的蛋白质,再额外补充 1400mg 的钙,却导致 137mg 钙流失。这提示额外补充的钙并不能阻止高蛋白所引起的钙流失,所以高蛋白饮食易引起骨质疏松症。其原因在于过多摄入的大鱼大肉这些酸性食物,易产生酸性体质,使人体无法承受血液中酸碱度激烈的变化,于是,人体就会动用两种主要的碱性物质(钠和钙)去中和。当钠被用完了的时候,就会启用钙,所以,过量摄入大鱼大肉而不注意酸碱平衡,将导致体内钙的大量流失。这也就是那些大款、常吃宴席(饮食特点为:"三多二少",即肉多酒多油多,而菜少饭少)的人常常感到疲倦、头晕、体力不支的原因所在。紧随其后就出了"代谢综合征"(如高血压、高血脂、糖尿病、肥胖、脂肪肝、痛风等)的时髦病等。

9. 鸡蛋吃法多,消化吸收差别大 就营养物质的消化和吸收而言,煮蛋为 100%,炒蛋为 97%,嫩炸为 98%,老炸为 80%,开水或牛奶冲蛋为 93%,生吃为 30%～50%。由此看来,煮鸡蛋是最佳的吃法,但应注意细嚼慢咽,否则也会影响吸收和消化。对儿童和老年人而言,还是蛋花汤、蒸蛋羹为宜,因为这两种做法能使蛋白质分解,极易被消化吸收。

10. 化弊为利 ①草酸:含草酸多的蔬菜(如菠菜、冬笋、苋菜、荷兰芹和绿菜花等)应先沸水焯一下,再炒。其目的是除去草酸,避免与钙结合成不溶性的草酸钙,而提高钙的吸收利用率。②植酸:系存在于大豆、小麦及谷物等外壳中,易与钙、锌结合成不溶性的植酸盐,为此,可采用发芽、发酵、浸泡等方法激活植酸分解酶而分解植酸,减少植酸作用,从而提高钙、锌在人体内的消化吸收率。另外,面粉中也含有较多的植酸,做面食时,应尽可能使其发酵而分解面粉中的植酸,促进面食中钙、锌的消化吸收。

11. 营养配餐学问多　事例一,豆腐炖鱼这道菜,配餐合理科学,鱼肉含维生素 D 可促进钙的吸收,使豆腐中钙的利用率大大提高。事例二,溜肝尖这道菜,主料用肝,辅料有的用柿子椒,有的用黄瓜,相比之下用柿子椒就比用黄瓜好。这是因为肝脏中富含微量元素铁和锌,而柿子椒中的维生素 C 多于黄瓜,而维生素 C 可促使肝脏中的三价铁转化为二价铁,有利于机体更好地吸收铁和锌。

12. 睡前加酸奶是否好　睡觉时,人体在不断地排除旧的骨骼组织,此过程约在凌晨 3 点时速度最快,为此,睡前加酸奶就能及时补充钙,而确保夜间体内的钙指数更稳定。

13. 老人饮奶补钙,得不偿失　牛奶含有 5% 的乳糖,通过乳酸酶作用可分解成半乳糖,极易沉积在老年人的晶状体上,导致晶状体透明度降低而诱发老年性白内障的发生。为此,老年人可以选用虾皮、虾米、鱼类、贝类、蛋类、肉骨头、海带及田螺、芹菜、豆制品、芝麻、红枣、黑木耳等含钙高的食物来补钙,其中以天然食物为最佳。

14. 空腹喝牛奶,浪费大　有人喜欢清晨空腹喝牛奶当早餐,此法不好。这是因为清晨胃肠道几乎空空的,若喝牛奶,机体还未充分吸收,牛奶就顺着空空的胃肠道排了出去,将会造成营养的极大浪费。所以喝牛奶时最好吃些饼干、面包或花卷、馒头之类的碳水化合物。

15. 牛奶与巧克力同吃不科学　有人喜欢以巧克力去除牛奶中的怪味。事实上这是不科学的。因为牛奶含有丰富的钙和蛋白质,而巧克力中含有草酸,牛奶中钙易于巧克力中草酸形成不溶物草酸钙,若长期饮用,可使头发干枯、腹泻、缺钙和生长发育迟缓等现象。

16. 生吃胡萝卜不吸收　不少人认为,生吃胡萝卜既可磨牙,又可补充"维他命",这是发生在我们生活中最为典型的营养误区。将胡萝卜分别生食、用微量的油脂烹调、用足量的油脂烹调,测胡萝卜素的消化吸收率分别为 10% 、30% 、90% 。由此可见,胡萝卜素在体内消化吸收率与油脂配比成正比;胡萝卜用食油烹制后食用比生的食用营养价值高。

17. 食物"皮"弃之可惜　事例一,茄子、蓝莓和葡萄等皮中含有大量多酚(系抗氧化剂),具有防止自由基氧化,延缓衰老的作用,为此,去掉皮食用真是可惜了。事例二,番茄去皮会使番茄中很重要的抗氧化物质(特别是番茄红素)随汁液流失,不利于维护健康。

六、高血压患者的饮食健康

1. 低钠饮食　系指"低钠"而不是"低盐",因为含钠食物远不止是食盐(氯化钠),一方面注意食盐用量,还应注重酱油、咸菜、挂面等所含盐分;另一方面注意含谷氨酸钠的味精、调味汁等"钠盐"。WHO 推荐健康成人和高血压患者每日摄入食盐量分别为 5g 和 3g。

2. 节食减重　体重每增加百分之一,血压增高 5 ~ 8mmHg,通过控制米、面、糖等热量摄入,把体重控制在理想水平,这是控制高血压的基础。另外,节食系指限制饱和脂肪酸和胆固醇摄入,少吃动物性脂肪,限制红肉数量。可选用帮助胆固醇排泄的高粱、甘薯、玉米等。节食不仅减少食物,还要适当多吃植物性蛋白和鱼类,对于防治血管并发症有效。

3. 多吃含钾的食物　体内钾高,可促排钠,而体内钠低,可减少钠把过多的水分吸到血管内,而起降压作用。含钾丰富的食物有香蕉、橘子、橙子、土豆、芹菜、蘑菇、豆制品等。

第十八章

我国药学的现状与发展趋势

第一节　我国药学的现状

2011年我国医药产业共有6154家企业,总资产13762亿元,同比增长23%;实现产值15707亿元,同比增长28.5%。其中,化学原料药物3082亿元,同比增长25.0%;化学药品制剂4231亿元,同比增长24.1%;中药饮片881亿元,同比增长51.2%;中成药3500亿元,同比增长33.7%;生物生化药品1592亿元,同比增长23.5%。

一、化学药物的现状

化学制药业是衡量一个国家制药能力和水平的主要标志之一。近年来,我国化学药物领域发明专利的国外申请量与授权量占据了很大的份额,国内的专利申请量与授权量增长趋势迅猛,其发展势头已超过了国外。但据不完全统计,我国制药工业生产的化学药物约97%仍为仿制药物,而创新药物则屈指可数。究其原因,我国化学原料药物的研制与生产呈现以下特点。

1. 化学药物合成技术力量强而分散　就个人化学合成能力来看,只要国际上出现一个新药,一般两周左右出样品,两月左右可以上中试。就医药工业规模来看,中小企业居多,合成技术力量分散,这就出现了什么赚钱做什么,大多数企业无优势品种,生产利润低微,造成行业内互相厮杀,落得两败俱伤,一般挣扎在盈亏线上局面。这使得企业再投入科研经费严重不足,只能跟着别人指挥棒转,有的因资金严重不足,甚至最基本科研仪器也很难配齐。

2. 化学药物生产分工细而质量严　随着科学技术的飞速发展,制药企业在现代化进程中,化学药物整个生产的分工越来越细化,对产品质量要求越来越严格,具体表现在两个方面:一是我国颁布了《药品管理法》,生产企业必须严格遵守《药品生产质量管理规范》的要求,研制新药;二是对供出口化学原料药物品质和杂质的要求也十分苛刻,各个加工过程、各道工艺阶段与工序以及每个人的生产活动,都有详细操作规程,以此提高并生产优质的药品。

3. 自主研究新药的能力较弱　我国自主研究新药能力较弱的因素主要有四个方面:一是药学知识结构与能力问题,缺乏新药研制的高级复合型人才,只能做些低技术而低成本的研制。二是体制问题,大家都盼望"一锄能挖金娃娃"。三是目标问题,虽然一些较大的医药企业、科研院所和大专院校建有自己的药物研发体系,也打算致力于新药研究,但在实际工作中,几乎全部还是走的仿制国外专利药品(到期和未到期的)之路。四是投入问题,新药研制系高投入、高风险,企业一般只能顾及眼前利益,能作长期打算的可以说屈指可数,所以,多数药品靠低成本去进行国际竞争。

4. 创新药物研究的特色欠佳 就整体而言,我国新药研究有很大局限性:一是科研经费严重不足;二是医药工业规模太小;三是根本无力创建自己的新药研发体系;四是缺乏特色,既没有继承和发扬好中药学,又没有学习和借鉴好西药学,造成"东不成,西不就"的局面。

5. 化学药物产供失衡而压力大 在药物生产中,不论国内还是国外化学药物仍占据着非常重要的地位。随着各国环境保护意识不断增强,特别是药物研制能力强的国家,也不断把化学原料药物生产转移至药物研制能力弱的国家,虽然在这个过程中我国原料药物生产成为企业的"鲜明特色"。同时,因原料药物部分领域进入门槛较低,一些企业便在利润驱使下,采取扩大产能、压缩成本模式,这就导致了化学药物产供严重失衡。另外,由于印度等新兴市场的挑战,使我国原料药物生产面临着市场需求和生产成本的双重压力就更大。

二、中药的现状

中医药是几千年我国劳动人民来同疾病作斗争的产物,是智慧的结晶,无论过去、现在和将来都将发挥着不可替代的作用。

1. 中药具有整体性和特色性 中药及其复方剂系我国劳动人民直接同疾病作斗争的产物,具有整体性和特色性,其本身就是临床试验的结果与佐证。若再采取现代医学理论指导中药及其复方剂的所谓"基础性"研究,去阐明中药的药性理论、物质基础、作用原理、配伍规律等,值得商榷。而采取现代医学理论指导和开发中药和天然药物单体化合物的研究,值得提倡。

2. 中药炮制特色强但后继乏人乏术 中药在炮制方面的"一方一法"和"前店后厂、中医大夫坐堂"的传统模式有着十分突出的特色,但在中药现代化发展进程中,"规范化"的现代中医教育模式培养出的现代中医师使得中医临床"现代"用药方法趋于"常规化"并逐渐脱离了中药的本色,而中药炮制学教学改革的步伐已显滞后。现行教学模式和内容已显露出与中药饮片生产、管理等实际状况相脱节问题,许多特殊而产生特效的传统中药炮制技术逐渐被遗忘,炮制方法秘而不宣,传统的炮制技术面临衰退甚至失传的局面,存在"后继乏人,后继乏术"的严重现象与问题。

3. 中药的质量标准体系缺乏可控性 目前,我国建立的中药质量标准及其控制体系还欠完善,难以被国际社会所"认可"。另外还认为中成药的质量稳定性较差,主成分含量差异较大,农药残留和重金属等问题。其实,这是人们把一个复杂性问题用简单观念去理解问题和处理问题的结果,关于中药可控性的质量标准体系主要应从两个方面去把握,一是生产中药及其复方剂是否有药效而安全;二是现在生产中药及其复方剂从栽培、取材到制品的过程是否有严格而详细的质量标准体系要求和管理。

4. 中药尚缺乏世界性的合法地位 在全世界目前已有70多个国家和地区已建立了有关天然药物的法规,使其具有合法的身份,可以进入医疗保险。然而,我国的中医药合法地位当前只得到日本、韩国、泰国、澳大利亚和南非等为数不多国家的承认,在大多数国家中中医药因尚无合法地位,不允许中药作为药品进入主流医疗市场,但只能作为保健食品、营养补充剂、食品补充剂的身份进行销售。

5. 中药尚缺乏保护性的意识 当前,我国对中药知识产权保护的意识不强,绝大部分的中医药知识产权尚未得到保护。而我国拥有丰富的传统医药知识和中药资源却被一些发达国家及其医药企业无偿利用。现以日本为例,日本利用我国传统中药处方开发了210多个汉方制剂,在国际市场的覆盖率已高达80%,其中日本津村株式会社利用我国传统中药"六神丸"开发的"救心丸",其年销售额就高达1亿美元,几乎与我国中成药年出口总额相等。

三、生物药物的现状

1. 生物药物的战略性定位明确　从近五年来看,我国生物药物市场的比重约占5%,而全世界医药市场的比重已从2006年的13%攀升至2010年的17%。为此,我国生物药物市场的发展亟待提速。从国务院在2012年12月发布的《生物产业发展规划》中显示:未来3年,生物产业每年将以20%的速度增长。到2020年,生物产业将成为我国经济的支柱产业。我国已将生物产业确定为七大战略性新兴产业之一,而生物医药产业居生物产业之首。并认为生物医药产业的发展将有助于我国在各类疾病治疗领域实现突破性的创新,弥补大量尚未满足的医疗需求,尤其是在癌症、糖尿病、血友病及免疫系统缺陷等疾病领域。

2. 生物药物产学研脱节现象严重　我国大多数高校与科研单位研究的目的是为跟进国际先进生物科技的发展,其研究方向过多集中于热门品种的上游技术开发,而对下游技术研制不足,其中能够实现产业化的项目就很少。就本质而言,缺乏我国科研成果落实到企业研发中心进行孵化而形成技术工艺后再规模化生产的机制,这就导致了上游与下游技术严重脱节的现象。

3. 生物药物低水平的重复研究与建设　生物药物由于其广阔的前景和丰厚的收益,吸引着我国众多企业进行开发生产,但其中多数是仿制国外的几个热门生物药物品种,并呈现出厂家多,并在同一水平上重复建设投资的特点。例如,进行rhuG—CSF研制的企业就达18家。据统计(1996～1998年),获卫生部新药批准文号的厂家,如重组人白介素-2的有10家,而重组人促红细胞生成素(EPO)的有10多家。如此的重复研究与建设,加之一些企业缺少产品的市场调查与分析,使得大量药品堆积,造成资源浪费、导致竞相压价与市场混乱的局面。由于价格战反过来造成药品质量下降,假劣药品充斥市场的恶性循环。由此,反而导致患者对国产生物药物信任度降低,宁愿去使用昂贵的进口生物药物。

4. 生物药物技术创新力量薄弱　目前,从我国生物制药产业模式来看,主要通过购买技术实现生产,并且以仿制热门的品种为主,加之国家的风险投资机制不足且资金太少,另外企业的生物药物技术创新力量薄弱。为此,生物技术产业很难在较短时期内形成大的气候。

5. 开拓生物药物市场能力低　由于生物药物的生产工艺水平和经营手段落后,国内生物药物市场面临进口生物药物的冲击,其主要表现为:一是许多企业的市场定位不准;二是开发市场的投入量不足,加之开发能力低;三是生物药品的售价相对偏高,患病消费能力不足等。

四、海洋药物的现状

目前,全世界已从各种海洋生物中分离获得14500余种产物,其中约50%具有各种生物活性,更重要的是超过0.1%的化合物具有新颖而独特的化学结构,活性显著,已成为先导化合物或新药来源。其经典的例子有头孢霉素、阿糖腺苷、阿糖胞苷等药品。另有约20种海洋天然产物或其结构类似物正在临床研究阶段，多为抗癌药物，更多的化合物则在临床前研究。

我国已有5种海洋药物获准上市：即藻酸双酯钠、甘糖酯、河豚毒素、多烯康和烟酸甘露醇。以海洋生物制成的单方药物有22种，以海洋生物配伍其他药物制成的复方中成药152种。在海洋多糖及寡糖类药物研究方面形成了特色，如源于海藻多糖的藻酸双酯钠、甘糖酯等药物，在临床上已成功用于心脑血管疾病的防治。

我国海洋药物研究现状的不足之处有五点：一是硬件方面，我国每年的海洋药物研发经费严重短缺，缺少现代化仪器设备和实验手段；二是人才匮乏，我国海洋专业技术人员约2万人，海洋社会劳动者400万人，队伍老龄化问题十分突出，缺少学术和学科带头人；三是开发问题，我国自主创新研发的一类新海洋药物十分罕见，大多数以低水平重复的剂型改进为主，加之无序开发，长此以往，势必影响海洋药物产业和药用生物资源的可持续发展；四是产业规模问题，我国海洋药物产业企业规模小，数量多，占海洋经济的比例较小，加之体制分割，各行其是，难以集中使用有限的人力、物力、财力，远未形成支柱产业，缺乏参与国际竞争的实力；五是竞争意识问题，缺乏知识产权概念。现以角鲨烯和海藻多糖为例，在国外所申请的专利大大多于我国，即使在中国递交的申请绝大多数也是外国公司。

第二节　我国药学的发展趋势

一、化学药物的发展趋势

1. 模仿性新药研究　这是创新药物的一条重要途径，是化学合成药物永恒的主题之一，其具有投入少、周期短、风险低、效益高等特点。

2. 基于先导化合物设计新药的研发　从药用植物中发现新的先导化合物，并进行结构改造或修饰，发明新药仍然是今后合成新药研究的重要途径之一。

3. 基于治疗靶点设计新药的研发　拟利用结构和分子生物学、波谱学、化学、基因重组、分子克隆、计算机等技术，研究治疗靶点的生物靶子结构及其功能，并以此为基础对现有某些药物分子结构进行修饰或设计新的药物分子，研究生物靶分子与药物分子之间的相互作用，再对这些修饰的或创新的药物分子进行有目的筛选，发现新药并对其进行系统的研究。

4. 手性药物的研发　从现有外消旋药物入手，先可进行拆分，研究其两种对映体的活性，再研究活性对映体的立体选择性合成和不对称合成，进而完成药理、毒理及临床研究。

5. 药物化学合成方法的研究　这是合成新药的任务之一，对从动植物或微生物中提取分离的已确知化学结构的新化合物研究其化学合成方法。

6. 开发先进的药物合成技术　这是生产合成药物研究的发展趋势之一，主要包括合成技术和选择新型催化剂两个方面。前者涉及手性合成、微波化学合成、固相化反应、声化学合成、电化学合成、等离子体化学合成、室温和低热温度下固相化学合成、超临界状态下化学合成、纳米技术、光化学合成、冲击波化学合成等先进的合成技术；后者涉及配位催化、相转移催化、超强酸超强碱催化、杂多酸催化、光催化、胶束催化、氟离子催化、钛化合物催化、纳米粒子催化、晶格氧选择氧化及非晶态合金加氢催化等。

7. 加强开发半合成及全合成抗生素研究 这是合成药物的任务之一,这是因为发现新结构类型的抗生素已经很困难,拟将大力发展半合成及全合成的抗生素药物。

二、中药的发展趋势

1. 发挥中药资源具有的强大优势 中药有几千年的使用历史,我国幅员辽阔,地跨寒、温、热三带,地形错综复杂,气候条件多种多样,蕴藏着丰富的中药材天然资源,其种类之多、藏量之大,为世界之冠。经调查,现有中药材的资源种类高达 12 807 种,其中药用植物 11 146 种,药用动物 1581 种,药用矿物 80 种。就 320 种常用植物类药材统计,总蕴藏量就达 850 万吨左右,药材种植生产基地 600 多个,面积已达 1700 万亩,常年栽培的药材达 200 余种,现有全国性中药材专业市场 17 个,常用药材、地产药材均能通过专业药材市场实现全国流通,为中药工业的发展提供了充足的原料保障。同时加上那些疗效确切,应用广泛的民间验方、秘方,这就为中医药的发展提供了强大的物质基础。

2. 发挥中药治病的独特性 中药是在中医阴阳五行学说为基本理论的指导下治疗疾病的,其更加注重人与自然界的关系,有着独特的理念和诊病治病的方法。古语云,"汤药攻其内,针石攻其外,则病无所逃也"。目前,在治疗乙肝、偏瘫、风湿和不孕不育症等疑难杂症方面,中药都具有其独特性,都显示出了无与伦比的巨大作用。

3. 发挥中药新剂型的魅力 中药发展缓慢的最主要原因系给药途径过分单一所致。利用现代科技研发出的中药新型制剂,在抗病毒和治疗心脑血管等疾病方面作用斐然。例如,滴丸舌下含服,不通过肝脏直接进入血液,约 1 分见效,实现了中医药与现代科技的完美结合。

4. 发挥中药的潜力性 在一些其他资源匮乏的地区,都聚焦于中药产业,形成"中农+基地+公司"的模式,使中药的地位日渐提升,这表明中药正显现自身的潜力性。

5. 发挥中药在防治疾病和养生保健方面的作用 随着人们对药源性疾病、化学药物毒副作用的认识不断深入,加之中医药植根于我国传统文化,内在的文化认同使中医"治未病"思想具有坚实的社会基础,各种中医理论指导下的养生保健方法深受人们的欢迎。现代医学模式的转变和现代医学理念的调整,其实质就是由以疾病为中心转变为以健康为中心,由"治已病之人"转变为"治未病之人"。为此,社会对中医"治未病"服务的需求将与日俱增。

三、生物药物的发展趋势

1. 明确生物药物的不可复制性,建立患者受益的机制 生物药物由于其高度的复杂性及分子结构的不统一性,不存在仿制品,仅存在生物类似物(biosimilar),这是与小分子化学药物最大的不同之处。并加速创建生物药的医保支付条件,或者推动采用政府、企业、患者等多方承担的共付机制,从而使更多患者可以有条件受益于创新型生物药物。

2. 加快培养科研开发决策与管理人才 生物药物生产属于知识与技术密集产业,对人才及其素质要求很高,人将真正成为最活跃的要素,其人和技术的结合将超越资本、设备、土地等生产要素,成为生物药物生产最重要的竞争能力。为此,这不仅应注意培养新药开发人员的专业素质与科研水平,而且更应提高新药开发的决策水平和管理水平。

3. 加强国际合作而缩短研发时间 我国生物药物的发展还处于研发阶段,与先进国家

药学简明读本

至少相差约 5 年,而生产方面相差约 10 年。为此,加强与国际合作,可缩短研发时间。例如,国内某公司与国外研发中心合作开发干扰素和白细胞介素-2 时,分别用了 9 年和 11 年时间,而在该国外研究开发中心开发重组红细胞生成素时,仅用了 4.5 年。

4. 引进风险投资而参与市场竞争　应注意四个问题:一是企业开发的新生物药物必须迅速进入市场,并获得利润才能转化为生产力;二是生物药物的高技术发展性决定了一个生物药物如果不能及时进入产业化运作就会很快被淘汰;三是规避营销能力有可能成为生物药物产业化运作中的障碍;四是注意与风险投资公司实现战略性联盟,把自己企业不擅长的环节外包出去。

四、海洋药物的发展趋势

1. 发挥海洋药物的地缘优势和资源优势　我国背靠世界最大的欧亚大陆,面临世界最大的太平洋,拥有绵长的海岸线、广阔的海洋活动空间和丰富的海洋资源,具有明显的海洋药物的地缘优势和资源优势,发挥海洋药物的作用。

2. 发挥海洋生物的独特性　这是由于海洋的高盐、高压等环境因素造就了许多神奇的药用海洋生物,这些海洋生物资源在陆地上是无法找到的,从海洋生物身上,恰恰可以找到人类在基因进化过程中丧失的许多物质,可发挥海洋生物在诊治疾病中的独特作用。

3. 注意海洋生物的流动性　由于海洋生物的流动性,各国在海洋生物资源占有方面存在非常激烈的竞争。因此,尽快投入人力和物力进行研究开发,以抢占先机从而获得资源制海权显得至关重要。其中基因资源将是海洋生物资源的精髓所在,其占有率也将反映一个国家在生物多样性和安全性方面的战略眼光和可持续发展战略的有效性。

附　录

附录 1　化学原料药物——青霉素钠的分析

【鉴别】

（1）HPLC 法：在含量测定项目下记录的色谱图中，供试品溶液主峰的保留时间应与对照品溶液主峰的保留时间一致。

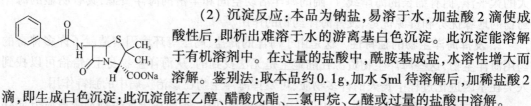

（2）沉淀反应：本品为钠盐，易溶于水，加盐酸 2 滴使成酸性后，即析出难溶于水的游离基白色沉淀。此沉淀能溶解于有机溶剂中。在过量的盐酸中，酰胺基成盐，水溶性增大而溶解。鉴别法：取本品约 0.1g，加水 5ml 待溶解后，加稀盐酸 2 滴，即生成白色沉淀；此沉淀能在乙醇、醋酸戊酯、三氯甲烷、乙醚或过量的盐酸中溶解。

（3）钠盐的焰色反应：本品为钠盐，显钠盐的焰色反应。鉴别法：取铂丝，用盐酸湿润后，蘸取供试品，在无色火焰中燃烧，火焰即显鲜黄色。

（4）红外光谱法：本品的红外吸收光谱应与对照图谱一致。

【检查】　略。

【含量测定】　《中国药典》2005、2010 年版均收载 HPLC 测定青霉素钠、注射用青霉素钠含量。

色谱条件与系统适用性试验：用十八烷基硅烷键合硅胶为填充剂；以有关物质项下流动相 A-流动相 B（70∶30）为流动相；检测波长为 225nm；取青霉素系统适用性对照品适量，加水溶解并稀释成每 1ml 中约含 1mg 的溶液，取 20μl 注入液相色谱仪，记录的色谱图应与标准图谱一致。

测定法：取本品适量，精密称定，加水溶解并定量稀释成每 1ml 中约含 1mg 的溶液，精密量取 20μl 注入液相色谱仪，记录色谱图；另取青霉素对照品适量，同法测定。按外标法以峰面积计算，其结果乘以 1.0658，即为供试品中 $C_{16}H_{17}N_2NaO_4S$ 的含量。

附录 2　化学药物制剂——阿司匹林片的分析

【鉴别】　略。

【检查】　通常，本品在制剂过程中又易水解生成水杨酸，所以《中国药典》规定阿司匹林片和阿司匹林肠溶片也采用类似的方法控制杂质水杨酸的限量，限量分别为 0.3% 和 1.5%。而阿司匹林栓剂中游离水杨酸的检查采用高效液相色谱法，其限量为 1.0%。

【含量测定】　鉴于片剂中加入了少量酒石酸或枸橼酸稳定剂，以及制剂工艺中可能产生的水杨酸、乙酸等水解产物均可消耗碱滴定液，使测定结果偏高，因此，《中国药典》（2010年版）采用 HPLC 测定阿司匹林片含量，其方法如下。

色谱条件与系统适用性试验:填充剂为十八烷基硅烷键合硅胶;流动相为乙腈-四氢呋喃-冰醋酸-水(20:5:5:70),检测波长276nm,理论塔板数按阿司匹林峰计算应不低于3000,阿司匹林峰与水杨酸峰的分离度应符合要求。

对照品溶液:取阿司匹林对照品,精密称定,加1%冰醋酸的甲醇溶液振摇使溶解并定量稀释成每1ml中约含有0.1mg的溶液。

供试品溶液:取本品20片,精密称定,充分研细,精密称取细粉适量(约相当于阿司匹林10mg),置100ml量瓶中,用1%冰醋酸的甲醇溶液强烈振摇使阿司匹林溶解,并用1%冰醋酸的甲醇溶液稀释至刻度,摇匀,滤膜滤过备用。

测定法:取对照品溶液和供试品溶液各10μl,分别注入液相色谱仪,记录色谱图,并按外标法以峰面积计算。

附录3　中药——人参的分析

人参(Renshen,GINSENG RADIX ET RHIZOMA)

本品为五加科植物人参 Panax ginseng C. A. Mey. 的干燥根和根茎。多于秋季采挖,洗净经晒干或烘干。栽培的俗称"园参";播种在山林野生状态下自然生长的称"林下山参",习称"籽海"。

【性状】　主根呈纺锤形或圆柱形,长3~15cm,直径1~2cm。表面灰黄色,上部或全体有疏浅断续的粗横纹及明显的纵皱,下部有支根2~3条,并着生多数细长的须根,须根上常有不明显的细小疣状突出。根茎(芦头)长1~4cm,直径0.3~1.5cm,多拘挛而弯曲,具不定根(艼)和稀疏的凹窝状茎痕(芦碗)。质较硬,断面淡黄白色,显粉性,形成层环纹棕黄色,皮部有黄棕色的点状树脂道及放射状裂隙。香气特异,味微苦、甘。或主根多与根茎近等长或较短,呈圆柱形、菱角形或人字形,长1~6cm。表面灰黄色,具纵皱纹,上部或中下部有环纹。支根多为2~3条,须根少而细长,清晰不乱,有较明显的疣状突起。根茎细长,少数粗短,中上部具稀疏或密集而深陷的茎痕。不定根较细,多下垂。

【鉴别】

(1)本品横切面:木栓层为数列细胞。栓内层窄。韧皮部外侧有裂隙,内侧薄壁细胞排列较紧密,有树脂道散在,内含黄色分泌物。形成层成环。木质部射线宽广,导管单个散在或数个相聚,断续排列成放射状,导管旁偶有非木化的纤维。薄壁细胞含草酸钙簇晶。

粉末呈淡黄白色,树脂道碎片易见,含黄色块状分泌物。草酸钙簇晶直径20~68μm,棱角锐尖。木栓细胞表面观类方形或多角形,壁细波状弯曲。网纹导管及梯纹导管直径10~56μm。淀粉粒甚多,单粒类球形、半圆形或不规则多角形,直径4~20μm,脐点点状或裂缝状;复粒由2~6分粒组成。

(2)取本品粉末1g,加三氯甲烷40ml,加热回流1小时,弃去三氯甲烷液,药渣挥干溶剂,加水0.5ml 搅拌湿润,加水饱和正丁醇10ml,超声处理30分钟,吸取上清液加3倍量氨试液,摇匀,放置分层,取上层液蒸干,残渣加甲醇1ml 使溶解,作为供试品溶液。另取人参对照药材1g,同法制成对照药材溶液。再取人参皂苷 Rb1 对照品、人参皂苷 Re 对照品、人参皂苷 Rf 对照品及人参皂苷 Rg1 对照品,加甲醇制成每1ml 各含2mg 的混合溶液,作为对照品溶液。照薄层色谱法(附录Ⅵ B)试验,吸取上述三种溶液各1~2μl,分别点于同一硅胶 G 薄层板上,以三氯甲烷-乙酸乙酯-甲醇-水(15∶40∶22∶10)10℃以下放置的下层溶液为展开剂,展开,取出,晾干,喷以 10% 硫酸乙醇溶液,在 105℃加热至斑点显色清晰,分别供试品色谱中,在与对照药材和对照品色谱相应位置上,分别显相同颜色的斑点或荧光斑点。

【检查】 水分:不得过 12.0% (附录ⅨH 第一法)。

总灰分:不得过 5.0% (附录ⅨK)。

【含量测定】 照高效液相色谱法(附录ⅥD)测定。

色谱条件与系统适用性试验:以十八烷基硅烷键合硅胶为填充剂;以乙腈为流动相 A,以水为流动相 B,按表附录-1 中的规定进行梯度洗脱;检测波长为 203nm。理论板数按人参皂苷 Rg1 峰计算就不低于 6000。

表附录-1　高效液相色谱法测定人参皂苷含量

时间(分钟)	流动相 A(%)	流动相 B(%)	时间(分钟)	流动相 A(%)	流动相 B(%)
0 ~ 35	19	81	55 ~ 70	29	71
35 ~ 55	19→29	81→71	70 ~ 100	29→40	71→60

对照品溶液的制备:精密称取人参皂苷 Rg1 对照品、人参皂苷 Re 对照品及人参皂苷 Rb1 对照品,加甲醇制成每 1ml 各含 0.2mg 的混合溶液,摇匀,即得。

供试品溶液的制备:取本品粉末(过四号筛)约 1g,精密称定,置索氏提取器中,加三氯甲烷加热回流 3 小时,弃去三氯甲烷液,药渣挥干溶剂,连同滤纸筒移入 100ml 锥形瓶中,精密加水饱和正丁醇 50ml,密塞,放置过夜,超声处理(功率 250W,频率 50kHz)30 分钟,滤过,弃去初滤液,精密量取续滤液 25ml,置蒸发皿中蒸干,残渣加甲醇溶解并转移至 5ml 量瓶中,加甲醇稀释至刻度,摇匀,滤过,取续滤液,即得。

测定法:分别精密吸取对照品溶液 10μl 与供试品溶液 10 ~ 20μl,注入液相色谱仪,测定,即得。

本品按干燥品计算,含人参皂苷 Rg1($C_{42}H_{72}O_{14}$)和人参皂苷 Re($C_{48}H_{82}O_{18}$)的总量不得少于 0.30% ,人参皂苷 Rb1($C_{54}H_{92}O_{23}$)不得少于 0.20% 。

人 参 饮 片

【炮制】 润透,切薄片,干燥,或用时粉碎、捣碎。

【性味与归经】 甘、微苦,微温。归脾、肺、心、肾经。

【功能与主治】 大补元气,复脉固脱,补脾益肺,生津养血,安神益智。用于体虚欲脱,肢冷脉微,脾虚食少,肺虚喘咳,津伤口渴,内热消渴,气血亏虚,久病虚羸,惊悸失眠,阳痿宫冷。

【用法与用量】 3 ~ 9g,另煎兑服;也可研粉吞服,一次 2g,一日 2 次。

【注意】 不宜与藜芦、五灵脂同用。

【储藏】 置阴凉干燥处,密闭保存,防蛀。

附录 4　中药制剂——六味地黄丸的分析

【处方】 熟地黄 160g　酒萸肉 80g　牡丹皮 60g　山药 80g　茯苓 60g　泽泻 60g

【制法】 以上六味,粉碎成细粉,过筛,混匀。每 100g 粉末加炼蜜 35 ~ 50g 与适量的水,制丸,干燥,制成水蜜丸;或加炼蜜 80 ~ 110g 制成小蜜丸或大蜜丸。

【性状】 本品应为棕黑色的水蜜丸、棕褐色至黑褐色的小蜜丸或大蜜丸;味甜而酸。

【鉴别】

(1) 取本品细粉,制片,置显微镜下观察:淀粉粒三角状卵形或矩圆形,直径 24 ~ 40μm,脐点短缝状或人字状(山药)。不规则分枝状团块无色,遇水合氯醛试液溶化;菌丝无色,直径 4 ~ 6μm(茯苓)。薄壁组织灰棕色至黑棕色,细胞多皱缩,内含棕色核状物(熟地黄)。草酸钙簇晶存于无色薄壁细胞中,有时数个排列成行(牡丹皮)。果皮表皮细胞橙黄色,表面观类多角形,垂周壁连珠状增厚(酒萸肉)。薄壁细胞类圆形,有椭圆形纹孔,集成纹孔群;内皮层细胞垂周壁波状弯曲,较厚,木化,有稀疏细孔沟(泽泻)。此为显微鉴别法。

(2) 取本品水蜜丸6g,研细;或取小蜜丸或大蜜丸9g,剪碎,加硅藻土4g,研匀。加乙醚40ml,回流1小时,滤过,滤液挥去乙醚,残渣加丙酮1ml 使溶解,作为供试品溶液。另取丹皮酚对照品,加丙酮制成每1ml 含 1mg 的溶液,作为对照品溶液。照薄层色谱法试验,吸取上述两种溶液各10μl,分别点于同一硅胶 G 薄层板上,以环己烷-乙酸乙酯(3∶1)为展开剂,展开,取出,晾干,喷以盐酸酸性5% 三氯化铁乙醇溶液,加热至斑点显色清晰。供试品色谱中,在与对照品色谱相应的位置上,显相同颜色的斑点。

(3) 取本品水蜜丸6g,研细;或取小蜜丸或大蜜丸9g,剪碎,加硅藻土 4g,研匀。加乙酸乙酯40ml,加热回流 20 分钟,放冷,滤过,滤液浓缩至约 0.5ml,作为供试品溶液。另取泽泻对照药材0.5g,加乙酸乙酯40ml,同法制成对照药材溶液。照薄层色谱法试验,吸取上述两种溶液各 5 ~ 10μl,分别点于同一硅胶 G 薄层板上,以三氯甲烷-乙酸乙酯-甲酸(12∶7∶1)为展开剂,展开,取出,晾干,喷以 10% 硫酸乙醇溶液,在 105℃加热至斑点显色清晰。供试品色谱中,在与对照药材色谱相应的位置上,显相同颜色的斑点。

鉴别(2)、(3)为薄层色谱法。

【检查】 应符合丸剂项下有关的各项规定(包括重量差异、溶散时限、装量差异、水分等检查项目)。

【含量测定】

(1) 酒萸肉:参照高效液相色谱法测定。

1) 色谱条件与系统适用性试验:以十八烷基硅烷键合硅胶为填充剂;以四氢呋喃-甲醇-乙腈-0.05% 磷酸溶液(1∶4∶8∶87)为流动相;检测波长为236nm;柱温为40℃。理论板数按马钱苷峰计算应不低于 4000。

2) 对照品溶液的制备:取马钱苷对照品适量,精密称定,加 50% 甲醇制成每1ml 含20μg 的溶液,即得。

3) 供试品溶液的制备:取本品水蜜丸或小蜜丸,切碎,取约 0.7g,精密称定;或取重量差异项下的大蜜丸,剪碎,取约 1g,精密称定,置具塞锥形瓶中,精密加入 50% 甲醇25ml,密塞,称定重量,超声处理(功率250W,频率33kHz)15 分钟使溶散,加热回流 1 小时,放冷,再称定重量,用 50% 甲醇补足减失的重量,摇匀,滤过。精密量取续滤液10ml,加在中性氧化铝柱(100 ~ 200 目,4g,内径为1cm)上,用40% 甲醇50ml 洗脱,收集流出液及洗脱液,蒸干,残渣加50% 甲醇适量使溶解,并转移至10ml 量瓶中,加50% 甲醇稀释至刻度,摇匀,即得。

4) 测定法:分别精密吸取对照品溶液与供试品溶液各 10μl,注入液相色谱仪,测定,即得。

本品含酒萸肉以马钱苷($C_{17}H_{26}O_{10}$)计,水蜜丸每 1g 不得少于 0.70mg;小蜜丸每 1g 不得少于 0.50mg；大蜜丸每丸不得少于 4.5mg。

（2）牡丹皮：参照高效液相色谱法测定。

1）色谱条件与系统适用性试验：以十八烷基硅烷键合硅胶为填充剂；以甲醇-水（70：30）为流动相；检测波长为 274nm。理论板数按丹皮酚峰计算应不低于 3500。

2）对照品溶液的制备：取丹皮酚对照品适量，精密称定，加甲醇制成每 1ml 含 20μg 的溶液，即得。

3）供试品溶液的制备：取本品水蜜丸或小蜜丸，切碎，取约 0.3g，精密称定；或取重量差异项下的大蜜丸，剪碎，取约 0.4g，精密称定，置具塞锥形瓶中，精密加入 50% 甲醇 50ml，密塞，称定重量，超声处理（功率 250W，频率 33kHz）45 分钟，放冷，再称定重量，用 50% 甲醇补足减失的重量，摇匀，滤过，取续滤液，即得。

4）测定法：分别精密吸取对照品溶液 10μl 与供试品溶液 20μl，注入液相色谱仪，测定，即得。本品含牡丹皮以丹皮酚（$C_9H_{10}O_3$）计，水蜜丸每 1g 不得少于 0.90mg；小蜜丸每 1g 不得少于 0.70mg；大蜜丸每丸不得少于 6.3mg。

附录5　生物制品——人血白蛋白的分析

【鉴别试验】　有免疫双扩散法［依法测定（附录Ⅵ C）*，仅与抗人血清或血浆产生沉淀线，与抗马、抗牛、抗猪、抗羊血清或血浆不产生沉淀线］、免疫电泳法，依法测定（附录Ⅵ D），与正常人血清或血浆比较，主要沉淀线应为白蛋白。

【物理检查】　主要有外观（应为略黏稠、黄色或绿色至棕色澄明液体，不应出现浑浊）、可见异物［依法检查（附录Ⅴ B）*，应符合规定］、不溶性微粒检查［取本品 1 瓶，依法检查（附录Ⅵ）*，应符合规定］、渗透压摩尔浓度［应为 210～400mOsmol/kg（附录Ⅴ H）*］、装量［依法检查（附录Ⅰ A）*，应不低于标示量］、热稳定性试验（取供试品置 57X：±0.51℃ 水浴中保温 50 小时后，用可见异物检查装置，与同批未保温的供试品比较，除允许颜色有轻微变化外，应无肉眼可见的其他变化）。

【化学检定】　主要有 pH［用生理氯化钠溶液将供试品蛋白质含量稀释成 10g/L。依法测定（附录Ⅴ A）*，pH 应为 6.4～7.4、蛋白质含量［应为标示量的 95.0%～110.0%（附录Ⅵ B 第一法）］、纯度［应不低于蛋白质总量的 96.0%（附录Ⅳ A）*］、钠离子含量［应不高于 160mmol/L（附录Ⅶ J）］、钾离子含量［应不高于 2mmol/L（附录Ⅷ I）］、吸光度［用生理氯化钠溶液将供试品蛋白质含量稀释至 10g/L，按紫外-可见分光光度法（附录Ⅱ A）*，在波长 403nm 处测定吸光度，应不大于 0.15］、多聚体含量［应不高于 5.0%（附录Ⅵ Q）］、辛酸钠含量［每 1g 蛋白质中应为 0.140～0.180mmol。如与乙酰色氨酸混合使用，则每 1g 蛋白质中应为 0.064～0.096mmol（附录Ⅶ K）*］、乙酰色氨酸含量［如与辛酸钠混合使用，则每 1g 蛋白质中应为 0.064～0.096mmol（附录Ⅶ W）*］、铝残留量［应不高于 200μg/L（附录Ⅶ K）*］。

【激肽释放酶原激活剂含量】　应不高于 35IU/ml（附录Ⅸ F）*。

【HBsAg】　用经批准的试剂盒检测，应为阴性。

【无菌检查】　依法检查（附录Ⅻ A）*，应符合规定。

【异常毒性检查】　依法检查（附录Ⅻ F）*，应符合规定。

---

* 参见《中国药典》三部有关附录

【热原检查】 依法检查(附录ⅫD)*,注射剂量按家兔体重每1kg注射0.6g蛋白质,应符合规定。

附录6 常见的中药正名与相关别名表

正名	别名	正名	别名	正名	别名
丁香	公丁香	白芍	杭白芍、白芍药	山茱萸	山黄肉、杭山黄、枣皮
儿茶	孩儿茶	白芷	杭白芷、香白芷	山药	怀山药、淮山药、淮山
牛膝	怀牛膝	梅花	绿萼梅、绿梅花	马钱子	番木鳖、马前、马前子
苍术	茅苍术	西红花	番红花、藏红花	天花粉	栝楼根、瓜蒌根、花粉
补骨脂	破故纸	泽泻	建泽泻、福泽泻	北沙参	辽沙参、东沙参、莱阳沙参
青蒿	嫩青蒿	姜炭	干姜炭、炮姜炭	百部	百部草、肥百部、野天门冬
拳参	紫参	山豆根	广豆根、南豆根	当归	秦当归、云当归、川当归
乌药	台乌药	王不留行	王不留、留行子	辛夷	木笔花、辛夷花、毛辛夷
功劳叶	十大功劳叶	天冬	天门冬、明门冬	附子	淡附片、川附子、炮附子
千金子	续随子	升麻	绿升麻、周升麻	穿山甲	山甲珠、炮山甲、鲮鲤
木瓜	宣木瓜	丹参	紫丹参、赤参	桂枝	桂枝尖、嫩桂枝、柳桂
蛇蜕	龙衣	血竭	麒麟竭、麒麟血	桔梗	苦桔梗、白桔梗、玉桔梗
淫羊藿	仙灵脾	防己	粉防己、汉防己	柴胡	北柴胡、南柴胡、软柴胡
蛤壳	海蛤壳	决明子	草决明、马蹄决明	枸杞子	甘枸杞、枸杞、枸杞果
白果	银杏	龙眼肉	桂圆肉、益智	黄芩	条芩、子芩、枯芩、片芩
肉苁蓉	淡大芸	赤小豆	红小豆、红豆	金银花	忍冬花、二花、双花、银花
通草	通脱木	土鳖虫	地鳖虫、地鳖	砂仁	缩砂仁、春砂仁、缩砂密
赭石	代赭石	杜仲	川杜仲、木棉	牵牛子	黑丑、白丑、二丑、黑白丑
墨旱莲	旱莲草	前胡	信前胡、岩风	香加皮	北五加皮、杠柳皮、臭五加皮
僵蚕	白僵蚕	羌胡	川羌活、西羌活	重楼	七叶一枝花、蚤休、草河车
娑罗子	梭罗子	沙苑子	潼蒺藜、沙苑蒺藜	朱砂	丹砂、辰砂、镜面砂、朱宝砂
秦艽	左秦艽	诃子	诃子肉、诃黎勒	佩兰	佩兰叶、省头草、醒头草
莱菔子	萝卜子	青皮	小青皮、青橘皮	槟榔	花槟榔、大腹子、海南子
海螵蛸	乌贼骨	红花	草红花、红蓝花	南沙参	泡沙参、空沙参、白沙参、白参
首乌藤	夜交藤	青果	干青果、橄榄	磁石	灵磁石、活磁石、生磁石、慈石
延胡索	元胡、玄胡索	忍冬藤	金银藤、银花藤	牛蒡子	大力子、鼠黏子、牛子、恶实
肉豆蔻	肉果、玉果	郁金	黄郁金、黑郁金	牡丹皮	粉丹皮、丹皮、牡丹根皮
栀子	山栀、山栀子	浙贝母	象贝母、大贝母	五味子	五梅子、辽五味子、北五味子
蝉蜕	蝉衣、蝉退	血余炭	血余、发炭、乱发炭	艾叶	蕲艾、祁艾、灸草、冰台
肉桂	紫油、肉桂	茵陈	绵茵、陈茵、陈蒿	芒硝	马牙硝、英硝、金硝、牙硝
珍珠	真珠、濂珠	茺蔚子	坤草子、益母草子	大黄	川军、生军、锦纹、将军
罂粟壳	米壳、御米壳	细辛	北细辛、辽细、小辛	西河柳	柽柳、山川柳、观音柳、赤柽柳
桑白皮	桑皮、桑根白皮	益母草	坤草、茺蔚、益明	浮萍	紫背浮萍、浮萍草、水萍、田萍
桑叶	冬桑叶、霜桑叶	瓜蒌	全瓜蒌、栝楼、药瓜	佛手	川佛手、广佛手、佛手柑、佛手片
香附	香附子、莎草根	大血藤	活血藤、红藤、血藤	黄连	川连、云连、雅连、味连、鸡爪连
葛根	甘葛根、干葛	甘草	粉甘草、皮草、国老	竹茹	淡竹茹、细竹茹、青竹茹、竹二青
蒺藜	刺蒺藜、白蒺藜	党参	潞党参、台党参、防党	木蝴蝶	玉蝴蝶、千张纸、云故纸、白故纸
椿皮	椿根皮、臭椿皮	续断	川续断、川断、接骨草	厚朴	川厚朴、紫油厚朴、赤朴、烈朴
独活	川独活、香独活	三七	田三七、参三七、滇七	麦冬	麦门冬、杭寸冬、杭麦冬、寸冬

附录7 常见的并开药名表

处方药名	调配应付	处方药名	调配应付	处方药名	调配应付
二门冬	天冬、麦冬	二地丁	蒲公英、紫花地丁	二决明	决明子、生石决明
二丑	黑丑、白丑	二风藤	青风藤、海风藤	二活	羌活、独活
二术	苍术、白术	二蒺藜	刺蒺藜、沙苑子	二地	生地、熟地
二冬	天冬、麦冬	二乌	制川乌、制草乌	猪茯苓	猪苓、茯苓
二母	知母、贝母	砂蔻	砂仁、豆蔻	棱术	三棱、莪术
二芍	赤芍、白芍	荆防	荆芥、防风	盐知柏	盐知母、盐黄柏
生熟地	生地、熟地	腹皮子	大腹皮、生槟榔	白术芍	炒白术、炒白芍
全荆芥	荆芥、荆芥穗	焦三仙	焦山楂、焦麦芽、焦神曲	芦茅根	芦根、茅根
苍白术	苍术、白术	炒三仙	炒神曲、炒麦芽、炒山楂	乳没	乳香、没药
苏子叶	紫苏子、紫苏叶	炒知柏	盐知母、盐黄柏	生龙牡	生龙骨、生牡蛎
生熟薏米	生薏米、炒薏米	羌独活	羌活、独活	酒知柏	酒知母、酒黄柏
生熟谷芽	生谷芽、炒谷芽	赤白芍	赤芍、白芍	谷麦芽	炒谷芽、炒麦芽
潼白蒺藜	沙苑子、刺蒺藜	青陈皮	青皮、陈皮	龙牡	煅龙骨、煅牡蛎
忍冬花藤	金银花、金银藤	全紫苏	紫苏子、紫苏叶、紫苏梗	荷叶梗	荷叶、荷梗
金银花藤	金银花、金银藤	生熟稻谷	生稻芽、炒稻芽	知柏	知母、黄柏
生熟麦芽	生麦芽、熟麦芽	生炒蒲黄	生蒲黄、炒蒲黄	全藿香	藿香叶、藿香梗
生熟枣仁	生枣仁、炒枣仁	冬瓜皮子	冬瓜子、冬瓜皮	桃杏仁	桃仁、杏仁
焦四仙	焦山楂、焦麦芽	焦四仙	焦神曲、焦槟榔		

附录8 毒性中药品种的使用及其注意事项表

名称	用法用量	注意事项
红粉	外用适量,研极细粉末单用或与其他药味配伍成散剂或制成药捻	只可外用,不可内服。外用亦不宜久用
闹羊花	内服,0.6~1.5g,浸酒或入丸散。外用适量,煎水洗或鲜品捣敷	不宜多服、久服。体虚者及孕妇禁用
轻粉	外用适量,研末掺敷患处。内服每次0.1~0.2g,一日1~2次,多入丸剂或装胶囊服,服后漱口	不可过量;内服慎用;孕妇禁用
洋金花	内服,0.3~0.6g,宜入丸散;亦可作卷烟分次燃吸(一如用量不超过1.5g),外用适量	外感及痰热咳喘、青光眼、高血压及心动过速患者禁用
斑蝥	内服,0.03~0.06g,多炮制后入丸散用。外用适量,研末或浸酒醋,或制油膏涂敷患处,不宜大面积用	内服慎用,孕妇禁用
雄黄	0.05~0.1g,入丸散用。外用适量,熏涂患处	内服宜慎;不可久用;孕妇禁用

名称	用法用量	注意事项
蟾酥	0.015～0.03g,多入丸散。外量适用	孕妇慎用
砒石(红砒,白砒)	内服0.002～0.004g,入丸散外用适量,研末散、调敷或入膏药中贴之	毒性大,用时宜慎;不宜与水银同用;体虚及孕妇禁服
白降丹	外用适量,研末调敷或作药捻	不可内服;具腐蚀性
生草乌	一般炮制后用	余同生川乌
生附子	3～15g	孕妇禁用;不宜与半夏、瓜蒌、天花粉、贝母、白蔹、白及同用
生白附子	一般炮制后用,3～6g外用生品适量捣烂,熬膏或研末以酒调敷患处	孕妇禁用;生品内服宜慎
生半夏	内服,3～9g。外用生品适量,磨汁涂或研末以酒调敷患者	不宜与乌头内药材同用
生巴豆	外用适量,研末涂患处,或捣烂以纱布包擦患处	孕妇禁用;不宜与牵牛子同用
生千金子	内服,1～2g,去壳,去油用,多入丸散服外用适量,捣烂敷患处	孕妇及体弱便溏者忌服
生甘遂	内服,0.5～1.5g,多炮制后入丸散用	孕妇禁用;不宜与甘草同用
生狼毒	熬膏外敷	不宜与密陀僧同用
生藤黄	内服,0.3～0.6g。外量适量	内服慎用
天仙子	内服,0.06～0.6g	心脏病、心动过速、青光眼患者及孕妇忌服
青娘虫*	内服,0.03～0.06g,多丸散用外用适量	体虚及孕妇忌服

参考文献

崔福德. 药剂学. 2011. 第七版. 北京:人民卫生出版社

杭太俊. 2011. 药物分析. 第七版. 北京:人民卫生出版社

何晓辉. 2005. 中医基础学. 北京:人民卫生出版社

蒋学华. 2013. 药学概论. 北京:清华大学出版社

焦泉,王进. 2010. 药业伦理学. 北京:人民卫生出版社

李家邦. 2007. 中医学. 第六版. 北京:人民卫生出版社

刘昌孝. 2006. 药物评价学. 北京:化学工业出版社

梅全喜. 2013. 国家执业药师资格考试应试指南. 中药综合知识与技能. 北京:人民卫生出版社

孟繁浩,余瑜. 2009. 药物化学. 北京:科学出版社

谢淑俊,苏怀德. 2010. 医药职业道德. 北京:化学工业出版社

徐德生. 2013. 中药学综合知识与技能. 北京:中国医药科技出版社

杨明. 2012. 中药药剂学. 第九版. 北京:中国中医药出版社

杨世民. 2011. 药事管理学. 第五版. 北京:人民卫生出版社

尤启东. 2011. 药物化学. 第七版. 北京:人民卫生出版社

余瑜. 2011. 医用化学. 第二版. 北京:人民卫生出版社

张德志,杨帆,陈一岳. 2011. 药学概论. 第二版. 北京:中国医药科技出版社

朱依谆. 2011. 药理学. 第七版. 北京:人民卫生出版社

推荐药学主要专业期刊与工具书

1. 药学主要专业期刊

杂志名称	杂志名称	杂志名称	杂志名称	杂志名称
药学学报	中国药学杂志	中国抗生素杂志	沈阳药科大学学报	中国新药与临床杂志
药物分析杂志	华西药学杂志	中国药理学通报	中国医院药学杂志	中国临床药理学杂志
中国药师	中国海洋药物	中国药科大学学报	国际药学研究杂志	中国药物化学杂志
中国药房	中国天然药物	中国医药工业杂志	中国生化药物杂志	中国新药与临床杂志
中国新药杂志	中国执业药师	中国生化药物杂志	药物不良反应杂志	中国药理学与毒理学杂志
医药经济报(报)	中国医药报(报)	实用药物与临床	中国现代应用药学	中国临床药理学与治疗学
中国中药杂志	中成药	中草药	中药材	时珍国医国药
中医杂志	中国中西医结合杂志	国际中医中药杂志	北京中医	上海中医药杂志
实用中医药杂志	天津中医药	四川中医	江苏中医药	福建中医药
吉林中医药	云南中医中药杂志	儿科药学杂志		

2. 药学主要工具书

中药大辞典	中国医籍大辞典	中医方剂大辞典
中医大辞典	中国医学文摘—中医	中华人民共和国药典
中华人民共和国药典临床用药须知	中华本草	中国中药资源志要
中国常用药品集	中国药品使用手册	全国中草药汇编
中国药品使用手册中成药专册	中华人民共和国卫生部药品标准	国家食品药品监督管理
总局标准	黄帝内经	伤寒论
金匮要略	瘟疫论	神农本草经
本草经集注	重修政和证类本草	本草纲目
肘后备急方	千金翼方	外台秘要
太平圣惠方	太平惠民和剂局方	普济方

推荐药学主要专业网站

名称	网址	特点
1. 政府机构网站		
卫生部	www. cfdn. com	研究和制订卫生事业发展的总体规划和战略
国家中医药管理局	www. satcm. gov. cn	研究和规划中医药事业的发展,指导和管理各类(包括个体)中医医疗保健机构
国家食品药品监督管理局	www. sfda. gov. cn	食品药品政策和安全
世界卫生组织(WHO)	www. who. int	重点是预防医学、世界卫生、重大疾病的防治等信息资源
FDA	www. fda. gov	美国食品药品政策和安全
2. 专业组织和协会		
中国执业药师在线	www. clp. org. cn	药品及执业药师管理政策动态、学术动态、继续教育等栏目
中国药学会	www. cpa. org. cn	有学术交流、继续教育、国际交流等栏目
3. 医药新闻和健康专题		
中药网	www. zhong-yao. net	提供中医、中药学信息、中药材和中成药市场信息
中国医学论坛报	www. cmt. com. cn	国内外医学重大新闻、最新进展、科研动态
药学之窗	www. winpharm. net/default. asp	中国医药信息学会专委成员网站
四月蒿药学在线	www. syhao. com	较有特色的药剂科创办网站
丁香园	www. dxy. cn	提供医学、药学、生命科学等研究信息、最新发展动态,为医药人员交流经验、介绍心得提供平台
爱爱医	www. iiyi. com	提供西医、中医、化学药物、中药等综合性信息,为医药人员交流经验、介绍心得提供平台
搜药在线	www. sdrug. com	有 FDA、综合药讯;新药开发和数据库,以及药品说明书
4. 继续教育网站		
药学时代	www. pharmacytimes. com	提供药学信息和继续教育项目
中华中医药在线	www. itcmedu. com	提供中药学及中西医结合信息和继续教育项目
5. 有关草药的网站		
Herbmed	www. herbmed. org	草药资料,可与 Pubmd 链接
天然产物药师	www. tnp. com	提供草药产品和信息
草药索引	My. webmd. com	介绍各种草药,提供索引